▸ 国家卫生和计划生育委员会“十二五”规划教材
▸ 全国高等医药教材建设研究会规划教材
▸ 全国高等学校医药学成人学历教育（专科）规划教材
▸ 供药学专业用

药 理 学

第2版

主　　编　乔国芬

副 主 编　宋晓亮　秦红兵

编　　者　（以姓氏笔画为序）

乔国芬（哈尔滨医科大学）
刘建新（赣南医学院）
孙宏丽（哈尔滨医科大学）
曲显俊（首都医科大学）
闫燕艳（山西大同大学医学院）
宋晓亮（长治医学院）
张　坚（兰州大学药学院）
张　琦（浙江医学高等专科学校）
张轩萍（山西医科大学）
李卫平（大连医科大学）
李晓天（郑州大学药学院）
杨解人（皖南医学院）
陈正爱（延边大学医学院）
陈晓红（第三军医大学）
林　军（广西医科大学药学院）
秦红兵（盐城卫生职业技术学院）
贾绍华（哈尔滨商业大学药学院）

人民卫生出版社

图书在版编目（CIP）数据

药理学 / 乔国芬主编．—2 版．—北京：人民卫生出版社，2013.8

ISBN 978-7-117-17288-2

Ⅰ. ①药… Ⅱ. ①乔… Ⅲ. ①药理学－医学院校－教材 Ⅳ. ①R96

中国版本图书馆 CIP 数据核字（2013）第 150807 号

人卫社官网	www.pmph.com	出版物查询，在线购书
人卫医学网	www.ipmph.com	医学考试辅导，医学数据库服务，医学教育资源，大众健康资讯

药　理　学

第 2 版

主　　编：乔国芬
出版发行：人民卫生出版社（中继线 010-59780011）
地　　址：北京市朝阳区潘家园南里 19 号
邮　　编：100021
E - mail：pmph @ pmph.com
购书热线：010-59787592　010-59787584　010-65264830
印　　刷：三河市宏达印刷有限公司（胜利）
经　　销：新华书店
开　　本：787 × 1092　1/16　　**印张**：30
字　　数：749 千字
版　　次：2007 年 9 月第 1 版　　2013 年 8 月第 2 版
2018 年 1 月第 2 版第 8 次印刷（总第 11次印刷）
标准书号：ISBN 978-7-117-17288-2/R · 17289
定　　价：56.00 元
打击盗版举报电话：010-59787491　E-mail：WQ @ pmph.com
（凡属印装质量问题请与本社市场营销中心联系退换）

全国高等学校医药学成人学历教育规划教材第三轮

修订说明

随着我国医疗卫生体制改革和医学教育改革的深入推进，我国高等学校医药学成人学历教育迎来了前所未有的发展和机遇，为了顺应新形势、应对新挑战和满足人才培养新要求，医药学成人学历教育的教学管理、教学内容、教学方法和考核方式等方面都展开了全方位的改革，形成了具有中国特色的教学模式。为了适应高等学校医药学成人学历教育的发展，推进高等学校医药学成人学历教育的专业课程体系及教材体系的改革和创新，探索医药学成人学历教育教材建设新模式，全国高等医药教材建设研究会、人民卫生出版社决定启动全国高等学校医药学成人学历教育规划教材第三轮的修订工作，在长达 2 年多的全国调研、全面总结前两轮教材建设的经验和不足的基础上，于 2012 年 5 月 25 ~ 26 日在北京召开了全国高等学校医药学成人学历教育教学研讨会暨第三届全国高等学校医药学成人学历教育规划教材评审委员会成立大会，就我国医药学成人学历教育的现状、特点、发展趋势以及教材修订的原则要求等重要问题进行了探讨并达成共识。2012 年 8 月 22 ~ 23 日全国高等医药教材建设研究会在北京召开了第三轮全国高等学校医药学成人学历教育规划教材主编人会议，正式启动教材的修订工作。

本次修订和编写的特点如下：

1. 坚持国家级规划教材顶层设计、全程规划、全程质控和“三基、五性、三特定”的编写原则。

2. 教材体现了成人学历教育的专业培养目标和专业特点。坚持了医药学成人学历教育的非零起点性、学历需求性、职业需求性、模式多样性的特点，教材的编写贴近了成人学历教育的教学实际，适应了成人学历教育的社会需要，满足了成人学历教育的岗位胜任力需求，达到了教师好教、学生好学、实践好用的“三好”教材目标。

3. 本轮教材的修订从内容和形式上创新了教材的编写，加入“学习目标”、“学习小结”、“复习题”三个模块，提倡各教材根据其内容特点加入“问题与思考”、“理论与实践”、“相关链接”三类文本框，精心编排，突出基础知识、新知识、实用性知识的有效组合，加入案例突出临床技能的培养等。

本次修订医药学成人学历教育规划教材药学专业专科教材 14 种，将于 2013 年 9 月陆续出版。

全国高等学校医药学成人学历教育规划教材药学专业（专科）教材目录

教材名称	主编	教材名称	主编
1. 无机化学	刘　君	8. 人体解剖生理学	李富德
2. 有机化学	李柱来	9. 微生物学与免疫学	李朝品
3. 生物化学	张景海	10. 药物分析	于治国
4. 物理化学	邵　伟	11. 药理学	乔国芬
5. 分析化学	赵怀清	12. 药剂学	曹德英
6. 药物化学	方　浩	13. 药事管理学	刘兰茹
7. 天然药物化学	宋少江	14. 药用植物学与生药学	周　晔　李玉山

第三届全国高等学校医药学成人学历教育规划教材

评审委员会名单

顾　　　　　　问　何　维　陈贤义　石鹏建　金生国

主　任　委　员　唐建武　闻德亮　胡　炜

副主任委员兼秘书长　宫福清　杜　贤

副　秘　书　长　赵永昌

副　主　任　委　员（按姓氏笔画排序）

史文海　申玉杰　龙大宏　朱海兵　毕晓明　佟　赤
汪全海　黄建强

委　　　　　　员（按姓氏笔画排序）

孔祥梅　尹检龙　田晓峰　刘成玉　许礼发　何　冰
张　妍　张雨生　李　宁　李　刚　李小寒　杜友爱
杨克虎　肖　荣　陈　廷　周　敏　姜小鹰　胡日进
赵才福　赵怀清　钱士匀　曹德英　矫东风　黄　艳
谢培豪　韩学田　漆洪波　管茶香

秘　　　　　　书　白　桦

前　言

由于我国成人学历教育模式多样，各个学校课程设置情况不尽相同，为了能够满足各层次学校的教学需要，结合成人学历教育的特点和目标，适应我国医疗卫生体制改革和发展的需要，全面推进高等学校医药学成人学历教育的专业课程体系及教材体系的改革和创新，探索医药学成人学历教育教材建设新模式，根据全国高等医药教材建设研究会和人民卫生出版社的要求，特编写全国高等学校医药学成人学历教育规划教材《药理学》，供成人学历教育药学专科学生及相关专业的学生使用。

本教材紧扣药学专业专科教育，以培养能承担药房、药检、药物流通及药事管理工作的药师及药技师为主要目标。反映了教育观念的更新、新世纪教学内容和课程改革的成果。在注重基本知识、基础理论的基础上，体现基础与临床医学、医学与药学的结合等学科间的交叉融合，注意体现素质教育和创新能力与实践能力的培养，使学生知识、能力、素质协调发展，以适应医药学人才培养的需要。本教材在编写中坚持三基(基础理论、基本知识、基本技能)、五性(思想性、科学性、先进性、启发性、适用性)、三特定(特定对象、特定要求、特定限制)的原则，着重体现我国药学成人学历教育的特点(非零起点性、学历需求性、职业需求性、模式多样性)，并确保成人学历教育目标的实现(巩固、完善、提高、突破)。为此，本教材在保持知识结构系统性的前提下，进行了创新写作。在每章设有学习目标、相关链接(涉及药物的作用机制、应用、不良反应的知识进展，发展历史、用药评价等)、学习小结和复习题，以期帮助广大师生达到较好的教学和学习目的。

本书的出版得到了人民卫生出版社领导和编辑的有力指导，得到了各参编单位的大力支持，各位编委尽职尽责地完成了书稿，哈尔滨医科大学药理学教研室的教师和研究生做了大量的工作，在此一并表示由衷的谢意。

由于我们的学术水平有限，本书不完善及错误之处在所难免，诚望各位读者批评指正。

乔国芬

2013 年 5 月

目　录

第一章

绪　论

学习目标

掌握　药物及药理学的概念、药理学的性质与任务。
熟悉　新药的开发与研究。
了解　药物与药理学的发展史。

一、药理学的性质和任务

药理学(pharmacology)是研究药物与机体(含病原体)相互作用及作用规律的科学,是一门为临床合理用药、防治疾病提供基本理论的医学基础学科。药理学既研究药物对机体的作用即药物效应动力学(pharmacodynamics),简称药效学,也研究药物在体内的过程即阐明药物在体内吸收、分布、代谢及排泄等过程中的变化及规律,即药物代谢动力学(pharmacokinetics),简称药动学。药物(drug)是指用于预防、治疗或诊断疾病,但对用药者相对无害的化学物质。天然药物多数是植物,也有动物和矿物,现代药物多为天然药物的有效成分、人工合成药及生物制品,近年来还发展了基因工程药物。制剂(preparation)是指药物经过加工,制成便于患者使用,符合治疗要求,能安全运输和贮存的各种剂型,如片剂、酊剂、注射剂、软膏等。

药理学的学科任务是:①阐明药物的作用及作用机制,为临床合理用药、发挥药物最佳疗效、防治不良反应提供理论依据;②研究开发新药,发现药物新用途;③为其他生命科学的研究探索提供重要的科学依据和研究方法。

二、药物与药理学的发展史

药理学是在药物学的基础上发展起来的。《神农本草经》是我国最早的药物学著作,收载中药 365 种,其中不少药物沿用至今,如大黄、麻黄等。明朝李时珍编写的《本草纲目》是世界闻名的一部药学巨著,全书52卷,约190万字,共收载药物1892种,已译成日、朝、英、德、法、俄、拉丁等 7 种文字,传播到世界各地。

现代药理学的建立是从 19 世纪开始的,其发展与现代科学技术的发展紧密相关。20 世纪药理学取得了飞速的发展。1909 年发明的砷凡纳明治疗梅毒，开创了化学合成药治疗传染病的新纪元，1935 年发明磺胺药，1940 年发现青霉素，从此进入抗生素的新时代。此外，还有抗精神病药、抗高血压药、抗肿瘤药、抗疟药、抗组胺药、镇痛药、激素类药物以及维生素类中许多药物，均是在这一时期研制开发的。

近 20~30 年，随着自然科学技术及生理学、生物化学、细胞生物学、分子生物学等学科，特别是单克隆技术、基因重组技术及基因敲除技术等实验方法的发展，药理学研究已深入到受体和分子水平。在学科发展上已出现了许多新的分支，如生化药理学、分子药理学、免疫药理学、遗传药理学、临床药理学等。

新中国成立后，我国的药理学研究逐步得到发展，研究成果日益增多，特别是在中草药药理研究如强心苷（羊角拗苷）、镇痛药（罗通定）、抗胆碱药（山莨菪碱）、钙拮抗药（汉防己甲素）、抗疟药（青蒿素）、抗肿瘤药（喜树碱、紫杉醇）等方面成绩显著。在理论研究上也取得不少成果，例如阐明了吗啡的镇痛作用部位是在第三脑室周围和导水管周围灰质，这对镇痛作用机制的研究起了重要作用。

三、新药开发与研究

新药系指化学结构、药品组分或药理作用不同于现有药品的药物，已生产的药品，凡增加新的适应证、改变给药途径和改变剂型的亦属新药范畴。

新药研究过程大致可分为临床前研究、临床研究和上市后药物监测三个阶段。

1. 临床前研究　是新药从实验研究过渡到临床应用必不可少的阶段。主要包括药学、药理学及毒理学三部分内容，①药学研究：是新药评价的基础，它直接决定和影响着新药的安全、有效、优质稳定。其主要内容有名称、结构、分子式、理化性质、合成路线和工艺、制剂处方和制作工艺、定性鉴别、含量测定、稳定性试验、质量标准和起草说明等。②临床前药理学研究：是新药评价的核心之一，有效与否决定该药能否进入临床评价。其主要内容有主要药效学，一般要求用两种动物、两种以上方法、两个途径（主要一种是临床给药途径）、三个剂量、空白对照、阳性对照和模型对照等；一般药理学，一般要求 2~3 个有效剂量、临床给药途径、至少观察对神经系统、心血管系统和呼吸系统的影响；药代动力学，一般要求 3 个剂量，提供常规药动学参数、房室类型和分布排泄试验。③临床前毒理学研究：是新药评价的核心之一，毒性的大小直接决定和影响新药能否上临床和上临床后的可能风险与开发前途。其主要内容有急性毒性、长期毒性、毒代动力学、特殊毒性、局部用药毒性、过敏试验、刺激性试验和药物依赖性试验。

2. 临床研究　新药的临床研究一般分为四期。Ⅰ期临床试验：是在 20~30 例正常成年志愿者身上进行初步的药理学及人体安全性试验，包括药物安全性试验及药代动力学试验，为制订给药方案提供依据。Ⅱ期临床试验：为随机双盲对照临床试验，观察病例不少于 100 对，主要是对新药的有效性及安全性做出初步评价，并推荐临床给药剂量。Ⅲ期临床试验：是新药批准上市前，扩大的多中心临床试验，目的在于对新药的有效性、安全性进行社会性考察，观察例数一般不少于 300 例。新药通过该期临床试验后，方能被批准生产、上市。Ⅳ期临床试验：是上市后在社会人群大范围内继续进行的受试新药安全性和有效性评价，在广泛长期使用的条件下考察疗效和不良反应，也叫售后调研（postmarketing surveillance）。

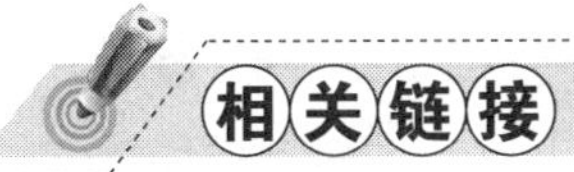

新药的评价

新药评价是指新药从发现到批准投产上市，从药学、药理学、毒理学到临床医学等各方面的系统评价过程。而新药系指我国未上市的药品，上市后药品应用的管理监督追踪也是新药评价过程的延续。所以，新药评价的全过程是一项需要多学科、多部门协作才能完成的复杂的系统工程。

药品是一种特殊的商品。药品的质量及能否正确使用直接关系到人民群众的健康，甚至还会影响子孙后代的生存繁衍。药品的特殊性主要体现在：①专属性：药品是用于人的疾病的防治或诊断的，其对象明确，用药的对象是人，而人是世界上最宝贵的。②两重性：药品既可以治病，也可以致病，疾病诊断明确了，医生用药准确了，疾病才可能治好；反之，疾病诊断不明，医生用药错误，原病没有治好，还可能因用药引起新的疾病，甚至可以危及生命。③限时性：不仅药品有一定的使用期限，而且药品作用本身也是有时间性的，即有效期和时效性，过期药品不能使用。④质控严格性：药品不仅有企业内部的质控标准，而且还有省市级标准和国家统一标准，有临床用质量标准和生产用质量标准。新药评价的目的就是使安全、有效、优质、稳定的药品上市，为人类健康服务。加强对新药评价全过程的认识，以严肃、严密和严格的精神从事新药评价工作，不仅仅是对加强药品管理、保证药品质量，保障人民群众用药及时、方便、安全、有效，维护人民群众身体健康有重大意义，而且对保持社会稳定、保证改革开放和经济建设顺利进行也有重大作用。

学习小结

药理学是研究药物与机体相互作用及作用规律的学科，包括药物效应动力学和药物代谢动力学。药物是指可以改变或查明机体的生理卫生功能及病理状态，可用以预防、诊断和治疗疾病的化学物质。新药是指化学结构、药品组分或药理作用不同于现有药品的药物，已生产的药品，凡增加新的适应证，改变给药途径和改变剂型的亦属新药范围。

新药研发可分为临床前研究、临床研究和上市后药物监测三个阶段。临床前研究主要由药学、药理学及毒理学三部分内容组成，药学研究包括药物制备工艺路线、理化性质及质量控制标准等，药理学及毒理学研究包括以实验动物为研究对象的药效学、药动学及毒理学研究。临床研究分为四期。Ⅰ期临床试验是初步的药理学及人体安全性试验；Ⅱ期临床试验主要是对新药的有效性及安全性作出初步评价，并推荐临床给药剂量；Ⅲ期临床试验是新药批准上市前，扩大的多中心临床试验，目的在于对新药的有效性、安全性进行社会性考察；Ⅳ期临床试验是上市后在社会人群大范围内继续进行的受试新药安全性和有效性评价，在广泛长期使用的条件下考察疗效和不良反应，也叫售后调研。

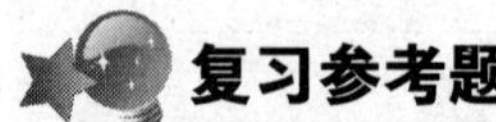

1. 药理学的定义及任务是什么？
2. 新药研究过程可分为几个阶段？
3. 试述新药的临床研究可分为几期，每期内容是什么。

（乔国芬）

第二章

药物效应动力学

学习目标

掌握 药物作用及药理效应；药物的副作用、毒性反应、后遗效应、继发反应、停药反应、变态反应、特异质反应等；药物的量效关系、最小有效量、半数有效量、半数致死量、效能、效价强度、治疗指数、安全范围、受体向上调节、受体向下调节等基本概念。

熟悉 受体激动药、拮抗药的概念。

了解 受体的概念和特征；药物的基本作用机制；竞争性拮抗药和非竞争性拮抗药的概念。

药物效应动力学(pharmacodynamics)，简称药效学，是研究药物作用于机体而引起的生理、生化效应及其规律和产生的原理。

一、药物作用和药理效应

药物作用(drug action)是指在药物的影响下，机体所产生的功能、形态和生化方面的改变，是指药物与机体的初始反应，如肾上腺素与肾上腺素受体的相互作用。而药物作用于机体引起机体器官原有功能水平的改变，即药物作用的结果，如肾上腺素引起心率加快、血压升高等称为效应(effect)。实际应用中二者互相通用，但并用时，应体现先后顺序。

1. 药物的基本作用　在药物对机体发生作用的过程中，药物通过影响机体某些器官或组织所固有的生理功能而发挥作用。使原有功能水平增强，称为兴奋，如升高血压、兴奋呼吸等；使原有功能水平降低，称为抑制，如降低血压、镇静、催眠等。兴奋和抑制是药物作用的两种基本类型。一种药物对不同器官或组织可分别产生兴奋或抑制作用，例如肾上腺素既可收缩皮肤黏膜血管(兴奋作用)，又可舒张骨骼肌血管及松弛支气管平滑肌(抑制作用)。

2. 药物作用的选择性　在一定剂量范围内，多数药物吸收后，只对某一、两种组织或器官产生明显的药理作用，而对其他组织或器官作用很小甚至无作用，药物的这种特性称为选择性(selectivity)。药物选择性的原因可能是：①药物分布差异；②组织生化功能差异；③细胞结构差异。药物的选择性是相对的，与用药的剂量有关，如苯巴比妥在小剂量时只有镇静作用，增加剂量则可引起催眠甚至昏迷和呼吸抑制。选择性作用的临床意义在于选择性高的药物针对性强，可以准确地治疗某种疾病，而毒副反应较少；选择性低的药物作用范围广，影响多种组织器官，不良反应多。例如阿托品可阻断M-胆碱受体，选择性低，对心脏、血管、腺体及中枢都有影响，当临床选其中一个作用为治疗作用时，其他的作用就成为了不良反应。

二、药物的治疗作用与不良反应

（一）治疗作用

有利于改变机体的生理生化功能或病理过程，使患病的机体恢复正常，达到防治疾病效果的作用称为治疗作用（therapeutic action）。可分为：

1. 对因治疗（治本）　用药目的在于消除原发致病因子，彻底治愈疾病，如抗生素杀灭体内致病微生物。

2. 对症治疗（治标）　可以改善症状治疗疾病，如解热、镇痛、平喘等。有些症状如休克、惊厥、哮喘等如不及时消除或改善，可能造成生命危险。因此对症治疗和对因治疗都很重要，在某些情况下对症治疗比对因治疗更为重要。

3. 补充治疗　补充体内营养或内源性物质（如激素）不足的药物，故又称替代疗法，可部分起到对因治疗的作用，如甲状腺素用于治疗甲状腺功能低下；胰岛素治疗糖尿病；补充铁剂、各种维生素等。

（二）不良反应

凡与用药目的无关，给机体带来不适、痛苦或损害的反应，称为不良反应（adverse reaction）。

1. 副作用（side reaction）　是在治疗剂量时出现的与治疗目的无关的作用，可能给患者带来不适或痛苦。一般指对机体危害轻，而且是可以恢复的功能性变化，如阿托品引起的口干，阿司匹林对胃肠道的刺激作用等，均是由于药物的选择性低，药理效应涉及多个器官，当其中某一效应发挥治疗作用时，其他效应就成了副作用。

2. 毒性反应（toxic reaction）　指用药剂量过大、疗程过长或药物在体内蓄积过多而引起的危害性反应。用药后立即发生的毒性反应称急性毒性，急性毒性多损害胃肠道、循环、呼吸及神经系统功能。长期用药时，药物在体内蓄积逐渐发生的毒性称慢性毒性，如长期或大剂量应用对乙酰氨基酚可致肝、肾损害。慢性毒性多损害肝、肾、骨髓及内分泌功能。某些药物还有致癌、致畸胎、致突变的毒性作用，也属于慢性毒性。

3. 后遗效应（residual effect）　指停药后血浆药物浓度已降到阈浓度以下时残存的生物效应，如服用巴比妥类催眠药后，次日晨出现乏力、困倦现象；长期应用肾上腺皮质激素后引起的肾上腺皮质萎缩、功能低下等。

4. 继发反应（secondary reaction）　是在药物治疗作用之后的一种反应，是药物发挥治疗作用的不良后果，亦称治疗矛盾。例如长期应用广谱抗生素时，肠道中敏感细菌被消灭，不敏感的细菌或真菌则大量繁殖，从而引起二重感染。

5. 停药反应（withdrawal reaction）　指突然停药后原有疾病加剧，又称回跃反应（rebound reaction），如长期服用普萘洛尔降血压，突然停药后血压明显反弹。

6. 变态反应（allergy reaction）　又称过敏反应，是少数人对某些药物产生的免疫反应，与剂量和药物原效应无关。临床表现有皮疹、药物热、哮喘等，严重者可引起过敏性休克。致敏原可以是药物本身或其代谢产物，也可能是制剂中的杂质，它们与体内蛋白质结合形成全抗原，刺激机体产生抗体，引起抗原抗体反应。

7. 特异质反应（idiosyncratic reaction）　少数特异体质患者对某些药物反应特别敏感，反应性质也可能与常人不同，是一类先天性遗传异常反应。例如遗传性血浆胆碱酯酶活性降低的患者对琥珀胆碱高度敏感，易引起中毒。

三、药物剂量与效应关系

药物效应与剂量之间的规律性变化称为量效关系（dose-effect relationship）。以效应强度为纵坐标，药物剂量或药物浓度为横坐标作图，则为量效曲线（dose-effect curve）。在一定剂量范围内，随剂量增加，药物效应逐渐增强。

（一）量反应及量效曲线

以数量分级表示的药理效应称量反应（graded response），如血压、心率、尿量的改变等。以药物剂量或浓度为横坐标，药物效应为纵坐标作图，则得量效曲线。如将剂量或浓度改为对数，则呈对称 S 型曲线（图 2-1）。

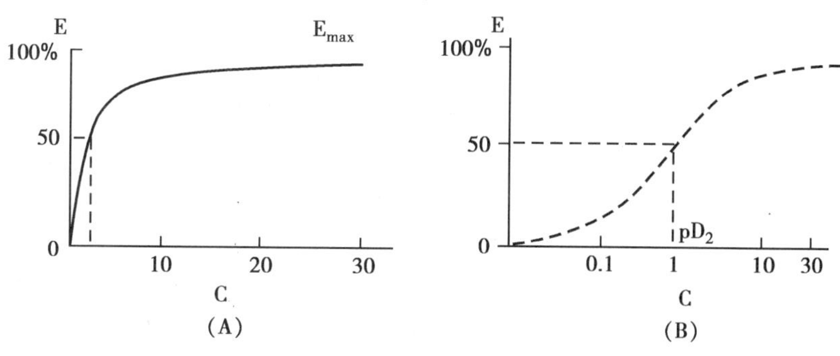

图 2-1　量反应量效曲线

由此曲线可看出剂量或浓度与效应强度的关系：最小有效量或最低有效浓度，是能引起药理效应的最小剂量或最小药物浓度，也称阈剂量或阈浓度。随着剂量或浓度的增加，效应逐渐加强，当效应增强至最大强度时，再增加剂量或浓度，效应不再增强，此时的效应称为最大效应（maximal effect），又称效能（efficacy）。若继续增加药物剂量，效应不再加强，反而会引起毒性反应。产生同等效应（一般采用 50% 效应量）所需的药物相对剂量或浓度，称为药物的效价强度（potency），其值越小则强度越大。同一类药物，它们的最大效应与效价强度不同，如利尿药以每日排钠量为效应指标进行比较，呋塞米的最大效应大于氢氯噻嗪，表明两药效应不同。氢氯噻嗪的效价强度大于呋塞米，而利尿效能低于呋塞米，表明产生等效应时剂量不同（图 2-2）。

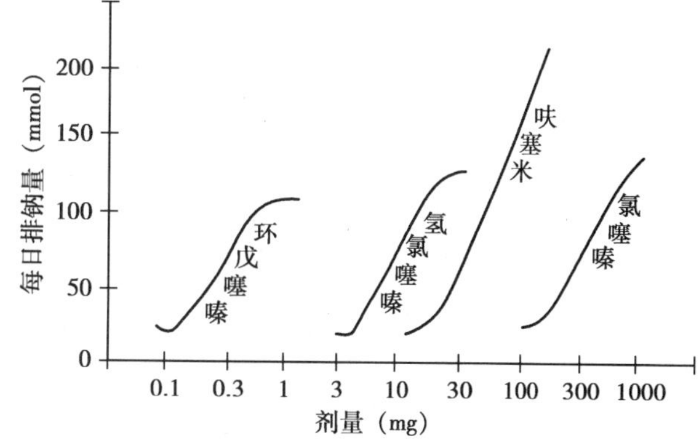

图 2-2　各种利尿药的效价强度及最大效应比较

（二）质反应及量效曲线

药理效应表现为反应性质的变化，只能用阴性或阳性、全或无表示，称为质反应（quantal

response),如惊厥或不惊厥、生存或死亡等。如以阳性反应百分率为纵坐标,用累加阳性率与对数剂量(或浓度)为横坐标,作图呈对称S形曲线(图 2-3)。曲线中央部(50% 反应处)接近直线,斜率最大,其相应的剂量为半数效应量,如以疗效为指标则称为半数有效量(50% effective dose, ED_{50})。如以死亡为指标,则称半数致死量(50% lethal dose, LD_{50})。通常以药物 LD_{50}/ED_{50} 的比值,称为治疗指数(therapeutic index, TI),用以评价药物的安全性,治疗指数大的药物相对安全。但以治疗指数来评价药物的安全性,并不完全可靠,如某药的 ED 和 LD 两条曲线的首尾有重叠(图 2-4),即药物的有效剂量与其致死剂量之间有重叠。为此,用 1% 致死量(LD_1)与 99% 有效量(ED_{99})的比值或 5% 致死量(LD_5)与 95% 有效量(ED_{95})之间的距离来衡量药物的安全性,后者称为药物的"安全范围"。

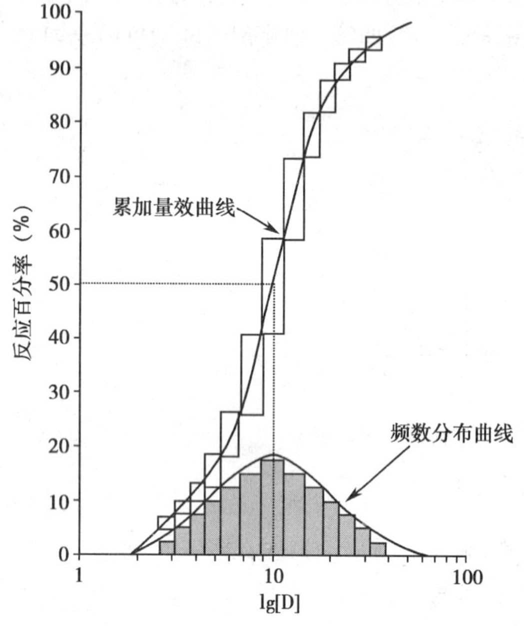

图 2-3 质反应的频数分布曲线和累加量效曲线

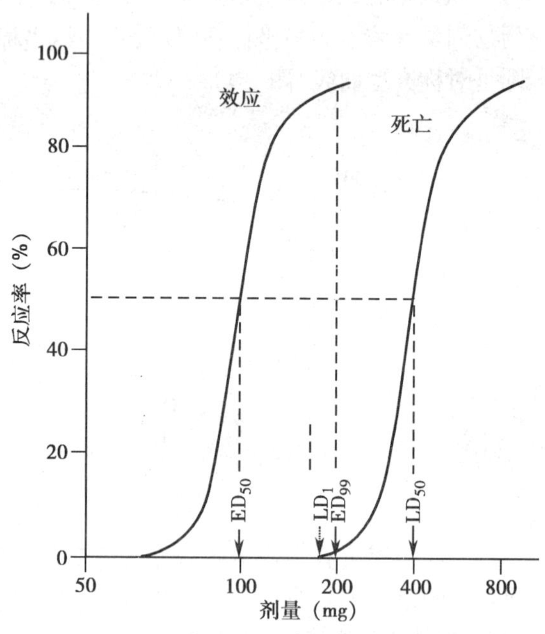

图 2-4 药物效应和毒性的量效曲线

四、药物作用机制

药物作用机制是研究药物如何起作用、在何处起作用等问题。由于药物可作用在器官、组织、细胞和分子水平,故药物作用机制亦可表现在不同水平。

1. 改变细胞周围的生理环境　如抗酸药中和胃酸、静脉注射甘露醇高渗溶液消除脑水肿和利尿。

2. 补充机体所需物质　如激素、各种维生素及铁等各种微量元素。

3. 对神经递质或激素的影响　如麻黄碱促进交感神经末梢释放去甲肾上腺素而引起升压作用,大剂量碘剂抑制甲状腺素释放等。

4. 对酶的抑制或促进　如新斯的明抑制胆碱酯酶而产生拟胆碱作用,碘解磷定能恢复胆碱酯酶活性,可用于抢救有机磷酸酯类中毒。

5. 作用于细胞膜的离子通道　药物还可影响细胞膜的离子通道,如影响 Na^+、Ca^{2+}、K^+、Cl^-

等离子的跨膜转运而发挥作用。如钙拮抗药阻断钙离子通道而有血管扩张、抗心律失常和抗心绞痛等作用；磺酰脲类降血糖药，能抑制 K^+ 通道，使细胞内钙增加，促进胰岛素分泌，治疗糖尿病等。

6. 影响核酸代谢　多数抗癌药是通过干扰细胞 DNA 或 RNA 的代谢过程而发挥疗效的，许多抗菌药也是通过影响细菌核酸代谢而发挥抑菌或杀菌效应的。如磺胺类药物影响二氢叶酸合成酶，进而影响叶酸代谢，进一步影响细菌核酸代谢而产生效应。

7. 受体(receptor)　是能与配体结合并传递信息、引起效应的功能蛋白质。有些存在于细胞膜上，多为神经递质受体；有些存在于胞质内，多为激素类受体。这些受体均为大分子蛋白质(糖蛋白或脂蛋白)。受体的两个基本特点：一是识别特异性配体及药物；二是受体与配体复合物能引起生理效应。

药物与受体结合引起生理效应，须具备两个条件：一是与受体相结合的能力即亲和力(affinity)；二是能产生效应的能力即内在活性(intrinsic activity)。根据这两点可以将药物分为三类：

(1) 激动药(agonist)：药物与受体有较强的亲和力，也有较强的内在活性，它兴奋受体，产生明显效应，如肾上腺素激动心脏 β_1 受体，使心脏兴奋。

(2) 拮抗药(antagonist)：药物与受体亲和力较强，但无内在活性，故不产生效应，但能阻断激动药与受体结合，因而对抗或取消激动药的作用。如阿托品阻断乙酰胆碱和毛果芸香碱的拟胆碱作用。拮抗药又可分为竞争性拮抗药和非竞争性拮抗药。

1) 竞争性拮抗药：与激动药互相竞争与受体的结合，降低了激动药的亲和力，而不影响内在活性，故可使激动药的量效曲线平行右移，但最大效应不变(图 2-5)，表明这种拮抗作用是可逆的，若增加激动药的剂量，药理效应仍能达到未用拮抗药时的水平。

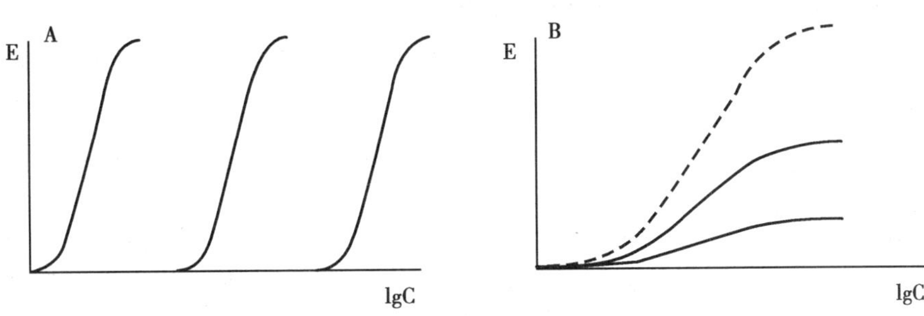

图 2-5　竞争性拮抗药(A 图)、非竞争性拮抗药(B 图)

2) 非竞争性拮抗药：和激动药互相竞争与受体结合，使亲和力和内在活性均降低，可使激动药的量效曲线平行右移，但降低最大效应，表明与受体结合牢固。能与受体发生不可逆性结合的药物也属非竞争性拮抗药。

(3) 部分激动药：本类药物与受体的亲和力较强，但只有弱的内在活性，能引起较弱的生理效应，较大剂量时，如与激动药同时存在，能拮抗激动药的部分效应。如喷他佐辛属阿片受体部分激动药，镇痛作用较弱，但成瘾性小。

受体数量和反应性可因生物活性物质、激动剂及拮抗剂的浓度或作用的影响而发生改变。长期应用受体激动药，可使受体数量减少，称向下调节，此与长期应用激动剂后受体敏感性下降或产生耐受性有关，如哮喘时久用异丙肾上腺素治疗使疗效降低。反之受体数量增加，称向上调节，与长期应用拮抗剂后受体敏感性增加或与撤药症状有关。如长期用普萘洛尔的高血压患者突然停药，可引起血压反跳现象。

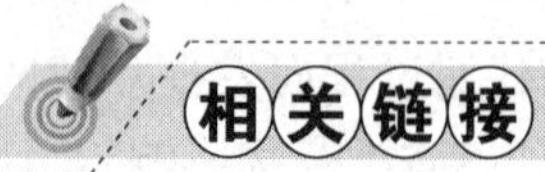

药物与受体结合后的细胞反应

药物与受体结合后，引起一系列的细胞反应，由此引发机体生化、生理功能的变化，表现出药物效应。这些细胞反应包括：

1. 受体与G蛋白耦联或与鸟苷酸结合酶(Gp)耦联　G蛋白为鸟苷酸结合蛋白，有抑制性(Gi)和兴奋性(Gs)两种，可影响腺苷酸环化酶(AC)的活性，通过改变胞内cAMP的含量，影响cAMP依赖性蛋白激酶A(PKA)的活性，再通过PKA继续激活磷酸化酶，使蛋白发生磷酸化活化，从而引起一系列酶的活性发生变化。

受体与鸟苷酸结合酶(Gp)耦联，通过Gp激活磷脂酶C(PLC)，PLC可催化磷脂酰肌醇(PIP_2)生成三磷酸肌醇IP_3和二酰基甘油DAG，这二者均为第二信使，可通过引起细胞内Ca^{2+}浓度的变化，或通过蛋白激酶C(PKC)使蛋白磷酸化产生效应。

2. 离子通道功能状态的变化　受体即通道，受体-离子通道耦联，药物与之结合，发生效应。如GABA受体与氯离子通道相耦联。

3. 受体即为酶　具有激酶活性，可使蛋白磷酸化；如心肌细胞膜上的Na^+-K^+-ATP酶，可作为强心苷类药物的受体。

4. 细胞内受体　胞质内或胞核上的受体，如肾上腺皮质激素受体(胞质)或甲状腺素受体(胞核)可影响DNA转录，继而影响蛋白质的合成。

学习小结

药物效应动力学是研究药物作用于机体而引起的生理、生化效应及其规律和产生的原理。药物作用是指药物与机体细胞间的初始作用。药理效应是药物作用的结果，药理效应是使机体器官原有功能水平发生改变。功能的提高称为兴奋，功能的降低称为抑制。药物的作用具有选择性，指药物只对某些组织器官发生明显作用，而对其他组织作用很小或无作用。

1. 药物的治疗作用与不良反应　有利于改变机体的生理生化功能或病理过程，使患病的机体恢复正常，达到防治疾病效果的作用称为药物治疗作用，分为：对因治疗、对症治疗和补充治疗。凡与用药目的无关，并为患者带来不适或痛苦的反应统称为药物不良反应，包括副作用、毒性反应、后遗效应、继发反应、停药反应、变态反应、特异质反应。

2. 药物剂量与效应关系　剂量效应关系是指药理效应与剂量在一定范围内成比例。刚能引起药理效应的最小剂量或最小药物浓度称为最小有效量或最低有效浓度。能引起等效反应(一般采用50%效应量)的相对浓度或剂量为效价强度，其值越小则强度越大。

随着剂量或浓度的增加，效应也增加，当效应增加到一定程度后，若继续增加浓度或剂量而其效应不再继续增强，这一药理效应的极限称为最大效应或效能。

半数致死量(LD_{50})是指引起半数实验动物死亡的药物剂量。半数有效量(ED_{50}) 是能引起半数实验动物出现阳性反应时的药物剂量。治疗指数是指半数致死量和半数有效量的比值(LD_{50}/ ED_{50})，用以表示药物的安全性。治疗指数大的药物较治疗指数小的药物相对安全，但并不完全可靠。安全范围是最小有效量和最小中毒量之间的距离。通常用 LD_5 与 ED_{95} 之间的距离表示。其值越大越安全。药物的安全性与药物剂量(或浓度)有关。

3. 药物作用机制包括　改变细胞周围的生理环境。补充机体所需物质。对神经递质或激素的影响。对酶的抑制或促进。作用于细胞膜的离子通道。影响核酸代谢。作用于受体。

受体是能与配体结合并传递信息、引起效应的功能蛋白质。药物与受体结合引起生理效应，须具备两个条件：一是与受体相结合的能力即亲和力；二是内在活性，即药物能产生效应的能力。作用于受体的药物分为激动药、拮抗药和部分激动药。长期应用受体激动药，可使受体数量减少称为受体向下调节。长期应用拮抗药，可使受体数量增加称为受体向上调节。

复习参考题

1. 从药物量效曲线上可以获得哪些与临床用药有关的资料？
2. 从药物与受体的相互作用论述激动药与拮抗药的特点。
3. 药物主要的作用机制有哪些？

（乔国芬）

第三章

药物代谢动力学

学习目标

掌握 药物动力学的基本概念，主要药物动力学参数的求算及其意义，以及药动学参数在临床合理用药中的意义和作用。

熟悉 药物动力学模型的基本概念以及药物在体内的速率过程。

了解 药物跨膜转运的方式及意义。

药物进入机体后，出现两种不同的效应。一是药物对机体产生的生物效应，包括治疗作用和毒副作用，即药物效应动力学(pharmacodynamics)和毒理学(toxicology)；另一个是机体对药物的作用，包括药物的吸收、分布、代谢和排泄，即药物代谢动力学(pharmacokinetics)。药物代谢动力学就是研究药物在体内动态行为的变化规律。常用数学公式或药动学参数来描述，使人们能够科学地而不是凭经验去掌握药物效应的强弱久暂。药物在体内的吸收、分布及排泄过程称为药物转运(transportation of drug)；代谢变化过程又称生物转化(biotransformation)，药物的代谢和排泄过程合称为消除(elimination)。

第一节　药物的跨膜转运

药物在体内的转运与转化，或从给药部位到引起药理效应，均需通过体内的生物膜。生物膜是细胞外表的脂膜(plasma membrane)和细胞内的各种细胞器膜如核膜、线粒体膜、内质网膜和溶酶体膜等的总称。膜结构是以流动的脂质双分子层为基本骨架，其中镶嵌着可伸缩活动，具有吞噬、胞饮作用的表达蛋白；尚有一类内在蛋白，贯穿整个质膜，组成生物膜的受体、酶、载体和离子通道等。膜的随机运动，使膜的疏水区出现暂时性间隙——孔道，微孔的直径平均0.8nm。药物的吸收、分布、代谢、排泄与物质的跨膜转运密切相关。

跨膜转运的方式主要有被动转运、主动转运和膜动转运。

1. 被动转运　被动转运(passive transport)是指药物分子只能由浓度高的一侧向浓度低的一侧转运，其转运速度与膜两侧的药物浓度(或电位)差正比。被动转运包括简单扩散、滤过和易化扩散。

(1) 简单扩散：简单扩散(simple diffusion)又称脂溶扩散(lipid diffusion)，指脂溶性的小分子物质通过细胞膜由高浓度侧向低浓度侧扩散的过程,人体体液中的脂溶性物质,如氧气、二氧化碳、氨、尿素和类固醇激素等少数物质能以单纯扩散的方式进行跨细胞膜转运,大多数药物也以此种方式通过生物膜,非极性药物分子以其所具有的脂溶性溶解于细胞膜的脂质层。通过细胞膜的速度与膜两侧药物浓度差和药物脂溶性成正比,分子量小的(200Da 以下),脂溶性大的(油水分布系数大的),极性小的(不易离子化的)药物易通过。

药物解离度对简单扩散的影响很大。多数药物是弱酸类和弱碱类有机化合物,其离子化程度受其 pK_a 值(酸性药物解离常数的负对数值)及其所在溶液的 pH 而定,这是影响药物跨膜被动转运的一个可变因素。可用 Henderson-Hasselbalch 公式说明:

弱酸性药物

$$HA \rightleftharpoons H^+ + A^-$$

$$K_a=\frac{[H^+][A^-]}{[HA]}$$

$$pK_a=pH-\log\frac{[A^-]}{[HA]}$$

$$pH-pK_a=\log\frac{[A^-]}{[HA]}$$

$$10^{pH-pK_a}=\frac{[A^-]}{[HA]} \text{ 即 } \frac{[离子型]}{[非离子型]}$$

当 $pH=pK_a$ 时, $[HA]=[A^-]$

弱碱性药物

$$BH^+ \rightleftharpoons H^+ + B$$

$$K_a=\frac{[H^+][B]}{[BH^+]}$$

$$pK_a=pH-\log\frac{[B]}{[BH^+]}$$

$$pH-pK_a=\log\frac{[B]}{[BH^+]}$$

$$10^{pK_a-pH}=\frac{[BH^+]}{[B]} \text{ 即 } \frac{[离子型]}{[非离子型]}$$

当 $pH=pK_a$ 时, $[B]=[BH^+]$

由此可见,不论弱酸性或弱碱性药物的 pK_a 都是该药在溶液中 50% 离子化时的 pH,各药有其固定的 pK_a 值。当 pK_a 与 pH 的差值以数学值增减时,药物的离子型与非离子型浓度比值以指数值相应变化。非解离型药物极性小,脂溶性大,可以自由穿透生物膜,容易跨膜转运;解离型药物极性大,脂溶性小,被限制在膜的一侧,难以扩散。弱酸性药物在胃液中非离子型多,在胃中即可被吸收。弱碱性药物在酸性胃液中离子型多,主要在小肠吸收。碱性较强的药物如胍乙啶(pK_a=11.4)及酸性较强的药物如色甘酸钠(pK_a=2.0)在胃肠道基本都已离子化,吸收较困难。pK_a<4 的弱碱性药物如地西泮(pK_a=3.3)及 pK_a>7.5 的弱酸性药物如异戊巴比妥(pK_a=7.9)在胃肠道的 pH 范围内基本都是非离子型,吸收较快而完全。

(2) 滤过:滤过(filtration)又叫水溶扩散(aqueous diffusion)是指直径小于膜孔的水溶性的极性或非极性药物,通过膜孔水溶扩散。分子量小于 100Da,不带电荷的极性分子等水溶性药物,如水、乙醇、尿素、乳酸等水溶性小分子物质,O_2、CO_2 等气体分子,均可通过膜孔水溶扩散。其滤过率与膜两侧的浓度差成正比,借外力促进转运,如肾小球滤过等。机体内各种膜孔径大小不一,物质的滤过率也不一。

(3) 易化扩散:某些水溶性的或脂溶性较低的物质不能直接透过细胞膜,需要在细胞膜中特殊蛋白质的帮助下,由膜的高浓度侧向低浓度侧转运,称为易化扩散(facilitated diffusion)。与简单扩散相同的是易化扩散也服从顺浓度梯度扩散原则,不需消耗能量,但易化扩散的速度要比简单扩散的速度快得多。

2. 主动转运　主动转运(active transport)是指细胞膜通过本身的某种耗能过程,将某种物质的分子或离子逆化学梯度或电位梯度进行跨膜转运的过程。一些生命必需物质(K^+、Na^+、I^-、单糖、氨基酸、水溶性维生素)以及一些有机酸、碱等弱电解质的离子型均以主动转运方式通过细胞膜。

3. 膜动转运 生物膜具有一定的流动性，可以主动变形将物质或药物摄入细胞内或从细胞内释放到细胞外，这个过程称为膜动转运(membrane mobile transport)。常见方式有胞饮(pinocytosis)及胞吐(exocytosis)，胞吐又称胞裂外排。

药物转运的机制十分复杂，有些药物通过一种转运机制吸收，有些药物以多种形式吸收，但是，大多数药物以被动吸收为主。

第二节 药物的体内过程

一、吸 收

药物的吸收(absorption)是指药物自给药部位经过生物膜进入血液循环的过程。除静脉注射无吸收外，药物吸收的快慢和多少，常与药物的理化性质、给药途径、吸收环境等因素密切相关。

1. 消化道吸收 药物从胃肠道黏膜吸收，主要通过被动转运。分子量愈小、脂溶性愈大、非解离型比值越大，越易吸收。胃液 pH 为 0.9~1.5，如水杨酸和巴比妥可从胃中吸收，但因胃表面积小，且药物在胃中滞留时间较短，所以许多药物在胃内吸收有限。

小肠是吸收的主要部位，小肠表面有绒毛，吸收面积大，肠蠕动快，肠腔内 pH4.8~8.2(下段较上段 pH 偏高)，故弱酸性及弱碱性药物均易在此段吸收。除简单扩散外，还有易化扩散、主动转运等方式，这些均有利于药物的吸收。药物从胃肠道吸收后，都要经过门静脉进入肝脏，再进入血液循环。

2. 注射部位吸收 皮下或肌内注射药物首先沿结缔组织扩散，后经毛细血管和淋巴内皮细胞进入血液循环。药物的吸收速率与注射部位的血流量及药物的剂型有关。肌肉组织的血流量比皮下组织丰富，故肌内注射比皮下注射吸收快，水溶液吸收迅速，油剂、混悬剂等可在局部滞留，吸收慢，作用持久。

3. 呼吸道吸收 小分子脂溶性、以挥发性气体形式存在的药物如乙醚、亚硝酸异戊酯等可从肺泡上皮细胞迅速吸收。

气雾剂为分散在空气中的微细气体或固体颗粒，颗粒直径 3~10μm 可达到细支气管，如异丙肾上腺素气雾剂可用于治疗支气管哮喘；粒径过大的喷雾剂大多滞留在支气管，可用于鼻咽部的局部治疗，如抗菌、消炎、祛痰等。

4. 皮肤和黏膜吸收 完整的皮肤吸收能力差，外用药物主要发挥局部作用。近年来有许多促皮吸收剂可与药物制成贴剂，经皮给药后达到局部或全身疗效，如硝苯地平贴剂，硝酸甘油缓释贴剂等。

黏膜远较皮肤的吸收能力强。鼻腔黏膜的吸收面积大，且血管丰富，吸收也迅速。黏膜用药应防止过多吸收，引起中毒反应。

药物的吸收受许多因素的影响：口服药物在胃肠道被吸收后，首先要经过门静脉到肝脏，再进入体循环。有些药物在通过胃肠黏膜及肝脏时极易被代谢而使进入体循环的药量减少，这种现象称首过效应（first-pass effect）。药物本身的理化性质、胃肠道生理环境的变化、胃的排空、肠蠕动的快慢、胃内容物的多少和性质、药物的剂型以及疾病因素等均能影响药物的吸收。

二、分　　布

药物从给药部位吸收进入血液循环后，随血流分布到全身各个组织器官的过程叫药物的分布（distribution）。分布过程通常很快完成，即达到可逆的平衡。多数药物在体内的分布是不均匀的，这主要取决于药物与血浆蛋白结合率、各器官的血流量、药物与组织的亲和力、药物的理化性质及体液 pH，以及血 - 脑屏障等因素。药物分布与药效之间有密切联系；如药物分布于非作用部位，则往往与药物在体内的蓄积和毒性有密切关系。

1. 与血浆蛋白结合　药物进入血液循环后首先与血浆蛋白结合（drug-plasma protein binding）。酸性药物多与清蛋白结合，碱性药物多与 α_1 酸性糖蛋白结合，还有少数药物与球蛋白结合。药物与血浆蛋白的结合是可逆的，结合后药理活性暂时消失，结合型药物由于分子量增大而不能跨膜转运，仅暂时储存在血液中。结合型药物与游离型药物处于动态平衡中。当游离型药物被分布、代谢、排泄，血液中游离型药物浓度降低时，结合型药物可随时释放出游离型药物，从而达到新的动态平衡。药物与血浆蛋白结合特异性低，而血浆蛋白结合位点有限，两种药物可能竞争与同一蛋白结合而发生置换现象，因此，同时应用两种与血浆蛋白结合率很高的药物时应注意药物之间的相互作用。血浆蛋白与药物的结合率具有饱和性。当血药浓度过高，血浆蛋白结合率达饱和时，血浆中游离药物突然增多，可引起药效增强，甚至可能出现毒性反应。

2. 局部器官血流量　人体组织器官的血流量分布以肝脏最多，肾、脑、心次之。这些器官血流丰富，血流量大。药物吸收后，首先在这些器官分布，然后向血流量小的组织分布，这种现象称为再分布（redistribution），如硫喷妥钠先在血流量大的脑中发挥麻醉效应，然后向脂肪等组织转移，效应很快消失。经过一定时间后，血药浓度趋于稳定，分布达到平衡。

3. 组织亲和力　某些药物对特殊的组织有较高的亲和力。如碘主要集中在甲状腺；钙沉积于骨骼中；汞、砷、锑等重金属在肝肾中分布较多，中毒时可损害这些器官。有时药物分布多的组织，不一定是它们发挥疗效的靶器官。如硫喷妥钠再分布到脂肪组织，钙沉积在骨组织，这种分布实际上为一种储存（storage）。

4. 体液 pH 与药物的理化性质　药物的 pK_a 及体液的 pH 是决定药物分布的另一因素，在生理情况下细胞内液的 pH 约 7.0，细胞外液的 pH 约 7.4，弱碱性药物在细胞内浓度较高，弱酸性药物在细胞外液浓度较高，口服碳酸氢钠可使血浆及尿液碱化，既可促进巴比妥类弱酸性药物由脑组织向血浆转运，也可使肾小管重吸收减少，加速药物自尿中排出，这是抢救巴比妥类药物中毒的措施之一。

5. 体内屏障　血 - 脑屏障（blood-brain barrier）是指存在于血脑之间的一种选择性阻止各种物质由血入脑的屏障。在组织学上，血 - 脑屏障是由血液 - 脑细胞、血液 - 脑脊液及脑脊液 - 脑细胞三种屏障的总称，主要由前两种起屏障作用。脑膜炎症时，血 - 脑屏障通透性增加。

将母亲与胎儿血液隔开的胎盘也起到屏障作用，称为胎盘屏障（placental barrier）。脂溶性高的药物如全身麻醉药中的巴比妥类可进入胎儿血液。脂溶性低、解离型或大分子药物如右旋糖酐等,不易通过胎盘。应该注意的是几乎所有药物或多或少都能穿透胎盘屏障进入胚胎循环,故在妊娠期间应禁用对胎儿发育有影响的药物。

三、代　　谢

药物在体内吸收、分布的同时,伴随着药物化学结构的转变,称为药物的代谢(drug metabolism)。药物代谢又称生物转化(biotransformation),它反映了机体在各种酶的作用下对药物的处理能力。多数药物经过生物转化生成的代谢物通常极性较原形药增大,易于从肾脏或胆汁排泄。但是有些药物代谢后极性减小,如磺胺类的乙酰化或酚羟基的甲基化等使其水溶性反而减小。药物被机体吸收后并非都需要经过代谢,有些药物在体内不经过代谢而以原形直接排泄,有些药物仅部分发生变化。若药物在体内首先进入肝脏,通常要经过氧化、还原、水解等化学反应进行代谢,然后排出体外。

1. 药物代谢的反应　药物在体内代谢反应的方式有氧化、还原、水解及结合四种。药物代谢的步骤常分为两相(two phases),分别称第一相反应和第二相反应。第一相反应有氧化(oxidations)、还原(reductions)和水解反应(hydrolyses)。第二相是结合反应(conjugations)。结合反应是原形药或其代谢的极性基团分别与体内水溶性较大的内源性物质如葡萄糖醛酸、硫酸、醋酸以及某些氨基酸结合而形成水溶性更大的复合物,随尿和胆汁排除体外。各种药物代谢的方式不同,有的只需经第一相或第二相,但大多数药物要经过两相反应。

2. 药物代谢酶　药物代谢酶主要分为微粒体混合功能氧化酶系和非微粒体酶系二大类。前者主要存在于肝脏,后者除肝脏外,也存在于血液及其他组织中。

肝微粒体酶系的氧化反应极为广泛,称为混合功能氧化酶系(或称单加氧酶),其中最重要的是肝脏微粒体的细胞色素 P_{450}(cytochrome P_{450},CYP_{450})酶系统,它是促进药物生物转化的主要酶系统,故又简称肝药酶。细胞色素 P_{450} 酶系是一个基因超家族,根据基因编码的蛋白质的氨基酸序列的相似程度,可以将其划分为不同的基因家族和亚家族。

肝微粒体酶系统的基本作用是:药物首先与氧化型细胞色素 $P_{450}{}^{3+}$ 结合成细胞色素 $P_{450}{}^{3+}$-药物复合物,然后接受由还原型黄素蛋白(FPred)提供的电子,形成还原型细胞色素 $P_{450}{}^{2+}$-药物复合物,该电子是由 NADPH 传递的。$P_{450}{}^{2+}$-药物复合物再结合一分子氧,药物与氧结合就在细胞色素 P_{450} 上进行,并接受一个电子,使 O_2 活化成为氧离子。第二个电子的来源尚不清楚,可能是由还原型辅酶 I 提供,并经还原型辅酶 I——细胞色素还原酶传递的。活化的氧离子其中一原子氧引入与细胞色素 P_{450}-药物复合物中,将药物氧化,另一原子氧和两个质子生成水。此时还原型细胞色素 $P_{450}{}^{2+}$ 失掉一个电子,又变成氧化型细胞色素 $P_{450}{}^{3+}$,如此周而复始发挥催化作用(图 3-1)。此酶系统活性有限,在药物间容易发生竞争性抑制。它又不稳定,个体差异大,且易受药物的诱导或抑制。例如苯巴比妥能促进光面肌浆网增生,其中 P_{450} 酶系统活性增加,加速药物生物转化,这是其自身耐受性及与其他药物交叉耐受性的原因。西咪替丁抑制 P_{450} 酶系统活性,可使其他药物效应敏化。该酶系统在缺氧条件下可对偶氮及芳香硝基化合物产生还原反应,生成氨基。

混合功能氧化酶系可催化各种结构不同的药物,主要是因为该酶系统引起的氧化反应特异性不强,可催化多种反应,包括 N-去烷基、O-去烷基、芳环和侧链的羟基化、硫氧化、氮羟基化及硫被氧取代等。

二、常用药动学参数及其意义

1. 速率常数　药物转运的速率常数和药量可依不同的转运方式，用不同的数学方程式表达。

(1) 一级速率过程(first order rate processes)：药物在体内某部位的转运速率与该部位的药量或血药浓度的一次方成正比，即单位时间内转运某恒定比例的药物，称为一级速率过程或称一级动力学过程。

一级动力学的数学方程：

$$dC/dt=-kt$$

式中，dC/dt 表示药物消除速率；k 表示消除速率常数。

积分后得：

$$C=C_0e^{-kt}$$

式中，C_0 为起始血药浓度，C 为经 t 时间后的血药浓度，两边取对数得：

$$\log C=-\frac{k}{2.303}t+\log C_0$$

血药浓度下降一半所需要的时间 $t_{1/2}$ 可用上式求出，即 $C=C_0/2$，代入上式，得：

$$\log\frac{C_0}{2}=-\frac{k}{2.303}t_{1/2}+\log C_0$$

整理得：

$$t_{1/2}=\frac{0.693}{k}$$

一级速率过程具有以下特点：①生物半衰期与剂量无关；②血药浓度 - 时间曲线下面积与所给予的单个剂量成正比；③按相同剂量、相同间隔时间给药，约经 5 个 $t_{1/2}$ 达到稳态血药浓度(C_{ss})，停药后约经 5 个 $t_{1/2}$ 药物基本上从体内全部消除。

药物的被动转运，其转运速率与膜两侧的浓度差成正比，亦属一级动力学过程。多数药物在常用剂量时，其体内的吸收、分布、代谢、排泄等过程都表现一级速率过程的特点。

(2) 零级速率过程(zero order rate processes)：药物的转运速率在任何时间都是恒定的，与药物量或浓度无关的过程称为零级速率过程或称零级动力学过程。临床上恒速静脉滴注的给药速率以及控释制剂中药物的释放速率即为零级速率过程。

零级动力学的数学方程：

$$dC/dt=-k$$

生物半衰期为：

$$t_{1/2}=C_0/2k$$

零级动力学过程的特点是：①转运速率与剂量或浓度无关，按恒量转运，但每单位时间内转运的百分比是可变的；②$t_{1/2}$ 不恒定，它与初始药物浓度(给药量)有关，剂量越大，$t_{1/2}$ 越长；③AUC 与给药剂量不成正比，剂量增加，其 AUC 可以超比例地增加。

消除具零级速率过程的药物，由于生物半衰期随剂量的增加而增加，在此情况下，体内清除率也取决于剂量，药物从体内消除的时间取决于剂量的大小。

(3) 非线性速率过程(nonlinear rate processes):一级速率过程被称为线性速率过程。当药物浓度较高而出现饱和现象时,其半衰期与剂量有关、血药浓度 - 时间曲线下面积与剂量不成正比关系,此时的速率过程被称为非线性速率过程,或称 Michaelis-Menten 型速率过程或米氏动力学过程。此过程通常在高浓度时是零级速率过程,而在低浓度时是一级速率过程(图 3-3)。

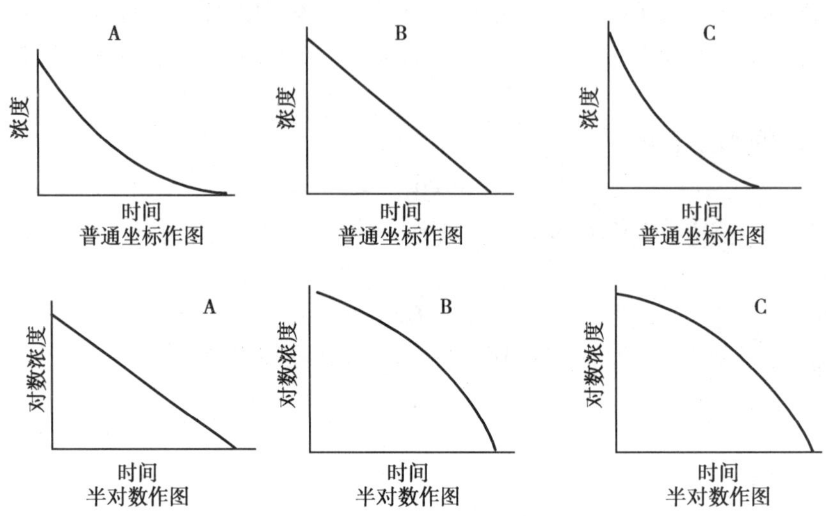

图 3-3　不同速率过程的药 - 时曲线

A. 一级动力学过程;B. 零级动力学过程;C. 米氏动力学过程

非线性速率过程的产生,通常是由于药物的体内过程有酶和载体的参与,当药物在高浓度时药物的代谢酶被饱和(或)参与药物透膜过程的载体被饱和。因此,非线性速率过程的产生大都与给药剂量有关。当药物浓度较高而出现酶被饱和时的速率过程称之为能力限定过程(capacity limited rate processes)。

非线性药物动力学方程:

$$-\frac{dc}{dt}=\frac{V_mC}{K_m+C}$$

式中,V_m 为该过程的最大速度,单位为浓度 / 时间。K_m 为米氏常数,相当于该过程最大速度一半时的药物浓度,单位为浓度。

K_m、V_m 是米氏方程的两个重要参数,与药物的性质和酶过程有关,如药物的体内分布的改变、生理条件的改变等,但在一定条件下是一个常数。

2. 生物半衰期　生物半衰期(biological half-life)指药物在体内的量或血药浓度下降一半所需要的时间,常以 $t_{1/2}$ 表示,单位取"时间"单位。这个参数只是由测定血浆或血清浓度的衰变来求出,更确切地称为表观血浆(或血清)半衰期。

许多药物在静脉注射后,其血药浓度的经时过程(指随时间而变化的过程)是一条如图 3-4 形状的负指数型曲线。血药浓度一开始最高,接着较快跌落,以后下降的速度逐渐变慢。从该图中还可以看出,该药的血药浓度从开始数值 8.2μg/ml 下降到 4.1μg/ml 需要 4 小时,此后再经过 4 小时,又从当时的浓度(4.1μg/ml)下降为一半(2.05μg/ml),然后从 2.05μg/ml 下降到 1.03μg/ml 同样需要经过 4 小时的时间。可见,不管从用药的任何时间算起,在原有浓度的基础上下降一半所需的时间，对许多药物来说，都是固定的常数(上例中为 4 小时)，该常数，我们称它为生物半衰期。

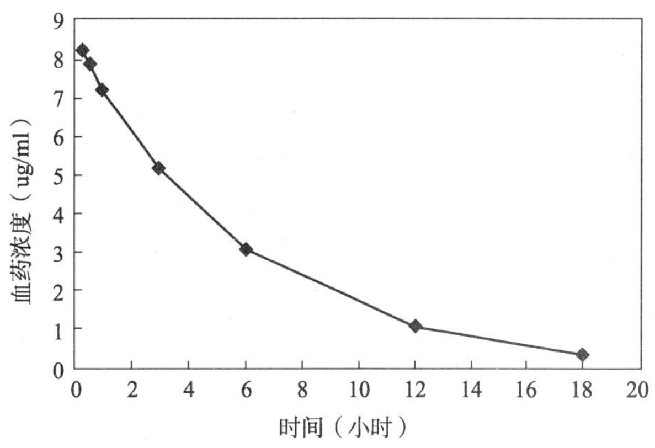

图 3-4 某单室模型药物的血药浓度 - 时间曲线图

临床上多用 $t_{1/2}$ 来反映药物消除的快慢，它是临床制定给药方案的主要依据之一。同一药物用于不同个体时，由于生理与病理情况的不同，$t_{1/2}$ 可能发生变化，为此，根据患者生理与病理情况下不同的 $t_{1/2}$ 制定个体化给药方案，对治疗浓度范围小的药物是非常必要的。联合用药情况下产生酶促或酶抑作用使药物 $t_{1/2}$ 改变，为保证临床用药的安全与有效，此时也要求调整给药方案。

3. 表观分布容积　表观分布容积(apparent volume of distribution，V)是指药物在体内达到动态平衡时，体内药量与血药浓度相互关系的一个比例常数，即体内药物按血药浓度分布时，所需体液的总体积。其本身不代表真实的容积，因此无直接的生理学意义，主要反映药物在体内分布广窄的程度，其单位为 L 或 L/kg。对于单室模型的药物而言，分布容积与体内药量 X 和血药浓度 C 之间存在下列关系：

$$V=\frac{X}{C}$$

药物的分布容积的大小取决于其脂溶性、膜通透性、组织分配系数及药物与血浆蛋白的结合率等因素。如药物的血浆蛋白结合率高，则其组织分布较少，血药浓度高。如一个药物的 V 为 3~5L 左右，那么这个药物可能主要分布于血液并与血浆蛋白大量结合，如双香豆素、苯妥英钠和保泰松等；如一个药物的 V 为 10~20L 左右，则说明这个药物主要分布于血浆和细胞外液，这类药物往往不易通过细胞膜，因此无法进入细胞内液，如溴化物和碘化物等；如一个药物的分布容积为 40L，则这个药物可以分布于血浆和细胞内液、细胞外液，表明其在体内的分布较广，如安替比林；有些药物的 V 非常大，可以达到 100L 以上，这一体积已远远地超过了体液的总容积，这类药物在体内往往有特异性的组织分布，如硫喷妥钠具有较高的脂溶性，可以大量地分布于脂肪组织，而 ^{131}I 可以大量地浓集于甲状腺，因而其分布容积也很大。由此可见我们可以通过分布容积来了解药物在体内的分布情况。

4. 血药浓度 - 时间曲线下面积　血药浓度 - 时间曲线下面积(area under concentration-time curve，AUC)，是指血药浓度数据对时间作图所得的曲线下的面积。它是评价药物吸收程度的一个重要指标，常被用于评价药物的吸收程度。AUC 可用梯形面积法按下式进行估算：

$$AUC=\sum_{i=1}^{n}\frac{c_{i+1}+c_i}{2}(t_i-t_{i-1})+\frac{c_n}{k}$$

式中，c_n 是最末一次检测的血药浓度，k 为血药浓度 - 时间曲线末端直线求得的速率常数。也可用积分法求算 AUC，以静脉注射、一室模型为例：

$$AUC=\int_0^{\infty}C_0\cdot e^{-kt}\mathrm{d}t=C_0\int_0^{\infty}e^{-kt}\mathrm{d}t$$

对上式积分得：

$$AUC=\frac{C_0}{k}$$

5. 药峰时间和药峰浓度　药物经血管外给药吸收后出现的血药浓度最大值称为药峰浓度（peak concentration，C_{max}），达到药峰浓度所需的时间为药峰时间（peak time，t_{max}），如图 3-5 所示。两者是反映药物在体内吸收速率的两个重要指标，常被用于制剂吸收速率的质量评价。与吸收速率常数相比，它们更能直观和准确地反映出药物的吸收速率，因此更具有实际意义。药物的吸收速度快，则其峰浓度高，达峰时间短，反之亦然，如图 3-6 所示，A、B、C 三个制剂的吸收程度相似，但吸收速度不同，其吸收速度 A>B>C。制剂 A 的血药浓度超过了最小中毒浓度可引起毒副作用，制剂 B 的血药浓度则在安全有效的浓度范围内，而制剂 C 的血药浓度没有达到最低有效浓度，因而无效。由此可见吸收速度是影响药物疗效或毒性的一个重要因素。

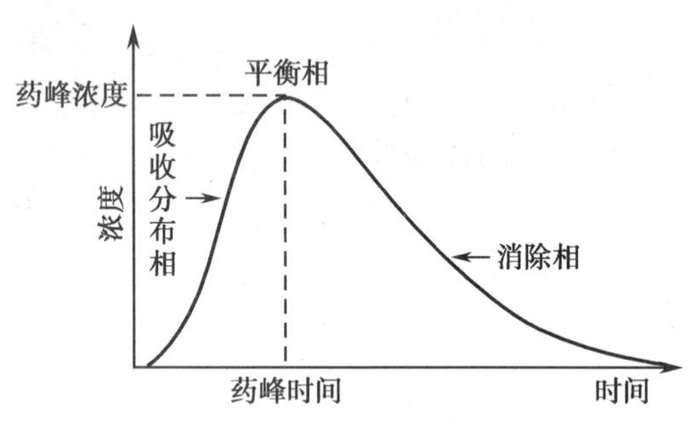

图 3-5　血管外给药的血药浓度 - 时间曲线

图 3-6　制剂 A、B 和 C 的血药浓度 - 时间曲线

6. 生物利用度　生物利用度（bioavailability，F）是指药物经血管外给药后，被吸收进入血液循环的速度和程度，它是评价药物吸收程度的重要指标。生物利用度可以分为绝对生物利用度和相对生物利用度，前者主要用于比较两种给药途径的吸收差异，而后者主要用于比较两种制剂的吸收差异，计算方法如下：

绝对生物利用度

$$F=\frac{AUC_{ext}}{AUC_{iv}}\times\frac{D_{iv}}{D_{ext}}\times100\%$$

式中，AUC_{iv} 和 AUC_{ext} 分别为静注给药和血管外给药后的血药浓度 - 时间曲线下面积；D_{iv} 和 D_{ext} 分别为静注和血管外给药剂量。

相对生物利用度

$$F=\frac{AUC_T}{AUC_R}\times\frac{D_R}{D_T}\times100\%$$

式中，AUC_T 和 AUC_R 分别为服用受试制剂和参比制剂的血药浓度 - 时间曲线下面积；D_T 和 D_R 分别为受试制剂和参比制剂的剂量。

7. 清除率　清除率（clearance，CL）是指单位时间从体内消除的含药血浆体积或单位时间从体内消除的药物表观分布容积，其单位为 L/h 或 L/（h·kg），表示从血中清除药物的速率或效率，它是反映药物从体内消除的另一个重要的参数，又称为体内总清除率（total body clearance，TBCL），等于代谢清除率加肾清除率。清除率 *CL* 与消除速率常数 k 和分布容积之间的关系可表示为：

$$CL=k\cdot V$$

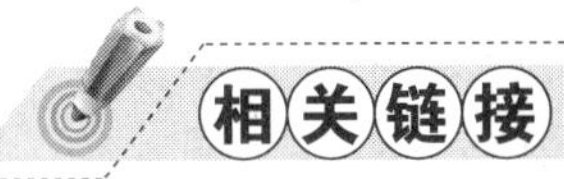

相关链接

进行药物动力学研究，具有以下用途：①预测药物浓度的变化，估算药物在血液、组织及排泄物中的药物浓度；②描述药物在不同生理、病理状态下的变化特征，研究其吸收、分布和消除规律；③为临床治疗方案个体化提供依据，设计出最佳给药方案；④研究药物或代谢物浓度与药理和毒性的关系，指导新药研究开发进程，为设计新药提供新思路；⑤评价药物制剂，分析药品的生物利用度和生物等效性，确保药品质量，保证临床安全有效合理用药。

但是经典的药物动力学模型其计算公式多，解析繁杂，一些计算工作必须借助计算机才能处理，而且它并不适用于所有药物。在实际工作中由于情况复杂，而且模型嵌合具有不确定性，实际数据和房室模型经典理论有时候吻合很不理想，于是有人提出了用非房室模型来处理药动学数据。这类方法常基于血药浓度 - 时间曲线下的面积的计算。根据药物或代谢物单剂量给药后的资料，可应用非房室模型分析法来计算生物利用度，清除率，表观分布容积等。非房室模型分析方法不需要对药物或代谢物设定专门的房室，也不必考虑药物的体内房室模型特征，只要药物的体内过程符合线性动力学过程，都可采用本法。

药代动力学研究是从药效学的角度出发，在通常所用剂量的条件下进行的研究。但是由于用药剂量、次数等方面与毒理学研究存在差异，药代动力学研究结果难以用于解释药物毒性发生机制等方面的问题。近年来出现了毒代动力学的概念，毒代动力学是应用药代动力学原理，去探讨药物毒性或不良反应发生和发展的规律。毒代动力学和药代动力学的重要区别在于给药剂量与次数，前者所用的剂量远高于药效剂量和临床拟用剂量，且为重复多次给药。毒代动力学在新药安全性评价中具有重要的作用。

由于药动学研究需要测定生物样品含量，而生物样品特点是药物浓度低、干扰成分多等，所以对分析技术要求较高。目前药动学研究中最常用的生物样品的测定方法主要是色谱法，包括高效液相色谱法（HPLC），气相色谱法（GC），气相色谱 - 质谱联用技术（GC-MS），液相色谱 - 串联质谱联用技术（LC-MS/MS）等，有力地促进了药物动力学的研究和发展。

学习小结

药物从其剂型中释放出来后，被吸收进入机体内，药物在体内的分布和消除对各个患者是不相同的，但可用数学模型和统计学来描述。药物动力学是研究药物吸收、分布、消除（即代谢及排泄）的科学。药物动力学过程存在“量时”变化或“血药浓度经时”变化，对这一动态变化过程规律进行定量描述即为药物动力学的基本任务。

药物在体内的处置过程较为复杂，涉及其在体内的 ADME 过程，且始终处于动态变化之中。房室模型理论从速度论的角度出发，建立一个数学模型来模拟机体，它将整个机体视为一个系统，并将该系统按动力学特性划分为若干个房室，把机体看成是由若干个房室组成的一个完整的系统，称之为房室模型或隔室模型。房室模型不是真实存在的生理或解剖部位，而是有着相似血流量和药物亲和性的一个组织或一组组织。在每个隔室中，药物是均匀分布的。速度常数表示药物进出隔室的总的速度过程。药物体内转运的速率过程主要包括一级速率过程，零级速率过程和非线性速率过程。药物动力学参数主要有速率常数、半衰期、表观分布溶剂，血药浓度时间曲线下的面积、清除率及生物利用度等。药动学参数均有试验确定，这些参数对于了解药物在体内吸收的多少，药物吸收及消除的快慢以及临床合理用药方面都有重要的意义。

复习参考题

1. 简述影响药物吸收及分布的因素有哪些。
2. 试述药物在肾小管重吸收的影响因素。
3. 解释吸收、分布、代谢、排泄等基本概念。

（李晓天）

第四章

影响药物效应的因素及合理用药原则

学习目标

掌握 影响药物疗效的主要因素，掌握机体在某些特殊情况下用药应注意的原则，如老年人、有遗传缺陷、肝肾疾病等情况下药物应用原则。

熟悉 药物方面包括药物的理化性质、药物的剂型，同一药物不同生产厂家造成临床应用时疗效出现差异的原因，怎样选择最佳的药物。

了解 影响药效的其他因素如不同给药途径对药物疗效的影响以及精神因素、营养状况对药物疗效的影响等。

在临床上经常发现，对于不同的患者，同一种给药方案有可能产生不同的疗效。这种因人而异的药物反应称为个体差异(individual variation)。产生个体差异的原因主要包括药物及机体两个方面，药物方面包括药物的剂量和剂型、给药途径、重复给药的次数及给药间隔等；机体方面包括患者的年龄、性别、病理状态、遗传因素和精神因素等。临床上常同时应用多种药物，因此应了解药物的相互作用，才能更好地用药，既保证疗效，又能减少不良反应的发生。

第一节 药物方面的影响

一、剂量及剂型的影响

1. 剂量 同一药物在不同剂量时，作用强度不一样，有时可有不同的用途。如70%(按重量计算)的药用乙醇杀菌效力最强，用于皮肤等的消毒；更高浓度则可使细菌表层蛋白质凝固，妨碍药物渗入菌体内，杀菌效力反而下降；浓度为40%~50%的乙醇涂擦皮肤，可防止发生压疮；20%~30%的乙醇涂擦皮肤，能使局部血管扩张，改进血液循环，依靠乙醇蒸发散热降低体温。催眠药小剂量可产生镇静作用，增加剂量有催眠作用，剂量再增大可产生抗惊厥作用。在治疗剂量范围内，大多数药物的体内消除半衰期是一恒定值，与用药剂量无关，而当体内的代谢酶达到饱和状态时，药物的消除代谢就由一级代谢动力学过程转变为零级代谢动力学过程，即代谢速度达到最大，不再随剂量增加而增加。此时若用量过大可导致体内血药浓度异常升高，这是引起中毒反应的原因之一。

2. 剂型　药物可制成各种不同的剂型，如片剂、胶囊、颗粒剂、溶液剂、糖浆剂、气雾剂、栓剂等，药物的剂型可影响药物的体内过程，包括吸收、分布、代谢和排泄等各个方面。口服给药的吸收速率为：水溶液 > 颗粒剂 > 胶囊 > 片剂。缓释制剂可使药物缓慢释放，吸收时间延长，药效持续时间也相应延长。药物新剂型如缓控释制剂、植入剂，以及透皮给药系统等，都可因控制释药的速度、程度及方向而对药物分布产生不同程度的影响。尤其是第 4 代的靶向给药制剂，利用药剂学手段和方法，通过改变药物的理化性质来增加与靶组织亲和力，大大改变药物在体内原有的分布，使药物浓集于靶器官、靶组织、靶细胞，从而提高疗效，降低全身不良反应。

二、给药途径及重复给药的影响

1. 给药途径　不同给药途径可影响药物的体内动力学过程从而影响药物的作用。依据药效出现时间从快到慢，其顺序为：静脉注射 > 肌内注射 > 皮下注射 > 口服。某些药物因给药途径不同而产生不同的药理作用，如口服硫酸镁可作泻药，肌内注射用于降低血压和抗惊厥。同一药物其给药途径不同可以影响药物的代谢过程，从而影响药效的发挥。例如抗心律失常药物普萘洛尔使用时，静脉给药的疗效往往不及口服给药。与同样浓度的普萘洛尔比较时，口服时的药理作用比静脉注射时强 2~5 倍。原因是口服给药后，由于首过效应，产生活性代谢物 4-羟基普萘洛尔，导致药理作用增强。许多药物口服后因存在首过效应而使药效降低。

2. 重复给药　许多药物应在适当的时间用药。一般说，饭前服药吸收较好，发挥作用较快；饭后服用，吸收较差，显效较慢。刺激性药物应饭后服用可减少对胃肠道的刺激。镇静催眠药宜在临睡前服用。

由于机体对药物的敏感性存在昼夜间的差异，而呈现昼夜节律（circadian rhythm）变化。如肾上腺皮质激素，在清晨为分泌高峰期，午夜为分泌低值期，将此激素一日量早晨一次服用，可减轻对腺垂体抑制的副作用。

重复给药的次数应根据病情及药物的半衰期而定。对 $t_{1/2}$ 短的药物，给药次数应相应增加。长期用药则应注意避免药物的蓄积中毒，特别是 $t_{1/2}$ 长的药物，长期应用因消除缓慢而易产生蓄积作用。对消除慢或毒性大的药物，应制定合理的给药方案。肝、肾功能不全时，为防止药物的蓄积中毒，应适当减少用药量或延长给药时间间隔。

某些药物在连续用药过程中药效会逐渐减弱，需要增加剂量才能显示出原来的疗效，称为耐受性（tolerance）。若在短时间内连续用药数次后，立即产生的耐受性，称为快速耐受性（tachyphylaxis）。如麻黄碱、血管加压素等很容易产生快速耐受性。有时机体对某药产生耐受性后，对另一药的敏感性也降低，称为交叉耐受性（cross tolerance）。如酒瘾者对乙醚的麻醉作用反应性降低，使后者的用量比不饮酒者高。

有些药物在产生耐受性后如果停药患者会产生主观不适感觉，需要再次连续用药。如果只是精神上想再用，称为习惯性（habituation），也称精神依赖性（psychic dependence）或心理依赖性（psychological dependence）。另有一些药物，如麻醉药品（narcotics）或精神药品，直接作用于中枢神经系统，用药时产生欣快感（euphoria），连续应用能产生躯体依赖性（physical dependence）也称成瘾性（addiction）或生理依赖性（physiological dependence）。一旦中断用药，可出现强烈的戒断综合征(abstinence syndrome)。如吸食毒品吗啡、海洛因、可卡因者中断用药，常出现烦躁不安、流涎、流泪、出汗、嗜睡、腹痛、腹泻、肢体疼痛、肌肉抽动等综合征。药物滥用(drug abuse)是指无病情根据地大量长期自我用药，是造成依赖性的原因。麻醉药品不仅对用药者危害及大，对社会危害也大，对此类药品必须严格控制，合理使用，严禁滥用。

病原体及肿瘤细胞对化学治疗药物的敏感性降低称为耐药性(drug resistance)，也称抗药性。有些细菌还可对某些抗生素产生依赖性(dependence)，在抗癌化学治疗中也有类似的抗药性问题。

三、联合用药及药物相互作用

药物相互作用(drug interaction)是指某一种药物由于同时合并应用其他药物而发生相互反应，干扰了该药的作用，从而使其疗效发生变化或产生药物不良反应。

临床上常联合应用两种或两种以上药物或先后序贯应用，以求达到增强药物疗效，减少药物不良反应的目的。然而，不恰当地联合用药，可能因药物之间的相互作用而使疗效降低或出现意外的毒性反应。一般而言，用药越多，不良反应发生率越高。

药物相互作用按其发生机制可分为：药剂学相互作用、药动学相互作用及药效学相互作用。需要提出的是，有时药物相互作用的产生并非单一机制的作用，可以是几种机制并存的。

(一) 药剂学相互作用

药剂学相互作用是指合用的药物发生直接的物理或化学反应，导致药物作用改变，即一般所称化学或物理配伍禁忌，多发生于液体制剂，常表现为在体外容器中出现沉淀，或药物被氧化、分解等。

药物在给药前混合，出现外观异常如发生浑浊、沉淀、产生气体、变色等，较易被发现。而有些药物混合后出现配伍变化，但外观异常变化不明显，就很容易被忽略。如青霉素在pH6~6.5时最稳定，加入茶碱后pH升高，可以加剧青霉素的分解；在药物混合过程中，浓度、混合顺序、接触时间、pH等都可影响药物相互作用。

(二) 药动学相互作用

药动学相互作用指同时应用两种以上药物时，一种或几种药物影响了另一种或几种药物的体内动力学过程，从而使其起效时间、作用强度或药效维持时间等发生改变。

1. 影响吸收的药物相互作用

(1) 胃肠道的pH：胃肠道的pH可通过影响药物的解离度和溶解度进而影响它们的吸收。当合并用药时，如一种药物对胃肠道的pH发生影响时，会影响另一药物的吸收。如抗酸药可延缓弱酸类药物(如水杨酸类、呋喃妥因、磺胺类、巴比妥等)的吸收，这是因为抗酸药提高了胃肠道的pH，使弱酸类药物在碱性环境中解离度提高所致。

(2) 形成络合物或复合物：如四环素类与高价金属离子(Fe^{2+}、Al^{3+}、Ca^{2+}、Mg^{2+}、Zn^{2+}、Bi^{3+}等)药物合用时，可在胃肠道液中形成难溶性络合物，以致使四环素类的吸收量显著降低。新一代喹诺酮类抗菌药与Fe^{2+}、Al^{3+}、Ca^{2+}、Mg^{2+}、Zn^{2+}等金属离子具有相互作用。当喹诺酮类与含这些阳离子的药物合并应用时，常与它们发生络合作用形成络合物，从而影响喹诺酮类的吸收，降低其生物利用度。

(3) 胃肠运动：大多数药物主要在小肠上段被吸收，胃排空时间的长短和肠蠕动的快慢，对胃肠道吸收药物有很大的影响。因此,影响胃排空或肠蠕动的药物能影响其他口服药的吸收。抗酸药、抗胆碱药和镇静催眠药等可减慢胃排空,从而可导致目标药物起效延迟。

2. 影响分布的药物相互作用

(1) 蛋白结合位点的竞争:药物进入血液循环后,不同程度地与血浆蛋白(主要为清蛋白)呈可逆性的结合。药物与蛋白的结合是非特异的,结合率也有很大差异性,而且每一蛋白分子结合药物的量存在饱和现象,因此当同时应用两种或多种药物时,在蛋白结合部位可发生竞争,结合力强的药物可将结合力弱的药物置换出来,使血浆中游离型药物浓度相应增加,可引起药理效应增强,还可能产生不良反应。如口服抗凝药双香豆素(如华法林)与血浆蛋白结合率高达 99%,再服用结合率为 98% 的保泰松,保泰松可排挤已与血浆蛋白结合的双香豆素,而使血浆中游离型的双香豆素浓度成倍地增高,使抗凝作用加强而引起出血。常见的有较强蛋白结合力的药物如水合氯醛、氯贝丁酯、依他尼酸、萘啶酸、甲芬那酸、吲哚美辛、二氮嗪、阿司匹林、保泰松、长效磺胺等。它们与口服降糖药、口服抗凝药、抗肿瘤药等联合应用,可使后者游离型血药浓度升高,引起不良反应。

(2) 组织器官的血流量:一些作用于心血管系统的药物能通过改变组织血流量而影响与其合用药物的组织分布。如去甲肾上腺素引起强大的血管收缩作用,亦收缩肝脏血管,减少肝脏血流量,使合用的利多卡因在其主要代谢部位的分布量减少,从而减少其代谢,结果使利多卡因浓度增高。而异丙肾上腺素增加肝脏的血流量,因而增加利多卡因在肝脏的分布及代谢,使其血药浓度降低。

(3) 体液的酸碱度:各种体液的 pH 不同,与细胞外液 pH(7.4)相比,细胞内液 pH(7.0)偏低。合并用药时若改变了体液的 pH,就必然会影响药物在细胞内外的分布进而影响药物的疗效。

3. 影响代谢的药物相互作用

(1) 加速药物代谢:如苯巴比妥是强大的肝微粒体 CYP_{450} 酶诱导剂,可使口服降血糖药、可的松类、苯妥英钠等的代谢加速,药效降低。

(2) 减慢药物代谢:西咪替丁可通过抑制多种 CYP_{450} 酶的活性而影响许多药物在体内的代谢,导致它们血药浓度的上升,毒性增加。如华法林、地西泮、苯妥英钠、茶碱、卡马西平。

氯霉素亦能抑制肝药酶活性,当与双香豆素使用时,可明显加强双香豆素的抗凝作用,使双香豆素的半衰期延长;与甲苯磺丁脲同服时,血药浓度升高,易发生低血糖休克。与苯妥英钠合用时,抑制了苯妥英钠的代谢,使苯妥英钠毒性增加。

4. 影响排泄的药物相互作用 有些药物服用后,可改变尿液 pH,因此,当它们与其他药物合用时,可影响合用药物的排出量而增强或减弱药效。如奎尼丁与氢氯噻嗪合用,氢氯噻嗪可使尿液碱化,使呈弱碱性的奎尼丁不解离而呈脂溶性状态,易被肾小管重吸收,使奎尼丁的血药浓度增高,可引起心脏的毒性反应。

许多酸性药物及其代谢物如水杨酸、保泰松、丙磺舒、噻嗪类、乙酰唑胺、对氨基水杨酸、青霉素、尿酸等,可从近曲小管主动分泌。如丙磺舒与青霉素合用时,因丙磺舒竞争性占据酸性转运系统,阻碍青霉素经肾小管的分泌,因而增加血中青霉素的浓度,使其发挥较持久的效果。丙磺舒也可竞争性地抑制对氨基水杨酸的分泌,使其毒性增加。

(三) 药效学相互作用

药效学的相互作用是指一种药物对受体或生理系统的作用被其他药物所改变,使药物间产生协同或拮抗作用。这类相互作用对药物在体液中的浓度无明显影响,但可改变药物的药理作用。

1. 协同作用　合并用药使原有效应增加总称为协同作用(synergism)。

(1) 增强作用:两药合用时的效应大于单用时的效应总和,称增强作用(potentiation)。例如,乙醇与镇静催眠药合用,中枢抑制作用可相互加强;肌松药与氨基糖苷类合用,可使神经肌肉阻滞作用增强。

(2) 相加作用:两药合用时产生的效应相等或接近两药分别应用所产生的效应之和,称相加作用(additive effect summation)。例如抗凝血药华法林和抗血小板药阿司匹林合用可能导致机体的出血反应;抗胆碱药阿托品与具有抗胆碱作用的氯丙嗪合用,可引起胆碱能神经功能低下。

(3) 增敏作用:是指一药可使组织或受体对另一药的敏感性增强,称增敏作用(sensitization)。

2. 拮抗作用　两药联合应用所产生的效应小于单独应用一种药物的效应,称拮抗作用(antagonism)。产生拮抗作用的机制有药动学和药效学机制,它又分为竞争性拮抗作用和非竞争性拮抗作用。

(1) 竞争性拮抗作用:同一受体的拮抗剂与激动剂合用会引起竞争性拮抗作用。如β受体阻断药普萘洛尔能竞争性地阻断β受体,可拮抗肾上腺素的β型作用;阿托品与乙酰胆碱竞争M受体,可拮抗其M型作用;又如氯丙嗪与肾上腺素,氯丙嗪有α-阻断作用,可改变肾上腺素的升压作用,使用氯丙嗪过量而致血压过低的患者,若误用肾上腺素升压,则导致血压剧降。

(2) 非竞争性拮抗作用:两种药物与受体的不同部位结合,任一药物的存在不排除其他药物的结合,此种拮抗作用不因作用药物的剂量加大而逆转。如左旋多巴不宜与维生素 B_6 合用,这是因为作用物与拮抗物不是作用于同一受体或同一部位,左旋多巴治疗帕金森病,它可通过血-脑屏障,在中枢部位被多巴胺脱羧酶脱去羧基变为多巴胺而起作用,由于外周组织中也有大量多巴胺脱羧酶,使一部分左旋多巴在外周组织中被脱羧变成多巴胺,多巴胺不能通过血-脑屏障,故不能发挥其抗震颤麻痹作用,多巴胺脱羧酶以维生素 B_6 作为辅酶,所以左旋多巴与维生素 B_6 不宜合用。

(3) 其他:如重金属中毒用二巯丙醇解救,因两者可形成络合物而排泄,也称为化学性拮抗(chemical antagonism)。药物联合应用也可使作用点的环境发生改变,使体内电解质、酸碱平衡紊乱,从而间接影响其他药物的作用。如排钾利尿药与强心苷类药物合用治疗心源性水肿时常引起低钾血症,使心脏对强心苷类药物的敏感性增加,易出现强心苷类药物中毒。

第二节　机体方面的影响

一、年　　龄

1. 婴幼儿　婴幼儿的各种生理功能,包括自身调节功能尚未充分发育,与成年人有巨大的差别,对药物反应一般比较敏感。新生儿体液占体重比例较大,水盐代谢率也较成年人快,故对影响水盐代谢和酸碱平衡的药物敏感。新生儿血浆蛋白总量较少,药物血浆蛋白结合率较低,肝、肾功能未发育完全,药物消除能力低,这些因素都使血中游离型药物及进入组织的药量增多。如成年人口服氯霉素24小时后约90%的药物在肝脏内与葡萄糖醛酸结合从尿中排出；但是新生儿因肝脏葡萄糖醛酸结合能力尚未发育完全，一天排出量还不到50%，用氯霉素易发生蓄积中毒，可引起灰婴综合征，甚至导致循环衰竭而死亡。小儿处于生长发育期，常用中枢抑制药可影响智力发育。由于婴幼儿生理特点与成人不同，即使按体重给药，对药物的反应仍与成人不同。因此，对婴幼儿用药必须充分考虑他们的生理特点。

2. 老人 老年人对药物的反应性与成人也不相同，老年人生理功能衰退的迟早快慢也因人而异，因此没有按老人年龄换算的用药剂量公式，也没有绝对的年龄划分界线，医学上一般65岁以上为老人。老人的生理功能已逐渐减退，肝肾功能随年龄的增长也逐渐衰退，故对药物的清除能力下降，各种药物血浆半衰期都有不同程度的延长，如在肝脏灭活的地西泮可自常人的20~40小时延长4倍。而对自肾排泄的氨基糖苷类抗生素可延长2倍以上。并且，老年人血浆蛋白含量减少，与药物结合的能力下降，如用苯妥英钠后的血浆蛋白结合率比成人约低20%。其结果是对药物的敏感性增加。故对老年人用药应慎重，用药剂量应适当减少。此外，一些老年人由于记忆力减退，用药的依从性(compliance)较差，服用药物时应仔细交代服药方法。

二、性 别

在药物敏感性方面的性别差异并不显著，在实验动物观察到的性别差异不一定适用于临床。但女性患者在月经、怀孕、分娩、哺乳等时期，用药应注意。如在月经期或妊娠期间，禁用剧泻药和抗凝血药，以免引起月经过多、流产、早产及出血不止；在妊娠的最初3个月内，用药应特别谨慎，禁用抗代谢药、激素等能使胎儿致畸的药物；临产前禁用吗啡等可抑制胎儿呼吸的镇痛药；在妊娠及哺乳期间还应考虑药物通过胎盘及乳汁对胎儿及婴儿发育的影响，因为胎盘及乳腺对药物都几乎没有屏障作用。

三、遗传因素

先天性遗传多态性(genetic polymorphism)对药物效应的影响近年来日益受到重视，至少已有一百余种与药物效应有关的遗传异常基因被发现。过去所谓的特异体质(idiosyncrasy)药物反应多已从遗传异常表型获得解释，现已形成一个独立的药理学分支——遗传药理学(genetic pharmacology)，它是研究机体遗传因素对药物反应的影响的药理学分支学科。乙酰化代谢是许多药物，如异烟肼、对氨基水杨酸、肼屈嗪、普鲁卡因胺、磺胺类药物等在体内的重要代谢途径。其消除速度和能力取决于肝脏的乙酰基转移酶。代谢快者，口服单剂量异烟肼后，$t_{1/2}$为45~100分钟，C_{max}为1μg/ml；但某些人由于遗传性缺乏此酶，消除减慢，$t_{1/2}$为2~4.5小时，C_{max}高达4~51μg/ml。所以慢乙酰化型者长期服用异烟肼约有23%患多发性外周神经炎，快乙酰化者则发生率较低。爱斯基摩人、日本人及中国人代谢快者占多数；白种人代谢慢者占多数。某些患者由于缺乏葡萄糖-6-磷酸脱氢酶，可引起还原性谷胱甘肽减少，这种患者对治疗量的对乙酰氨基酚、氯霉素、呋喃妥因、阿司匹林、伯氨喹、磺胺药等药物易发生溶血反应。遗传性高铁血红蛋白血症患者因缺乏高铁血红蛋白还原酶，不能使高铁血红蛋白还原成血红蛋白而出现发绀。这种患者应尽量避免使用硝酸盐、亚硝酸盐及磺胺类药物，以免加重病情。

四、病理状态

严重肝功能不全者，如用甲苯磺丁脲、氯霉素等，由于肝脏的代谢速率减慢，因而作用加强，持续时间延长；相反，对可的松、泼尼松等需在肝脏经生物转化后有效的药物，则作用减弱。肾功能不全的患者可使庆大霉素等主要经肾排泄的药物排出减慢，易引起蓄积中毒。营养不良者，由于蛋白质缺乏，药物与血浆蛋白结合率降低，血中游离型药物增多；由于肝微粒体酶活性减低，使药物代谢减慢；因脂肪组织较少，可影响药物的储存。其综合结果使药物半衰期延长，易引起毒副反应。在抗菌治疗时，任何减弱机体抵抗力的因素，如白细胞缺乏，未引流的脓肿，糖尿病等，都会影响抗菌疗效。

五、心理因素

患者的精神状态与药物的疗效也有关系。乐观主义可以增加对疾病的抵抗力，有利于疾病的治愈和恢复。使用不含药理活性的安慰剂（placebo），如只含有乳糖或淀粉的片剂或注射用生理盐水等，对许多慢性疾病，如高血压、心绞痛、神经症等，能取得 30%~50% 的疗效，这足以说明精神状态对药物疗效影响。在新药临床研究中，采用双盲法安慰剂对照试验极其重要，可以排除假阳性疗效或假阳性不良反应。忧郁、悲观的患者，药物的疗效将会受到影响，对某些药物反应也较严重，如氯丙嗪、肾上腺皮质激素及一些中枢抑制性药物在忧郁患者可能出现悲观厌世倾向，必须引起警惕。

六、其他因素

影响药物疗效的因素还有很多是来自医疗环境，如保护性医疗制度，其他医疗措施如手术、理疗、护理的配合，营养的调理，患者的合作等，都应给予足够重视以保证治疗的顺利进行。

第三节 合理用药原则

药理学为充分发挥药物的疗效达到合理用药提供了理论基础，但怎样才算合理用药，并无绝对统一的方案。由于药物的有限性（即品种有限及疗效有限）和疾病的无限性（即疾病种类无限及严重程度无限），不能简单以疾病是否治愈作为判断用药是否合理的标准。合理用药要求充分发挥药物的疗效而避免或减少不良反应的发生。以下几条基本原则供临床用药时参考。

1. 明确诊断　根据疾病性质和病史衡量得失决定是否需要用药。选药不仅要针对适应证还要考虑禁忌证。

2. 选药要有明确的指征　要根据药物的药理学特点，即药动学和药效学规律，针对患者的具体情况，选用药效可靠、方便安全、价廉易得的药物制剂。要充分认识滥用药物的危险性，尽量避免多种药物合用以防漏诊或误诊，这样不仅浪费而且易发生相互作用。反对应用疗效不确切的药物。

3. 了解并掌握影响药效的各种因素 用药应做到个体化，不能公式化。

4. 对因对症治疗并举 在采用对因治疗的同时要采用对症支持疗法。如在严重的细菌和病毒感染及癌症化学治疗时，应重视采用免疫增强剂以增强机体抵抗力。

5. 对患者始终负责 严密观察病情变化及药物反应，及时调整剂量或更换治疗药物。认真分析每一病例的成功及失败的关键因素，不断提供医疗质量，使用药技术更趋合理化。

学习小结

药物从用药部位到进入血液循环然后到达机体各部位产生药理作用，此过程非常复杂，包括了药剂相、药物动力学相及药效相。药剂相包括药物吸收后的崩解、溶解、吸收等过程；药物动力学相包括药物的吸收、分布、代谢及排泄等过程，药效相包括药物与靶部位的细胞、酶或受体结合之后对机体的生理、生化功能产生影响进而产生药物的作用，以上过程均受到许多因素的影响进而影响到药物的疗效。

影响药物效应的因素主要包括药物方面的因素和机体方面的因素。药物方面的因素包括药物的剂量、剂型、给药途径、重复给药以及药物相互作用等因素；机体方面的因素包括患者的年龄、性别、遗传因素、病理状态及精神因素等。合理用药的原则首先要明确诊断，其次要根据药物的药理学特点，针对患者的具体情况选择合适的药物，还要根据影响药物疗效的各种因素做到个体化用药。由于临床上有些疾病用一种药物很难治愈，此时需要多种药物联合应用，不恰当地联合应用可能导致严重的不良反应事件，一般而言，用药越多，不良反应发生率越高。因此在单一药物能够控制病情的情况下，尽量不要联合用药，以免发生不良反应。

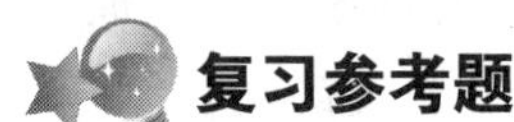

复习参考题

1. 简述药物方面的因素对药物疗效的影响。
2. 试述临床上合理用药的基本原则。

（李晓天）

第五章

传出神经系统药理概论

学习目标

掌握 传出神经按递质的分类、其相应受体的类型，以及药物的作用原理及药物分类。

熟悉 传出神经系统的递质作用于受体的效应，以及 ACh 和 NA 的生物合成、储存、释放和作用消除。

了解 递质学说的发展；突触前膜受体递质释放的调控，递质释放方式。

第一节 传出神经系统的分类

1. 解剖学分类 传出神经系统包括自主神经系统（autonomic nervous system）和运动神经系统（somatic motor nervous system）。自主神经系统包括交感神经系统（sympathetic nervous system）和副交感神经系统（parasympathetic nervous system）。

（1）交感神经和副交感神经在到达效应器之前，分别在它们相应的神经节中更换神经元，因此有节前纤维和节后纤维之分。其中交感神经的神经节位于交感神经链，其节前纤维自中枢发出后在神经节更换神经元，然后发出节后纤维支配相应的效应器，因此交感神经的节前纤维较短，而节后纤维较长；副交感神经的神经节多靠近效应器，因此其节前纤维长，而节后纤维较短。

（2）运动神经自中枢发出后，直接到达所支配的骨骼肌，中间不更换神经元，因此无节前和节后纤维之分。

自主神经系统所支配的效应器主要有心肌、平滑肌和腺体等；运动神经系统则主要支配骨骼肌（图 5-1）。

2. 生理学分类 根据传出神经末梢所释放的递质不同，可分为胆碱能神经（cholinergic nerve）和去甲肾上腺素能神经（noradrenergic nerve）。

（1）胆碱能神经兴奋时其末梢所释放的递质为乙酰胆碱（acetylcholine，ACh），主要包括全部交感神经和副交感神经的节前纤维、运动神经、全部副交感神经的节后纤维和少数交感神经节后纤维（支配的汗腺分泌和骨骼肌血管的神经、肾上腺素髓质的内脏大神经等）。

（2）去甲肾上腺素能神经兴奋时其末梢所释放的递质为去甲肾上腺素（noradrenaline，NA）。

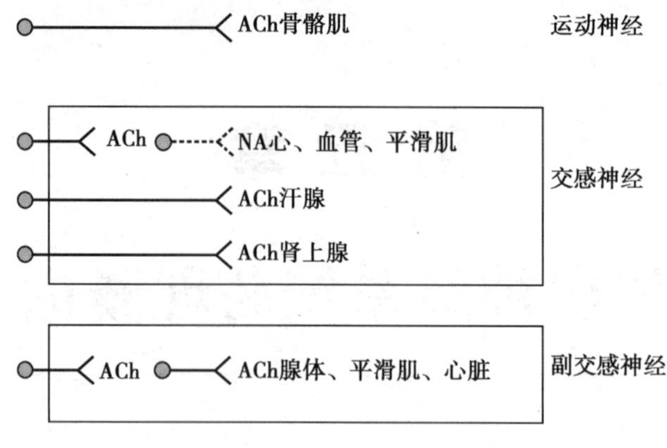

图 5-1　传出神经分类模式图

ACh:乙酰胆碱　NA:去甲肾上腺素　——胆碱能神经　……去甲肾上腺素

绝大多数交感神经节后纤维属此类。

(3) 其他:研究发现某些组织中,存在着非肾上腺素能非胆碱能(non-adrenergic and non-cholinergic,NANC)传递,参与自主神经,特别是肠神经(enteric nerve)的调节。其递质主要包括三磷腺苷(ATP)、5-羟色胺(5-HT)、多巴胺(DA)、血管活性肠肽(VIP)、神经肽Y(NPY)、γ-氨基丁酸(GABA)、P物质(SP)和一氧化氮(NO)等。

药物可模拟、拮抗等方式影响化学递质的作用,即可选择性修饰许多传出神经的功能,这些功能涉及许多效应器,如心肌、平滑肌、血管内皮、外分泌腺和突触前的神经末梢等。可见作用于传出神经系统的药物与传出神经的功能关系密切。

第二节　传出神经系统的递质和受体

目前,作用于传出神经系统药物主要是通过影响传出神经系统的递质(transmitter)或受体(receptor)的功能而产生药理作用。为了便于掌握传出神经系统药物作用,首先应阐明这两者之间的基本概念。

一、传出神经系统的递质

(一) 化学传递学说发展

早在100多年前,科学家们对于神经与神经之间或神经与肌肉之间的冲动传递就已开始争论,其焦点是上述冲动传递是电传递还是化学物质传递。1906年Langley提出神经-肌肉传递可能与神经末梢释放化学物质有关。1921年德国科学家Loewi在著名的离体双蛙心灌流实验中发现,当迷走神经兴奋时,可以释放一种物质,这种物质能抑制另一个离体蛙心的收缩。Loewi称该物质为“迷走物质”(Vagusstoff,vagus-substance)。而后1926年Loewi和Navratil证明这“迷走物质”就是乙酰胆碱。对于交感神经递质的研究,直至1946年von Euler才证实哺乳动物类的交感神经及其效应器内存在的拟交感物质即为去甲肾上腺素。至此,传出神经系统的化学传递学说才逐渐完善(图5-2)。

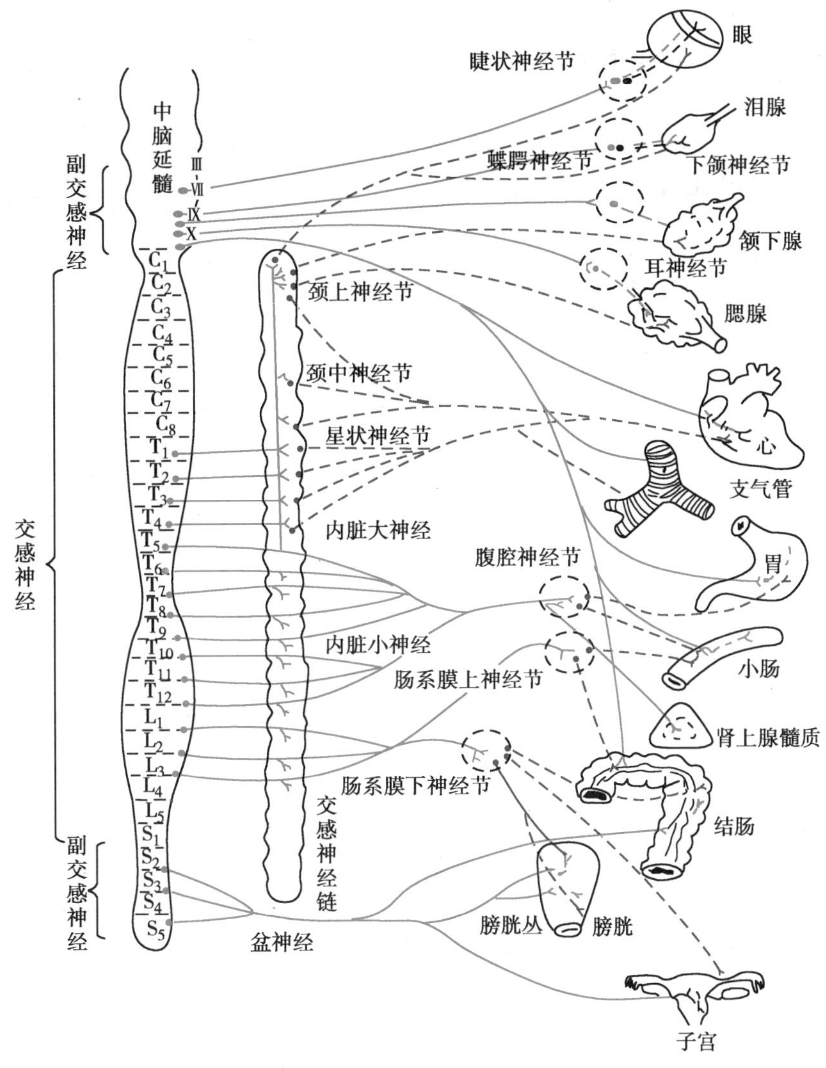

图 5-2 自主神经系统分布示意图

神经纤维:蓝色:胆碱能神经 实线:节前纤维 红色:去甲肾上腺素能神经 虚线:节后纤维

(二)传出神经突触的结构

突触是传出神经系统完成信息传递的重要结构。在电镜下观察突触的超微结构,可发现衔接处有宽约 15~1000nm 的间隙,称为突触间隙(synaptic cleft)。神经末梢靠近间隙的细胞膜称为突触前膜,效应器或次一级神经元靠近突触间隙的细胞膜称为突触后膜,此处含有密度较高的受体。

传出神经末梢分成许多细微的神经纤维,在这些神经纤维上存有稀疏串珠状的膨胀部分,称为膨体(varicosity),其中含有线粒体和囊泡(图 5-3)。囊泡内含有高浓度的神经递质(neurotransmitter),线粒体内含有合成和代谢神经递质的酶。化学传递是通过在神经末梢内的囊泡前移并与突触前膜融合把神经递质排入突触间隙得以完成,即递质经扩散至突触后膜,与特异性的受体分子结合兴奋或抑制突触后膜细胞的功能,完成信号从突触前膜向后膜的传导。在突触或运动终板部位,传导的核心是神经递质,通过递质的作用完成神经冲动在突触或运动终板等部位的换能过程。

（三）传出神经递质的生物合成和贮存

去甲肾上腺素(noradrenaline，NA 或 norepinephrine，NE)生物合成的主要部位在神经末梢。酪氨酸从血液进入神经元后，经酪氨酸羟化酶催化生成多巴，再经多巴脱羧酶催化生成多巴胺，后者进入囊泡中，而后由多巴胺 β- 羟化酶催化生成 NA 并与 ATP 和嗜铬颗粒蛋白结合，贮存于囊泡中。在上述参与递质合成的酶中，其中酪氨酸羟化酶的活性较低，反应速度慢且对底物要求专一，当胞质中多巴胺或游离 NA 浓度增高时，对该酶有反馈性抑制作用。反之，则对该酶抑制作用减弱，催化作用增强。因此，酪氨酸羟化酶是整个合成过程的限速酶。在肾上腺髓质的嗜铬细胞中，去甲肾上腺素在苯乙醇胺 -N- 甲基转移酶催化下，进一步生成肾上腺素(adrenalin，Adr)(图 5-4)。

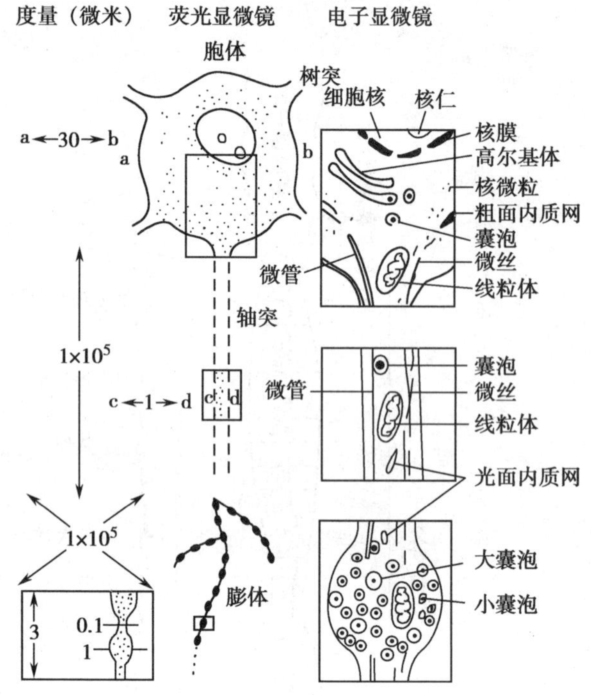

图 5-3 去甲肾上腺素能神经元模式图

乙酰胆碱(acetylcholine，ACh)合成主要在胆碱能神经末梢。与其合成有关的酶和辅酶分别为胆碱乙酰化酶(choline acetylase)和乙酰辅酶 A(acetylcoenzyme A)。前者在细胞体形成，并随轴浆转运至末梢；后者在末梢线粒体内形成，但它不能穿透线粒体膜，需在线粒体内先与草酰乙酸缩合成枸橼酸盐，才能穿过线粒体膜进入胞质液，在枸橼酸裂解酶催化下重新形成乙酰辅酶 A。胆碱和乙酰辅酶 A 在胆碱乙酰化酶催化下，合成 ACh。ACh 合成后，即转运进入囊泡内与 ATP 和囊泡蛋白多糖(proteoglycan，Pg)结合并贮存。在上述合成过程中，胆碱可从细胞外主动摄入胞质液中，此摄取过程为 ACh 合成的限速因素(图 5-5)。

（四）传出神经递质的释放

1. 胞裂外排(exocytosis)　当神经冲动到达神经末梢时，钙离子进入神经末梢，促进囊泡膜与突触前膜融合，形成裂孔，通过裂孔将囊泡内容物一并排出至突触间隙，其中递质 NA 和 ACh 可与其各自受体结合，产生效应，这种递质释放的方式即为胞裂外排。

2. 量子化释放(quantal release)　量子化释放学说认为囊泡为运动神经末梢释放 ACh 的单元，每个囊泡中贮存的 ACh 量为一个最小释放的量即为一个“量子”，每一个量子约含 1000~50 000 个 ACh 分子。当神经冲动到达末梢时，200~300 个以上囊泡(即量子)可同时释放，由于释放 ACh 量子剧增，可引发动作电位而产生效应。

3. 其他释放机制　交感神经末梢在静止时，亦可见有微量 NA 不断从囊泡中溢出，但由于溢流量少，故难以产生效应。此外，某些药物如酪胺、麻黄碱、苯丙胺等可经交感神经末梢摄取并进入囊泡内贮存，而同时将贮存于囊泡中的 NA 置换出来，此时由于 NA 释放出量远大于溢流量，故可引发动作电位，产生效应。

上述释放的过程主要指 NA 和 ACH，但实际上除氨基酸、嘌呤、多肽等递质外，许多其他

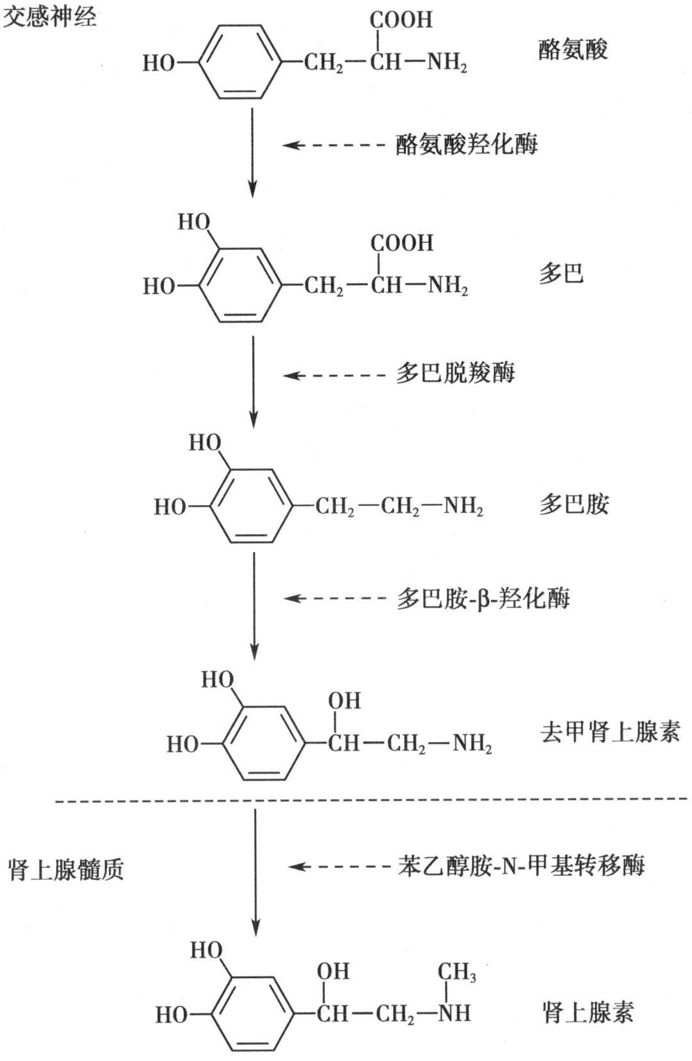

交感神经

酪氨酸

酪氨酸羟化酶

多巴

多巴脱羧酶

多巴胺

多巴胺-β-羟化酶

去甲肾上腺素

肾上腺髓质

苯乙醇胺-N-甲基转移酶

肾上腺素

图 5-4 儿茶酚胺类生物合成过程

递质如多巴胺、5-羟色胺等释放的过程及特性与 NA、ACh 均有相似之处。此外，许多神经贮存有二或三种递质可供释放，如某些去甲肾上腺素能神经末梢亦同时释放 ATP，多巴胺（dopamine，DA）和神经多肽 Y，此现象称为共同传递（cotransmission）。释放到突触间隙的递质与突触后膜上的受体相结合，引起次一级神经元或效应器细胞的功能的改变，产生生理效应；也可与突触前膜上的受体相结合，反馈调节递质的释放。

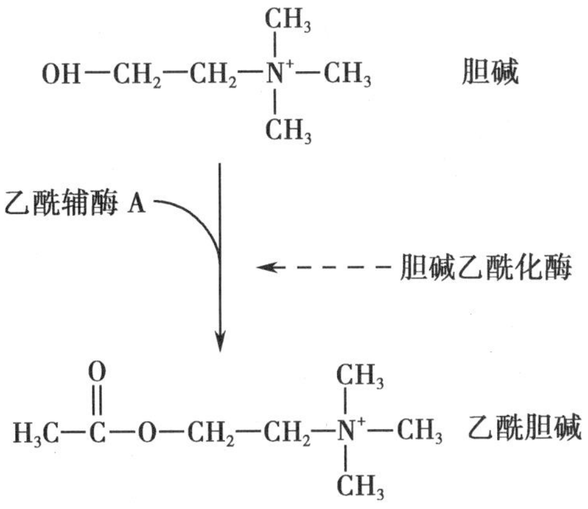

胆碱

乙酰辅酶 A

胆碱乙酰化酶

乙酰胆碱

图 5-5 乙酰胆碱体内酶促生物

（五）传出神经递质作用的消失

ACh 作用的消失主要通过被突触间隙中的

乙酰胆碱酯酶(acetylcholinesterase，AChE)所水解。AChE 在神经细胞体内合成，沿轴突转运到神经末梢。AChE 主要存在于运动终板、胆碱能神经末梢的突触间隙及突触前膜或后膜的皱褶中。AChE 水解 ACh 的效率极高，每一分子的 AChE 在 1 分钟内能完全水解 10^5 分子的 ACh，其中水解产物胆碱可被摄入神经末梢，作为 ACh 再合成原料。

NA 作用的失活主要分为：①神经末梢的摄取，即为摄取 -1(uptake 1)，也称神经摄取(neuronal uptake)，为一种主动转运机制。现知这种摄取是由位于神经末梢突触前膜称为转运体(transporter)的特殊蛋白进行的。神经末梢所释放的 NA 约有 75%~90% 被这种方式所摄取。去甲丙米嗪和可卡因均可抑制摄取 -1。通过摄取 -1 进入神经末梢的 NA 可进一步转运进入囊泡中贮存，即为囊泡摄取，利舍平可抑制这种摄取。部分未进入囊泡中的 NA 可被胞质液中线粒体膜上的单胺氧化酶(mono-anine oxidase，MAO)破坏。②许多非神经组织的摄取：如心肌、血管、肠道平滑肌也可摄取 NA，即为摄取 -2(uptake 2)，也称非神经摄取(non-neuronal uptake)。该摄取方式对 NA 的摄取量较大，但其亲和力则远低于摄取 -1。并且被摄取 -2 摄入组织的 NA 并不贮存而很快被细胞内儿茶酚氧位甲基转移酶(catechol-o-methyltransferase，COMT)和 MAO 所破坏，因此可以认为，摄取 -1 为贮存型摄取，而摄取 -2 则为代谢型摄取。③其他：尚有小部分去甲肾上腺素释放后从突触间隙扩散到血液中，最后被肝、肾等组织中的 COMT 和 MAO 所破坏。

二、传出神经系统的受体

(一) 传出神经系统受体命名

能与 ACh 结合的受体，称为乙酰胆碱受体(acetylcholine receptors)。早期研究发现副交感神经节后纤维所支配的效应器细胞膜的胆碱受体对以毒蕈碱为代表的拟胆碱药较为敏感，故把这部分受体称为毒蕈碱(muscarine)型胆碱受体即为 M 胆碱受体。位于神经节和神经肌肉接头的胆碱受体对烟碱较敏感，故将其称之为烟碱(nicotine)型胆碱受体即为 N 胆碱受体。能与去甲肾上腺素或肾上腺素结合的受体称为肾上腺素受体(adrenoceptors)。肾上腺素受体又可分为 α 肾上腺素(α 受体)和 β 肾上腺素受体(β 受体)。

(二) 传出神经系统受体分型

1. M 胆碱受体亚型　1980 年，Hammer 等人发现抗溃疡病药物哌仑西平(pirenzepine)对脑和心脏 M 受体亲和力不同而将脑内 M 受体称为 M_1 亚型，心脏 M 受体为 M_2 亚型，此后又将 M_2 受体分为 M_2 和 M_3 亚型。随着分子克隆技术的发展现已发现了五种不同基因编码的 M 受体亚型，并以配体对不同组织 M 受体相对亲和力不同分别将这五种亚型称为 M_1、M_2、M_3、M_4 和 M_5。不同组织中存在着不同受体亚型，但所有五种 M 受体亚型均可在中枢神经系统中发现(表 5-1)。

表 5-1　胆碱受体亚型的组织分布及基本效应

受体亚型	组织分布	基本效应
M_1	自主神经节、CNS(大脑皮质、海马、纹状体等)、胃壁细胞	中枢兴奋、胃酸分泌、胃肠活动等
M_2	心脏、突触前膜、CNS	负性心脏功能(减慢心率、减慢传导、减弱心肌收缩力等)、负反馈调节作用(ACh 释放减少)、中枢抑制作用

续表

受体亚型	组织分布	基本效应
M_3	外分泌腺、平滑肌、血管内皮细胞、CNS、自主神经节等	增加分泌、平滑肌收缩、血管舒张等
N_N	自主神经节、CNS、肾上腺髓质	节后神经元去极化；髓质细胞去极化，儿茶酚胺释放
N_N	CNS（脑与脊髓）	接头前控制神经递质释放
N_M	神经肌肉	运动终板去极化，骨骼肌收缩

M_1 受体主要分布于胃壁细胞、神经节和中枢神经系统（大脑皮质、海马、纹状体等），其选择性阻断药为哌仑西平（pirenzepine）。

M_2 受体主要分布于心脏、脑（间脑、脑桥）、突触前膜，其选择性阻断药为 tripitramine。

M_3 受体主要分布于外分泌腺、平滑肌、血管内皮、脑、自主神经节，其选择性阻断药为达非那新（darifenacin）。

M_4 和 M_5 受体亚型其生理功能和药理学特性尚未明确。

由于 M 受体亚型的功能不同，因此对受体亚型研究有助于寻找并开发特异性高、副作用小的药物。

2. N 胆碱受体亚型　N 胆碱受体根据其分布部位不同可分为神经肌肉接头 N 受体，即为 N_M 受体(nicotinic muscle)；神经节 N 受体和中枢 N 受体称为 N_N 受体(nicotinic neuronal)（表 5-1）。

3. 肾上腺素受体分型　①α 受体亚型主要分为 α_1 和 α_2 两种亚型；②β 受体可分为 β_1、β_2 和 β_3 三种亚型（表 5-2）。

表 5-2　肾上腺素受体组织分布及其主要生物效应

受体亚型	组织分布	主要效应
β_1	心脏、肾小球旁细胞	增强心肌收缩力、加快心率、加快房室传导、增加肾素分泌等
β_2	平滑肌(血管、支气管、胃肠道、尿道等)	松弛平滑肌作用
	骨骼肌	糖原分解；钾摄取
	肝脏	糖原分解；糖原异生
β_3	脂肪组织	脂肪分解
α_1	血管平滑肌	收缩
	尿道平滑肌	收缩
	肝脏	糖原分解；糖原异生
	心脏	增强收缩力等
α_2	胰岛 β 细胞	减少胰岛素分泌
	血小板	聚集
	神经末梢	减少去甲肾上腺素分泌
	血管平滑肌	收缩

凡能被 α_1 受体激动药去氧肾上腺素（phenylephrine）或甲氧胺（methoxamine）激动，并为 α_1 受体阻断药哌唑嗪阻断的 α 受体称为 α_1 受体，主要分布在血管平滑肌、瞳孔开大肌、心脏和肝等效应器上。

凡能被 α_2 受体激动药可乐定激动，并为 α_2 受体阻断药育亨宾阻断的 α 受体称为 α_2 受体，主要分布血管平滑肌、血小板、脂肪细胞、去甲肾上腺素能神经末梢和胆碱能神经末梢等效应器上。

β_1 受体主要分布在心脏、肾小球旁系细胞上，其选择性激动药为多巴酚丁胺(dobutamine)，阻断药为美托洛尔(metoprolol)。

β_2 受体主要分布在平滑肌、骨骼肌、肝脏等效应器上，其选择性激动药为特布他林(terbutaline)，阻断药为布他沙明(butoxamine)。

β_3 受体主要分布在脂肪细胞，包括普萘洛尔(propranolol)在内的多数 β 受体阻断药不能阻断此受体，目前尚无选择性的激动药和阻断药。

4. 其他　多巴胺受体是指能选择性地与 DA 结合的受体，主要分为两种亚型。位于肾、肠系膜、心脏血管平滑肌及心肌的多巴胺受体为 D_1 受体，外源性应用 DA 治疗休克，主要作用于该受体。位于交感神经节及突触前膜的多巴胺受体为 D_2 受体。目前，由于受体克隆技术的发展，DA 受体亚型发展为 D_1，D_2，D_3，D_4，D_5 五种亚型。

(三) 传出神经系统受体功能及其分子机制

1. M 胆碱受体　M 受体各亚型的氨基酸序列一级结构已经清楚，共有 460~590 个氨基酸残基。M 受体属于与鸟核苷酸结合调节蛋白(G 蛋白)耦联的超家族受体(superfamily of G-protein-coupled receptors)。M 受体激动后与 G 蛋白耦联，进而激活磷脂酶 C(phospholipase C)，增加第二信使，即 1,4,5- 三磷酸肌醇(IP_3)和二酰甘油(diacylglycerol，DAG)形成而产生一系列生物学效应。M 受体激动可抑制腺苷酸环化酶活性，并可激活 K^+ 通道或抑制 Ca^{2+} 通道。各受体亚型的分布效应及分子机制并不完全相同。

2. N 胆碱受体　N 受体属于配体门控离子通道型受体。不同部位 N 受体的分子结构十分相似，如电鳐纯化电器官 N 受体由四种亚基 α、β、γ、δ 组成，每个 N 受体由二个 α 亚基和 β、γ、δ 亚基组成五聚体，以形成中间带孔跨细胞膜通道，即为 N 受体离子通道。二个 α 亚基上有激动剂 ACh 作用位点。当 ACh 和 α 亚基结合后，可使离子通道开放，从而调节 Na^+、K^+、Ca^{2+} 跨膜流动(图 5-6)。当动作电位到达运动神经末梢时，突触前膜去极化而引起胞裂外排，释放的 ACh 可与神经肌肉接头的 N 受体结合，促使配体门控离子通道开放，细胞膜外 Na^+、Ca^{2+} 进入细胞内，可产生局部去极化电位，即终板电位。当终板电位水平超过

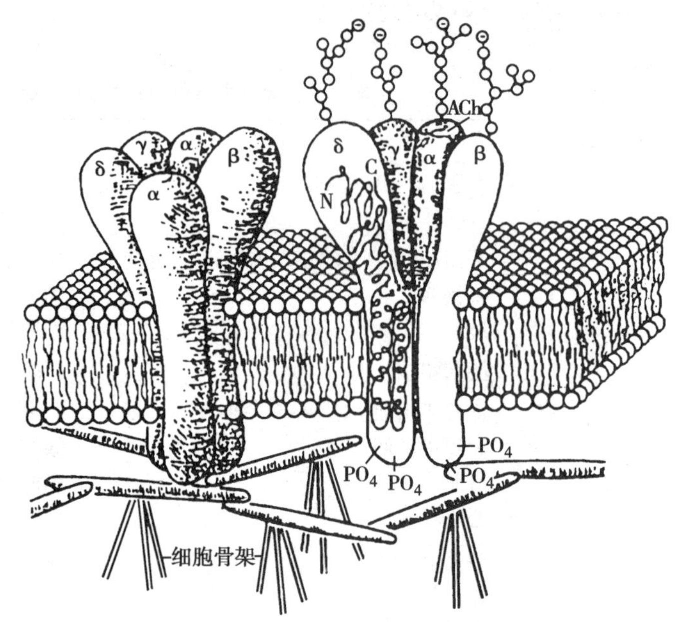

图 5-6　N 胆碱受体

5 个亚基约含 450 个氨基酸，此 5 个肽链形成一个跨膜的环，在细胞膜内固定于细胞骨架上，每一个肽链跨膜 4 次，N 端和 C 端都位于细胞外侧(如 δ 亚单位剖面所示)。肽链在胞外被糖基化。在细胞内被磷酸化，导致受体脱敏，2 个 α 亚单位各有 1 个 ACh 结合点，二者结合一个分子 ACh 后，钠通道即开放，细胞去极化产生兴奋

肌纤维扩布性去极化阈值时，即可打开膜上电压门控性离子通道，此时大量 Na^+、Ca^{2+} 进入细胞，产生动作电位，导致肌肉收缩。

3. 肾上腺素受体　α 肾上腺素受体和 β 肾上腺素受体与 M 胆碱受体结构相似，属于 G-蛋白耦联受体，其特点均有七次跨膜区段结构，而效应产生都与 G-蛋白有关。这些受体是由 400 多个氨基酸残基组成，其每个跨膜区段具有由 20 余个氨基酸残基组成的亲脂性螺旋结构。7 个跨膜区段间形成三个细胞外区间环和三个细胞内区间环，其中第 5 和第 6 跨膜区间的细胞内环链比较长。当激动药与受体结合后，可与 G 蛋白耦联，其中 α_1 受体激动可激活磷脂酶（C、D、A_2），增加第二信使 IP_3 和 DAG 形成而产生效应；α_2 受体激动则可抑制腺苷酸环化酶，并由此使 cAMP 减少。所有 β 受体亚型激动后均能兴奋腺苷酸环化酶，使 cAMP 增加，产生不同效应。肾上腺受体亚型激动后主要效应（表 5-2）。

第三节　传出神经系统的生理功能

传出神经系统药物的药理作用共性为拟似或拮抗传出神经系统的功能。因此熟悉传出神经即去甲肾上腺素能神经和胆碱能神经的生理功能对进一步掌握各药的药理作用就显得十分必要。

机体的多数器官都接受上述两类神经的双重支配，而这两类神经兴奋时所产生的效应又往往相互拮抗，当两类神经同时兴奋时，则占优势的神经的效应通常会显现出来。如窦房结，当肾上腺素能神经兴奋时，可引起心率加快；但胆碱能神经兴奋时则引起心率减慢，但以后者效应占优势。如当两类神经同时兴奋时，则常表现为心率减慢。传出神经系统作用部位及其功能见表 5-3。

表 5-3　传出神经系统主要作用部位及其效应

器官		交感神经		副交感神经	
		受体类型	效应	受体类型	效应
眼睛	瞳孔开大肌	α_1	收缩（散瞳）++		—
	瞳孔括约肌	—	—	M_3	收缩（缩瞳）+++
	睫状肌	β_2	舒张（远视）+	M_3	收缩（近视）+++
心脏	窦房结	β_1	心率加快 ++	M_2	心率减慢 +++
	心房结	β_1	收缩力 ++	M_2	收缩减弱 ++
	房室结	β_1	自律性增加 ++	M_2	自律性降低 +++
	异位起搏点	β_1	传导速度增加 ++		无作用
	心室肌	β_1	收缩力 ++		无作用
血管	皮肤、黏膜	α_1	收缩 +++	—	无作用
	内脏	β_2	舒张 +	—	无作用
	骨骼肌	β_2	舒张 ++	M	舒张（交感）+
	血管内皮细胞	—	—	M_3	释放舒张因子
胃肠道	平滑肌	$\alpha_1\alpha_2\beta_2$	舒张 +	M_3	收缩 +++
	括约肌	α_1，α_2；β_1，β_2	舒张 +	M_3	舒张 +
	腺体分泌	α_1	收缩 +	M_3	分泌增加 +++
	胃酸			M_1	胃酸增加 +
	肠壁			M_1	收缩 +++

续表

器官		交感神经		副交感神经	
		受体类型	效应	受体类型	效应
生殖与泌尿道平滑肌	膀胱逼尿肌	β_2	舒张+	M_3	收缩+++
	膀胱括约肌	α_1	收缩++		舒张++
	子宫(妊娠)	β_2	舒张++(妊娠、非妊娠)	M_3	
		α	收缩+	M_1	收缩
	阴茎,精囊腺	α	射精	M	勃起
支气管平滑肌		β_2	舒张+	M_3	收缩++
皮肤	立毛肌	β_2	竖毛运动		
	汗腺	α	分泌		
	顶泌汗腺分泌(紧张)	α	增加		
	体温调节	M	升高		
代谢功能	肝	$\alpha\beta_2$	糖原异生		
	肝	$\alpha\beta_2$	糖原分解		
	脂肪细胞	β_3	脂肪分解		
	肾脏	β_1或β_2	肾素释放		
交感神经末梢				M	NA释放减少++
副交感神经末梢		α	ACh释放减少++		

第四节　传出神经系统药物基本作用及其分类

传出神经系统药物基本作用点主要为受体和递质两方面,其中作用于受体的药物研究有较大发展,许多肾上腺素受体和胆碱受体的阻断药和激动药在心血管疾病、神经肌肉疾病、外科手术、胃肠道和支气管及眼科疾病方面得到广泛应用。相比之下,作用于递质的药物虽研究较多,但真正有实用价值的药物尚不多。近年来,随着分子生物学技术的广泛应用,已克隆出多种不同的肾上腺素受体和胆碱受体亚型。可以预言,随着这一技术的深入发展,新的受体亚型会不断被发现和研究,这些都将成为今后新型药物作用的靶点。

一、传出神经系统药物基本作用

(一)直接作用于受体

许多传出神经系统药物可直接与胆碱受体或肾上腺素受体结合,如结合后所产生效应与神经末梢释放的递质效应相似,称为激动药(agonist)。如结合后不产生或较少产生拟似递质的作用,并可妨碍递质与受体结合,从而产生与递质相反的作用,就称为阻断药(blocker);对激动药而言,则称之为拮抗药(antagonist)。

(二)影响递质

1. 影响递质的合成　某些药物本身并没有作用,但进入体内后可转化成活性物质起作用，如左旋多巴作为多巴胺前体物，补充脑内纹状体中多巴胺的不足，用于治疗帕金森病。有些药物通过抑制合成递质的有关酶起作用，如 α- 甲基酪氨酸（α-methyl-tyrosine）通过抑制酪胺酸羟化酶，从而抑制 NA 合成。卡比多巴（carbidopa）抑制外周多巴脱羧酶，从而减少左旋多巴外周脱羧形成多巴胺，是治疗帕金森病的重要辅助药物。如密胆碱（hemicholine）影响 ACh 合成，基本无临床应用价值，目前仅作实验研究的工具药。

2. 影响递质的转运和贮存　有些药物可干扰递质 NA 的再摄取，如利舍平为典型的囊泡摄取抑制剂，可影响 NA 在囊泡内贮存，同时也抑制囊泡对 NA 的主动再摄取，使囊泡内去甲肾上腺素逐渐减少以至耗竭，从而影响突触的化学传递，表现为拮抗去甲肾上腺素能神经的作用。

3. 影响递质的代谢　胆碱能神经的递质 ACh 主要被胆碱酯酶水解而失活，抗胆碱酯酶药能抑制胆碱酯酶活性，减少 ACh 的水解，使突触间隙中的 ACh 浓度提高，从而发挥拟胆碱作用，故该类药属拟胆碱药，如新斯的明、毒扁豆碱等。胆碱酯酶复活药能使受有机磷酸酯类抑制的胆碱酯酶活性恢复，水解突触间隙积聚过多的 ACh，从而解除有机磷酸酯类的毒性，故属抗胆碱药，如氯解磷定等。去甲肾上腺素的失活主要靠突触前膜的主动摄取，因而 MAO 及 COMT 抑制剂不能成为理想的外周拟肾上腺素药，但这类的抑制剂可以减少单胺类神经递质代谢，临床作为抗抑郁药和抗帕金森病药使用。

4. 影响递质释放　有些药物除直接作用于受体外，还可促进神经末梢释放递质而发挥作用。例如麻黄碱和间羟胺可促进 NA 释放而发挥拟肾上腺素作用；卡巴胆碱（氨甲酰胆碱）可促进 ACh 释放，发挥拟 ACh 作用。肉毒毒素（botulinus toxin）作用于胆碱能神经的囊泡，阻止 ACh 释放，临床上用于眼肌痉挛和美容。另外，有些药物如可乐定和碳酸锂则可分别抑制外周和中枢 NA 释放而产生效应。

5. 影响递质的重摄取　三环类抗抑郁药抑制 NA 和 5-HT 的重摄取，提高其在突触间隙的浓度，使其对受体的作用增强。

二、传出神经系统药物分类

传出神经系统药物按其作用性质（激动受体或阻断受体）、作用选择性和作用部位进行分类如下：

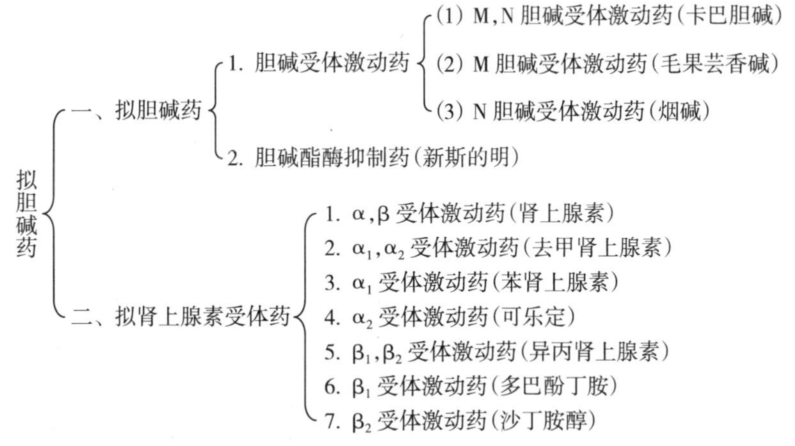

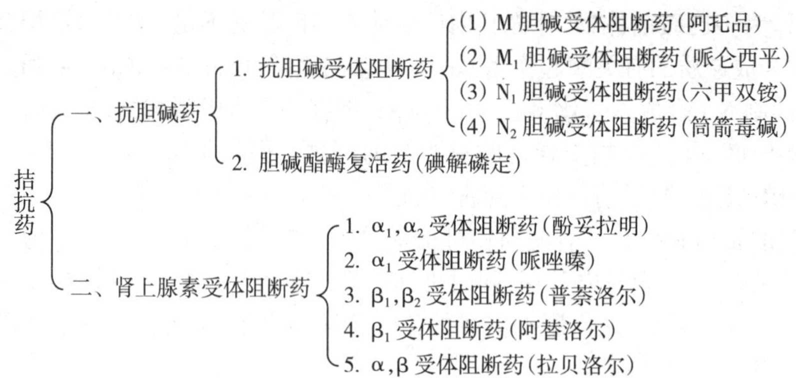

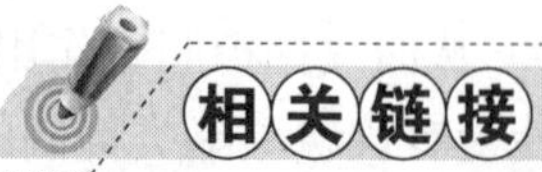

传出神经的生理作用主要为中枢神经系统功能整合的结果,其整合的过程主要依靠局部和整体水平的反馈调节机制来实现。其中局部整合包括自身受体和异身受体学说。

自身受体(autoreceptor):指神经末梢囊泡内释放的神经递质作用于该突触前膜受体,对自身的释放产生负或正反馈调节作用(negative or positive feedback regulation),这类受体称之为自身受体。如去甲肾上腺素能神经末梢突触间隙的 NA 浓度高于生理浓度时,就激动突触前膜的 α_2 受体,产生负反馈调节,使 NA 释放减少;反之,则激动突触前 β_2 受体,产生正反馈调节,使 NA 释放增加。同样胆碱能神经末梢突触间隙的 ACh 浓度高于生理浓度时,就激动突触前膜的 M_2 受体,产生负反馈调节,使 ACh 释放减少。上述这些突触前膜上的 α_2、β_2 和 M_2 受体均为自身受体。

异身受体(heteroreceptor):指受体位于神经纤维突触前膜,受其他类神经递质(神经调质)激动,调节本神经纤维的递质释放,如 ACh 激动去甲肾上腺素能神经末梢突触前膜的 M 受体,抑制 NA 释放。M_1 受体、组胺受体、前列腺素受体等均被发现参与 NA 释放的调节。5-HT、DA、GABA 等活性物质均可作用于胆碱能或去甲肾上腺素能神经末梢的突触前受体,抑制递质释放。

学习小结

1. 传出神经系统包括自主神经系统和运动神经系统。自主神经系统包括交感神经系统和副交感神经系统。自主神经系统主要支配心肌、平滑肌和腺体等效应器;运动神经系统则支配骨骼肌。传出神经系统的冲动传递是化学物质的传递,化学传递的物质基础是神经递质。神经递质主要在神经元中合成,而后储存于囊泡内,在信息传递过程中由突触前膜释放到突触间隙,作用于相应的受体,引起功能效应。

2. 交感和副交感神经支配的相互关系三原则:首先为双重支配原则,如交感神经支配使心率增快,副交感神经则使之变慢;交感神经使平滑肌张力舒张,副交感神经则使之收缩等。其次为交替兴奋原则,运动时或应激时主要兴奋交感神经兴奋;非运动时或非应激时则主要兴奋副交感神经。再就是相对优势原则，如心血管系统主要是交感神经占优势，而瞳孔、平滑肌、腺体则主要是副交感神经占优势。

3. 乙酰胆碱主要在胆碱能神经末梢合成，释放后与乙酰胆碱受体结合。后者主要分为M胆碱受体和N胆碱受体。乙酰胆碱作用的消失主要是由于突触间隙中乙酰胆碱酯酶的水解。去甲肾上腺素能神经所释放的递质主要为去甲肾上腺素，与其相结合的受体称为肾上腺素受体，它主要分为α、β受体。去甲肾上腺素的失活主要依赖于神经末梢的摄取。

4. 传出神经系统药物的作用方式可分为：直接作用于受体；影响递质的生物合成；影响递质的释放；影响递质的转化；影响递质的重摄取等。

复习参考题

1. 简述胆碱受体的分类，分布及效应。
2. 简述肾上腺素受体的分类，分布及效应。

（刘建新）

第六章

胆碱受体激动药和作用于胆碱酯酶药

学习目标

掌握 毛果芸香碱、新斯的明的药理作用、临床应用、不良反应。

熟悉 胆碱酯酶复活药的药理作用特点。

了解 其他拟胆碱药的特点。

胆碱受体激动药(cholinoceptor agonists)又称拟胆碱药(cholinomimetic drugs)可激动胆碱受体,在效应器上产生与胆碱能神经递质乙酰胆碱相似作用。ACh 是胆碱能神经突触和末梢的递质,能激动乙酰胆碱受体,包括 M 胆碱受体和 N 胆碱受体,产生广泛的效应。按照药物对受体的选择性不同,胆碱能激动药又分为 M 胆碱受体激动药(muscarine receptor agonist)和 N 胆碱受体激动药(nicotinic receptor agonist)。

第一节 M 胆碱受体激动药

M 胆碱受体激动药根据化学结构特点分类可分为胆碱酯类和天然形成的拟胆碱生物碱两类。前者多数药物对 M、N 胆碱受体均有兴奋作用,但以 M 胆碱受体为主。

一、胆 碱 酯 类

胆碱酯类(choline esters)主要包括乙酰胆碱和合成的胆碱酯类化合物如醋甲胆碱、卡巴胆碱和氯贝胆碱等。它们的分子结构的季铵基团和酯基团是药物作用的关键结构(图 6-1)。酯键的变化可降低胆碱酯酶的破坏作用,但也相应降低了化合物对 M、N 受体的作用强度。

乙 酰 胆 碱

ACh 为胆碱能神经递质。现已人工合成。ACh 化学结构属胆碱酯类的季铵化合物,因极性较大,故不易通过生物膜和血 - 脑屏障。ACh 在水溶液中极不稳定,可自行分解,在体内可迅速被组织中的乙酰胆碱酯酶(acetylcholinesterase,AChE)破坏而失活,作用维持时间极为短暂。且其作用广泛而毒副作用较多,故无临床实用价值,目前仅作为实验研究的工具药。但熟

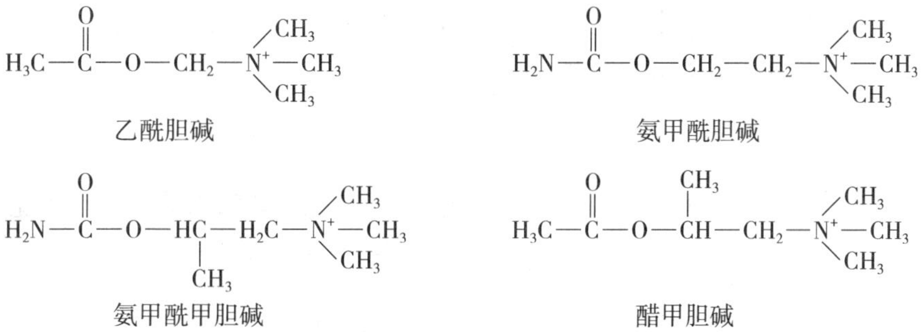

$H_3C-C(=O)-O-CH_2-N^+(CH_3)_3$

乙酰胆碱

$H_2N-C(=O)-O-CH_2-CH_2-N^+(CH_3)_3$

氨甲酰胆碱

$H_2N-C(=O)-O-HC(CH_3)-H_2C-N^+(CH_3)_3$

氨甲酰甲胆碱

$H_3C-C(=O)-O-CH(CH_3)-CH_2-N^+(CH_3)_3$

醋甲胆碱

图 6-1　乙酰胆碱和一些拟胆碱药的化学结构

悉 ACh 的生理作用有助于掌握一系列胆碱受体激动药和胆碱受体阻断药的药理作用。

【生理作用】

1. 心血管系统　ACh 对心血管系统主要产生以下作用:

(1) 血管舒张:静脉注射小剂量本品可由使全身血管舒张而造成血压短暂下降,并伴有反射性心率加快。ACh 可引起许多血管舒张,如肺和冠状血管。其舒血管作用主要机制是由于激动血管内皮细胞 M_3 亚型,导致一氧化氮(nitric oxide,NO)释放。释放的 NO 弥散到平滑肌细胞内通过激活鸟苷酸环化酶,提高平滑肌细胞内的 cGMP 浓度,引起血管平滑肌细胞松弛。如果血管内皮受损,则 ACh 的上述作用将不复存在,相反可引起血管收缩。此外,ACh 可抑制去甲肾上腺素递质从肾上腺素神经末梢释放,也参与 ACh 舒张血管的作用。

(2) 减慢心率:此作用亦称负性频率(negative chronotropic effect)。ACh 可使窦房结自律细胞膜上的 K^+ 通道开放几率增高。自律细胞在复极 3 期 K^+ 的外流增加,所致细胞最大复极电位的绝对值增大,从而与阈电位之间的差距最大,因此自动兴奋的频率降低,心率减慢。

(3) 减慢传导:即为负性传导作用(negative dromotropic effect)。ACh 可延长房室结和浦肯野纤维(Purkinje fibers)的不应期,使其传导减慢。

(4) 减弱收缩力:即为负性肌力作用(negative inotropic effect)。胆碱能神经主要分布于窦房结、房室结、浦肯野纤维和心房,而心室较少有胆碱能神经支配。因此,ACh 对心房收缩的抑制作用大于心室,但对心室肌仍有一定抑制作用。ACh 除了对心室肌的直接抑制作用以外,还能间接通过减弱支配心室的交感神经活动,抑制心室收缩力。这是由于迷走神经末梢与交感神经末梢紧密相邻,迷走神经末梢所释放的 ACh 可激动交感神经末梢突触前膜 M 胆碱受体,抑制交感神经末梢 NA 释放,从而使心室肌收缩力减弱。

2. 胃肠道　ACh 可明显兴奋胃肠道平滑肌,使其收缩幅度、张力增加,胃肠蠕动增加。同时可促进胃、肠分泌,引起恶心、呕吐、腹痛及排便等症状。

3. 泌尿道　ACh 可使泌尿道平滑肌蠕动增加,膀胱逼尿肌收缩。

4. 其他　ACh 可促进多种腺体的分泌。包括泪腺、气管和支气管腺体、唾液腺、消化腺体和汗腺。ACh 可收缩支气管。并可兴奋颈动脉窦和主动脉弓的化学感受器。当 ACh 局部滴眼时,可致瞳孔收缩,调节于近视。此外,ACh 可作用于自主神经节和骨骼肌的神经肌肉接头的胆碱受体,使交感、副交感神经节兴奋,肌肉收缩。由于 ACh 不易进入中枢,故外周给药很少产生中枢作用。

卡 巴 胆 碱

卡巴胆碱(carbachol)化学性质稳定,不易被胆碱酯酶水解,作用时间较长。但对 M 胆碱受体和 N 胆碱受体激动作用选择性差。由于其作用广泛副作用较多，且阿托品对它的解毒效果差，故较少全身给药，目前主要用于局部滴眼以治疗青光眼。

氯贝胆碱

氯贝胆碱（bethanechol chloride）化学性质稳定，不易被胆碱酯酶水解。口服和注射均有效。本品可兴奋胃肠道和泌尿道平滑肌，对心血管系统作用弱。可用于术后腹气胀、胃张力缺乏症及胃滞留症等的治疗。

二、生物碱类

生物碱类主要包括三种从植物中提取的天然生物碱，即毛果芸香碱（pilocarpine）、毒蕈碱（muscarine）和槟榔碱（arecoline）（图 6-2）。

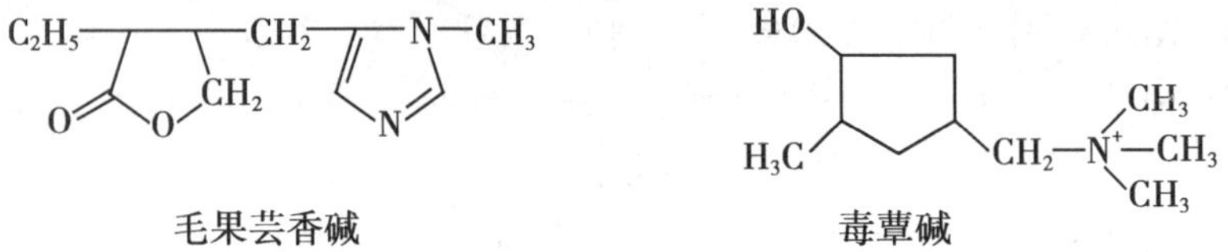

毛果芸香碱　　毒蕈碱

图 6-2　毛果芸香碱和毒蕈碱的化学结构

毛果芸香碱

毛果芸香碱（pilocarpine）又名匹鲁卡品，为叔胺化合物，是毛果芸香属植物（pilocarpus）叶中提取的生物碱。现已能人工合成，水溶液稳定。

【药理作用】 能直接作用于副交感神经（包括支配汗腺的交感神经）节后纤维支配的效应器官的 M 胆碱受体，尤其对眼和腺体作用较明显，对心血管系统也有作用，但强度弱。滴眼后易透过角膜进入眼房，0.5 小时达高峰，维持 4~8 小时。

1. 眼　滴眼后可引起缩瞳、降低眼内压和调节痉挛等作用。

(1) 缩瞳：虹膜内分布有两种平滑肌，一种是瞳孔括约肌（环状肌），受动眼神经的副交感纤维（胆碱能神经）支配，兴奋时瞳孔括约肌收缩，瞳孔缩小；另一种为瞳孔开大肌（辐射肌），存在 α 受体，受去甲肾上腺素能神经支配，兴奋时瞳孔开大肌向外周收缩，使瞳孔扩大。本品可激动瞳孔括约肌的 M 胆碱受体，表现为瞳孔缩小，局部用药后作用可持续数小时至 1 天。

(2) 降低眼内压：房水是由睫状体上皮细胞分泌及血管渗出而产生，经瞳孔流入前房，到达前房角间隙，主要经滤帘流入巩膜静脉窦，最后进入血液循环。本品通过缩瞳作用使虹膜向瞳孔中心方向拉动，致虹膜根部变薄，从而使处于虹膜周围的前房角间隙扩大，房水易于经滤帘进入巩膜静脉窦，使眼内压下降（图 6-3）。

(3) 调节痉挛：眼在视近物时，通过晶状体聚焦，使物体能成像于视网膜上，从而看清物体，此即为眼调节作用。眼调节作用主要依赖于晶状体曲度变化。晶状体囊富有弹性，促使晶状体有略球形的倾向，但由于受到悬韧带的外向牵拉，可使晶状体维持在较为扁平的状态。悬韧带又受睫状肌控制，睫状肌由环状和辐射状两种平滑肌纤维组成，其中以动眼神经支配的环状肌纤维占优势。动眼神经兴奋时或毛果芸香碱作用后使环状肌向瞳孔中心方向收缩，造成悬韧带放松，晶状体由于本身弹性变凸，屈光度增加，此时只适合于视近物，而难以看清远物。毛果芸香碱的这种作用称为调节痉挛。

此外，睫状肌也受去甲肾上腺素能神经支配，但在眼的调节中不占重要地位，因此拟肾上腺素药一般不影响眼的调节。

2. 腺体 本品兴奋腺体的M胆碱受体，使腺体分泌增加，其中汗腺和唾液腺分泌增加最为明显。

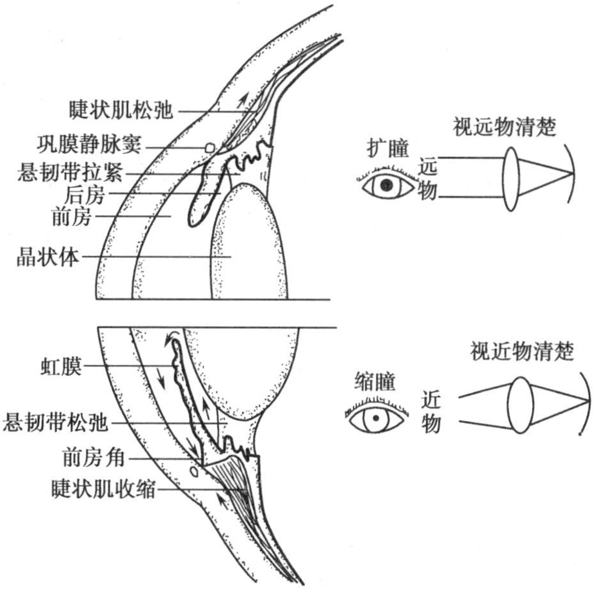

图6-3 胆碱受体激动药和阻断药对眼的作用

上：胆碱受体阻断药的作用 下：胆碱受体激动药的作用

箭头表示房水流通及睫状肌收缩或扩张的方向

【临床应用】

1. 青光眼 是一种常见的眼科疾病。患者以进行性视神经乳头凹陷及视力减退为主要特征，并伴有眼内压增高症状，严重者可致失明。青光眼分为开角型青光眼（open-angle glaucoma，单纯性青光眼）和闭角型青光眼（angle-closure glaucoma，充血性青光眼）。闭角型青光眼眼内压升高主要原因是由前房角间隙狭窄，房水回流受阻所致。低浓度的毛果芸香碱（2%以下）滴眼后可使患者瞳孔缩小、前房角间隙扩大，眼内压下降。高浓度药物可造成患者症状加重，故不宜使用。本品对开角型青光眼的早期也有一定疗效，但机制未明，可能是通过扩张巩膜静脉窦周围的小血管，或者是收缩睫状肌，使小梁网结构发生改变，有利于房水循环而使眼内压下降。常用1%~2%的溶液滴眼，易透过角膜进入眼房，用药后数分钟即可见眼内压下降，并可持续4~8小时之久。其调节痉挛作用可在2小时左右消失。滴眼时应压迫内眦，避免药液吸收产生副作用。

2. 虹膜炎 与扩瞳药阿托品交替应用，可防止虹膜与晶状体粘连。

【不良反应】 过量可出现M胆碱受体过度兴奋症状，可用阿托品对症处理。

毒 蕈 碱

毒蕈碱（muscarine）由捕蝇蕈（Amanita muscaria）分离提取。本品虽不作为治疗性药物，但由于它具有重要的药理活性，故在此作简要介绍。

毒蕈碱为M胆碱受体激动药，其效应与节后胆碱能神经兴奋症状相似。我国民间因食用野生蕈而中毒的病例时有发生。毒蕈碱最初从捕蝇蕈中提取，但含量很低（约为0.003%），因而人食用捕蝇蕈后并不至于引起毒蕈碱中毒。但在丝盖伞菌属（inocybe）和杯伞菌属（clitocybe）中含有较高的毒蕈碱成分，食用这些菌属后，在30~60分钟内可出现毒蕈碱中毒症状，表现为流涎、流泪、恶心、呕吐、头痛、视觉障碍、腹部绞痛、腹泻、支气管痉挛、心律失常、血压下降等。可用阿托品对症治疗。

槟 榔 碱

槟榔碱(arecoline)是槟榔果中含有的生物碱,能激动 M 胆碱受体,对 N 胆碱受体无作用,主要供实验研究所用。

槟榔碱最重要的是其毒理学意义。世界上有许多人有咀嚼槟榔的习惯,现已研究表明槟榔碱具有细胞毒作用,这与牙周病、牙龈癌的高发病率有密切相关。

第二节　N 胆碱受体激动药

N 胆碱受体激动药有天然生物碱烟碱(nicotine)和洛贝林(lobeline,山梗菜碱)(图 6-4),合成化合物有四甲铵(tetra-methyl-ammonium,TMA)和二甲基苯哌嗪(1,1-dimethyl-4-phenylpeper-azinium,DMPP)等。

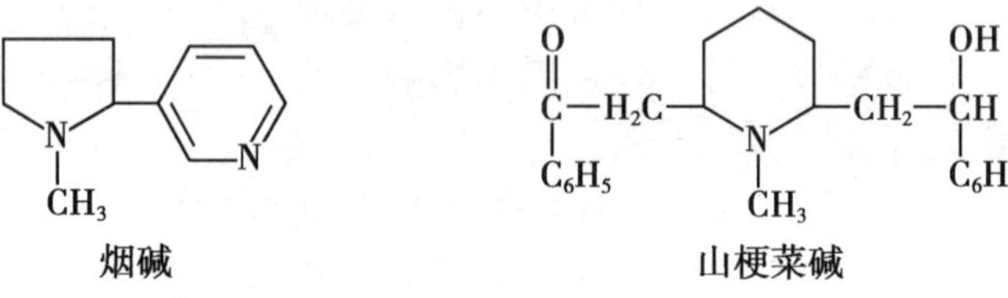

图 6-4　烟碱样药物的化学结构

烟碱(nicotine,尼古丁)由烟草(tobacco)中提取,可兴奋自主神经节和神经肌肉接头的 N 胆碱受体。其对神经节的 N 受体作用呈双相性,即开始使用时可短暂兴奋神经节 N 受体,随后可持续抑制神经节 N 受体。烟碱对神经肌肉接头 N 受体作用与其对神经节 N 受体作用类似,由于烟碱作用广泛、复杂,故无临床实用价值,仅具有毒理学意义。

烟草中含有烟碱成分,长期吸烟与许多疾病如癌症、冠心病、溃疡病、中枢神经系统疾患和呼吸系统疾病的发生关系密切。此外,吸烟者的烟雾中也含有烟碱和其他致病物质,易被他人吸入,危害别人。故对吸烟者应劝其戒烟。

与烟碱有相似作用的洛贝林也是 N_N 受体激动药,但作用强度不如烟碱。洛贝林临床主要用于兴奋呼吸(见中枢兴奋药)。

第三节　抗胆碱酯酶药和胆碱酯酶复活药

作用于胆碱酯酶药(cholinesterase,ChE)一般分为抗胆碱酯酶药(anticholinesterase)和胆碱酯酶复活药(cholinesterase reactivators)。

一、乙酰胆碱酯酶

胆碱酯酶一般可分为乙酰胆碱酯酶(acetylcholinesterase,AChE)和假性胆碱酯酶(pseudocholinesterase)。乙酰胆碱酯酶也称真性胆碱酯酶,主要存在于胆碱能神经末梢突触间隙,也存在于红细胞和神经肌肉接头等组织中,为体内迅速水解 ACh 所必需的酶。后一类胆碱酯酶,为丁酰胆碱酯酶(butyrylcholinesterase,BChE),对 ACh 的作用较弱,但可水解其他胆碱酯类，如除极化型肌松药琥珀胆碱、局麻药中的普鲁卡因等。BChE 主要存在于各型胶质细胞、胃肠道平滑肌、血浆及肝脏等组织中，由于对 ACh 特异性较低，因此对终止体内乙酰胆碱的作用并不重要，本文所提及胆碱酯酶主要指乙酰胆碱酯酶（AChE）。此酶对于生理浓度的 ACh 活性强，特异性也较高。一个酶分子可水解 3×10^5 分子 ACh，1 分钟内可水解 6×10^5 分子 ACh。AChE 蛋白分子表面活性中心有两个能与 ACh 结合的部位，即带负电荷的阴离子和酯解部位，前者含有一个谷氨酸残基，后者含有一个由丝氨酸的羟基构成的酸性作用点和一个组氨酸咪唑环构成的碱性作用点，它们通过氢键结合、增强了丝氨酸羟基的亲核性，使之较易与 ACh 结合。

ACh 为季铵化合物，由季铵基团、烃键和酯基三部分组成。胆碱酯酶水解 ACh 的过程可分三步进行：①结合：酶的阴离子部位以静电引力与 ACh 分子中带正电的季铵阳离子相结合，酯解部位丝氨酸羟基与 ACh 分子的羰基碳以共价键结合，形成乙酰胆碱——胆碱酯酶复合物；②酯解：ACh 与 AChE 复合物裂解为胆碱和乙酰化 AChE；③水解：乙酰化 AChE 迅速水解，分离出醋酸，使酶的活性恢复（图 6-5）。

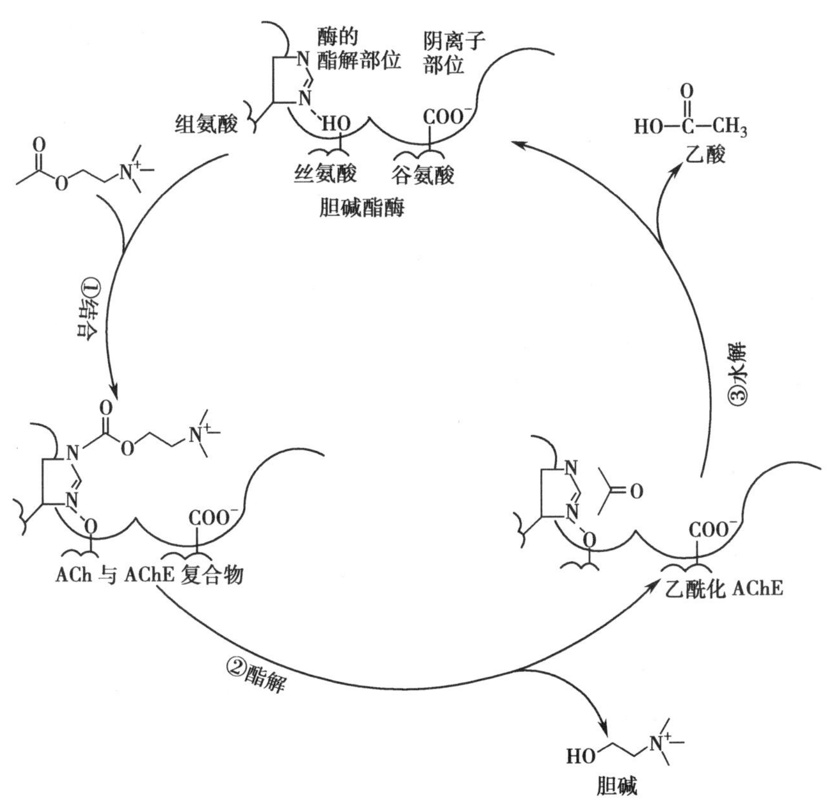

图 6-5 胆碱酯酶水解乙酰胆碱的机制

二、抗胆碱酯酶药

抗胆碱酯酶药与 ACh 一样也能与 AChE 结合，但结合较牢固，水解较慢，使 AChE 活性受抑制。从而导致胆碱能神经末梢释放的 ACh 堆积，产生拟胆碱作用。

抗胆碱酯酶药可分为易逆性抗胆碱酯酶药和难逆性抗胆碱酯酶药。前者与 ACh 结合较不稳定，被抑制的酶易于复活；后者主要为有机磷酸酯类，具有毒理学意义。

(一) 易逆性抗胆碱酯酶药

【化学结构】 多数易逆性抗胆碱酯酶药分子结构中既带有正电荷的季铵基团，又有酯结构，可通过类似于 ACh 方式与 AChE 结合。如新斯的明(neostigmine)结构中季铵阳离子与 AChE 的阴离子部位结合，同时其分子中的羰基碳与酶的酯解部位羟基形成共价键结合，生成 AChE 和 neostigmine 复合物，neostigmine 中的二甲胺基甲酰基转移至丝氨酸羟基，生成二甲胺基甲酰化 AChE，二甲胺基甲酰化 AChE 中的二甲胺基甲酰化丝氨酸缓慢水解，最后形成二甲胺基甲酸和复活的 AChE。二甲胺基甲酰化 AChE 水解速度较乙酰化 AChE 的水解速度慢，故酶被抑制的时间较长，但较有机磷酸酯类为短，因此属易逆性抗 AChE 药(图 6-6)。

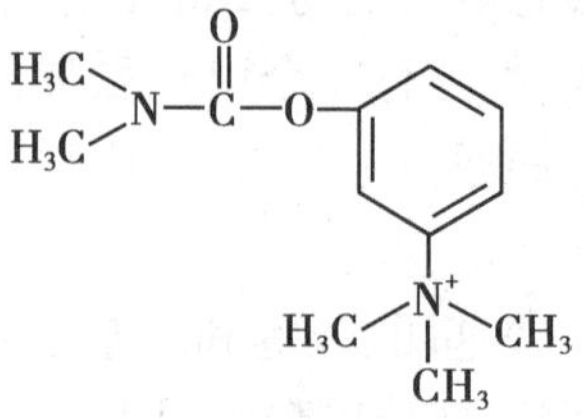

新斯的明

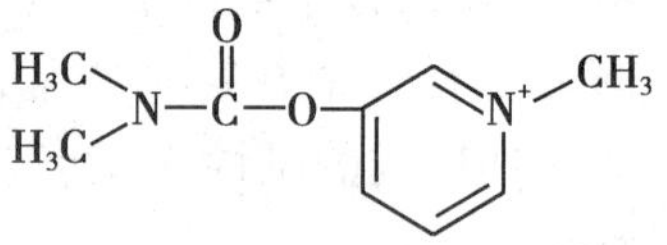

吡斯的明

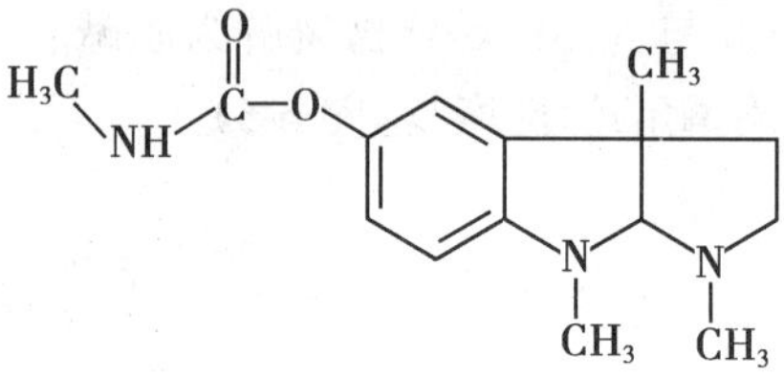

毒扁豆碱

图 6-6 易逆性抗胆碱酯酶药分子结构

【药理作用】 本类药物的主要作用于心血管、胃肠平滑肌、眼和骨骼肌神经肌肉接头，由于药物的作用是通过增强 ACh 效应来实现的，故药理作用与直接作用胆碱受体的拟胆碱药相似。

常用的药物有新斯的明、吡斯的明、毒扁豆碱和加兰他敏等。

新斯的明

新斯的明(neostigmine)又称为普洛斯的明，是人工合成品，为二甲氨基甲酸酯类化合物。

【体内过程】 因含季铵基团，脂溶性低，其溴化物口服吸收少而不规则。一般口服剂量为皮下注射剂量的 10 倍以上。口服吸收后 30 分钟产生效应，作用维持时间 2~4 小时。注射给药 $t_{1/2}$ 约为 1 小时。本品不易通过血 - 脑屏障，故无明显的中枢作用。滴眼时其组织渗透作用较小，也不易通过角膜进入前房，故对眼的作用较弱，一般不作为缩瞳药使用。进入体内的新斯的明部分被血浆中的 AChE 水解，亦可在肝脏中代谢，代谢产物可经尿排泄。其余的以原形药物形式经尿排泄。

【药理作用】 新斯的明除抑制胆碱酯酶外，还能直接激动骨骼肌运动终板上的 N_N 受体，促进运动神经末梢释放 ACh，故其对骨骼肌的兴奋作用最强。此外，本品对胃肠道和膀胱平滑肌的兴奋作用也较强，而对心血管、腺体、眼和支气管平滑肌的作用较弱。

【临床应用】

1. 重症肌无力 重症肌无力(myasthenia gravis)是一种慢性神经肌肉接头疾病，属于自身免疫性神经肌肉传递功能障碍。主要症状是骨骼肌出现进行性肌无力，表现为眼睑下垂、肌无力、咀嚼和吞咽困难，严重者可致呼吸困难。研究发现，重症肌无力患者血清中存在乙酰胆碱受体的抗体，与乙酰胆碱受体结合后，抑制了 ACh 与受体的结合，进而诱导受体解体，使受体数目减少。皮下或肌内注射新斯的明后，经 10~30 分钟出现显著疗效，维持时间为 2~4 小时。除严重和紧急情况需注射给药外，一般多采用口服给药。剂量大小视病情轻重和患者的反应而定。

2. 手术后腹气胀和尿潴留　本品能兴奋胃肠道平滑肌及膀胱逼尿肌，松弛括约肌，促进排气和排尿。

3. 肌松药中毒解救　用于非除极化型骨骼肌松弛药如筒箭毒碱过量时的解救，但禁用于除极化型骨骼肌松弛药如琥珀胆碱过量的解救。

4. 阿托品中毒的解救　可对抗阿托品中毒引起的外周症状。由于本品不能透过血 - 脑屏障，对中毒所致中枢神经系统症状无效。

【不良反应】 治疗量时副作用较小。过量时可引起“胆碱能危象”，表现为恶心、呕吐、腹痛、出汗、心动过缓、肌肉震颤或肌麻痹等，其中 M 样作用可用阿托品对抗。禁用于支气管哮喘、机械性肠梗阻、尿路梗阻等患者。

吡斯的明

吡斯的明（pyridostigmine）又称吡啶斯的明，其化学结构与新斯的明相似。本品起效缓慢，作用时间较长。由于其口服吸收较差，故所用剂量较大。主要用于治疗重症肌无力，也可用于腹气胀和尿潴留，不良反应较少，很少引起胆碱能危象。禁忌证同新斯的明。

毒扁豆碱

毒扁豆碱（physostigmine）又称为依色林（eserin）是从西非产的毒扁豆种子中提取的生物碱，现已人工合成。本品水溶液不稳定，见光易氧化成红色，导致疗效减弱，刺激性增强。故滴眼剂应以 pH4~5 缓冲溶液配制，并保存在棕色瓶内。

【体内过程】 本品为叔胺类化合物，脂溶性较高，口服、注射和黏膜给药均易吸收，也易透过血 - 脑屏障进入中枢神经系统。

【药理作用】 本品是最早发现并用于临床的易逆性抗胆碱酯酶药，无直接兴奋受体作用。

1. 全身作用　①外周作用：本品通过抑制胆碱酯酶活性而产生兴奋胃肠道和支气管平滑肌，促进腺体分泌。对心血管系统作用较复杂，可使心率先慢后快，血压先降后升，这主要是因其作用缓慢持久，N 样作用得以表现；②中枢作用：本品具有增强学习记忆，改善脑功能作用，临床上曾用于老年痴呆症的治疗。吸收后由于作用的选择性很低，不良反应较大，对中枢小剂量兴奋、大剂量抑制，中毒量可引起呼吸麻痹，甚至死亡。阿托品的解毒效果差，因此目前主要局部应用。

2. 局部作用　滴眼后可引起瞳孔缩小，眼内压下降，可维持 1~2 天，调节痉挛作用短暂。

【临床应用】

1. 青光眼　本品主要局部应用治疗，常用 0.25% 溶液滴眼，作用较毛果芸香碱强而持久，但刺激性较大。滴眼后 5 分钟出现缩瞳，眼内压下降作用。

2. 中药麻醉催醒

3. 其他　全身作用尚可用于及阿托品、东莨菪碱等抗胆碱药中毒的解救。

【不良反应】 本品目前较少全身应用，局部应用滴眼，可强烈收缩睫状肌，引起头痛、眼痛和视物模糊等不良反应。因此，滴眼时应压迫内眦，以免药液流入鼻腔后吸收中毒。

加兰他敏

加兰他敏(galanthamine)为一种从石蒜科植物中提取的生物碱，现已能人工合成。其抗胆碱酯酶作用较弱，仅为毒扁豆碱的1/10，对骨骼肌运动终板上的 N_N 受体亦有直接激动作用。

本品主要用于治疗重症肌无力和脊髓前角灰白质炎(小儿麻痹症)后遗症，也可用于治疗竞争性神经肌肉阻断药过量中毒。

(二)难逆性抗胆碱酯酶药——有机磷酸酯类

有机磷酸酯类(organophosphates)均属难逆性抗胆碱酯酶药，与ACh结合后，不易水解，因而产生毒性作用。主要作为农业或环境卫生杀虫剂和杀菌剂使用，主要包括甲拌磷(thimet)、内吸磷(systox)、对硫磷(parathion)、敌敌畏(DDVP)、敌百虫(dipterex)、乐果(rogor)和马拉硫磷(malathion)等。有些毒性极强的有机磷酸酯类还用作战争武器中的"神经毒气"，如塔朋(tabun)、梭曼(soman)和沙林(sarin)等。近年来也有少数有机磷酸酯类药物如异氟磷(isoflurophate)和乙硫磷(ecothiopate iodide)等局部给药用于治疗青光眼。

【化学结构】 有机磷酸酯类的基本化学结构见图6-7，与磷原子结合的取代基 R_1 和 R_2 多是羟基或羟氧基，X一般是氧或硫，Y可为烷氧基、烷硫基或卤素等。常用的有机磷酸酯类的化学结构及药理毒理学特点见表6-1。

R_1、R_2、X、Y 连于 P（P=X）

图6-7　有机磷酸酯类的基本化学结构

表6-1　常用有机磷酸酯类化合物的结构与用途

名称	结构式	用途
甲拌磷	$(C_2H_5O)_2P(=S)SCH_2SC_2H_5$	农用杀虫剂
对硫磷	$(C_2H_5O)_2P(=S)O-C_6H_4-NO_2$	农用杀虫剂
内吸磷	$(C_2H_5O)_2P(=S)O(CH_2)SC_2H_5$	农用杀虫剂
乐果	$(CH_3O)(H_3CO)P(=S)SCH_2CONHCH_3$	农用杀虫剂
敌百虫	$(CH_3O)(H_3CO)P(=S)CH(OH)CCl_3$	环境卫生、农用杀虫剂
马拉硫磷	$(CH_3O)(H_3CO)P(=S)SCH(COOC_2H_5)CH_2COOC_2H_5$	环境卫生、杀虫剂

续表

名称	结构式	用途
塔朋	$(H_3C)_2N(C_2H_5O)P(=O)CN$	神经毒剂
沙林	$C_3H_7O(H_3C)P(=O)F$	神经毒剂
梭曼	$(H_3C)_3CCH(CH_3)O(H_3C)P(=O)F$	神经毒剂

【**体内过程**】 有机磷酸酯类脂溶性高，易挥发，可经皮肤、呼吸道及胃肠黏膜吸收。吸收后可分布到全身各器官，以肝脏含量最高。在体内迅速被氧化、水解。其氧化产物毒性明显增强，如对硫磷在肝脏内氧化成毒性更强的对氧磷。水解可使毒性降低，如敌百虫水解成毒性较低的三氯乙醛，最后主要由肾排出体外。

【**中毒机制**】 有机磷酸酯类进入机体后，其含磷基团中亲电子性的磷与乙酰胆碱酯酶酯解部位的丝氨酸上的羟基中的亲核性氧以共价键结合，生成难以水解的磷酰化胆碱酯酶复合物，从而使乙酰胆碱酯酶失去水解 ACh 的能力，导致 ACh 在体内大量蓄积，引起一系列中毒症状（图 6-8）。若抢救不及时或中毒时间过长，磷酰化胆碱酯酶的磷酰基团的一个烷基或一个烷

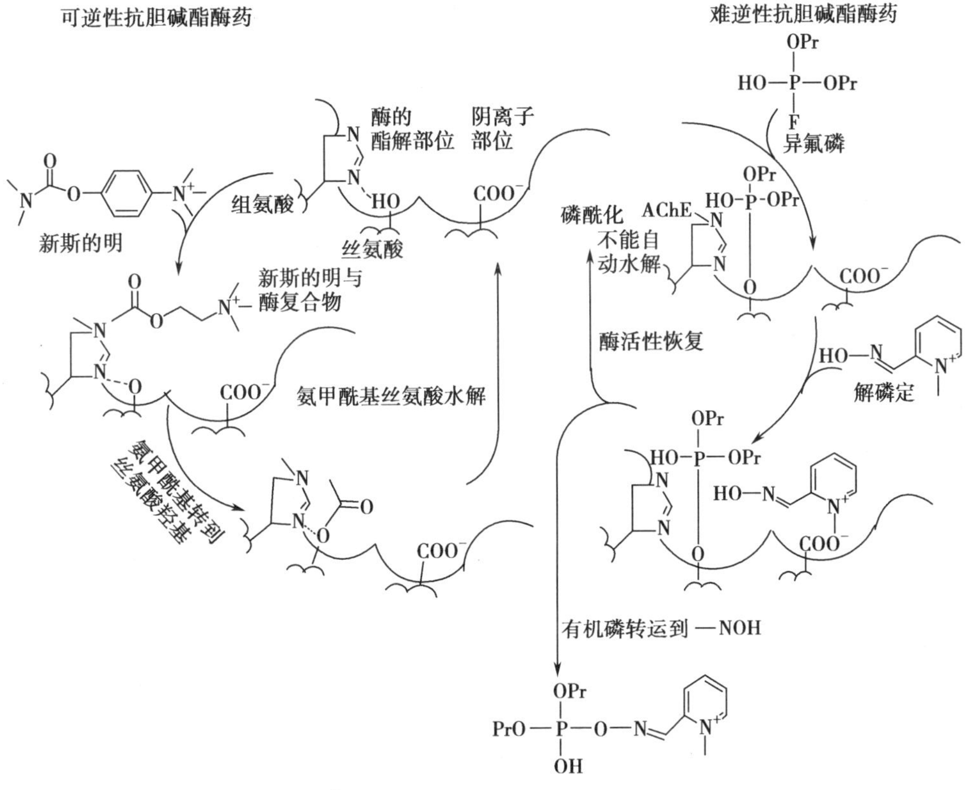

图 6-8　有机磷酸酯类中毒机制和胆碱酯酶复活药的作用

氧基断裂，生成更加稳定的单烷基磷酰化胆碱酯酶或单烷氧基磷酰化胆碱酯酶。此时，即使使用胆碱酯酶复活药，也不能恢复酶的活性，此过程称为老化。胆碱酯酶一旦老化，须待新生的胆碱酯酶出现才能水解 ACh，此过程需要 5~30 天。因此，一旦发生中毒，应及早抢救。

【中毒表现】

1. 急性中毒 有机磷酸酯类中毒症状是因体内 ACh 大量积聚而引起的。由于 ACh 作用极其广泛，使有机磷酸酯类中毒症状表现为多样性，归纳起来可分为以下三方面：即对 M 样作用和 N 样作用及对中枢神经系统的影响。一般轻度中毒者以 M 样表现为主，中度中毒者可同时出现 M 样和 N 样表现，严重中毒者除 M 样和 N 样作用表现外，还出现中枢神经系统症状。

(1) M 样作用症状：当有机磷酸酯类经呼吸道吸入或眼接触毒物蒸气或喷雾剂后，首先可表现眼和呼吸道症状，如瞳孔缩小、视物模糊、眼球疼痛；进而表现为腺体分泌增加，出现流涎、流泪、出汗、支气管和胃肠道腺体分泌物增加；呼吸道平滑肌收缩导致胸闷、气短及呼吸困难。当毒物由胃肠道摄入时，则首先出现胃肠症状，可见恶心、呕吐、腹痛、腹泻等。当毒物经皮肤吸收时，则在与吸收部位最近的区域可见出汗及肌束颤动。严重中毒时，自主神经可呈先兴奋、后抑制状态，可表现为口吐白沫、大小便失禁、呼吸困难、心动过缓和血压下降。

(2) N 样作用症状：由于神经肌肉接头处的骨骼肌 N_2 受体和神经节 N_1 受体均被激活，导致肌肉震颤、抽搐，严重者可出现肌无力甚至呼吸肌麻痹。

(3) 中枢神经系统症状：除了脂溶性极低的毒物外，大部分有机磷酸酯类可透过血 - 脑屏障而产生中枢作用，表现为先兴奋、不安、头痛、头晕，继而出现惊厥，后可转为抑制，出现意识模糊、谵妄、反射消失、昏迷、中枢性呼吸麻痹、血管运动中枢抑制造成血压降低。

解救有机磷酸酯类的急性中毒，原则上首先按一般急性中毒处理，然后使用特效解毒药物进行对症治疗。

(1) 迅速清除毒物，避免继续吸收：有机磷酸酯类的中毒病势凶猛，发展快，同时磷酰化 AChE 有“老化”过程，故治疗愈早，疗效愈好。发现中毒时，应立即将患者移出有毒现场，对由皮肤吸收者，应用温水或肥皂水清洗染毒皮肤。对经口中毒者，可用 2% 碳酸氢钠或 1% 盐水反复洗胃，直至洗出液中不含农药味，然后再用硫酸镁导泻。敌百虫中毒时，不能用碱性溶液洗胃，因在碱性溶液中此药可变成毒性更强的敌敌畏。对硫磷中毒者忌用高锰酸钾洗胃，否则可氧化成对氧磷而增加毒性。眼部染毒时，可用 2% 碳酸氢钠溶液或 0.9% 的盐水冲洗数分钟。

(2) M 胆碱受体阻断药对症治疗：阿托品能迅速解除有机磷酸酯类中毒的 M 样症状和体征，如解除支气管痉挛，减轻支气管腺体和唾液腺分泌增加的现象，降低胃肠道平滑肌的兴奋性等。阿托品也能解除部分中枢神经系统中毒症状，兴奋呼吸中枢，使患者苏醒。大剂量阿托品还能阻断神经节的 N_1 胆碱受体，可对抗有机磷酸酯类对神经节的兴奋作用。故当发生急性中毒时，除一般对症治疗如吸氧、人工呼吸、补液等处理外，应及早、足量、反复地注射阿托品以缓解中毒症状。其剂量按病情轻重而定。对轻度中毒者可肌内注射阿托品 0.5~1.0mg，2~3 次 / 日；对中度中毒者，可肌内注射或静脉注射，每次 1~2mg，0.5~2 小时 / 次，待病情好转后，再酌情减量；对重度中毒者，一般可静脉注射 1~3mg，15~30min/ 次，直至 M 样中毒症状缓解并出现轻度阿托品化，如出现散瞳、颜面潮红、心率加快、口干、轻度躁动不安等表现后，改为每 30~60 分钟肌内注射 1mg，并维持轻度阿托品化 8~24 小时。由于阿托品不能阻断 N_2 受体，故不能消除骨骼肌震颤症状，对中毒晚期的呼吸肌麻痹也无效。且因阿托品无复活 AChE 作用，疗效不易巩固，对于中度或重度中毒患者，必须采用阿托品与 AChE 复活药合并应用的治疗措施。两药并用时，当 AChE 复活后，机体恢复对阿托品的敏感性，易致过量中毒。故两药并用时，阿托品的剂量要减少。

(3) 应用特效胆碱酯酶复活药：胆碱酯酶复活药是一类能使被有机磷酸酯类抑制的乙酰胆碱酯酶恢复活性的药物（见下述）。

2. 慢性中毒　多发生于长期接触农药的人员，主要表现为血中 AchE 活性持续明显下降。临床体征为神经衰弱综合征、腹泻、多汗，偶见肌束颤动及瞳孔缩小。

三、胆碱酯酶复活药

胆碱酯酶复活药是一类能使已经被有机磷酸酯类抑制的胆碱酯酶恢复活性的药物。常用的药物有碘解磷定（pralidoxime iodide）和氯解磷定（pralidoxime chloride）等，均为肟（═NOH）类的化合物（图 6-9）。其肟基结构与磷酰化胆碱酯酶的磷原子亲和力较强，使胆碱酯酶游离出来，从而恢复酶的活力。对中毒已久的磷酰化胆碱酯酶，由于其化学结构已发生变化，与肟类结合的部位已改变，因而对胆碱酯酶的解毒效果差。因此，在治疗有机磷酸酯类中毒时，需及早应用胆碱酯酶复活剂。

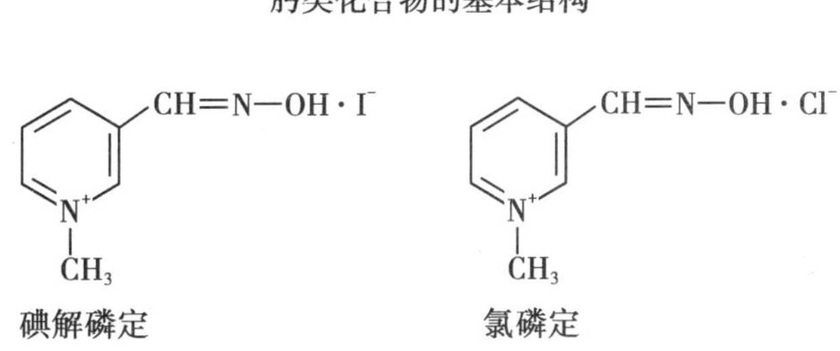

图 6-9　碘解磷定和氯磷定及其肟类化合物的分子结构

碘解磷定

碘解磷定（pralidoxime iodide）又称派姆（PAM-Ⅰ），为最早应用的 AChE 复活药。其水溶性较低且溶液不稳定，在碱性溶液中易被破坏，久置可释放出碘，故必须临用时配制。因含碘，刺激性大，须静脉注射。

【体内过程】 碘解磷定静脉注射后，肝、肾、脾及心脏等器官含药量最多，肺、骨骼肌、血中次之。主要在肝脏代谢，代谢产物与原药均很快从肾脏排出，静注时 $t_{1/2}<1$ 小时，给药 6 小时约有 80% 排出，故需反复给药。大剂量使用时，有小部分通过血 - 脑屏障产生药理作用。

【药理作用】

1. 通过分子中含有的季铵基和肟基两个不同的功能基团实现的。其分子中的带正电荷的季铵氮与磷酰化 AChE（中毒酶）的阴离子部位以静电引力相结合，促使药物靠近中毒的磷酰化 AChE，进而使其肟基与中毒酶的磷酰基形成共价键结合，生成磷酰化 AChE 和碘解磷定的复合物，后者进一步裂解成磷酰化的碘解磷定，同时使 AChE 游离出来，恢复其水解 ACh 的活性（图 6-8）。

2. 碘解磷定还能与中毒机体内游离的有机磷酸酯类直接结合，形成无毒的磷酰化碘解磷定，经肾排泄，从而阻止游离的有机磷酸酯类进一步与胆碱酯酶结合，故对解毒作用也有一定的意义。但大剂量的碘解磷定本身也可引起神经肌肉接头阻断和乙酰胆碱酯酶抑制效应，因此本类化合物主要用于中度和重度有机磷酸酯类中毒患者。

【临床应用】 主要用于中度和重度的有机磷酸酯类中毒治疗。碘解磷定易使刚形成不久的磷酰化胆碱酯酶复活，若中毒超过36小时，中毒的磷酰化AChE已"老化"，则无效或效果差，故应及早用药。碘解磷定使酶复活的效果因有机磷酸酯类不同而异，对内吸磷、马拉硫磷和对硫磷中毒的疗效较好，对敌百虫和敌敌畏疗效较差，对乐果引起的中毒则无效。因乐果中毒时形成的磷酰化AChE比较稳定，也最易"老化"，几乎是不可逆的。

碘解磷定对有机磷酸酯类中毒引起的骨骼肌N样症状作用明显，尤其是在神经肌肉接头处最为显著，可迅速制止中毒所致的肌束颤动、肌无力和肌麻痹。而对自主神经系统M样症状的作用较弱，恢复较差。但碘解磷定可改善中毒的中枢神经系统症状，使昏迷患者迅速苏醒，停止抽搐。由于碘解磷定对中毒时体内积聚的ACh无直接对抗作用，故应与阿托品合用，及时控制临床症状。两药合用有明显的协同作用。

【不良反应】 一般治疗量时不良反应较少，但如剂量超过2g或静脉注射速度过快（>500mg/min）时，可产生轻度乏力、视物模糊、眩晕、恶心、呕吐和心动过速等反应。剂量过大，本品可直接与胆碱酯酶结合，抑制酶的活性，会加剧有机磷酸酯类的中毒程度。由于含碘，有时会引起咽痛及腮腺肿大。

氯解磷定

氯解磷定（pralidoxime chloride）的药理作用和用途与碘解磷定相似。由于氯解磷定的肟含量为79.5%，而碘解磷定仅为51.9%，故其恢复AChE的作用较碘解磷定强，氯解磷定特点是溶解度大，溶液稳定，无刺激性，故可制成注射剂供肌内注射或静脉注射，使用方便，肌注疗效与静脉注射相似，肌注后1~2分钟即可生效，特别适用于农村基层使用和初步急救。静脉注射速度过快或剂量过大时，可引起轻度乏力、视物模糊、复视、头痛、眩晕、恶心、呕吐、心动过速等。

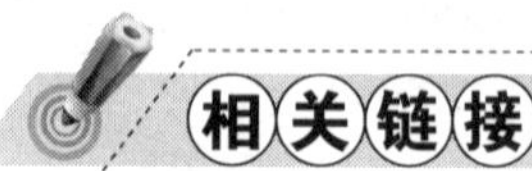
相关链接

毒蕈（noxious mushroom）又称野生毒蘑菇，属于真菌植物。其中含多种有毒成分，不同品种所含毒素有差异，但一个品种也可含有多种毒素，也有几种毒蕈所含毒素基本相同者。目前在我国已知有100余种，根据其损害靶器官的主要临床表现大致有如下数种毒素：①毒蕈碱，是一种毒理效应与乙酰胆碱相类似的生物碱；②类阿托品样毒素，毒作用正好与毒蕈碱相反，表现则与阿托品过量中毒相似；③溶血毒素，如红蕈溶血素、鹿花菌素等；④肝毒素，如毒肽和毒伞肽等，此类毒素性极强，可损害肝、肾、心、脑等重要脏器，尤其对肝脏损害最大；⑤神经毒素，主要侵害神经系统，引起震颤、幻觉等神经精神症状。

主要解救措施：

1. 早期催吐（限神志清醒者）、洗胃、导泻及灌肠等方法迅速排除尚未吸收的毒物。
2. 阿托品　适用于毒蕈碱中毒，但对类阿托品样毒作用的临床征象，则不宜用阿托品。
3. 巯基解毒剂　适用于肝损害型毒蕈中毒。
4. 糖皮质激素　适用于溶血毒素引起的溶血反应，特别是对有中毒性心肌病、中毒性肝病变和脑神经病变患者。
5. 对症及综合治疗，及时补液纠正水、电解质紊乱及酸碱平衡失调，积极施以保肝和支持治疗。

学习小结

1. 拟胆碱药是一类作用与胆碱能神经递质 ACh 作用相似的药物，按其作用方式的不同，可分为直接作用于胆碱受体的受体激动药和间接作用于胆碱受体的胆碱酯酶抑制药两类。

2. 毛果芸香碱是从毛果芸香属植物中提取的生物碱，其水溶液稳定，也能人工合成。它的药理作用能选择性地激动 M 胆碱受体，产生 M 样作用，其中对眼和腺体的作用最明显。滴眼后能引起缩瞳、降低眼内压和调节痉挛等作用。全身给药则可明显增加汗腺、唾液腺的分泌。

3. 抗胆碱酯酶可分为两类：一类是易逆性抗胆碱酯酶药，如新斯的明等；另一类为持久性抗胆碱酯酶药，如有机磷酸酯类等。新斯的明含季铵基团，脂溶性低。它除抑制胆碱酯酶外，还能直接激动骨骼肌运动终板上的 N_N 受体，以及促进运动神经末梢释放 ACh，故其对骨骼肌的兴奋作用最强。此外，对胃肠道和膀胱平滑肌的兴奋作用也较强，而对心血管、腺体、眼和支气管平滑肌的作用较弱。临床上，它主要用于重症肌无力、腹气胀及术后尿潴留和阵发性室上性心动过速。

复习参考题

1. 试述毛果芸香碱对眼睛的作用及其作用机制。
2. 试述有机磷酸酯类中毒机制及其急性中毒的解救。

（刘建新）

第七章

胆碱受体阻断药

学习目标

掌握 阿托品的药理作用、临床应用及其不良反应。

熟悉 山莨菪碱、东莨菪碱及除极化型肌松药的作用特点和临床应用。

了解 后马托品、非除极化型肌松药的作用特点和临床应用。

胆碱受体阻断药(cholinoceptor blocking drugs)能与胆碱受体结合而不产生或产生微弱拟胆碱作用,却能妨碍 ACh 或胆碱受体激动药与胆碱受体结合,从而拮抗拟胆碱作用。按其对 M 及 N 胆碱受体的选择性阻断作用,可分为下列两类:

1. 抗毒蕈碱型胆碱受体药(antimuscarinics) 即 M 胆碱受体阻断药(muscarinic receptor-blocking drugs),以往又称平滑肌解痉药(smooth muscle antispasmodics),能阻断节后胆碱能神经支配的效应器细胞上的 M 胆碱受体,发挥抗 M 样作用,表现出与毛果芸香碱相反的作用。本类药物均为竞争性拮抗剂,代表药是阿托品。临床上可用的药物对 M 受体亚型的选择性均较差。

2. 抗 N 胆碱受体阻断药(N-cholinoceptor blocking drugs)

(1) N_N 胆碱受体阻断药(N_N-cholinoceptor blocking drugs):即神经节阻断药(N_N-ganglionics blockers)能选择性地阻断神经节细胞上的 N_N 胆碱受体,过去曾用于降血压,目前已极少使用。代表药有六甲双铵和美加明等。

(2) 神经肌肉阻断药(neuromuscular blockers):即 N_M 胆碱受体阻断药。骨骼肌松弛药,能选择性地阻断骨骼肌运动终板突触后膜上的 N_M 胆碱受体,使骨骼肌松弛,用作麻醉辅助剂,代表药有琥珀胆碱、筒箭毒碱等。

第一节 M 胆碱受体阻断药

一、阿托品和莨菪生物碱类

M 胆碱受体阻断药包括:①天然形成的生物碱,本类生物碱有阿托品、东莨菪碱、山莨菪碱和樟柳碱等。其中，最重要的为阿托品和东莨菪碱。②天然生物碱的半合成衍生物，其体内过程和作用时间与母体药物不同。③合成生物碱，其中某些药物对 M 胆碱受体亚型具有选择性拮抗作用，如后马托品、哌仑西平等。

【来源】 本类药物包括阿托品、东莨菪碱和山莨菪碱等，均系从颠茄（*Atropa belladonna*）、曼陀罗（*Datura stramonium*）、洋金花（*Datura sp.*）、莨菪（*Hyoscyamus niger*）和唐古特莨菪（*Scopolia tangutica*）等茄科植物中提取的生物碱。天然存在于植物中的阿托品类生物碱在化学结构上为不稳定的左旋体，但在提取过程中容易转为稳定的消旋莨菪碱（dl-hyoscyamine），即为阿托品。M 胆碱受体阻断药的作用与其化学结构相关，通常左旋体的抗 ACh 作用较右旋体作用强。

【化学结构】 本类药物含有一个芳香托品酸（tropic acid）与复合有机碱基托品（tropine）或东莨菪醇（scopine）结合而成的叔胺生物碱酯类基本结构（图 7-1）。东莨菪醇与托品的区别仅在于其结构式的 6、7 位碳原子之间有一氧桥。结构中 6、7 位具有氧桥使中枢镇静作用加强，而托品酸部位的羟基则可减弱中枢镇静作用。东莨菪碱和樟柳碱均有氧桥存在，故中枢镇静作用较强。由于樟柳碱在托品酸部位上多一个羟基，其镇静作用弱于东莨菪碱。因此东莨菪碱是本类中枢镇静作用最强的药物。阿托品和山莨菪碱均无氧桥存在，中枢镇静作用甚弱。尤其是山莨菪碱在 7 位碳原子上有一羟基而无氧桥，故中枢作用最弱。

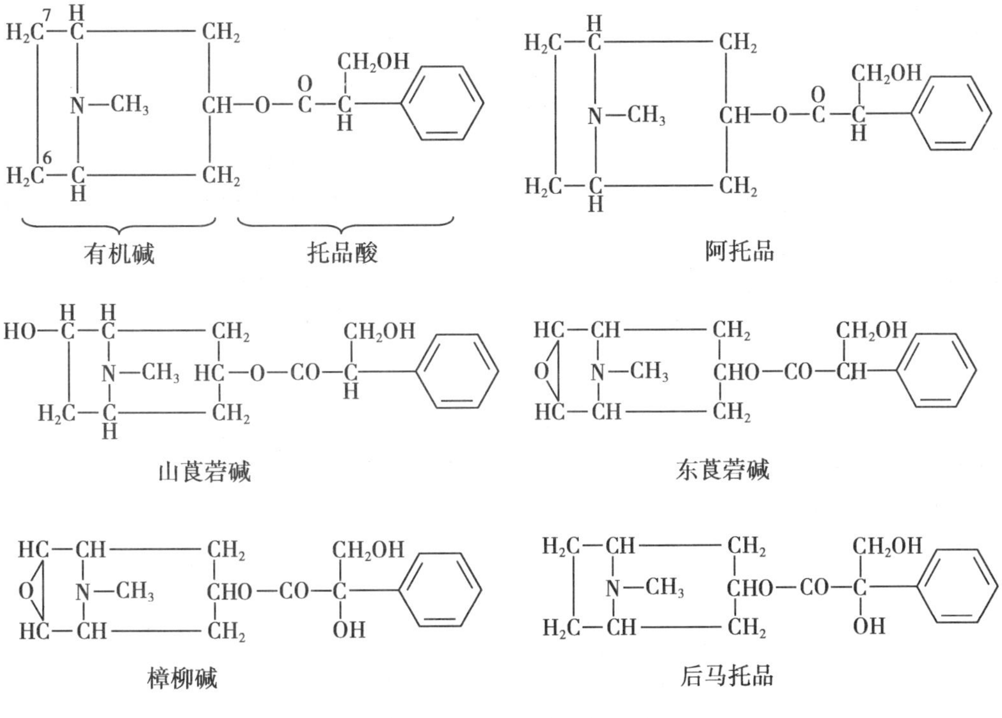

有机碱　托品酸　阿托品

山莨菪碱　东莨菪碱

樟柳碱　后马托品

图 7-1　阿托品类药物的化学结构

阿　托　品

阿托品（atropine）和东莨菪均由茄科植物颠茄、曼陀罗中提取。天然存在于植物中的是不稳定的左旋莨菪碱，提取过程中经氯仿与加热处理后得稳定的消旋莨菪碱，即为阿托品。

【体内过程】 阿托品为叔胺类生物碱，口服容易吸收，生物利用度为 50%。阿托品可在体内迅速消除，其 $t_{1/2}$ 为 2~4 小时，V_d 为 2~4L/kg，阿托品亦可经黏膜吸收，但皮肤吸收差。吸收后广泛分布于全身组织，可透过血 - 脑屏障及胎盘屏障，作用时间维持 3~4 小时。其中有 50%~60% 的药物以原形经尿排泄，其余可以水解物和葡萄糖醛酸结合产物从尿排出。阿托品通过房水循环排出较慢，故滴眼后，其作用可持续数天或 1 周。

【药理作用】 阿托品与 M 胆碱受体结合后，因无内在活性，不产生激动作用，但能阻断 ACh 或 M 胆碱受体激动药与受体的结合，发挥竞争性拮抗作用。阿托品对 M 胆碱受体亚型的选择性较低，对 M_1、M_2、M_3 受体都有阻断作用。小剂量阿托品就能阻断 ACh 或拟胆碱药与 M 胆碱受体结合，发挥拮抗作用。但由于对不同 M 胆碱受体亚型的选择性低，因此，阿托品的作用广泛，各器官对之敏感性亦不同。最敏感的组织有唾液腺、支气管腺体和汗腺。脏器平滑肌和心脏对阿托品的敏感性为中等。迷走神经虽可调节促胃液素引起的组胺释放和胃酸分泌，但促胃液素分泌不完全受迷走神经张力支配，阿托品并不能阻断胃肠道激素和非胆碱能神经递质对胃酸的分泌作用，加之阿托品可同时抑制胃中 HCO_3^- 的分泌，故阿托品对胃酸浓度影响较少。

1. 腺体 阿托品通过阻断 M 胆碱受体的作用抑制腺体的分泌。本品对不同腺体的抑制作用强度不同，唾液腺与汗腺对其最敏感。在用 0.5mg 阿托品时，即可见唾液腺及汗腺分泌减少，引起患者的口干和皮肤干燥。剂量增大时，抑制作用更为显著，同时泪腺及呼吸道腺体分泌也明显减少。较大剂量时也减少胃液分。阿托品对胰腺液、肠液分泌基本无作用。

2. 眼 阿托品由于阻断 M 胆碱受体，使瞳孔括约肌和睫状肌松弛，出现扩瞳、眼内压升高和调节麻痹（图 6-3）。此作用在局部给药和全身用药时均可出现，应引起重视。

(1) 扩瞳：由于阿托品可阻断虹膜括约肌的 M 胆碱受体，故使去甲肾上腺素神经支配的瞳孔开大肌功能占优势，使瞳孔扩大。

(2) 眼内压升高：由于瞳孔扩大，使虹膜退向外缘，因而虹膜根部变厚，前房角间隙变窄，阻碍房水回流入巩膜静脉窦，造成眼内压升高。阿托品全身性给药时，这种作用很小，但对有眼内压升高的倾向者，有升高眼压的危险，故青光眼患者禁用。

(3) 调节麻痹：阿托品能使睫状肌松弛退向外缘，从而使悬韧带拉紧，晶状体变为扁平，其折光度降低，只适合看远物，而不能将近物清晰地成像于视网膜上。造成看近物模糊不清，这一作用即称为调节麻痹。

3. 平滑肌 阿托品通过对 M 胆碱受体的阻断作用，松弛多种内脏平滑肌，尤其对活动过度或痉挛的平滑肌松弛作用更为显著。它可抑制胃肠道平滑肌痉挛，降低蠕动的幅度和频率，从而缓解胃肠绞痛；阿托品可降低尿道和膀胱逼尿肌的张力和收缩幅度；但对胆管、输尿管和支气管的解痉作用较弱。阿托品对胃肠括约肌的作用常取决于括约肌的功能状态，如当胃幽门括约肌痉挛时，阿托品具有一定的松弛作用，但作用常较弱或不恒定。阿托品对子宫平滑肌作用很小，对胎儿无明显影响，也不抑制新生儿的呼吸。

4. 心血管系统

(1) 心脏：治疗量（0.4~0.6mg）阿托品可使部分患者心率短暂性轻度减慢，一般每分钟减少 4~8 次。这种心率减慢并不伴随血压与心排出量的变化。据研究发现，选择性 M_1 胆碱受体阻断药哌仑西平也有减慢心率作用。如先用哌仑西平后再用阿托品，则阿托品减慢心率作用消失，提示阿托品减慢心率的作用是由于它阻断了副交感神经的节后纤维上的 M_1 胆碱受体（即突触前膜上 M_1 胆碱受体），从而减弱突触间隙中 ACh 对递质释放的反馈抑制作用所致，也就是说阿托品阻断突触前膜 M_1 胆碱受体，促进突触前膜释放乙酰胆碱的结果。较大剂量的阿托品，由于窦房结 M_2 胆碱受体被阻断，解除了迷走神经对心脏抑制作用，因而心率加快。心率加快的程度取决于迷走神经的张力，在迷走神经张力高的青壮年人，心率加快明显，如肌内注射 2mg 阿托品，每分钟心率可增加 35~40 次。临床上阿托品用于对抗迷走神经过度兴奋所致的房室传导阻滞和由于窦房结功能低下而出现的室性异位节律。

(2) 血管与血压：治疗量的阿托品对血管无显著影响，主要原因是由于许多血管床缺乏胆碱能神经支配。大剂量的阿托品可引起皮肤血管舒张，出现潮红、温热等症状。舒血管作用机制未明，但与其抗 M 胆碱受体作用无关。

大剂量的阿托品用于感染性休克患者的治疗，能解除微血管痉挛，增加组织的有效灌注，改善微循环，缓解休克症状。这种作用可能与阿托品在细胞水平的作用有关，如提高细胞对缺血、缺氧及内毒素的耐受力，稳定溶酶体和线粒体等亚结构，减少溶酶体的释放和休克因子的产生，以及对抗多种细胞因子和体液因子引起的微循环障碍等有关。

5. 中枢神经系统　治疗量对中枢神经系统作用不明显，较大剂量（1~2mg）可兴奋延髓呼吸中枢。更大剂量（2~5mg）则能兴奋大脑，引起烦躁不安、谵妄等反应；中毒剂量（如 10mg 以上）能引起幻觉、定向障碍、运动亢进，甚至惊厥，严重中毒会由兴奋转入抑制而出现昏迷及呼吸麻痹。

【临床应用】

1. 解除平滑肌痉挛　适用于各种内脏绞痛，对胃肠绞痛，膀胱刺激症状如尿频、尿急有等疗效较好；但对幽门梗阻、胆绞痛及肾绞痛疗效较差，常需同镇痛药合用。因阿托品能松弛膀胱逼尿肌，增加括约肌张力，故可用于治疗遗尿症。

2. 抑制腺体分泌　①常用于全身麻醉前给药，皮下注射阿托品，可减少呼吸道腺体分泌，以防止呼吸道阻塞及吸入性肺炎的发生；②可用于治疗严重盗汗和流涎症；③临床用于治疗急性胰腺炎。胰腺分泌过程主要受局部激素影响而非迷走神经抑制，因此阿托品对其影响甚小，但阿托品作用减弱消化道蠕动，延迟胃内酸性物进入十二指肠，降低了胰液分泌量和胰蛋白酶活性，使肠促胰液肽的释放减少。

3. 眼科

(1) 虹膜睫状体炎：0.5%~1% 阿托品溶液滴眼，可松弛虹膜括约肌和睫状肌，使之充分休息，有利于炎症消退；同时阿托品的散瞳作用，可使虹膜肌退向边缘，还可预防虹膜与晶状体的粘连，为防止粘连尚可与缩瞳药交替应用。

(2) 验光配眼镜：用阿托品滴眼可使睫状肌松弛，具有调节麻痹作用，此时由于晶状体固定，可准确测定晶状体的屈光度，但其维持时间过长，目前仅用于儿童验光。由于儿童的睫状肌调节能力较强，只有充分地调节麻痹后，才能比较准确地检验屈光度的异常情况，但由于阿托品作用持续时间较长，故使用时应注意其带来的不良反应。

(3) 检查眼底：阿托品溶液局部滴眼，使瞳孔散大，用于检查眼底。但其散瞳及调节麻痹作用持续时间较长，现已被作用时间较短的后马托品所取代。

4. 缓慢型心律失常　①阿托品可用于治疗迷走神经过度兴奋所致窦房阻滞等缓慢型心律失常；②也可用于治疗窦房结功能低下而出现的室性异位节律。

5. 抗休克 对暴发型流行性脑脊髓膜炎、中毒性菌痢、中毒性肺炎等所致的感染性休克患者,可用大剂量阿托品治疗,能解除血管痉挛,舒张外周血管,改善微循环,在补充血容量的基础上,有助于休克的好转。但对休克伴有高热或心率过快者不宜使用阿托品。

6. 解救有机磷酸酯类中毒(见本书第六章)。

【不良反应】 阿托品由于对不同M受体亚型的选择性低,作用广泛,不良反应也较多。

1. 剂量为5mg时,可出现口干、便秘、视物模糊、心悸、皮肤潮红、眩晕等。一般在停药后逐渐消失,不需要特殊处理。

2. 剂量为5~10mg时,可出现言语不清、烦躁不安、皮肤干燥发热、排尿困难、肠蠕动减弱。10mg以上时,脉搏快而弱,中枢兴奋,呼吸加深加快,可有谵妄、幻觉、惊厥等,严重中毒时,则由兴奋转入抑制,产生昏迷和呼吸麻痹等。

3. 极少数过敏者可发生皮疹反应。在炎热天气,由于抑制汗腺分泌而使体温上升,容易中暑。酸中毒是影响机体对阿托品的敏感性与耐受性的重要因素,在酸中毒未纠正前,患者可耐受较大剂量的阿托品,同时不易显效;而一旦当酸中毒纠正后,较小剂量就能显效。因此在具体使用时必须特别注意,否则容易发生毒性反应。

一旦发生中毒反应,其解救主要是对症处理:①用镇静药拮抗其中枢兴奋症状,但应严格控制剂量以免产生中枢抑制的协同作用而加重中枢抑制。②使用拟胆碱药毛果芸香碱或毒扁豆碱对抗其外周作用。毒扁豆碱还能透过血-脑屏障对抗其中枢症状。③对呼吸抑制者,可采用人工呼吸和吸氧。

【禁忌证】 青光眼、反流性食管炎、幽门梗阻及前列腺肥大者禁用阿托品,后者能加重排尿困难。心肌梗死、心动过速患者、婴幼儿及老年人慎用。

东莨菪碱

东莨菪碱(scopolamine)是洋金花中的主要有效成分,通常占洋金花生物碱的80%~85%。

【体内过程】 本品口服后自胃肠道迅速吸收。脑内分布以纹状体、大脑皮质与海马较多,低位脑干和小脑较少。大部分东莨菪碱在肝和血浆内代谢,仅很小部分以原形从尿排出。

【药理作用】

1. 中枢作用 本品对中枢神经系统具有抑制和兴奋的双相作用,与阿托品不同的是以抑制为主。东莨菪碱在治疗量时即可引起中枢神经系统抑制作用,表现为困倦、遗忘、疲乏、少梦、快动眼睡眠时相缩短等。但在个别患者,特别是受到刺激时,可引起不安、激动、幻觉,甚至谵妄等阿托品样兴奋症状。此外,本品偶有欣快作用,因此易造成药物滥用。东莨菪碱中枢抑制效应与其阻断中枢M_1胆碱受体有关。

东莨菪碱的遗忘作用强,并能增强吗啡类的镇痛作用,可能是阻滞中枢M胆碱受体的结果。一般认为东莨菪碱可轻度兴奋呼吸中枢,对吗啡的呼吸抑制作用具有微弱的拮抗作用。

2. 外周作用 本品的外周作用和阿托品相似,仅作用强度上略有不同。对唾液腺、支气管腺体和汗腺分泌及其对眼平滑肌(虹膜括约肌和睫状肌)的抑制作用较阿托品强;但对胃肠道和支气管平滑肌的作用较弱;低剂量东莨菪碱减慢心率比阿托品更明显,高剂量可引起用药初始时的心率加快,随后恢复到正常的心率。

【临床应用】

1. 麻醉前给药　本品不仅能抑制腺体分泌；而且小剂量东莨菪碱就有明显的镇静作用，剂量加大可产生催眠、遗忘作用，并进一步使意识消失进入浅麻醉状态。因此，麻醉前给药优于阿托品，亦不易引起心动过速，故较为常用。但易引起老年患者谵妄，小儿患者易出现体温失控，宜慎用。

2. 防治晕动病和治疗帕金森病　本品用于防治晕动作用可能是抑制前庭神经内耳功能或大脑皮质并抑制胃肠运动的结果，与 H_1 受体阻断药苯海拉明合用可增强疗效。预防性给药效果好，如已发生呕吐，再给药，则疗效较差。对帕金森病有缓解流涎、震颤和肌肉强直的效果，可能与其拮抗中枢神经的 ACh 作用有关。本品曾经是治疗帕金森病的主要药物，现已逐渐被左旋多巴和其他中枢抗胆碱药所取代。

3. 戒毒　试用于阿片类和烟草依赖的戒断，有一定的效果。

【不良反应】 可出现口干、心率加快等类似于阿托品。过量中毒时，还可出现猩红热样皮疹、谵妄、发热、昏迷、呼吸衰竭甚至死亡。禁忌证同阿托品。

山莨菪碱

山莨菪碱（anisodamine）是我国于 1965 年 4 月从茄科植物唐古特莨菪中分离提取生物碱，其左旋体称 654，人工合成的消旋体称 654-2。

【体内过程】 因口服吸收较差，故多注射给药。注射后迅速从尿中排出。

【药理作用】 与阿托品相比，其作用特点为：①对胃肠平滑肌、血管平滑肌解痉作用选择性较高，能解除血管痉挛，降低血液黏滞度，抑制血小板聚集，有较强的改善微循环作用。其解痉作用的强度与阿托品类似或稍弱。②抑制腺体分泌和扩瞳作用仅为阿托品的 1/20~1/10。③不易透过血 - 脑屏障，故中枢作用不明显。

由于本药的选择性相对较高，不良反应较阿托品少，临床上取代阿托品用于感染中毒性休克以及胃肠痉挛、胆道绞痛以及多种微循环障碍性疾病等。尤其在抗感染中毒性休克方面已取代了阿托品的地位。不良反应与阿托品相似。

近年来的研究表明山莨菪碱抗休克作用的机制主要与其细胞保护作用有关，通过提高细胞对缺血缺氧的耐受性，从而稳定溶酶膜，减少休克因子的产生，发挥抗休克作用。

【不良反应】 不良反应与阿托品相似，主要表现为轻度的口干、视物模糊、排尿困难、便秘、心悸等。

二、阿托品的合成代用品

由于阿托品用于眼科时，作用时间太久，影响正常视力恢复；用于解痉等作用时由于其选择性低，不良反应较多。因此，针对这些缺点，通过对其化学结构改造，现已合成一系列的阿托品的合成代用品，其中包括扩瞳药、解痉药和选择性 M 受体阻断药。

（一）合成散瞳药

目前临床主要用于扩瞳的药物有后马托品（homatropine）、托吡卡胺（tropicamide）、环喷托酯（cyclopentolate）和尤卡托品（eucatropine）等，这些药物与阿托品比较，其扩瞳作用维持时间明显缩短，故适合于一般的眼科检查（表 7-1）。

表 7-1 几种扩瞳药滴眼作用的比较

药物	浓度(%)	扩瞳作用		调节麻痹作用	
		高峰(min)	消退(d)	高峰(h)	消退(d)
硫酸阿托品	1.0	30~40	7~10	1~3	7~12
氢溴酸后马托品	1.0~2.0	40~60	1~2	0.5~1	1~2
托吡卡胺	0.5~1.0	20~40	0.25	0.5	<0.25
环喷托酯	0.5	30~50	1	1	0.25~1
尤卡托品	2.0~5.0	30	1/12~1/4	(无作用)	

(二)合成解痉药

合成解痉药有季铵类及叔胺类两大类。季铵类口服吸收较差,且不易通过血 - 脑屏障,故无中枢作用,给药后对胃肠道平滑肌解痉作用较强,神经节阻断作用也较明显,中毒量可导致神经肌肉阻滞,引起呼吸麻痹。常用的有丙胺太林和格隆溴铵。叔胺类解痉作用较明显,对氯化钡性痉挛特别有效,也能抑制胃液分泌,且有中枢镇静作用。常用的有贝那替秦。本章介绍的合成解痉药的作用、用途、不良反应、禁忌证均与阿托品相似,仅作用强度不同。

1. 季铵类解痉药 溴丙胺太林(propantheline bromide)又名普鲁本辛(图 7-2),是一种临床常用的合成解痉药。本药吸收不完全,食物可妨碍其吸收,因此,宜在饭前 0.5~1 小时服用,药物作用时间约为 6 小时。本品对胃肠道 M 胆碱受体的作用选择性较高,治疗量即可明显抑制胃肠道平滑肌,并能不同程度地减少胃液分泌。临床上用于胃、十二指肠溃疡、胃肠痉挛和泌尿道痉挛等引起的疼痛。也可用于遗尿症和妊娠呕吐。不良反应与阿托品相似,主要表现为轻度的口干、视物模糊、排尿困难、便秘、心悸等。本药可增加硝基呋喃类以及地高辛的吸收,但延缓与减少乙酰氨基酚的吸收。

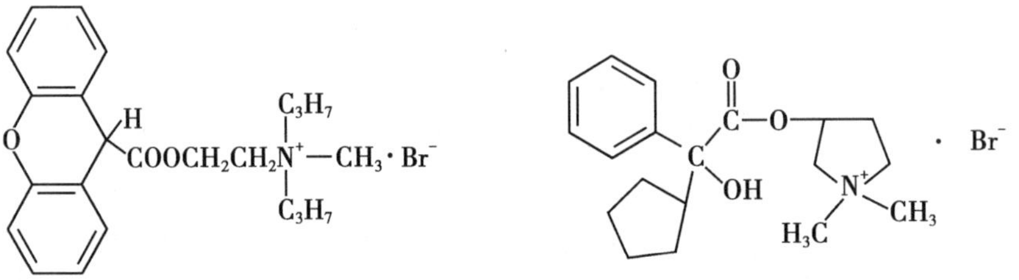

$$COOCH_2CH_2N^+(C_3H_7)_2—CH_3 \cdot Br^-$$

溴丙胺太林　　格隆溴铵

图 7-2 季铵类解痉药溴丙胺太林和格隆溴铵的化学结构

同类药物尚有格隆溴铵(glycopyrronium bromide,又名胃长宁)、地泊溴铵(diponium bromide,又名胃欢)等均可用于缓解内脏平滑肌痉挛,作为消化性溃疡的辅助用药。它们的药理作用、临床应用及不良反应基本同溴丙胺太林。

2. 叔胺类解痉药 贝那替秦(benactyzine,又名胃复康)结构中含有叔胺基团(图 7-3)。口服较易吸收,能缓解平滑肌痉挛,抑制胃液分泌,此外,尚有安定作用。主要适用于兼有焦虑症的溃疡患者,也用于胃酸过多刺激症状及肠蠕动亢进者。常见的不良反应有口干、头晕、嗜睡、恶心等。

此外,叔胺类解痉药还有双环维林(dicycloverine)等。本品抗胆碱作用弱,而显示非特异

$C(C_6H_5)_2(OH)—COOCH_2CH_2N(C_2H_5)_2 \cdot HCl$

贝那替秦

$(C_6H_5)_2CH—COOCH_2CH_2N(C_2H_5)_2$

双环维林

图 7-3　叔胺类解痉药贝那替秦和双环维林化学结构

性直接平滑肌松弛作用。在治疗量时可减轻胃肠道、胆道、输尿管和子宫的平滑肌痉挛，但对腺体、眼和心血管系统影响轻微。主要用于平滑肌痉挛、肠蠕动亢进、消化性溃疡。本品由于药理作用选择性较高，因此不良反应相对较少。

（三）选择性 M 受体阻断药

阿托品及其合成或半合成的类似物，绝大多数对 M 胆碱受体的亚型作用缺乏选择性，因此在临床上使用时副作用较多，选择性作用于 M 亚型受体阻断药由于对受体的特异性较高，从而可减少副作用。

哌 仑 西 平

哌仑西平（pirenzepine）为选择性 M_1 受体阻断药，其化学结构与丙米嗪相似，属三环类药物（图 7-4）。迷走神经的胆碱能神经末梢止于壁细胞附近，阻断 M_1 受体后，可抑制迷走神经兴奋所引起的胃酸分泌。哌仑西平与胃壁细胞的 M 受体有高度亲和力，而对平滑肌、心脏、唾液腺等的 M 受体的亲和力较低，故应用一般的治疗量时，仅能抑制胃酸分泌，而对其他效应器影响轻微，如治疗量的哌仑西平的口干与视物模糊等反应发生率较低。因为本品脂溶性低，透入血 - 脑屏障有限，故不引起中枢神经系统方面的效应。主要用于治疗消化性溃疡。

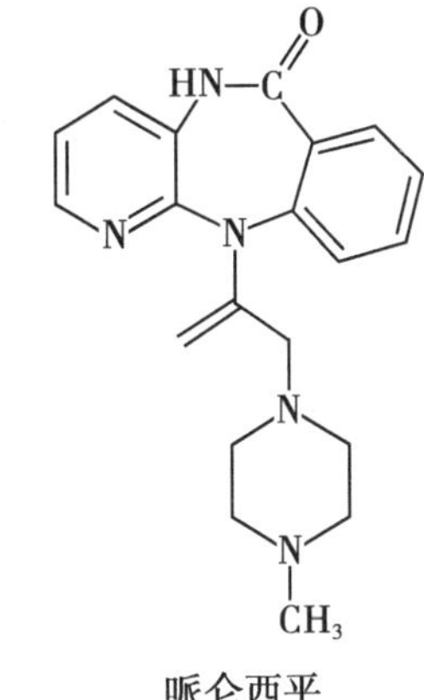

图 7-4　哌仑西平的化学结构

第二节　N 胆碱受体阻断药

一、神经节阻滞药

神经节阻断药能选择性与神经节细胞的 N_1 胆碱受体结合，竞争性地阻碍 ACh 与受体结合，使节前纤维末梢释放的 ACh 不能引起神经节细胞除极化反应，从而阻滞了神经冲动在神经节的传递。

这类药物对交感神经节和副交感神经节都有阻滞作用，另一方面由于多数效应器是由交感神经和副交感神经双重支配的，因此这类药物对效应器的具体效应应视两类神经纤维对该器官的支配以何者占优势而定。例如交感神经对血管的支配占优势，用神经节阻断药后，则使血管、尤其小动脉产生舒张作用，使血管床血流量增加，加上静脉扩张，回心血量和心排出量减少，结果使血压明显下降。而以副交感神经占优势的器官如胃肠道、眼、膀胱等平滑肌和腺体，使用此类药后常出现便秘、扩瞳、口干和尿潴留以及腺体分泌减少等。

此类药物早期曾用于治疗高血压，由于其作用过于广泛，因而不良作用较多，且降压作用过强过快，常使血压调节不稳，易致直立性低血压等不良反应，现已较少使用。本类代表药物有六甲双铵（hexamehtonium）、美加明（mecamylamine）和咪噻吩（trimehtaphan）等。

二、N_2胆碱受体阻断药

N_2胆碱受体阻断药能选择性地与骨骼肌运动终板后膜上的N_2胆碱受体结合，阻断神经冲动向骨骼肌的正常传递，导致肌张力下降、肌肉松弛。因此这类药亦称为骨骼肌松弛药，简称肌松药（skeletal muscular relaxants）。骨骼肌松弛药主要用作全身麻醉的辅助药。按其作用机制不同，可将其分为两类，即除极化型肌松药（depolarizing neuromuscular blockers）和非除极化型肌松药（nondepolarizing neuromuscular blockers）。

（一）除极化型肌松药

这类药物是受体的激动剂，与神经肌肉接头后膜的胆碱受体结合后可使受体构型改变，离子通道开放而产生与ACh相似但较持久的除极化，阻滞了神经肌肉接头后膜的N胆碱受体，使其不能对ACh起反应。因这类药物的神经肌肉阻滞作用起效快，持续时间短，主要用于气管插管等小手术麻醉的辅助用药。其主要特点为：①用药后常见短暂的肌束颤动，与药物对不同部位的骨骼肌除极化出现的时间先后不同有关；②连续用药可产生快速耐受性；③抗胆碱酯酶药如新斯的明能增强和延长本类药物的作用时间，故过量中毒时不能用新斯的明等类似物解救；④治疗量并无神经节阻断作用；⑤长时间反复静脉注射或持续静脉输注这类药物维持肌松，其阻滞性质逐渐由原来的纯粹的除极化阻滞（Ⅰ相阻滞）发展成带有非除极化阻滞特点的Ⅱ相阻滞。此时对强直刺激出现衰减，强直刺激后对单刺激出现易化，以及肌松可为抗胆碱酯酶药拮抗。

琥珀胆碱

琥珀胆碱（suxamethonium）是常用的除极化型肌松药，化学结构是由琥珀酸和两分子胆碱组成（图7-5）。在碱性溶液中易受破坏，与硫喷妥钠溶液混溶后，活性迅速下降。

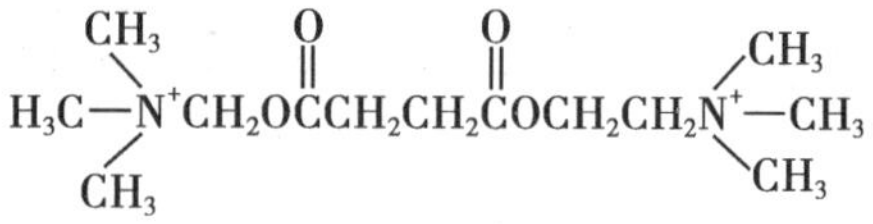

$$H_3C-\overset{CH_3}{\underset{CH_3}{N^+}}CH_2OCCH_2CH_2COCH_2CH_2\overset{CH_3}{\underset{CH_3}{N^+}}-CH_3 \quad (\text{C=O on both carbonyl carbons})$$

琥珀胆碱

图7-5 琥珀胆碱化学结构

【体内过程】 本类药物口服不吸收，注射琥珀胆碱进入体内后即可被血液和肝脏中的丁酰胆碱酯酶（即假性胆碱酯酶）迅速水解为琥珀酰单胆碱，后者肌松作用明显减弱，并进一步被水解成琥珀酸和胆碱，肌松作用消失。仅2%~5%的琥珀胆碱以原形从肾排泄，其余的均以代谢产物的形式从尿中排出。

【药理作用与临床应用】 静脉注射给药后先出现短暂的肌束颤动，尤以胸腹部肌肉明显。1分钟内即出现肌肉松弛，2分钟肌松作用达高峰，5分钟左右作用消失。肌肉松弛顺序依次为眼睑肌、颜面部肌肉、颈部肌、上肢肌、下肢肌、躯干肌、肋间肌和膈肌。肌力恢复的顺序与上述肌松顺序相反。本药由于起效快，维持时间短，使用时剂量容易控制，对喉肌的松弛能力强，因此适用于气管内插管、气管镜和食管镜等需短时肌松操作。本药由于有强烈的窒息感，故清醒患者应禁用。一般可继硫喷妥钠静脉给药后给本药。

【不良反应】

1. 肌肉酸痛　是由于肌束颤动所致，一般 3~5 天自愈。

2. 眼内压升高　琥珀胆碱静脉给药 1 分钟后，眼外肌收缩可致眼内压升高，眼内压升高有可能使眼内容物脱出，对开放性眼外伤的患者，应禁用此药。

3. 高钾血症　琥珀胆碱引起肌纤维除极化使细胞内 K^+ 释放，可导致高钾血症，甚至引起心律失常。禁用于高钾血症，如大面积烧伤、广泛性软组织损伤等，以免引起心脏意外。

4. 呼吸肌麻痹　过量可引起呼吸肌麻痹，抢救时必须进行人工呼吸，故使用本品时应备有人工呼吸机。

5. 恶性高热　这是一种遗传性疾病，许多药物可诱发其发生，特别是与氟烷合用时，体温突然上升超过 42℃。如不及时抢救，死亡率很高。

6. 其他　有增加腺体分泌，促进组胺释放作用等。

（二）非除极化型肌松药

非除极化型肌松药又称竞争型肌松药（competitive muscular relaxants）。本类药作用于突触后 N_N 受体上两个 α 亚单位并与之结合，但无内在活性，因而只与 ACh 竞争 α 亚单位，使受体构型不改变，离子通道不开放，神经肌肉兴奋传递受阻，从而导致骨骼肌松弛。

这类药物的作用特点为：①在出现肌松前不出现肌颤现象；②与同类肌松药合用产生协同阻断效应；③吸入性全麻药和氨基糖苷类的抗生素能加强并延长这类药物的肌松作用；④与抗胆碱酯酶药之间有拮抗作用，因此过量时可用适量的新斯的明解救。

本类药物多为天然生物碱类及其类似物，化学上属苄基异喹啉类（benzylisoquinolines），主要有筒箭毒碱、阿曲库铵等；类固醇铵类（ammonio steroids），主要包括泮库溴铵、哌库铵等。筒箭毒碱为经典药物，但其作用时间较长，用药后作用不易逆转，不良反应多，目前临床已少用。近年来开发的新药如潘库铵等特点是作用时间较短。作用易逆转，使用方便，不良反应少。

筒 箭 毒 碱

筒箭毒碱（d-tubocurarine）是从南美产的番木科植物箭毒（curare）和防己科植物中提取的生物碱，因是印第安人狩猎用箭毒的主要成分而得名，其右旋体具有药理活性，左旋体效价很低。

【体内过程】 筒箭毒碱化学结构上有二个带正电荷的季铵氮（图 7-6），极性大，口服难吸收，一般采用静脉给药。主要分布在细胞外液中，不易进入中枢和胎盘，对中枢神经系统和胎儿无影响。大部分以原形从尿排出，5%~12% 随胆汁排出，仅有一部分在体内代谢。静脉注射后 2 分钟即起效，3~4 分钟达高峰。其药理作用维持 20~40 分钟。作用的消失，主要由于药物在体内重分布，故重复用药应当注意剂量，防止蓄积性中毒。

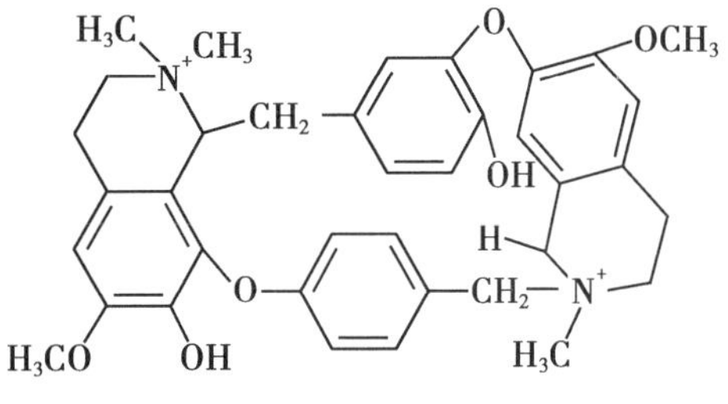

筒箭毒碱

图 7-6　筒箭毒碱的化学结构

【药理作用】 静脉注射筒箭毒碱后，不同部位的肌肉松弛速度不同。肌松顺序：快速运动肌如眼部肌肉首先松弛，然后可见四肢、颈部和躯干肌肉松弛，出现腹式呼吸，如剂量加大，最终可致膈肌麻痹，患者出现呼吸停止。肌肉松弛恢复时，其顺序与肌松时相反，即膈肌麻痹恢复最快。

本品对中枢神经系统无任何影响，剂量加大对神经节有一定的阻断作用，可促进组胺释放，导致血压下降及支气管痉挛等。

【临床应用】 外科手术时，作为全身麻醉时的辅助用药。乙醚及氟烷能增强其肌松效应，乙醚尤其明显，故当与乙醚合用时，要适当减少剂量，以免导致中毒。中毒时可用新斯的明进行解救。

【不良反应】

1. 常用量可见血压下降、心率加快及支气管痉挛等副作用。

2. 过量可致呼吸肌麻痹，应及时进行人工呼吸，并用静脉注射新斯的明来解救。10 岁以下的儿童对此药高敏反应较多，不宜应用。

本药禁用于重症肌无力、呼吸肌功能不良或肺部疾患者，有过敏史者慎用。一些药物如 Ca^{2+} 通道阻断药和庆大霉素或妥布霉素通过竞争 Ca^{2+} 的机制均可抑制胆碱能神经 ACh 的释放，与筒箭毒碱产生协同效应而增强阻断效果，从而增强或延长其肌松作用。

过量中毒时，可用新斯的明解救。

泮库溴铵

泮库溴铵（pancuronium）为雄甾烷的衍生物（图 7-7），但不具有性激素样的作用，为人工合成的含有两个季铵基团的甾固醇类的长效非除极化型的肌松药，肌松作用较筒箭毒碱约强 5 倍。

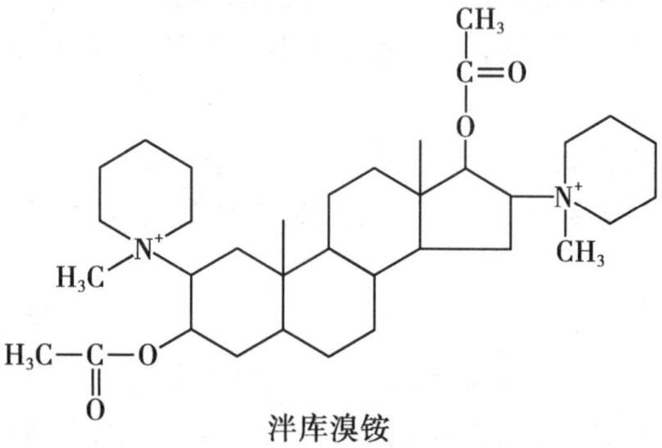

泮库溴铵

图 7-7　泮库溴铵的化学结构

【体内过程】 口服不吸收，静脉注射后 1~2 分钟起效，4~5 分钟达峰值，维持时间 20~45 分钟，难透过胎盘屏障。本品一部分在肝内代谢羟化，代谢产物中以羟基化物仍有肌松作用。主要排泄途径为肾脏，小部分经胆道排出，肝肾功能不全时消除时间延长。重复用药则时效延长，可出现蓄积作用。

【药理作用】 在治疗剂量下，无神经节阻滞作用，也不增加组胺的释放，故不引起血压下降及支气管收缩，有哮喘的患者也可使用。但此药有轻度抗迷走神经作用和交感神经兴奋作用，并可抑制儿茶酚胺在神经末梢的摄取，所以可致心率增快、血压上升和心排出量增加，大剂量时更明显，因此高血压、心动过速及冠心病患者应避免使用。

【临床应用】 临床上常代替筒箭毒碱，作为外科手术全麻的辅助药。

【不良反应】 较筒箭毒碱少，用药后可出现血压升高，心率加快。此外，引起唾液分泌增加。由于本品含溴，故对溴化物过敏者禁用。重症肌无力患者禁用，有肝肾功能不全者慎用。

同类肌松药：属于甾固醇类非除极化型肌松药的还有哌库溴铵（pipecuronium bromide）、罗库溴铵(rocuronium bromide)、维库溴铵(vecuronium bromide),特点均类似于泮库溴铵,仅作用时间相对较短。

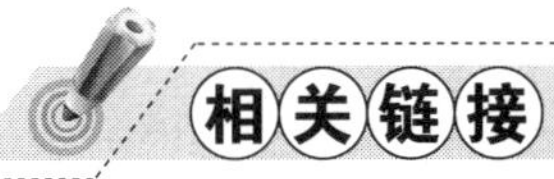

除极化型的肌松药和非除极化型的肌松药两者均与ACh竞争受体上α蛋白亚基的ACh结合部位。非除极化型的肌松药与受体结合后,受体构型不改变,离子通道不开放,不能产生除极化,从而阻滞神经肌肉兴奋传递,并妨碍了ACh与受体结合。与之不同的是除极化型肌松药,与受体结合后可使受体构型改变,离子通道开放从而产生与ACh相似但较持久的除极化作用。长时间作用后,使突触后膜上的N胆碱受体不能对ACh起反应。此时,神经肌肉的阻滞方式已由除极化转变为非除极化,前者为Ⅰ相阻滞,后者为Ⅱ相阻滞或称为脱敏感阻滞。

Ⅰ相阻滞(除极化阻滞):琥珀胆碱与神经肌肉接头后膜上N_2胆碱受体结合后,使受体兴奋,离子通道开放,神经肌肉接头后膜除极化,产生终板电位和肌膜除极化,这时肌肉出现短暂收缩。不同部位的骨骼肌除极化出现的时间先后不同,故出现不协调的肌束颤动。由于琥珀胆碱代谢慢,兴奋的肌膜维持除极化状态,逐渐失去兴奋性,对再次冲动不产生反应,而导致肌松弛。Ⅰ相阻滞可被胆碱酯酶抑制剂加强。

Ⅱ相阻滞是受体对激动药开放离子通道作用不敏感。此时受体虽与激动药结合,但不发生受体蛋白构型的变化,不能使离子通道开放。其表现为在持续应用激动药时突触后膜上受体敏感性进行性下降。此时,受体与激动药的亲和力虽增加,但结合复合物的解离延缓,受体恢复原状的速率减慢。脱敏感受体增加可使正常受体总量减少,脱敏感受体增至受体所产生的终板膜电位达不到引起肌纤维收缩的阈值时,则不再发生神经肌肉兴奋传递。

学习小结

1. 阿托品的特点为竞争性拮抗乙酰胆碱M受体。其药理作用,主要是因为对M胆碱受体亚型的选择性较低,所以作用广泛,随剂量增加,依次出现腺体分泌减少,瞳孔扩大和调节麻痹,胃肠道及膀胱平滑肌抑制,心率加快。大剂量可出现中枢症状并能阻断神经节N胆碱受体。临床上,主要用于各种内脏绞痛,对胃肠绞痛、膀胱刺激症状疗效较好,对胆绞痛或肾绞痛疗效较差,常需与哌替啶合用,抑制腺体分泌,可用于麻醉前给药,以防术中或术后呼吸道的阻塞或吸入性肺炎的发生。眼科常用于虹膜睫状体炎和验光配眼镜。该药还可用于治疗迷走神经过度兴奋所致的窦房阻滞、房室传导阻滞等缓慢型心律失常。大剂量可治疗感染性休克及解救有机磷酸酯类中毒等。它的不良反应较多,常见的不良反应表现口干、视物模糊、心率加快、瞳孔扩大及皮肤潮红等。随剂量的增加,上述症状加重,甚至出现明显的中枢中毒症状。禁忌证有青光眼及前列腺肥大等。

2. 山莨菪碱作用特点,外周作用与阿托品相似,但作用较弱,极少出现中枢症状,临床主要用于内脏平滑肌绞痛及感染性休克等。

3. 东莨菪碱作用特点主要中枢抗胆碱作用强，临床主要用于治疗晕动症、麻醉前给药、妊娠呕吐和帕金森病等。

复习参考题

1. 简述阿托品在眼科方面的应用及其应用的药理依据。
2. 为什么琥珀胆碱过量所产生的中毒不能用新斯的明解救？

（刘建新）

第八章

肾上腺素受体激动药

学习目标

掌握 去甲肾上腺素、肾上腺素、异丙肾上腺素的药理作用及临床应用。

熟悉 麻黄碱、多巴胺的作用特点及应用。

了解 间羟胺、去氧肾上腺素、多巴酚丁胺的作用特点及应用。

肾上腺素受体激动药(adrenoceptor agonists)又称拟肾上腺素药(adrenergic drug),主要是一类基本化学结构为β-苯乙胺(phenylethylamine)(图 8-1),与肾上腺素受体结合后,可激动受体产生肾上腺素样作用的药物。由于它们都是胺类,而作用又与兴奋交感神经的效应相似,故又称为拟交感胺类(sympathomimetic amine)。根据药物的化学结构可分为儿茶酚胺类(catecholamines)和非儿茶酚胺类。前者主要药物有:肾上腺素、去甲肾上腺素、异丙肾上腺素、多巴胺等,后者主要药物有:麻黄碱、间羟胺、去氧肾上腺素等。由于对受体选择性的不同,以及药动学上的差异,不同的拟肾上腺素药具有各自的药理效应、特点及临床应用。

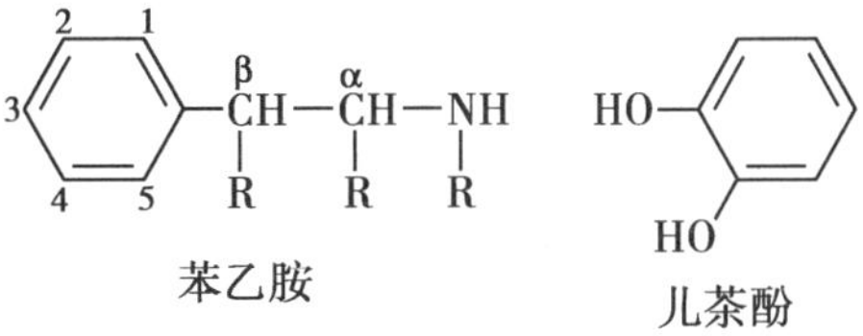

图 8-1 拟肾上腺素药的基本结构

第一节 构效关系及分类

拟交感胺类药物包括儿茶酚胺类和非儿茶酚胺类,所谓的儿茶酚(catechol)是指在苯环的2、3位碳上都有羟基的一种结构(如图 8-1)。因此儿茶酚胺类的化学结构中都有一个儿茶酚(双羟基苯)和一个带有氨基的侧链;而非儿茶酚胺类在苯环 2、3 位上缺少两个羟基。它们拟交感作用基本相似,仅在作用强度、维持时间及对受体的选择性上有所不同。属儿茶酚胺类的药物有肾上腺素、去甲上腺素、异丙肾上腺素和多巴胺等;属非儿茶酚胺类的药物有:间羟胺、麻黄碱、甲氧明和去氧肾上腺素(新福林)等。根据对受体作用的选择性,肾上腺素受体激动药物可分为:①α 受体激动药(α-adrenoceptor agonists);②α、β 受体激动药(α、β-adrenoceptor agonists);③β 受体激动药(β-adrenoceptor agonists)。从表 8-1 可知本类药物的构效关系(表 8-1)。

表 8-1 拟肾上腺素药的构效关系

$R_1R_2R_3R_4$-苯环—$CH(R_5)$—$CH(R_6)$—$NH(R_7)$

类别	名称	R_1	R_2	R_3	R_4	R_5	R_6	R_7	作用						作用时间
									受体	兴奋心脏	血管		舒张支气管	兴奋中枢	
											收缩	舒张			
儿茶酚胺类	去甲肾上腺素	H	OH	OH	H	OH	H	H	α_1,α_2	+	+++			±	短
	肾上腺素	H	OH	OH	H	OH	H	CH_3	α,β	+++	+++	++	+++	±	短
	多巴胺	H	OH	OH	H	H	H	H	D,α,β	++	+	++	+	±	短
	异丙肾上腺素	H	OH	OH	H	OH	H	$-CH(CH_3)_2$	β_1,β_2	+++		+++	+++	±	中
	多巴酚丁胺	H	OH	OH	H	H	H	$-CH(CH_3)(CH_2)_2-C_6H_4-OH$	β_1	+++		++	+	±	
非儿茶酚胺类	麻黄碱	H	H	H	H	OH	CH_3	CH_3	α,β	++	++	+	++	++	长
	间羟胺	H	H	OH	H	OH	CH_3	H	α_1,α_2	+	++			+	中
	去氧肾上腺素	H	H	OH	H	OH	H	CH_3	α_1	±	++			±	中
	沙丁胺醇	H	OH	CH_2-OH	H	OH	H	$C(CH_3)_3$	β_2	+		+	+++	+	长

〔注〕:1. 作用强度是同一药物各种作用间的比较

2. ±、+、++、+++ 分别表示效应不明显、弱、中、强

1. 儿茶酚结构　肾上腺素、去甲肾上腺素、异丙肾上腺素和多巴胺等在苯环 3、4 位 C 上都有羟基，它们的外周作用强而中枢作用弱，且易被儿茶酚胺氧化甲基转移酶（COMT）灭活，作用时间短；如果去掉一个羟基（如间羟胺和去氧肾上腺素），外周作用减弱，而作用时间延长；如将两个羟基都去掉（如麻黄碱、苯丙胺），外周作用减弱，中枢作用则加强。

2. 烷胺侧链　α 碳原子上氢如被甲基取代，可阻碍单胺氧化酶（MAO）的氧化，作用时间延长。易被神经末梢摄取，在神经元内存在时间长，从而发挥促进递质释放的作用，如间羟胺和麻黄碱。

3. 氨基　氨基上的氢原子被其他基团取代可改变药物对 α、β 受体的选择性。去甲肾上腺素对 α 受体具有强大的激动作用，对 β_2 受体作用较弱；用甲基到叔丁基替代其氨基上的氢原子，对 α 受体作用逐步减弱，对 β 受体作用却逐步增强。如甲基替代物肾上腺素除激动 α 受体外，对 β 受体的作用增强；异丙基取代物异丙肾上腺素，对 β_1、β_2 受体有活性，对 α 受体无活性。

4. 光学异构体　α 碳或 β 碳被其他基团取代可以形成光学异构体。α 碳右旋体的中枢作用较左旋体强。β 碳左旋体的外周作用较强，如左旋肾上腺素、左旋去甲肾上腺素均比右旋体强 10 倍。

第二节　α 受体激动药

一、α_1、α_2 受体激动药

去甲肾上腺素

去甲肾上腺素（noradrenaline，NA；norepinephrine，NE），药用的是人工合成品。化学性质不稳定，见光易失效。在中性、尤其在碱性溶液中迅速变成粉红色乃至棕色，被氧化而失效；在酸性溶液中较稳定。

【体内过程】

1. 吸收　本品可引起胃黏膜血管收缩，在碱性肠液中易被破坏，余者又在肠黏膜和肝被代谢，故口服不能产生吸收作用；皮下或肌内注射给药时，血管剧烈收缩，吸收很少，易发生局部组织坏死，一般采用静脉滴注法给药。

2. 分布　去甲肾上腺素进入血管后很快从血液中消失，多分布于受去甲肾上腺素能神经支配的心脏等脏器以及肾上腺髓质中。外源性去甲肾上腺素不易透过血 - 脑屏障，很少到达脑组织。

3. 摄取　内源性和外源性去甲肾上腺素大部分被神经末梢摄取（摄取 1），继而进囊泡贮存；被非神经细胞摄取（摄取 2）者大多被代谢而失活。

4. 代谢　去甲肾上腺素在 COMT 或 MAO 的催化下分别催化形成间甲去甲肾上腺素和 3- 甲氧 -4- 羟扁桃醛，后者在醛脱氢酶和醛还原酶催化变成 3- 甲氧 -4- 羟扁桃酸（vanillyl mandelic acid，VMA）和 3- 甲氧 -4- 羟苯乙二醇。部分去甲肾上腺素或其间甲化合物尚可与葡

萄糖醛酸或硫酸结合。由于去甲肾上腺素进入体内后迅速被摄取和代谢，故作用短暂。

5. 排泄 4%~16% 的去甲肾上腺素以原形经肾排出。正常人 24 小时从尿中排出儿茶酚胺的代谢物有 90% 是 VMA。

【药理作用和机制】 对 α 受体具有强大的激动作用，对 β_1 受体激动作用较弱，对 β_2 受体无作用。

1. 激动 α_1 受体，收缩血管 使全身除冠状动脉外的其他血管，主要是小动脉和小静脉均有不同程度的收缩。以皮肤黏膜的血管收缩最明显，其次是肾脏血管，对脑、肝、肠系膜血管，甚至骨骼肌血管都有收缩作用。对冠状动脉则使其舒张，血流量增加。这主要是由于心脏兴奋，心肌的代谢产物腺苷增加，而腺苷具有很强的冠状血管舒张作用，另因血压升高提高了冠状血管的灌注压力，故冠脉血流量增加。

2. 激动 β_1 受体，兴奋心脏 作用较肾上腺素为弱，可使心肌收缩力加强、传导加速、心率加快和心排出量增加。然而在整体情况下，由于血压升高反射性兴奋迷走神经反而使心率减慢，外周阻力的增大而使心排出量减少。剂量过大、静脉注射过快时，可引起心律失常，但较肾上腺素为少见。

3. 升高血压 小剂量去甲肾上腺素兴奋心脏，使收缩压升高，此时血管收缩作用尚不十分剧烈，故舒张压升高不多而脉压加大。较大剂量时血管强烈收缩，外周阻力明显增高，使收缩压和舒张压升高，脉压变小，导致包括肾、肝等组织的血液灌注量减少（图 8-2）。

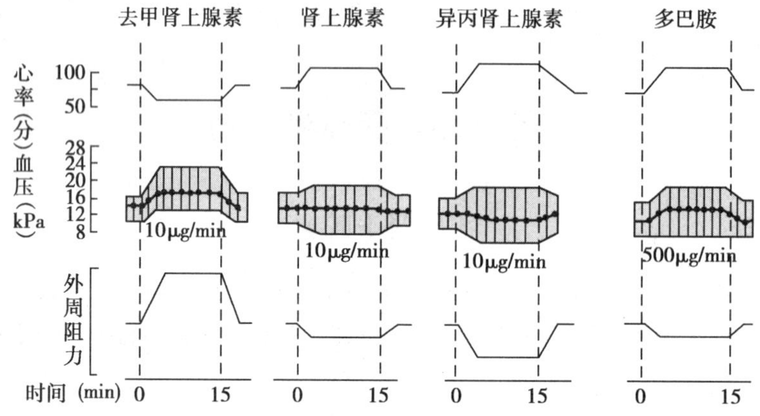

图 8-2 几种拟肾上腺素药对心率、血压及外周阻力的影响比较

4. 其他 对机体代谢的影响较弱，在大剂量时可引起血糖升高；对其他平滑肌作用较弱，但可使孕妇子宫收缩频率增加；对中枢神经系统的作用较肾上腺素弱，其原因为很难通过血 - 脑屏障。

【临床应用】

1. 休克 对神经源性休克，在早期的血压骤降时用小剂量去甲肾上腺素静脉滴注，使收缩压维持在 12kPa（90mmHg）左右，可以保证心、脑等重要器官的血液供应和防止心搏骤停的发生；另对补足血容量后血压仍不能回升或外周阻力及心排出量均低的休克患者也可使用适量的去甲肾上腺素进行治疗。休克的关键是微循环血液灌注不足，此时选用去甲肾上腺素仅是暂时的应急性措施，目的是维持一定的血压以保证心、脑等重要器官的血液供应。有效循环血量、心排出量和一定的血管外周阻力是影响微循环血液灌注的三大因素。如果仅一味地追求升高血压而使用较大剂量的去甲肾上腺素，即便使血压升高了，但因血管收缩过甚，血流阻力过大，微循环血液灌注不增反减。因此，不能大剂量或长时间使用去甲肾上腺素。

2. 药物中毒性低血压　对地西泮、吗啡和氯丙嗪等中枢抑制药物中毒引起的低血压可用去甲肾上腺素纠正。

3. 上消化道出血　取本品 1~3mg，适当稀释后口服，可使食管和胃内血管收缩产生局部止血作用。

【不良反应】

1. 局部组织缺血坏死　静脉滴注药物浓度过高、时间过长或药液漏出血管外，可引起局部缺血坏死。如发现外漏或注射部位皮肤苍白，应更换注射部位，并对原注射部位进行热敷，并用普鲁卡因或酚妥拉明等 α 受体阻断药局部浸润注射，以避免引起局部组织缺血坏死。

2. 急性肾衰竭　滴注时间过长或剂量过大，肾脏血管剧烈收缩，引起少尿、无尿和肾实质损伤。严格控制给药的剂量，在用药期间尿量至少保持在每小时 25ml 以上。

3. 其他　血压升高、心律失常等。

【禁忌证】 高血压、动脉硬化症、器质性心脏病、无尿患者以及孕妇禁用。

间 羟 胺

间羟胺（metaraminol），又称为阿拉明（aramine），性质较稳定，主要作用是激动 α 受体，对 β_1 受体作用较弱；此外，它可被肾上腺素能神经末梢摄取并进入囊泡，通过置换作用促使囊泡中的去甲肾上腺素释放，间接地发挥作用。本品不易被 MAO 破坏。作用较 NA 弱而持久。短时间内连续应用，囊泡内去甲肾上腺素减少，效应逐渐减弱，产生快速耐受性。在产生耐受性时，适当加用小剂量去甲肾上腺素可恢复或增强其升压作用。

本品升压作用可靠，维持时间较长，比去甲肾上腺素较少引起少尿和心悸等不良反应，尚可肌内注射给药，临床上作为去甲肾上腺素的代用品，用于各种休克早期或其他低血压状态。

二、α_1 受体激动药

去氧肾上腺素和甲氧明

去氧肾上腺素（phenylephrine）和甲氧明（methoxamine）都是人工合成品。主要激动 α_1 受体，少具或不具 β 型作用。药理作用与去甲肾上腺素相似而较弱，收缩血管，升高血压，通过迷走神经反射地使心率减慢。由于不被 COMA 催化代谢，作用维持时间较长。除可静脉滴注外也可肌内注射。由于使肾血流量减少比去甲肾上腺素更为明显，已少用于抗休克。可用于防治脊椎麻醉或全身麻醉的低血压和治疗无效的阵发性室上性心动过速。

去氧肾上腺素尚能激动瞳孔扩大肌的 α_1 受体，使之收缩，扩瞳作用比阿托品作用弱，维持时间短，为快速短效扩瞳药。不引起调节麻痹，一般不引起眼内压升高（老年人前房角狭窄者可能引起眼内压升高）。用其 1%~2.5% 溶液滴眼，在眼底检查时作为快速短效的扩瞳药。

第三节 α、β 受体激动药

肾上腺素

肾上腺素(adrenaline,AD;epinephrine)是肾上腺髓质分泌的主要激素,其生物合成主要在髓质嗜铬细胞中首先形成去甲肾上腺素,然后进一步经乙胺-N-甲基转移酶(phenylethanolamine N-methyl transferase,PNMT)的作用,使去甲肾上腺素甲基化形成肾上腺素。药用肾上腺素可从家畜肾上腺提取,或人工合成。理化性质与 NA 相似。

【体内过程】 口服后在碱性肠液及肠黏膜和肝内破坏,吸收很少,不能达到有效血药浓度。皮下注射因能收缩血管,故吸收缓慢。肌内注射的吸收远较皮下注射为快。肾上腺素在体内的摄取与代谢途径与去甲肾上腺素相似。肌内注射作用维持约 10~30 分钟,皮下注射作用可维持 1 小时左右。

【药理作用和作用机制】 肾上腺素是 α 和 β 受体激动药,对 β_1 和 β_2 受体无选择性。

1. 心脏 激动心肌、窦房结和传导系统的 β_1 受体,使心肌收缩力加强、心率加快和传导加速,提高心肌的兴奋性,心脏搏出量和心排出量均增加。肾上腺素还能舒张冠状动脉,增加心肌的血液供应,且作用迅速,是一个强效的心脏兴奋药。可提高心肌代谢率,心肌耗氧量增加,可引起心肌缺血。剂量大或静脉注射过快时,可引起心律失常,甚至心室颤动。全麻药氟烷可使心脏对肾上腺素的敏感性增加,因此氟烷麻醉过量时引起的血压下降,仅用肾上腺素抢救,以免引起肾上腺素的心脏毒性。

2. 血管 主要作用于小动脉及毛细血管前括约肌,因为这些小血管壁的肾上腺素受体密度高;而静脉和大动脉的肾上腺素受体密度低,故作用较弱。能同时激动血管上的 α 和 β 受体,与 α 受体结合产生缩血管作用,与 β_2 受体结合则产生扩血管作用。激动 α_1 受体,使以该受体占优势的皮肤、黏膜血管呈显著的收缩反应,肾脏血管次之,对脑和肺血管收缩作用十分微弱,有时由于血压升高而被动地舒张;激动 β_2 受体,使以该受体为主的骨骼肌血管舒张,也能舒张冠状血管。肾上腺素可增加冠状动脉血流量,因心脏舒张期相对延长及心肌代谢产物腺苷增加所致。可见,肾上腺素可引起血流量重分布。

3. 血压 小剂量时,增加心排出量而使收缩压升高,皮肤黏膜血管收缩和骨骼肌血管舒张使总的外周阻力不变或稍降,舒张压不变或稍降,脉压增大;较大剂量时,兴奋心脏与皮肤、黏膜、肾脏和肠系膜等的血管收缩作用增强,外周阻力显著增高,使收缩压和舒张压均升高,脉压变小;在使用酚妥拉明等 α 受体阻断药物后静脉注射肾上腺素,其收缩血管作用被减弱甚至消失,而 β_2 受体的激动使血管扩张,血压下降,出现"肾上腺素升压作用翻转"。

4. 支气管 激动 β_2 受体,使支气管平滑肌舒张,对处于痉挛状态的平滑肌作用最明显。另还能抑制抗原引起的肥大细胞释放组胺和其他过敏性物质;激动 α_1 受体,支气管黏膜血管收缩和降低毛细血管的通透性,有利于消除支气管黏膜水肿。以上作用均有助于缓解支气管哮喘。

5. 代谢 能提高机体代谢水平,在治疗量时,可使耗氧量升高 20%~30%。α 受体和 β_2 受体的激动都可能致肝糖原分解,故其升高血糖作用较去甲肾上腺素显著。肾上腺素可促进肝糖原分解和糖原异生，升高血糖和乳酸。此外，肾上腺素尚具降低外周组织对葡萄糖摄取的作用。肾上腺素还能激活甘油三酯酶加速脂肪分解，使血液中游离脂肪酸升高。

6. 中枢神经系统　本品不易透过血-脑屏障，故对中枢神经系统无明显作用，大剂量时可出现中枢兴奋症状，如呕吐、激动、肌强直，甚至惊厥等。

【临床应用】

1. 心搏骤停　抢救溺水、麻醉和手术过程中的意外、药物中毒、传染病和心脏传导阻滞等所致的心搏骤停，对电击所致的心搏骤停也可用肾上腺素配合心脏除颤器或利多卡因等除颤，一般用心室内注射，同时必须进行有效的人工呼吸和心脏按压等。

2. 过敏性休克　发生过敏性休克时，因大量过敏介质释放，血管扩张和通透性增加，有效循环血量减少和外周阻力降低，血压下降；支气管收缩，黏膜水肿，呼吸困难。肾上腺素能激动α受体，收缩小动脉和毛细血管前括约肌，降低毛细血管的通透性；激动β受体可改善心功能，缓解支气管痉挛；减少过敏介质释放，扩张冠状动脉，可迅速缓解过敏性休克的临床症状，挽救患者的生命，为治疗过敏性休克的首选药。应用时一般肌内或皮下注射给药，严重病例也可用生理盐水稀释10倍后缓慢静脉注射，但必须控制注射速度和用量，以免引起血压骤升及心律失常等不良反应。

3. 支气管哮喘　用于控制支气管哮喘的急性发作者，临床上皮下或肌内注射能于数分钟内显效。

4. 局部应用　与局麻药配伍。在局麻药注射液中加入适量肾上腺素（一般局麻药中肾上腺素的浓度为1∶250 000，一次用量不要超过0.3mg）可延缓局麻药的吸收，减小中毒的可能性，同时又可延长局麻作用时间。但对患有器质性心脏病和高血压等的患者，以及循环不好部位的手术禁用。另当鼻黏膜和牙龈出血，可将浸有0.1%盐酸肾上腺素的纱布或棉花球填塞出血处。

【不良反应及禁忌证】　主要不良反应有：心悸、烦躁、面色苍白、头痛、震颤、血压升高、心律失常。应用时要严格掌握剂量及给药速度。禁用于器质性心脏病、高血压、冠状动脉病变、甲状腺功能亢进患者。老年人血压剧升有发生脑出血的危险，故慎用。糖尿病患者慎用。

麻　黄　碱

麻黄碱（ephedrine）是从中药草麻黄中提取的生物碱，现已人工合成，化学性质稳定。药用其左旋体或消旋体。

【体内过程】　口服易吸收，皮下及肌注吸收更快。可通过血-脑屏障进入脑脊液，因此有明显的中枢作用。大部分以原形自尿排出，小部分在体内经脱胺氧化而被代谢，代谢和排泄都缓慢，作用持久。

【药理作用】　麻黄碱可直接激动α受体和β受体，也可促进肾上腺素能神经末梢释放去甲肾上腺素而发挥间接作用。与肾上腺素比较，本药具有以下特点：①化学性质稳定，口服有效。②中枢兴奋作用明显，表现为精神兴奋，不安和失眠等。③兴奋心脏、收缩血管和松弛支气管平滑肌等外周作用较弱，且起效慢而持久。血压升高可维持3~6小时，一般内脏血流量减少，但冠脉、脑血管和骨骼肌血流量增加。心率，一般变化不大。这是因为在整体情况下，血压的升高会引起心率反射性减慢，这一作用抵消了它直接加速心率作用之故。④对代谢的影响很微弱。⑤短期内反复给药，作用可逐渐减弱，发生快速耐受性（tachyphylaxis），也称脱敏

(desensitization)。停药数小时后,可以恢复。

【临床应用】

1. 用于鼻黏膜充血及鼻塞。常用0.5%~1%溶液滴鼻,可消除黏膜肿胀。

2. 用于预防支气管哮喘的发作和治疗轻症支气管哮喘。

3. 用于防治某些低血压状态,如用于防治硬膜外和蛛网膜下麻醉所引起的低血压。

4. 用于缓解荨麻疹和血管神经性水肿等过敏反应的皮肤黏膜症状。

【不良反应与禁忌证】 大剂量或遇上高敏者可引起失眠、血压升高、心悸、震颤、焦虑等不良反应。不宜在晚饭后服用或夜间服用,宜加镇静催眠药。禁忌证同肾上腺素。

多　巴　胺

多巴胺(dopamine,DA)为去甲肾上腺素生物合成的前体物,药用为人工合成品。

【体内过程】 口服易在肠和肝中被破坏,口服无效;一般用静脉滴注给药;在体内易被MAO和COMT所灭活,作用时间短;不易通过血-脑屏障,因此外周给药无中枢作用。

【药理作用】 多巴胺主要激动外周的多巴胺受体(DA受体)和α、β受体。

1. 低剂量时　滴注速度约为每分钟2μg/kg,主要激动血管的多巴胺受体,使腺苷酸环化酶激活,细胞内cAMP含量增加,引起肾脏和肠系膜血管及冠状动脉等血管扩张。可增加肾小球滤过率、肾血流量和Na^+的排泄。

2. 剂量略高时　滴注速度约为每分钟10μg/kg,由于激动心肌β_1受体和促进NA释放,表现为正性肌力作用,但心率加速作用不如异丙肾上腺素显著。多巴胺可使收缩压和脉压上升,但不影响或略增加舒张压。

3. 高浓度或更大剂量时　激动α_1受体使血管收缩、肾血流量和尿量减少,收缩压和舒张压均上升。

【临床应用】 用于治疗各种休克,对伴有心收缩力减弱及尿量减少者尤为适宜。治疗时应注意补充血容量及纠正酸中毒。此外可与利尿药合用治疗急性肾衰竭。也可用于急性心功能不全。

【不良反应】 一般较轻,偶见恶心、呕吐。如剂量过大或滴注过快时可出现呼吸困难、心律失常和肾血管收缩引起的肾功能下降等。此时,减慢滴注速度或停药,反应可消失。必要时可用酚妥拉明拮抗。

第四节　β受体激动药

一、β_1、β_2受体激动药

异丙肾上腺素

异丙肾上腺素(isoprenaline)为人工合成品,临床上常用其硫酸盐或盐酸盐。其对β_1、β_2受体选择性强,对α受体无作用。

【体内过程】 口服无效，易在肠黏膜与硫酸结合而失效；气雾剂吸入给药，吸收较快；舌下含药能舒张局部黏膜血管而被迅速吸收；异丙肾上腺素不易透过血-脑屏障；主要在肝及其他组织中被COMT所代谢，较少被MAO代谢，也较少被去甲肾上腺素能神经所摄取，因此其作用维持时间较肾上腺素略长。

【药理作用和机制】 本品对β受体有很强的激动作用。

1. 兴奋心脏　具有典型的β_1受体激动作用，兴奋心脏。有足够回心血量时，心排出量增加。与肾上腺素比较，异丙肾上腺素加速心率和加速传导的作用较强，对窦房结有显著兴奋作用，也能引起心律失常，但较少产生心室颤动。

2. 影响血管和血压　激动β_2受体，主要是舒张骨骼肌血管，对肾血管和肠系膜血管的舒张作用较弱，对冠状动脉也有舒张作用。当以2~10μg/min静脉滴注时，由于心脏兴奋和外周血管舒张，使收缩压升高而舒张压略下降，脉压增大，此时冠脉流量增加。大剂量时也使静脉强烈扩张，有效血容量下降，回心血量减少，心排出量减少，可导致血压下降，此时收缩压和舒张压均下降。

3. 缓解支气管平滑肌痉挛　除血管平滑肌外，本药也激动其他平滑肌的β_2受体，特别对处于紧张状态的支气管、胃肠道平滑肌都具有舒张作用。其对支气管平滑肌的舒张作用比肾上腺素略强，但由于无α受体阻断作用，无收缩支气管黏膜血管现象，故不能消除支气管黏膜水肿，这与肾上腺素不同。具有抑制组胺及其他炎症介质释放的作用。

4. 其他　与肾上腺素比较，升高血糖作用较弱。促进糖原分解及血中游离脂肪酸释放，增加组织的耗氧量。治疗量下，中枢兴奋作用不明显。

【临床应用】

1. 支气管哮喘　舌下或气雾剂吸入给药，疗效快而持续时间长，用于控制支气管哮喘急性发作。

2. 房室传导阻滞　舌下或静脉滴注给药，用于治疗Ⅱ、Ⅲ度房室传导阻滞。

3. 心搏骤停　适用于心室自身节律缓慢，高度房室传导阻滞或窦房结功能衰竭而并发的心搏骤停。

4. 休克　异丙肾上腺素能扩张血管，降低血压，增加心排出量，改善微循环，适用于中心静脉压高、心排出量低的感染性休克。同时由于强烈兴奋心脏，增加心肌耗氧量，易产生心律失常，目前临床已少用。

【不良反应】 常见的不良反应有心悸、头痛、头晕、皮肤潮红等。在支气管哮喘患者，已处于缺氧状态，加以用气雾剂剂量不易掌握，如剂量过大，可致心肌耗氧量增加，易引起心肌梗死、心律失常，甚至产生危险的心动过速及心室颤动。禁用于冠心病、心肌炎和甲状腺功能亢进症等患者。

二、β_1受体激动药

多巴酚丁胺

多巴酚丁胺(dobutamine)为人工合成品，其化学结构与多巴胺相似，其光学异构体药理活性有差别，右旋体可阻断α_1受体，激动β受体；左旋体则激动α_1受体，对β受体激动作用弱。

临床应用的多巴酚丁胺是消旋体，其药理效应是前两者作用的综合，对 β_1 受体激动作用强，对 β_2 受体作用很弱，对 α_1 受体几无作用。与异丙肾上腺素比较，本品的正性肌力作用比正性频率作用显著，不增加心肌氧耗。

口服无效，$t_{1/2}$ 仅为 2 分钟，临床上必须持续静脉滴注给药，适用于短期治疗心脏术后或急性心肌梗死并发的心力衰竭，可增加心排出量，改善心脏泵血功能的同时，很少影响心率和心肌氧耗增加。这是治疗心力衰竭的主要依据。异丙肾上腺素不能用于心力衰竭。多巴酚丁胺还可用于休克治疗，其抗休克疗效优于异丙肾上腺素，且较安全。静脉给药应用 24~48 小时后可产生快速耐受性。

多巴酚丁胺不良反应有血压升高、心悸、头痛、气短等。剂量过大或静滴速度过快时，可引起心律失常和心肌氧耗增加。由于能增加房室传导速度，禁用于梗阻型肥厚性心肌病患者。

三、β_2 受体激动药

本类药物对 β_2 受体激动作用较强，对 β_1 受体作用需较高浓度。常用的有：沙丁胺醇、特布他林、克仑特罗、奥西那林、沙美特罗等。与异丙肾上腺素比较，本类药物具有强大的解除支气管平滑肌痉挛作用，而无明显的心脏兴奋作用。临床主要用于治疗支气管哮喘（详见作用于呼吸系统的药物）。

沙丁胺醇

沙丁胺醇（salbutamol）激动 β_2 受体作用较强，对心脏的兴奋作用为异丙肾上腺素的 1/10。对支气管平滑肌作用强度与异丙肾上腺素相似。给药途径多种，主要用于支气管哮喘的治疗。

特布他林

特布他林（terbutaline）选择性激动 β_2 受体，主要作用为松弛支气管平滑肌，同时也可抑制致痉物的释放和水肿的发生，可舒张子宫平滑肌。本品口服或吸入均有效，其中口服给药扩张作用持续达 8 小时。适用于支气管哮喘、慢性支气管炎、肺水肿及其他伴有支气管痉挛的肺部疾病。

相关链接

作为交感神经递质的去甲肾上腺素（NE）及内分泌激素的肾上腺素（AD）参与体内多数器官功能的调节，而这种调节都要通过靶器官上的肾上腺素受体（adrenergic receptor，AR）来实现。此外，在所有与 G 蛋白耦联的膜表面受体中，AR 是目前了解最清楚的一种，因而 AR 又可作为研究整个 G 蛋白耦联受体家族的一个理想模型。由于这两种原因，研究 AR 具有非常重要的意义。

随着物种的起源与进化，AR 有一个从无到有、从少到多、从简单到复杂的进化趋势。例如，在过去的十几年中，α_1-AR 和 α_2-AR 均被进一步分为三种亚型，α_{1A}-、α_{1B}-、α_{1D}-、α_{2A}-、α_{2B}- 和 α_{2C}-AR。α_1-AR 通常调节效应器的反应，α_2-AR 则主要调节神经递质的释放。此外，

还有大量的功能学的证据表明另有其他的肾上腺素受体亚型存在，如 α_{1L}-AR，其拮抗剂可用于良性前列腺增生的治疗。近年来的研究表明人类心脏除了有 α_1-AR、β_1-AR 及 β_2-AR 亚型外，β_3-AR 的表达与否尚有争议，而 β_4-AR 是否存在也尚无定论，目前，β_4-AR 还未被克隆出来。有趣的是，在物种的进化过程中，最先出现的是 β-AR，此后才出现了 α-AR。现已清楚，交感神经、血液循环中的儿茶酚胺类物质以及 AR 激动剂可通过激活 β-AR 而加快心率、增强心肌收缩力及自动节律性等。可见，β-AR 的早期发生对于生物更好地适应外界环境起着重要的作用。α_1-AR 和 α_2-AR 较 β-AR 出现得晚，在头索类动物分化以后才广泛分布于各种更高级的物种中。事实上，α_1-AR 和 α_2-AR 的出现，是对 β-AR 的补充，有助于中枢神经系统及血液循环中儿茶酚胺类物质对机体的进一步精细调节。

学习小结

1. 拟肾上腺素药物按照结构分为儿茶酚胺类和非儿茶酚胺类。儿茶酚胺类药物包括去甲肾上腺素、肾上腺素、多巴胺、异丙肾上腺素、多巴酚丁胺等，非儿茶酚胺类药物包括麻黄碱、间羟胺、去氧肾上腺素、沙丁胺醇等。

2. 去甲肾上腺素可激动 α 受体，对 β_1 受体激动作用较弱，对 β_2 受体无作用。激动 α_1 受体，收缩血管；激动 β_1 受体，兴奋心脏；可升高血压。临床用于抗休克、药物中毒性低血压和上消化道出血等治疗。

3. 肾上腺素可激动 α 和 β 受体。激动心肌、窦房结和传导系统的 β_1 受体，兴奋心脏；能同时激动血管上的 α 和 β 受体，与 α 受体结合产生缩血管作用，与 β_2 受体结合则产生扩血管作用；小剂量使收缩压升高，较大剂量使收缩压和舒张压均升高；激动 β_2 受体，使支气管平滑肌舒张；能提高机体代谢水平；对中枢神经系统无明显作用。临床用于心搏骤停、过敏性休克、支气管哮喘等治疗。

4. 异丙肾上腺素可激动 β 受体。激动 β_1 受体使心脏兴奋；激动骨骼肌血管 β_2 受体使其舒张；可导致血压下降；激动支气管平滑肌 β_2 受体可缓解支气管平滑肌痉挛。临床用于支气管哮喘、房室传导阻滞、心搏骤停和休克等治疗。

复习参考题

1. 青霉素所致的过敏性休克时，为何用肾上腺素抢救？
2. 简述异丙肾上腺素的药理作用、临床应用。
3. 麻黄碱与肾上腺素比较有哪些特点？

（贾绍华）

第九章

肾上腺素受体阻断药

学习目标

掌握 β受体阻断药药理作用和临床应用。

熟悉 酚妥拉明、酚苄明、普萘洛尔的作用及应用。

了解 拉贝洛尔的药理作用与临床应用。

肾上腺素受体阻断药(adrenoceptor blocks)或又称肾上腺素受体拮抗药(adrenoceptor antagonists)。本类药物选择性地与肾上腺素受体结合后,不激动或较少激动受体,却阻碍了去甲肾上腺素能神经递质及肾上腺素等受体激动药与受体结合,从而拮抗肾上腺素受体激动药的作用。其药理效应强度受机体去甲肾上腺素能神经张力高低的影响。根据对α受体和β受体选择性的不同,这类药物分为α受体阻断药、β受体阻断药和α、β受体阻断药三大类。由于阻断不同的受体表现出不同的药理作用,其临床应用也各有侧重。α受体阻断药主要用于治疗血管痉挛性疾病、嗜铬细胞瘤和高血压;β受体阻断药主要用于高血压、心律失常、心绞痛、甲状腺功能亢进等疾病的治疗;α、β受体阻断药主要用于高血压的治疗。

第一节 α受体阻断药

α受体阻断药能阻断去甲肾上腺素能神经递质及肾上腺素等受体激动药对α受体的激动作用,它们的主要药理作用能引起动静脉血管扩张,外周阻力降低,血压下降。可使肾上腺素的升压翻转为降压,即"肾上腺素作用的翻转"(adrenaline reversal)。这是因为肾上腺素可激动α受体和β_2受体,当其α受体激动作用被阻断,而β_2受体激动导致骨骼肌血管扩张,使血压下降(图9-1)。

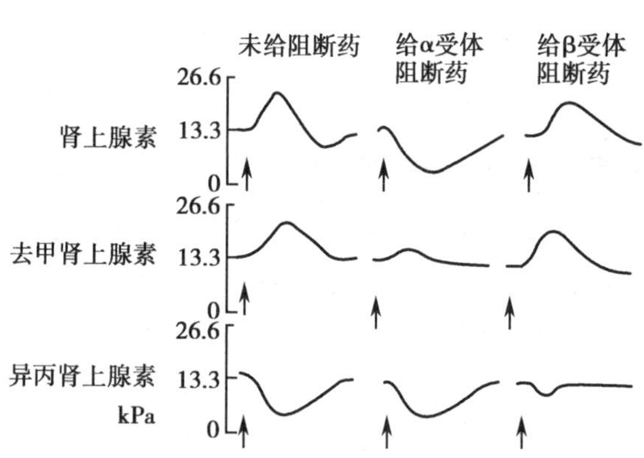

图9-1 给不同拟肾上腺素药受体阻断药前后,儿茶酚胺对血压的影响比较

根据α受体阻断药对α受体亚型的选择性不同,可将其分为三类:①α_1、α_2受体阻

断药，对 α_1 和 α_2 受体均有阻断作用（如酚妥拉明）；②α_1 受体阻断药，选择性地阻断 α_1 受体（如哌唑嗪）；③α_2 受体阻断药，选择性地阻断 α_2 受体（如育亨宾）。其中育亨宾因其作用复杂，无临床意义，仅作为工具药用于实验研究。

一、α_1、α_2 受体阻断药

这类药对 α_1 和 α_2 受体选择性很低。根据药物作用时间的长短分为两类：

1. 短效类　有酚妥拉明和妥拉唑啉。它们与 α 受体的结合疏松（与受体以氢键、离子键和范德华引力结合），阻断作用弱而短。大剂量儿茶酚胺能竞争性拮抗其阻断作用，故又称为竞争性 α 受体阻断药（图 9-2）。

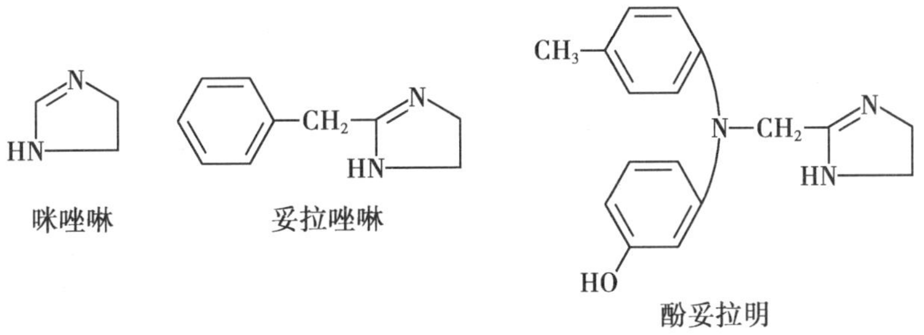

咪唑啉　　妥拉唑啉　　酚妥拉明

图 9-2　短效 α 受体阻断药的化学结构

2. 长效类　以酚苄明为代表。其与 α 受体牢固结合（与受体以共价键结合），大剂量儿茶酚胺不能取消其阻断作用，必须待其完全消除后作用才会消失，故作用强而持久。

（一）短效类

本类药物皆为咪唑啉（imidazoline）的衍生物（图 9-2），它们以氢键、离子键和范德华力与受体结合，结合力弱，容易解离，作用温和，维持时间短。与儿茶酚胺竞争结合受体，故又称为竞争性 α 受体阻断药。

酚妥拉明

酚妥拉明（phentolamine）。

【体内过程】　口服酚妥拉明吸收差，生物利用度低，疗效仅为注射给药的 1/5，口服 30 分钟后血药浓度才达高峰，故临床上常采用肌内注射或静脉给药，2~5 分钟即起作用，肌内注射作用维持 30~45 分钟。体内代谢迅速，大多以无活性的代谢物从尿中排泄，作用时间短，$t_{1/2}$ 约为 1.5 小时。

【药理作用和机制】　酚妥拉明与 α 受体可逆性结合，选择性阻断 α_1、α_2 受体；对 β 受体无作用。

1. 血管与血压　静脉注射酚妥拉明，能通过直接舒张血管平滑肌及大剂量时阻断 α 受体作用，使血管舒张，外周阻力下降，血压下降。

2. 心脏　酚妥拉明对心脏有兴奋作用，表现为心肌收缩力加强，心率加快、心排出量增加。心脏兴奋的原因：一是血管舒张、血压下降引起的反射作用；二是阻断去甲肾上腺素能神

经末梢突触前膜的 α_2 受体,促进去甲肾上腺素释放所引起的,偶可致心律失常。

3. 其他 有拟胆碱作用,使胃肠平滑肌兴奋;有组胺样作用,使胃酸分泌增加,皮肤潮红等。

【临床应用】

1. 外周血管痉挛性疾病 如对肢端动脉痉挛性疾病、血栓闭塞性脉管炎等均有效。

2. 治疗组织缺血坏死 在静滴去甲肾上腺素发生外漏时,可用本药 5ml 溶于 10~20ml 生理盐水中,作皮下浸润注射。

3. 休克 适用于感染性、心源性和神经源性休克。酚妥拉明能解除小血管痉挛,使毛细血管前括约肌开放,增加组织血液灌注量,改善微循环,又加强心肌收缩力,降低外周阻力及心脏后负荷,增加心排出量,降低肺循环阻力,防止肺水肿发生,这些均有利于休克的纠正。注意,在用药前必须补足血容量,否则可致血压下降。临床抗休克时也常用本药与去甲肾上腺素合用,目的是对抗去甲肾上腺素的 α 受体激动效应,保留其 β_1 受体激动作用,加强心肌收缩力,增加心排出量. 提高抗休克效果。

4. 急性心肌梗死和顽固性充血性心力衰竭 在急性心肌梗死及充血性心脏病所致的心力衰竭,因心排出量不足,交感张力增加,外周阻力增高,肺动脉压力升高和肺充血,易产生肺水肿。在应用常规治疗无效时选用酚妥拉明等血管扩张药扩张小动脉,降低外周阻力,使心脏后负荷明显降低,改善心脏泵血功能;扩张小静脉,减少回心血量,使左心室舒张末期压力与肺动脉压下降,心排出量增加,消除肺水肿。这些均有利于心衰的纠正。

5. 嗜铬细胞瘤 嗜铬细胞瘤主要症状是持续高血压。酚妥拉明能缓解因嗜铬细胞瘤分泌大量肾上腺素而引起的高血压及高血压危象,使患者血压下降。可用于嗜铬细胞瘤的辅助诊断和此病骤发高血压危象以及手术前的准备,但可靠性及安全性较差。

【不良反应】 常见有腹痛、腹泻、恶心和呕吐等消化道不良反应,可诱发或加重消化道溃疡病。注射量过大时可引起直立性低血压、心动过速、心律失常和心绞痛。冠心病、胃炎、胃、十二指肠溃疡患者慎用,严重动脉硬化及肾功能不全者禁用。

妥拉唑啉

妥拉唑啉(tolazoline)与酚妥拉明相似。其对 α 受体阻断作用较弱,但组胺样作用和拟胆碱作用较强。口服和注射都易吸收,大部分以原形从肾小管排泄。口服吸收较慢,排泄较快,效果远不及注射给药,故以注射给药为主。由于不良反应多,应用少,主要用于外周血管痉挛性疾病的治疗,局部浸润注射用以处理去甲肾上腺素静脉滴注时药液外漏。

(二) 长效类

酚苄明为人工合成品,其化学结构属氯化烷基胺类。酚苄明进入人体后,分子中的氯乙胺基环化,形成乙撑亚胺基。后者与 α 受体形成共价键结合,即使应用大量的儿茶酚胺也难与之竞争,故又称为非竞争性 α 受体阻断药。

酚苄明

酚苄明(phenoxybenzamine)。

【体内过程】 口服吸收差,只有 20%~30% 被吸收;局部刺激性强,不作皮下或肌内注射,常采用口服或缓慢静脉注射给药。起效慢,静注需数小时才起效。本药脂溶性高,大剂量用药可积蓄于脂肪组织中，然后缓慢释放，另因排泄缓慢，一次用药的作用可维持 3~4 天。

【药理作用和机制】 酚苄明可阻断 α_1 受体和 α_2 受体，但对 α_1 受体的阻断作用比对 α_2 受体强，可使血管扩张，外周阻力下降，改善微循环，作用强大而持久。对正常人血压影响小，当患者血容量减少或处于体位直立时，酚苄明的降压作用更明显，由于血压下降引起交感神经兴奋，同时阻断突触前膜 α_2 受体作用和神经末梢 NA 重摄取被抑制，促进 NA 释放而兴奋心脏，使心率加速。本品尚有较弱的抗 5-HT、抗组胺及抗胆碱作用。

【临床应用】

1. 外周血管痉挛性疾病　因作用持久，疗效优于酚妥拉明。

2. 治疗嗜铬细胞瘤　包括本病发作时的血压升高、手术前的准备以及不能手术患者的内科治疗。

3. 抗休克　在补足血容量的基础上治疗效果好，否则对治疗不利。主要用于失血性、创伤性和感染性休克，起效慢，临床上不如酚妥拉明。

【不良反应】 常见的有直立性低血压，鼻塞和心悸；口服可致恶心，呕吐及嗜睡，疲乏等。静脉注射时必须缓慢，用前补足血容量和密切监护。

二、α_1 受体阻断药

哌唑嗪、特拉唑嗪及多沙唑嗪

哌唑嗪（prazosin）、特拉唑嗪（terazosin）及多沙唑嗪（doxazosin）等药物对动脉和静脉上的 α_1 受体有较高的选择性阻断作用。而对 α_2 受体的阻断极弱，与酚妥拉明等 α_1 受体和 α_2 受体阻断药相比，在扩张血管、减小外周阻力、降低血压的同时，加快心率的作用较弱。临床主要用于高血压和顽固性心功能不全的治疗。

三、α_2 受体阻断药

育　亨　宾

育亨宾（yohimbine）为选择性 α_2 受体阻断药。育亨宾主要用作实验研究中的工具药，也可用于治疗男性性功能障碍或糖尿病患者的神经病变。

第二节　β 受体阻断药

β 受体阻断药（β-adrenoceptor blockers，β-adrenoceptor antagonists）能选择性地与 β 受体结合，竞争性拮抗去甲肾上腺素能神经递质或肾上腺素受体激动药的 β 受体激动作用。机体去甲肾上腺素能神经张力水平可影响 β 受体阻断药的药效。此类药对处于休息状态的正常人的心脏作用较弱，但在运动或病理因素（如心力衰竭）引起交感神经张力增高时，则对心脏的抑制作用明显。

【构效关系】 β 受体阻断药都具有相似的基本结构，其与 β 受体亲和力强主要体现在都为异丙基的取代物。这类药物的基本结构包括：①一端带异丙基的仲胺，与 β 受体亲和力有关；②一端为芳香环，药物与 β 受体结合后，能产生激动作用还是阻断作用，与“取代芳环或杂环”部分的结构有关，具有“儿茶酚环”结构的异丙肾上腺素具有激动作用；如去掉“儿茶酚环”的两个酚羟基，则激动作用大为减弱；如“儿茶酚环”被“萘环”或“杂环”取代，则产生阻断作用；增加氨基与芳香环间的距离，可加强药物的 β 受体阻断作用。因此许多 β 受体阻断药在异丙基与芳香环之间比异丙肾上腺素增加了“—O—CH_2—”基团。此外，本类药物作用具有立体特异性，左旋体的作用为右旋体 50~100 倍（图 9-3）。

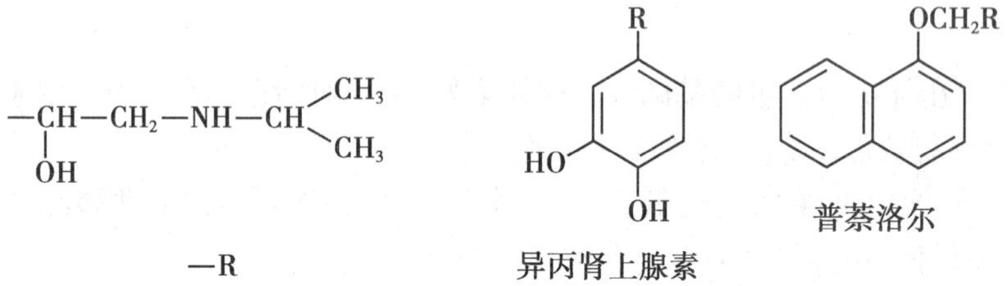

$$\text{—}\underset{\text{OH}}{\underset{|}{\text{CH}}}\text{—}CH_2\text{—NH—CH}\begin{matrix}\diagup CH_3\\ \diagdown CH_3\end{matrix}$$

—R

R　HO　OH　异丙肾上腺素

OCH_2R　普萘洛尔

图 9-3　β 受体阻断药的构效关系

【药理作用和作用机制】

1. β 受体阻断作用

(1) 心脏：对正常休息时心脏作用较弱，当心脏交感神经张力增强时（如运动等），则对心脏的抑制作用明显。主要是由于阻断心脏 $β_1$ 受体，减慢心率，降低心肌收缩力和心排出量，降低心肌耗氧量。除此之外，还具有延缓心房和房室结的传导，延长房室结的有效不应期作用。

(2) 血管与血压：非选择性 β 受体阻断药可阻断 $β_2$ 受体，加之心排出量减少而反射性引起交感神经兴奋，使血管收缩，外周阻力增加。各器官血管，如肝、肾、骨骼肌以及冠状血管的血流量都有不同程度的下降（脑血管除外）；长期应用总外周阻力可恢复至原来水平。β 受体阻断药对正常人血压影响不明显，而对高血压患者具有降压作用。本类药物用于治疗高血压，疗效可靠，表现为收缩压和舒张压均显著下降，但其降压机制复杂，可能涉及药物对多系统 β 受体阻断的结果。

(3) 支气管平滑肌：β 受体阻断药使支气管平滑肌收缩而增加呼吸道阻力。此作用对正常人影响较小；而对支气管哮喘患者，有时可诱发或加重哮喘的急性发作。选择性 $β_1$ 受体阻断药此作用较弱。

(4) 代谢：一般认为人类脂肪的分解主要与 $β_1$ 和 $β_3$ 受体激动有关，而肝糖原的分解与 α 受体和 $β_2$ 受体有关。因此 β 受体阻断药可抑制交感神经兴奋所引起的脂肪分解，当 β 受体阻断药与 α 受体阻断药合用时则可拮抗肾上腺素的升高血糖的作用。普萘洛尔并不影响正常人的血糖水平也不影响胰岛素的降低血糖作用，但能延缓用胰岛素后血糖水平的恢复。这可能是其抑制了低血糖引起儿茶酚胺释放所致糖原分解。

(5) 肾素：$β_1$ 受体阻断药能减少交感神经兴奋所致肾素的释放，其作用部位可能在肾小球旁细胞的 $β_1$ 受体上，这可能是其降血压作用机制之一。

2. 膜稳定作用　实验证明，有些 β 受体阻断药具有局部麻醉作用和奎尼丁样的作用。这两种作用都由于其降低细胞膜对离子的通透性所致，故称为膜稳定作用。稳定心肌细胞膜能降低其兴奋性和延长有效不应期,因而具有抗心律失常作用。对人离体心肌细胞的膜稳定作用仅在高于临床有效血浓度几十倍时才能发挥。此外,无膜稳定作用的β受体阻断药仍然对心律失常有效。因此,认为这一作用在常用量时与其治疗作用的关系不大。

3. 内在拟交感活性　有些β受体阻断药在与β受体结合时除具有阻断作用外,还会产生一定程度的β受体激动效应,称为内在拟交感活性(intrinsic sympathomimetic activity,ISA)。具有ISA的β受体阻断药的特点有:对心脏抑制作用和对支气管平滑肌收缩作用较弱;增加药物剂量或体内儿茶酚胺处于低水平状态时,可产生心率加快和心排出量增加等作用。由于这种作用较弱,一般被其β受体阻断作用所掩盖。ISA较强的药物在临床应用时,其抑制心收缩力,减慢心率和收缩支气管作用,一般较不具ISA的药物为弱。

4. 其他　β受体阻断药尚有降低眼内压的作用,这可能由减少房水的形成所致。此外,β受体阻断药尚有抗血小板聚集作用。

【临床应用】

1. 心律失常　对多种原因引起的快速型心律失常有效,如窦性心动过速、全身麻醉、交感神经功能亢进或拟肾上腺素药引起的心律失常有效。

2. 心绞痛和心肌梗死　对劳累型心绞痛有良好的疗效,长期应用可降低心肌梗死的复发率和猝死率,用量比抗心律失常时剂量大。

3. 高血压　能使高血压患者的血压下降,同时伴有心率减慢。

4. 充血性心力衰竭　在心肌状态严重恶化前早期应用,对某些充血性心力衰竭患者能缓解症状,改善预后。

5. 其他　用于焦虑状态,甲状腺功能亢进及甲状腺危象的辅助治疗,对控制激动不安、心动过速和心律失常等症状有效,并能降低基础代谢率;噻吗洛尔常局部应用用于治疗原发性开角型青光眼,也可用于嗜铬细胞瘤和肥厚型心肌病;普萘洛尔试用于偏头痛、肌震颤、肝硬化的上消化道出血等。

【不良反应】 一般常见的不良反应有恶心、呕吐、轻度腹泻等消化道症状,停药后迅速消失。偶见过敏性皮疹和血小板减少等。严重不良反应为急性心力衰竭。此外,可增加呼吸道阻力,诱发支气管哮喘。长期应用无内在拟交感活性的β受体阻断药后突然停药,可使原来病症加重,这与β受体上调有关。

禁用于严重左室功能减退、窦性心动过缓、重度房室传导阻滞和支气管哮喘等患者;慎用于心肌梗死患者。即使是β_1受体选择性阻断药,仍应慎用于支气管哮喘患者。主要由肝脏消除的β受体阻断药,当肝功能不良时应慎用。

根据对β_1、β_2受体的选择性和是否有ISA的重要特性,β受体阻断药可分为三大类5小类。

一、β_1、β_2受体阻断药

(一)无内在活性的β_1、β_2受体阻断药

普萘洛尔

普萘洛尔(propranolol,心得安,inderal)为最早投入临床应用的β受体阻断药,是等量的左旋和右旋异构体混合得到的消旋品,仅左旋体有阻断β受体的活性。

【体内过程】口服吸收完全，首过效应明显，生物利用度仅为30%，使用剂量超过肝的消除能力时，其生物利用度可提高；与血浆蛋白结合率为90%，易于通过血-脑屏障和胎盘，也可分泌于乳汁中；主要在肝脏代谢，其代谢产物90%以上从肾排泄；口服相同剂量的普萘洛尔，不同个体的血浆高峰浓度相差可达20倍之多(表9-1)，血浆高峰时间为1~3小时，$t_{1/2}$为2~5小时。

表9-1　β受体阻断药某些生物特性的比较

药物	对β_1、β_2的选择性	有效血药浓度（μg/ml）	内在拟交感活性	膜稳定作用	主要消除途径	口服生物利用度（%）	口服血浆浓度个体差异
普萘洛尔	–	0.05~0.1	–	+	肝	30	20倍
阿昔洛尔	–	0.05~0.1	++	+	肝	10	10~25倍
醋丁洛尔	β_1	0.2~2.0	++	+	肝	40	
吲哚洛尔	–	0.05~0.1	++	+	肝肾	85	4倍
阿替洛尔	β_1	0.2~0.5	–	–	肾	50	
美托洛尔	β_1	0.05~0.1	–	–	肝	40	5倍
拉贝洛尔	–*	0.7~3.0	–	+	肝	30	
噻吗洛尔	–	0.005~0.01	–	–	肝	55	
纳多洛尔	–	0.05~0.1	–	–	肾	30	

*对α受体也有阻断作用

【药理作用和临床应用】普萘洛尔为典型β受体阻断药，对β_1、β_2受体无选择性，没有内在拟交感活性，膜稳定作用较强。用药后使心肌收缩力减慢，高血压患者血压下降，并收缩支气管平滑肌，增加呼吸道阻力。临床常用于治疗心律失常、心绞痛、高血压和甲亢等症，也用于治疗焦虑症、肌颤动、肝硬化的上消化道出血及预防偏头痛。

【不良反应】一般不良反应为恶心、呕吐、轻度腹泻、便秘以及疲乏、失眠等，停药后自动消失。严重不良反应可见急性心力衰竭、房室传导阻滞、诱发支气管哮喘以及引起雷诺病症状，如肢冷等。本品禁用于心功能不全、窦性心动过缓、房室传导阻滞及支气管哮喘等症。肝功能不全患者慎用。

噻吗洛尔

噻吗洛尔(timolol，blocadren)是非选择性β受体阻断药，无内在拟交感活性，无膜稳定作用。为目前作用最强的β受体阻断药。阻断β受体作用较普萘洛尔强5~10倍，心血管作用和用途类似于普萘洛尔。本品可减少房水的生成，局部滴眼4小时后眼内压开始下降，持续12~24小时。我国现常用其滴眼剂，降低眼内压治疗青光眼。本品0.1%~0.5%疗效与毛果芸香碱1%~4%相近或较优，每日滴眼两次即可，且无缩瞳和调节痉挛等不良反应。

纳多洛尔

纳多洛尔（nadolol）是作用时间较长的非选择性β受体阻断药，阻断β受体的作用强度是普萘洛尔的2~9倍，无膜稳定作用及内在拟交感活性。纳多洛尔在体内代谢不完全，吸收量的70%以原形从肾脏排泄，20%经胆道从粪便中排出。$t_{1/2}$12~24小时，作用持久，t_{max}1~4小时，每天给药一次。主要用于高血压、心绞痛及心律失常。由于可增加肾血流量，为肾功能不全者的首选药物。也可用于甲状腺功能亢进和预防偏头痛等。不良反应与普萘洛尔类似。

(二) 有内在活性的 β_1、β_2 受体阻断药

吲哚洛尔

吲哚洛尔(pindolol)对 β_1、β_2 受体无选择性,其阻断作用比普萘洛尔强 6~15 倍。有较强的内在拟交感活性和较弱膜稳定作用。口服吸收完全,生物利用度约为 85%,血浆蛋白结合率为 40%~60%。半数药物在肝中代谢,代谢物及原形药物从尿中排出,血浆 $t_{1/2}$ 3~4 小时。可激动血管平滑肌 β_2 受体而致的舒张血管作用有利于血压的治疗。对于心肌所含少量 β_2 受体的激动又可减少心肌抑制作用。临床用于心律失常、高血压、心绞痛和甲状腺功能亢进等。

几种 β 受体阻断药的化学结构见图 9-4。

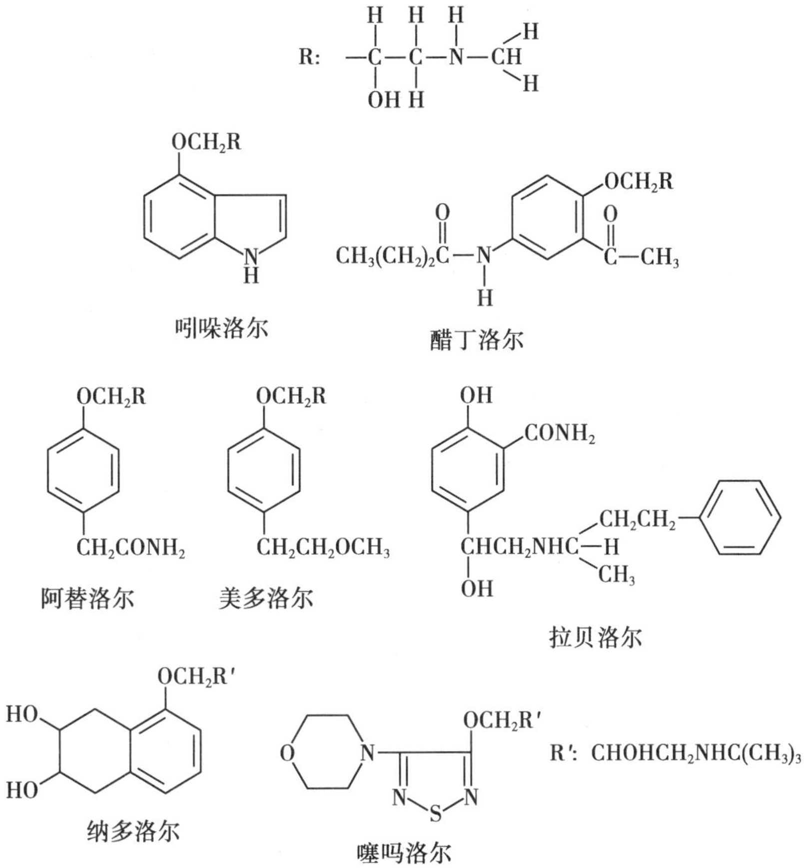

R: —CH(OH)—CH₂—NH—CH(CH₃)₂

OCH₂R

吲哚洛尔

醋丁洛尔

OCH₂R

CH_2CONH_2

阿替洛尔

OCH₂R

$CH_2CH_2OCH_3$

美多洛尔

OH CONH₂ CHCH₂NHC—H CH₂CH₂ CH₃ OH

拉贝洛尔

HO HO OCH₂R′

纳多洛尔

OCH₂R′

噻吗洛尔

R′: $CHOHCH_2NHC(CH_3)_3$

图 9-4 几种 β 受体阻断药的化学结构

二、β_1 受体阻断药

(一) 无内在活性的 β_1 受体阻断药

美托洛尔

美托洛尔(metoprolol,贝他乐克,betaloc)可选择性阻断 β_1 受体,几无膜稳定作用。口服吸收完全，有首过效应，生物利用度为40%。用药后1.5小时达血药浓度高峰，血药浓度个体差异较大，相差5倍之多，其与遗传多态性有关。血浆蛋白结合率为12%，可通过血-脑屏障和胎盘屏障。在肝脏中代谢，约90%从尿中排泄，也可从乳汁中分泌。血浆 $t_{1/2}$ 3~4小时。

用于各种高血压、心绞痛及室上性心律失常。也用于甲状腺亢进和偏头痛等。静脉给药可用于急性心肌梗死患者的初期治疗。副作用少，可出现胃部不适、头昏、多梦及疲倦等症状。

阿替洛尔

阿替洛尔（atenolol；氨酰心安，tenormin）可选择性阻断 β_1 受体，无内在拟交感活性。口服吸收不完全，生物利用度为50%左右，血药浓度高峰出现在用药后2~4小时。血浆蛋白结合率低，因极性大，仅少量药物进入大脑。大多数以原形从肾脏排泄，血浆 $t_{1/2}$ 6~7小时。主要用于治疗高血压、心律失常及心绞痛等。尚可用于甲状腺亢进、偏头痛及肌震颤等。哮喘患者需慎用。

艾司洛尔

艾司洛尔（esmolol）是一种超短效的β受体阻断药，对心脏 β_1 受体有选择性阻断作用，无膜稳定作用。静脉滴注给药，起效快，作用时间短。血浆 $t_{1/2}$ 仅为8分钟左右。主要用于室上性快速型心律失常的紧急状态，可迅速有效控制麻醉、手术中及手术后出现的心动过速和高血压。也可用于急性不稳定型心绞痛。不良反应为低血压，可见轻度头晕、头痛和恶心等症状。

（二）有内在活性的 β_1 受体阻断药

醋丁洛尔

醋丁洛尔（acebutolol）是中长效的 β_1 受体阻断药，有内在拟交感活性和膜稳定作用。易从肠道吸收。不易透过血-脑脊液屏障，中枢作用弱。$t_{1/2}$ 3~6小时。在肝内转化成仍有β受体阻断作用的代谢产物。可用于高血压、心绞痛和心律失常等的治疗。不良反应与其他β受体阻断药相似，但因其内在拟交感活性，减慢心率作用要比普萘洛尔弱。

三、α、β受体阻断药

拉贝洛尔

拉贝洛尔（labetolol；柳胺苄心定，presdate）的化学结构含有2个手性C，具有“RR，RS，SR和SS”4种立体异构体。其中的“R，R”型主要阻断β受体，对 β_2 受体具有某些内在拟交感活性；“R，S”型几乎没有肾上腺素受体阻断作用；“S，R”型几乎没有β受体阻断作用，对α受体的阻断作用最强；“S，S”型缺乏β受体的阻断作用。临床使用的是拉贝洛尔的混旋体，兼有α受体和β受体阻断作用，对β受体阻断作用为对α受体阻断作用的5~10倍。本品多用于中度和重度高血压病，也可用于心绞痛等。主要通过阻断β受体抑制心脏和阻断α受体舒张血管，从

而发挥较好的疗效。此外尚有增加肾血流量的作用。不良反应较少，主要表现为恶心、呕吐、出汗及皮疹等。直立性低血压较多见。少数患者可发生肝损伤。

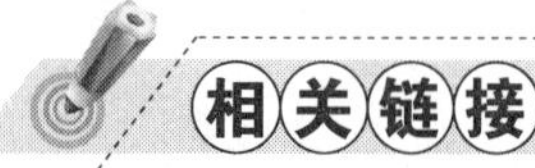

β受体阻断药的发现和应用是20世纪心血管药物治疗发展史上的一个重要里程碑，目前已广泛用于多种心血管疾病（高血压、冠心病、心律失常、心力衰竭等）的临床治疗。β受体阻断药的历史可追溯到20世纪60年代。1964年，第一个β受体阻断药普萘洛尔上市，用于治疗心绞痛和高血压，英国科学家Black J.W.亦因此项发明于1988年获得诺贝尔奖。20世纪70年代，β受体阻断药开始广泛用于临床治疗高血压。

β受体阻断药的阻断作用与抗高血压相关，通过降低心排出量、抑制肾素分泌、调节中枢的降压机制、阻断突触前膜的β受体、抑制去甲肾上腺素的释放等作用而降低血压，是抗高血压的一线药物。适应于年轻高血压患者、高心排出量和高肾素活性的患者，也适应于高血压伴劳力性心绞痛、心肌梗死、心力衰竭以及偏头痛、肌震颤、焦虑症的患者。2003年欧洲高血压治疗指南指出，利尿剂、β受体阻断药、钙通道阻滞剂、ACE抑制剂与血管紧张素受体拮抗剂（ARB）五类药物均可作为高血压的起始治疗和维持治疗。并提出了β受体阻断药的特异适应证，更适合于伴有心绞痛、心肌梗死后、外周血管病、颈动脉粥样硬化及妊娠妇女使用。

近年来，随着许多新型β受体阻断药的问世及其在心血管领域适应证的不断拓宽，目前此类药物已经在原发性高而压的治疗中占有举足轻重的地位。

学习小结

1. 抗肾上腺素药根据对α受体和β受体选择性的不同，这类药物分为α受体阻断药、β受体阻断药和α、β受体阻断药三大类。

2. α受体阻断药作用特点：①α_1、α_2受体阻断药酚妥拉明、酚苄明均可用于外周血管痉挛性疾病的治疗，但酚苄明更强一些，这和其与受体的结合形式有关。同时两者结合治疗嗜铬细胞瘤。②α_1受体阻断药哌唑嗪、特拉唑嗪及多沙唑嗪等临床主要用于高血压和顽固性心功能不全的治疗。③α_2受体阻断药育亨宾用于治疗男性性功能障碍或糖尿病患者的神经病变。

3. β受体阻断药药理作用及应用：①β受体阻断作用：当心脏交感神经张力增强时，对心脏具有明显的抑制作用。可减慢心率，降低心肌收缩力和心排出量，降低心肌耗氧量。临床用于心绞痛、心肌梗死和充血性心力衰竭的治疗；非选择性β受体阻断药可使血管收缩，外周阻力增加；对高血压患者具有降压作用，这与药物对多系统β受体阻断有关；β受体阻断药可抑制交感神经兴奋所引起的脂肪分解。②具有膜稳定作用，因而具有抗心律失常作用。③内在拟交感活性。

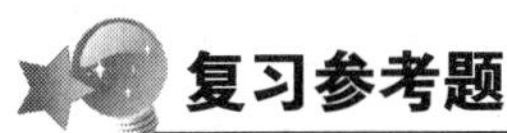

复习参考题

1. 简述肾上腺素作用的翻转。
2. 简述酚妥拉明的临床用途。
3. 简述β受体阻断药的药理作用和临床应用。

（贾绍华）

第十章

麻 醉 药

学习目标

掌握 常用局麻药普鲁卡因、利多卡因的作用特点与临床应用。

熟悉 主要局麻方法(表面麻醉、浸润麻醉、传导麻醉、蛛网膜下腔麻醉、硬脊膜外腔阻滞麻醉)。

了解 吸入性麻醉药的药动学和药理学作用特点;静脉麻醉剂氯胺酮的特点。

麻醉药物(anaesthetics)是指能使整个机体或机体局部暂时、可逆性失去知觉及痛觉的药物。根据其药理学作用性质、临床应用及给药途径等不同,麻醉药物可分为两大类:局部麻醉药(local anesthetics)和全身麻醉药(general anesthetics)。

第一节 局部麻醉药

一、概 述

局部麻醉药简称局麻药,是一类能作用于神经末梢或神经干,可逆性阻断感觉神经冲动传导,在意识清醒的条件下引起局部痛觉暂时消失,以便顺利进行局部的手术和治疗的药物。局麻药广泛用于口腔科、眼科、妇科和外科小手术中以暂时解除疼痛。理想的局麻药应具备如下特性:①局麻作用强,吸收快,作用时间长;②无明显毒性,安全范围大(有效剂量与中毒剂量的差值范围);③穿透神经组织的能力强;④性质稳定,可制成水溶液等。

【化学结构与分类】 绝大多数局部麻醉药的结构可以概括如下的基本麻醉骨架:骨架由三部分构成,亲脂性部分Ⅰ,中间连接链Ⅱ、Ⅲ,亲水性部分Ⅳ(图 10-1)。

1. 亲脂性部分(Ⅰ) 局部麻醉药的必需部分。可以是芳环或芳杂环,但芳环的作用最强。苯环上引入给电子基团,氨基、羟基、烷氧基,作用增强,引入吸电子基则导致局麻作用减弱。原因:给电子基团提供的电子可与苯环酯羰基形成共轭体系,当取代基处于羧

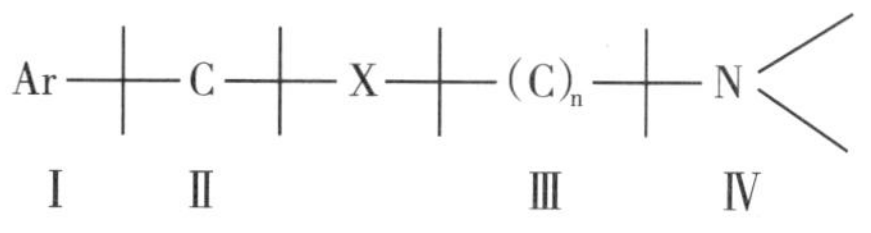

图 10-1 局麻药基本结构骨架

基的对位时共轭作用最强。局麻作用也好。氨基芳酸酯的苯环上若有其他取代基时，如氯普鲁卡因，可因空间位阻的效应延缓酯基水解，活性增强，作用时间延长。若氨基被烷基取代时活性增加，同时毒性也增强，如丁卡因，如Ⅰ、Ⅱ结构片段之间插入—CH_2—、—O—等基团时，共轭体系被破坏，则局麻作用消失。

2. 中间连接链部分（Ⅱ、Ⅲ） 羰基部分和烷基部分组成，羰基部分作用持续时间：酮 > 酰胺 > 硫代酯 > 酯。麻醉作用强度为：硫代酯 > 酯 > 酮 > 酰胺。烷基部分碳原子数以 2~3 个为好，3 个碳麻醉作用最强。

3. 亲水性部分（Ⅳ） N 原子上的取代基以碳原子总和 3~5 个为作用最强。一般而言，具有较高的脂溶性，较低的 pK_a 的药物，其局麻作用快，毒性较低。

【药理作用】

1. 局麻作用 神经细胞膜的去极化（神经兴奋的传递）有赖于钠离子内流。局麻药的作用是穿透细胞膜，在其内侧阻断钠离子通道的闸门，因而使细胞膜不能去极化，从而产生局麻作用。局麻药阻断钠通道的原理，可能是利用其两个带正电荷的胺基，通过静电引力与钠离子通道闸门边磷脂分子中带负电荷的磷酸基联成横桥，从而阻断钠离子通道。处于兴奋状态的的神经较处于静息状态的神经对局麻药敏感。

局麻药对其所接触到的神经，包括中枢和外周围神经都有阻断作用，使兴奋阈升高，动作电位降低，传递速度减慢，不应期延长，直至完全丧失兴奋性和传导性。此时神经细胞保持正常的静息跨膜电位，任何刺激都不能引起去极化，故名非去极化型阻断。局麻药在较高浓度时也能抑制平滑肌及骨骼肌的活动。局麻作用是可逆的，对组织无损伤。

局麻药对神经、肌肉的抑制顺序是：痛觉、温觉纤维 > 触觉、压觉纤维 > 中枢抑制性神经元 > 中枢兴奋性神经元 > 自主神经 > 运动神经 > 心肌（包括传导纤维）> 血管平滑肌 > 胃肠平滑肌 > 子宫平滑肌 > 骨骼肌。临床上希望局麻药尽量停留在用药部位，作用强度限于抑制神经末梢及该处的传入神经纤维。当药物的浓度大或数量过多时，亦可能作用于该处的运动神经，对中枢的作用则仅出现在吸收后进入中枢或直接把药物注入脑脊液时才会出现。

2. 影响局麻药作用的因素

(1) 神经干或神经纤维的特性：在临床上可以看出局麻药对感觉神经作用较强，对传出神经作用较弱，这与神经纤维的直径的解剖特点有关。表现为：神经纤维的直径越小越易被阻断；无髓鞘的神经较易被阻断；有髓鞘神经中的无髓鞘部分较易被阻断。

(2) 体液的 pH：局麻药在体内以离子型（RNH^+）和非离子型（RN）两种形式存在，两种形式含量多少，取决于该药的解离常数（pK_a）及体液 pH。RN 脂溶性高，容易穿过神经细胞膜。由于胞内 pH（7.08）较胞外（7.4）低，较易变成带正电荷的阳离子，并与膜内侧的负电荷结合而发挥麻醉作用。用药环境（包括制剂、体液、用药的局部等）的 pH 对局麻药的离子化程度有直接影响。体液 pH 偏高，非解离型药物多，局麻作用增强；体液 pH 偏低，非解离型药物少，局麻作用减弱。

(3) 药物浓度：在一定范围内药物的浓度与药效呈正相关，但增加药物浓度并不能延长作用时间，反而有增加吸收入血引起毒性作用的可能。

(4) 加入血管收缩药：在局麻药中加入微量的肾上腺素（1/100 000），能使局麻药的维持时间明显延长并减少吸收中毒的发生，但作四肢环状封闭时则不宜加血管收缩药。

(5) 药液的比重与体位：腰麻时药液比重和患者体位可影响药液水平面，高比重药液可扩散到硬膜腔，低比重有扩散入颅腔的危险。通常在局麻药中加葡萄糖，以增加药液比重。

【临床应用】 局部麻醉包括表面麻醉(surface anesthesia)、浸润麻醉(infiltration anesthesia)、传导麻醉(阻滞麻醉，conduction anesthesia，block anesthesia)、蛛网膜下腔麻醉(腰麻，脊麻，subarachnoid anesthesia，spinal anesthesia)和硬脊膜外腔阻滞麻醉(硬膜外麻醉，epidural anesthesia)。(图 10-2)

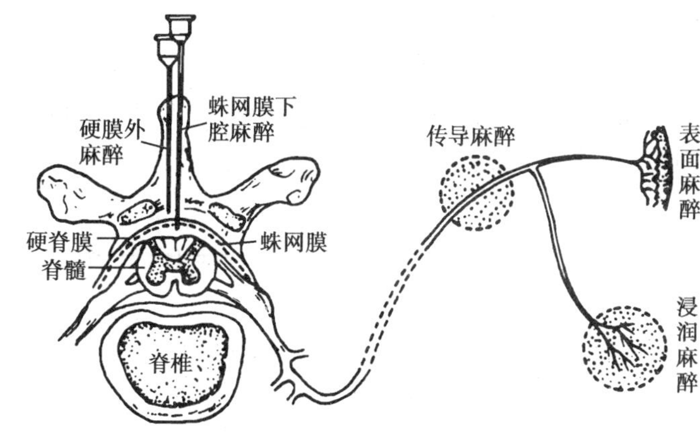

图 10-2 局麻药给药途径示意图

1. 表面麻醉 使用穿透力强的局麻药，如丁卡因，涂于黏膜表面，麻醉黏膜下感觉神经末梢。主要用于眼、鼻、咽、喉及尿道等黏膜部位的浅表手术。

2. 浸润麻醉 将药液注入手术切口部位皮下或手术视野周围组织，麻醉局部感觉神经末梢。常用于浅表小手术。

3. 传导麻醉 将药液注射于神经干周围，阻断神经传导，使该神经所支配的区域被麻醉。常用于四肢及口腔手术。

4. 蛛网膜下腔麻醉 将药液注入蛛网膜下腔，麻醉该部位的脊神经。常用于下腹部及下肢手术。此种麻醉也可阻滞感觉神经，引起血压下降，可采用麻黄碱预防。

5. 硬脊膜外麻醉 将药液注入硬脊膜外腔，麻醉该处神经干。适用范围广，可用于颈部至下肢的手术，特别适用于上腹部手术。但是起效较慢，用药量为蛛网膜下腔麻醉的 5~10 倍。

【不良反应】

1. 吸收作用 局麻药可从给药部位吸收入血，当达到足够浓度时，就会引发全身作用而产生不良反应。

(1) 对中枢神经系统的影响：局麻药吸收入血后，可对中枢神经系统产生先兴奋后抑制的作用，这种兴奋是短暂而不易觉察的。局麻药对中枢兴奋性神经元的抑制作用是明显而持久的，初期表现为眩晕、惊恐不安、多言、震颤和焦虑，甚至发生神志错乱和阵挛性惊厥。中枢过度兴奋后，又可转为抑制，导致昏迷和呼吸衰竭，严重时因延髓呼吸中枢麻痹而死。其中，以普鲁卡因最为常见，因此临床常选用对中枢神经系统影响较小的利多卡因代替。若发生惊厥，可静脉注射地西泮对抗。

(2) 对心血管系统的影响：局麻药吸收入血后，可直接抑制心肌和血管平滑肌，使心肌收缩力减弱、不应期延长、传导减慢，使血管平滑肌松弛等。开始时血压上升、心率加快，这是中枢兴奋的结果；以后则可表现为心率减慢、传导阻滞，直至心脏停搏、血压下降等。由于心肌对局麻药的耐受性较高，中毒后最常见呼吸首先停止，故宜采用人工呼吸进行抢救。

因蛛网膜下腔与颅腔相通，药液易扩散至脑组织，故腰麻时常可出现头痛或脑膜刺激反应；而硬膜外腔终止于枕骨大孔，不与颅腔相通，药液一般不会扩散至脑组织，故无上述反应。但由于硬膜外麻醉用药量较腰麻要大 5~10 倍，若万一误入蛛网膜下腔，则可引起严重的毒性反应,应特别留意。

2. 变态反应 少数患者在应用局麻药后,可立即出现荨麻疹、支气管痉挛及喉头水肿等过敏反应症状。虽较为少见,也应留意;极少数患者应用普鲁卡因后,还可发生过敏性休克,故用药前应做皮试。

二、临床常用局麻药

普鲁卡因(procaine;奴佛卡因,novocaine) 是一种作用较弱、短效但较安全的酯类局麻药。此药对组织无刺激性,但对黏膜的穿透力及弥散性较弱,不用于表面麻醉和硬膜外麻醉,而适用于局部浸润麻醉。注射后 1~3 分钟起效,可维持 45~60 分钟,若在药液中加入微量盐酸肾上腺素(约每 100ml 药液中加入 0.1% 盐酸肾上腺素溶液 0.2~0.5ml),可延长药效 1~1.5 小时,并可减少不良反应。低浓度缓慢静脉滴注时具有镇静、镇痛、解痉作用。吸收后主要对中枢神经系统与心血管系统产生作用,小剂量表现轻微中枢抑制,大剂量时出现兴奋,能降低心脏的兴奋性和传导性。易发生过敏反应,用药前应做皮试(0.25% 液 0.1ml 皮试)。其代谢产物对氨苯甲酸有对抗磺胺类药物的作用,使用时需注意。

利多卡因(lidocaine;赛罗卡因,xylocaine) 为酰胺类中效局麻药,局麻作用强而快,较普鲁卡因强 1~3 倍,维持药效时间长,可达 1.5~2 小时。对组织的穿透力及弥散性强,可作表面麻醉。毒性与药物浓度呈正相关,较普鲁卡因强 1.5 倍。本品大剂量静脉注射能抑制心室的自律性,影响房室传导。主要用于各种方式的局部麻醉和封闭疗法。也可治疗心律失常。但反复用药可产生快速耐药性。

丁卡因(tetracaine;地卡因,dicaine) 是一种长效的酯类局麻药,麻醉作用强,是普鲁卡因的 10~15 倍,作用持久,比普鲁卡因长 1 倍,可达 3 小时左右,但用药后,作用产生较慢,需 5~15 分钟。此药组织穿透力强,毒性大,为普鲁卡因的 10~12 倍,毒性反应发生率亦高。脂溶性高,易透过血 - 脑屏障。主要用于表面麻醉和硬脊膜外麻醉。表面麻醉,0.5%~1% 溶液用于眼科麻醉;1%~2% 溶液用于鼻、咽部喷雾;0.1%~0.5% 溶液用于泌尿道黏膜麻醉。应用时可加入 0.1% 盐酸肾上腺素溶液(1∶10 万),以减少吸收毒性,延长局麻时间。硬脊膜外麻醉,用 0.2%~0.3% 等渗溶液。

布比卡因(bupivacaine;丁吡卡因,marcaine) 是一种强效和长时效酰胺类局麻药,常用于传导麻醉、腰麻及硬膜外麻醉,少用于局部浸润麻醉。该药与血浆蛋白结合率高,不易透过胎盘屏障,较适用于产科的分娩止痛。作用时间 4~6 小时。使用时应注意其心脏毒性。

常用局麻药比较见表 10-1。

表 10-1 常用局麻药比较

局麻药	普鲁卡因	利多卡因	丁卡因	布比卡因
性质	溶液不稳定久储变黄,药效下降	除表麻以外的各种局麻,局部封闭,复合麻醉	溶液较不稳定,微浊时不能用	溶液稳定,可经反复高压蒸汽灭菌
作用特点	穿透力弱,作用快、弱、短效	穿透力大,作用快、强、中效	穿透力更大,作用快、强、长效	穿透力弱,作用强、长效
持续时间(h)	0.5~1	1.5~2	2~3	5~10

续表

局麻药	普鲁卡因	利多卡因	丁卡因	布比卡因
毒性	小,吸收后可引起中枢先兴奋后抑制,少数患者可发生过敏反应	中,毒性随浓度而变,吸收后对中枢明显抑制,大量时出现惊厥后呼吸抑制	大,发生率高	大,可产生严重的心脏毒性
用途	除表麻以外的各种局麻,局部封闭,复合麻醉	各种局麻,抗心律失常	除浸润麻醉外的各种麻醉	除表麻外的各种局麻及术后止痛

第二节 全身麻醉药

全身麻醉药(general anesthetics)简称全麻药,是一类能作用于中枢神经系统,使其受到可逆性抑制,从而使意识、感觉特别是痛觉消失和骨骼肌松弛的药物。临床应用的全麻药应具有麻醉诱导期短、镇痛完全、麻醉深度易于控制、麻醉后恢复快、无严重不良反应和安全范围大等特点。但目前使用的全麻药尚未完全达到上述要求,安全范围较小。因此,为获得理想的麻醉效果,临床中常加用一些麻醉辅助药,如阿片类镇痛药、肌松药、镇静催眠药等。全麻药分为吸入麻醉药(inhalation anesthetics)和静脉麻醉药(intravenous anesthetics)两大类。

一、吸入性麻醉药

吸入性麻醉药(inhalation anesthetics)是一类化学性质不活泼,脂溶性较大,通过呼吸道和肺吸收入血,借分子弥散作用分布至神经以产生全身麻醉作用的药物,包括挥发性液体和气体吸入麻醉药两类。目前临床上多用麻醉性能较强、较安全易控的液体类吸入麻醉药如氟烷(halothane)、异氟烷(isoflurane)、恩氟烷(enflurane)、地氟烷(desflurane)、七氟烷(sevoflurane),必要时给予肌松弛药。吸入麻醉优点包括作用全面、麻醉深度易于监控、具有一定的心肌保护。缺点包括环境污染、肝毒性、恶心、呕吐、抑制性缺氧性肺血管收缩等。

传统上根据麻醉乙醚(anesthetic ether)的作用特点将吸入麻醉药的麻醉深度分为镇痛期、兴奋期、外科麻醉期和延髓麻醉期。目前由于多种麻醉药和麻醉方法的联合应用、加上临床中具体因素的影响,使得各期麻醉深度难以清晰划分。现临床上主要根据全麻过程中患者的呼吸、循环、眼睛、皮肤、消化道、骨骼肌张力变化等体征把麻醉深度分为浅、中、深三度。

【体内过程】

1. 吸收　吸入麻醉药经肺泡膜扩散吸收入血后转运到脑组织发挥麻醉作用,脑组织的药物浓度越高,麻醉越深。其吸收速度主要受肺通气量,吸入气中的药物浓度,血/气分配系数(blood: gas partition coefficient)、血中药物浓度与吸入气中药物浓度达平衡时的比值)等影响。当肺通气量大,吸入气内药物浓度高,血/气分配系数小时,则药物在血中的溶解度小,在动脉血中的药物分压上升快,药物进入脑内并达到平衡浓度快,麻醉诱导期(induction period)短。通常吸入性麻醉药的强度以最低肺泡有效浓度(minimum alveolar concentration,MAC)来衡量。MAC是指某种吸入麻醉药在一个大气压下与纯氧同时吸入时,能使50%患者无伤害刺激的体动反应时的最低肺泡浓度。MAC 越小，其效价强度越高，麻醉作用越强。

2. 分布　吸入麻醉药脂溶性高，易通过血 - 脑屏障进入脑组织发挥作用，其速度与脑 / 血分布系数（head：blood partition coefficient）、脑中药物浓度与血液中药物浓度达平衡时的比值）成正比。脑 / 血分布系数大的药物易进入脑组织，麻醉作用强，诱导期短。

3. 代谢　本类药物在体内分解代谢少，主要以原形由呼吸道排出，仅小部分在体内代谢后随尿排出。主要代谢场所是肝，细胞色素 P_{450} 是重要的药物氧化代谢酶。有些药物具有代谢酶诱导作用，可加速其自身代谢速度。药物的毒性主要从其代谢率、代谢中间产物和最终产物的毒性等方面来衡量。一般说来，代谢率越低，其毒性也越低。地氟烷和异氟烷的代谢率最低，因而其毒性也最低，恩氟烷和七氟烷次之。毒性产物有三氟乙酸，易于蛋白、多肽及氨基酸结合而引起肝毒性；有机氟活性低，尚未发现有肝毒性；无机氟（F^-）可产生肾毒性。

4. 消除　本类药物主要经肺呼出以原形消除，肺通气量大、血 / 气分配系数及脑 / 血分配系数小的药物消除快、苏醒时间短。

【作用机制】

1. 抑制中枢神经系统　吸入麻醉药对中枢神经系统具有广泛和显著的抑制作用，使患者的意识、痛觉等各种感觉和神经反射暂时消失，达到镇痛和一定程度的肌松作用。药物作用强度除与脑内的药物浓度呈正相关外，不同的中枢神经元和神经通路对麻醉药的敏感性有较大差异，如脊髓背角胶质细胞对药物敏感性高，因此首先出现该区域脊髓丘脑束的感觉传递障碍，痛觉反射减弱或消失。延髓的呼吸中枢和血管运动中枢对麻醉药的敏感性最低，高浓度时才引起呼吸和循环抑制。

全麻药的麻醉机制尚未完全阐明，比较重要的理论有配体门控离子通道和脂质学说。前者认为，离子通道的研究表明，除氧化亚氮外，吸入全麻药可通过抑制兴奋性突触和增强抑制性突触的传递而发挥作用，其机制与干扰配体门控离子通道（ligand-gated ionic channel）的功能有关，如干扰谷氨酸受体离子通道、$GABA_A$ 受体离子通道和甘氨酸受体离子通道的功能，易化 CNS 抑制性突触传递，因而产生全身麻醉作用；脂质学说（lipid theory）认为，吸入全麻药脂溶性高，容易溶入类脂质丰富的神经细胞膜脂质层内，引起细胞膜物理化学性质变化，干扰了膜蛋白受体和 Na^+、K^+ 等离子通道的结构和功能。进入神经细胞内的全麻药与类脂质结合后，导致整个细胞的功能改变。因而抑制递质的释放、神经冲动的发生和传递，引起全身麻醉。

2. 抑制循环和呼吸系统　含氟麻醉药均不同程度地抑制心肌收缩力和降低心肌耗氧量，扩张外周血管和降低血压，并能降低压力感受器的敏感性，使内脏血流量减少。地氟烷和七氟烷对心血管系统的抑制效应相对较小。本类药物还能降低呼吸中枢对 CO_2 敏感性，使呼吸加快、潮气量和每分通气量降低。并对呼吸道有一定的刺激性，其中以地氟烷刺激性最大而七氟烷最小。

3. 松弛骨骼肌和子宫平滑肌　含氟麻醉药有不同程度的骨骼肌松弛作用，且与非去极化型肌松药相协同。此外，还明显地松弛子宫平滑肌，使产程延长和产后出血过多。

【常用药物】

氧化亚氮（nitrous oxide）　为目前尚在使用的气体吸入全麻药。性质稳定、不易燃爆、无刺激性、味甜。镇痛作用较强，停药后苏醒快。由于麻醉效能低，需与其他麻醉药合用才能获得良好的麻醉效果。作为麻醉辅助药与其他吸入全麻药合用可减少后者用量 50% 以上，从而减轻后者对心脏和呼吸的抑制作用及其他不良反应。也可用于牙科和产科镇痛。不良反应轻，对心脏抑制作用弱，对呼吸和肝、肾功能无不良影响。

氟烷（halothane） 性质不稳定、不易燃爆。麻醉效价强度高，诱导期较短而平稳，停药后苏醒快。因镇痛作用较弱，肌松作用差，一般需加用阿片类镇痛药或肌松药。本药能敏化心肌对肾上腺素的反应，可诱发心律失常。反复应用偶致中毒性肝炎，松弛子宫平滑肌可致产后出血。

异氟烷（isoflurane）和恩氟烷（enflurane） 两药为同分异构体，其特点是诱导期短而平稳，麻醉深度易于调整，对心血管系统抑制作用较氟烷弱，不明显敏化心肌对肾上腺素的反应，肌松作用比氟烷强，但要达满意肌松效果需加用肌松药。异氟烷对呼吸道刺激较大，恩氟烷浓度过高可致惊厥。

地氟烷（desflurane） 麻醉效价低于上述药物，但诱导期极短而苏醒快（停药后5分钟可苏醒）。因麻醉诱导期浓度高，对呼吸道刺激过大，可引起咳嗽和喉头痉挛等。适合于成人和儿童的麻醉维持，也可用于成人诱导麻醉。

七氟烷（sevoflurane） 麻醉效价强度高于地氟烷，诱导期短而平稳，患者苏醒快，麻醉深度易于控制。无明显呼吸道刺激，对心脏功能影响小。广泛用于成人和儿童的诱导麻醉和维持麻醉，对严重缺血性心脏病而进行高危心脏手术者尤为适合。

麻醉乙醚（anesthetic ether） 为易挥发性液体，有特异臭味，易燃爆，易氧化生成过氧化物和乙醛。肌松作用较强，麻醉浓度对呼吸和血压几无影响，对心、肝、肾毒性低。但诱导期和苏醒期较长，易发生意外，现已不用。

【不良反应】

1. 心血管和呼吸系统 药物剂量超过外科麻醉量的2~4倍时，可明显抑制心脏和呼吸功能，甚至导致死亡。全麻时由于正常反射消失，胃内容物可反流并被吸入肺，引起支气管痉挛和术后肺炎。

2. 恶性高热 此反应极为罕见，液体吸入麻醉药均可引起，与遗传有一定关系。表现为高热，体温可高达43℃，伴有心动过速、高血压、酸中毒和高钾血症等，肌松药琥珀酰胆碱可诱发此反应。应用单曲林、降体温、纠正电解质和酸碱平衡紊乱及其他对症治疗。

3. 肝、肾毒性及其他 发生率低，含氟麻醉药都可致肝损害，甲氧氟烷可致肾损害，七氟烷可引起大鼠肾损伤。手术室工作人员长期吸入小剂量的麻醉药有致头疼和警觉性降低，并可能导致孕妇流产。此外，可扩张脑血管和升高颅内压。

二、静脉麻醉药

静脉麻醉药（intravenous anesthetics）又称非吸入性全身麻醉药，主要有超短效巴比妥类如硫喷妥钠（thiopental sodium）、非巴比妥类如咪达唑仑（midazolam）、依托咪酯（etomidate）、丙泊酚（propofol）和氯胺酮(ketamine)等。本类药物单独应用可产生全麻作用，诱导速度快且比较平稳，患者顺应性较好，主要用于诱导麻醉、基础麻醉和短时的小手术麻醉。此外还常与吸入麻醉药合用，以增强镇痛、肌松和抑制内脏反射作用，并减少麻醉药的用量和不良反应。本类药物作用的终止依赖于其药代动力学特征，麻醉医师对其主动干预能力有限。

硫喷妥钠（thiopental sodium） 为超短效巴比妥类静脉全麻药，脂溶性很高，易透过血-脑屏障，增强抑制性递质γ-氨基丁酸（GABA）抑制作用，从而影响突触传导，抑制网状结构上行激活系统。静脉注射后10~20秒内患者意识丧失，无兴奋期。由于本药又迅速从脑组织转运到脂肪和肌肉等组织,因此停药后患者约10分钟内苏醒。如要维持麻醉需持续给药或及时追加药物。本药代谢和排泄缓慢,因此持续给药后患者苏醒期延长。主要缺点是呼吸抑制明显,可致呼吸停止,因对新生儿和婴幼儿尤为敏感,故禁用;可引起喉头和支气管痉挛,故用药前宜注射阿托品预防喉头痉挛,而支气管哮喘者禁用;镇痛和肌松作用弱,麻醉时各种反射依然存在。临床主要用于诱导麻醉、基础麻醉和短时的小手术麻醉。

苯二氮䓬类(benzodiazepines) 本类药物中的地西泮(diazepam)、劳拉西泮(lorazepam)和咪哒唑仑(midazolam)可用于静脉麻醉。本类药物的诱导期比硫喷妥钠长,但安全范围大,呼吸抑制轻微和镇静作用强,多数患者出现短暂记忆缺失,并可持续6小时。因为本类药物无明显镇痛作用,不能产生外科麻醉,故仅作为麻醉诱导剂或麻醉辅助剂,用于诱导麻醉和不需镇痛的小手术,如内镜检查和心导管术等。

氯胺酮(ketamine) 为苯环己哌啶衍生物,可特异性阻断大脑皮质和边缘系统的兴奋性递质谷氨酸受体,诱导产生明显的分离麻醉(dissociative anesthesia),即患者感觉与所处环境分离,出现镇静、镇痛、木僵和记忆缺失。注射药物后15秒内出现感觉分离,45秒内出现意识丧失、记忆缺失和良好的镇痛作用,尤其是体表镇痛。单次注射后意识丧失长达10~15分钟,镇痛达40分钟,记忆缺失达1~2小时,数小时后患者才完全恢复。恢复期患者常有精神方面的不良反应,如幻觉和怪梦等,可持续数天至数周。在给药初期对心血管系统有兴奋作用,使心率加快、心排出量增加、血压升高、脑血流和颅内压增加。主要用作麻醉诱导或短暂的尤其是体表小手术麻醉。

丙泊酚(propofol;异丙酚,disoprofol) 具有良好的镇静和催眠作用。诱导麻醉快,麻醉平稳、舒适,作用时间短而苏醒快,镇痛作用弱。主要不良反应是抑制呼吸和心血管系统,注射过快可导致呼吸抑制或暂停、血压下降和心动过缓等,也可敏化心肌对肾上腺素的反应。主要用作诱导麻醉、辅助麻醉或监护期患者的镇静。

依托咪酯(etomidate) 为超短效非巴比妥类催眠药,静脉注射后几秒内患者意识即可消失,睡眠时间持续5分钟。主要用于全麻诱导,适用年老体弱、休克或心功能受损的患者。无明显镇痛作用,故作诱导麻醉时常需加用镇痛药、肌松药或吸入麻醉药。主要副作用包括:注射后常可发生肌阵挛,对静脉有刺激性,恢复期易发生恶心、呕吐,反复用药或持续静滴后可能抑制肾上腺素皮质激素合成,故对免疫功能抑制、脓毒血症及器官移植患者禁用或慎用。

三、全身麻醉的实施

(一)全身麻醉的诱导

全身麻醉的诱导(induction of anaesthesia)是指患者接受全麻药后,由清醒状态到神志消失,可以进行手术操作的麻醉状态过程。全麻诱导方法主要有:

1. 吸入诱导法 应用较少,必须保持患者自主呼吸,主要用于小儿麻醉或某些特殊情况,如重症肌无力等。

2. 静脉诱导法 与吸入诱导法相比,静脉诱导较迅速,患者较舒适,无环境污染,但麻醉深度分期不明显,对循环干扰大。

(二)全身麻醉的维持

全身麻醉的维持(maintenance of anaesthesia)的主要任务是维持适当的麻醉深度以满足手

术需求。全麻维持方法主要有：

1. 吸入麻醉药维持 挥发性氟类药物麻醉药的麻醉性能强，高浓度吸入可使患者意识、痛觉消失，可单独维持麻醉，但其肌松作用并不满意，吸入浓度越高，对生理影响越严重，故临床上可加用肌松药，以减轻深度麻醉时对生理的影响。

2. 静脉麻醉药维持 为全麻诱导后经静脉给药维持适度麻醉深度的方法。根据手术需要和不同静脉全麻药的药理特点选择给药方法。单一静脉全麻药仅适用于全麻诱导和短小手术，对于复杂或时间较长的手术，多选择复合全身麻醉。

3. 复合全身麻醉 临床中全身麻醉时要求患者意识消失、镇痛完全、有效抑制不良反射获得充分肌肉松弛，麻药对机体无不良反应，恢复迅速。由于全麻药单一应用时不能满足临床所有要求，为提高麻醉效果，减少不良反应，故常将全身麻醉药、麻醉性镇痛药、镇静催眠药、肌肉松弛药等多种不同药理作用的麻醉药联合应用。根据给药途径不同，复合麻醉可大致分为全静脉麻醉和静吸复合麻醉。

(1) 全静脉麻醉(total intravenous anaesthesia，TIVA)：指完全依赖静脉给药来产生及维持全身麻醉的方法。常将静脉麻醉药、阿片类镇痛药、镇静催眠药、肌松药等多种药物联合应用，以达到良好的镇痛、肌松、便于实施机械通气，减少应激反应的目的。具有诱导快，操作简便、麻醉过程平稳、恢复快等特点。

(2) 静吸复合麻醉：指将静脉麻醉药和吸入麻醉药合用，以产生并维持全身麻醉的方法。由于静脉麻醉药具有起效快和对呼吸道无刺激等特点，故常用于诱导麻醉；而吸入麻醉药具有较易控制麻醉深度和术后易恢复等特点，故常用于全麻的维持。在全麻的维持中，为了增强麻醉效果，减少每种麻醉药的用量，可同时使用静脉麻醉药和吸入麻醉药，也可辅以阿片类镇痛药、镇静催眠药和肌松药。此种复合麻醉方式是目前国内常用的麻醉维持方法。

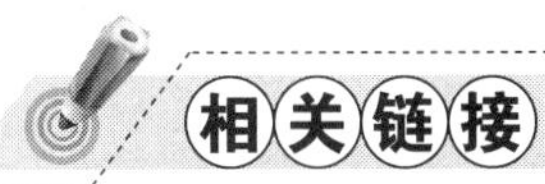

随着生活水平的提高，社会竞争的加剧，人们价值观和人生观的改变等原因，吸毒人数愈来愈多，毒品的种类也逐渐扩大。除常用品种外，各种麻醉药(包括吸入性麻醉药和静脉麻醉药)也成为吸毒者追逐的目标。麻醉药有精神效应，多次使用后可能产生依赖性，故必须加强对麻醉药的管理及其依赖性的研究，保证其合法、安全、合理使用并防止其流入非法渠道。

学习小结

麻醉药根据其药理学作用性质、临床应用及给药途径等不同可分为局麻药和全麻药两大类。

局麻药通过作用于神经末梢或神经干，可逆性阻断感觉神经冲动传导，在意识清醒的条件下可引起局部痛觉暂时消失。常用局麻方法包括表面麻醉、浸润麻醉、传导麻醉、蛛网膜下腔麻醉、硬脊膜外腔阻滞麻醉。临床常用局麻药包括普鲁卡因、利多卡因、丁卡因、布比卡因等。其中，普鲁卡因作用较弱、短效但较安全，对组织无刺激性且对黏膜的穿透力及弥散性较弱，主要用于局部浸润麻醉。利多卡因局麻作用强而快，维持药效时间长，对组织的穿透力及弥散性强，主要用于各种方式的局部麻醉和封闭疗法。丁卡因作用强而持久，对组织穿透力强，毒性大且毒性反应发生率亦高，主要用于表面麻醉和硬脊膜外麻醉。布比卡因与血浆蛋白结合率高，不易透过胎盘屏障，较适用于产科的分娩止痛。

全麻药通过作用于中枢神经系统，使其受到可逆性抑制，从而引起意识、感觉特别是痛觉消失和骨骼肌松弛。根据其给药方式可分为吸入性麻醉药和静脉麻醉药两大类。其中，吸入性麻醉药主要通过呼吸道和肺吸收入血，借分子弥散作用分布至神经以产生全身麻醉作用，又可分为挥发性液体和气体吸入麻醉药两类。目前临床上多用麻醉性能较强、较安全易控的液体类吸入麻醉药如氟烷、异氟烷、恩氟烷等。静脉麻醉药主要有超短效巴比妥类如硫喷妥钠、非巴比妥类如咪达唑仑、依托咪酯等。本类药物单独应用可产生全麻作用，诱导速度快且比较平稳，患者顺应性较好，主要用于诱导麻醉、基础麻醉和短时的小手术麻醉。

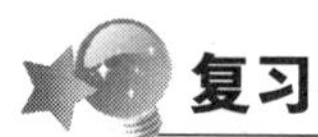

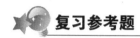

复习参考题

1. 影响局麻药作用的因素有哪些？
2. 普鲁卡因、丁卡因及利多卡因各用于何种局部麻醉？

（曲显俊）

第十一章

镇静催眠药

学习目标

掌握 苯二氮䓬类药物的作用、作用机制、临床应用及不良反应。

熟悉 苯二氮䓬类药物的分类;巴比妥类药物的作用机制、临床应用、不良反应及中毒解救。

了解 水合氯醛及其他镇静催眠药的药理作用特点。

镇静药(sedatives)是指能使患者从紧张、烦躁不安的情绪中安静下来的药物。催眠药(hypnotics)是指能引起类似生理性睡眠的药物。这类药物是中枢神经系统抑制药,但镇静药和催眠药之间并无明显界限,只是所用剂量不同而已,统称为镇静催眠药。随着剂量加大,它们对中枢神经系统的抑制程度也随之加深,小剂量表现为镇静作用,较大剂量出现催眠作用,再加大剂量可产生抗惊厥和麻醉作用,中毒量可使延髓生命中枢受到抑制,从而导致呼吸麻痹乃至死亡。

镇静催眠药根据化学结构不同分为:苯二氮䓬类、巴比妥类和其他类。由于苯二氮䓬类药物有较好的抗焦虑和镇静催眠作用,毒性低,安全范围大,即使使用大剂量也不会引起麻醉作用,目前已取代巴比妥类等传统镇静催眠药。

第一节 苯二氮䓬类

苯二氮䓬类(benzodiazepines,BZ)20世纪60年代开始应用于临床,最初仅作为抗焦虑药使用,后开发出一系列具有突出镇静催眠作用的新药,现已成为临床应用最广泛的镇静催眠药。

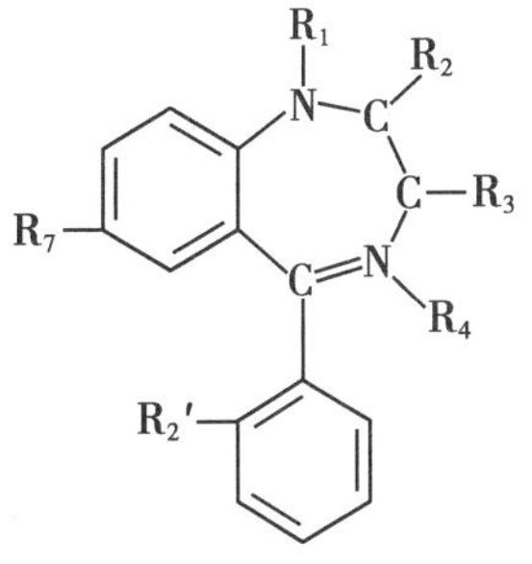

【化学结构】 苯二氮䓬类种类繁多,其基本化学结构为1,4-苯骈二氮䓬衍生物(图11-1),以地西泮(diazepam,又名安定,valium)为代表。这类药在临床应用的约有50余种。此类药物作用相似,但在起效快慢、维持时间长短、作用强弱等方面存在差异,不同衍生物之间药理作用也各有侧重。

R_1 R_2 R_3 R_7 R_4 R_2'

图11-1 苯二氮䓬类药物基本化学结构

本类药物根据作用持续时间长短分为三类(表11-1)。

表 11-1 苯二氮䓬类药物的结构、半衰期、作用特点比较

	药物	R_1	R_2	R_3	R_7	R_2'	$t_{1/2}$	作用特点
长效类	地西泮	$-CH_3$	=O	—H	—Cl	—H	30~60	抗焦虑和肌松作用比氯氮䓬强
	氟西泮	$-(CH_2)_2N(C_2H_5)_2$	=O	—H	—Cl	—H	50~100	催眠作用强
中效类	氯氮䓬	—H	$-NHCH_3$	—H	—Cl	—H	5~15	抗焦虑、镇静、催眠、抗惊厥、中枢性肌松作用
	奥沙西泮	—H	=O	—OH	—Cl	—H	5~10	抗焦虑、抗惊厥作用较强
短效类	三唑仑	H_3C—C(=N—N=C)—N—C（三唑环，1、2位）		—H	—Cl	—Cl	2~4	催眠作用比硝西泮及氟西泮强

【体内过程】 口服吸收完全，肌内注射吸收缓慢且不规则，需要快速产生疗效时，应选用口服吸收快的药物或采用静脉给药方式。血浆蛋白结合率较高。脂溶性高的药物可迅速分布到脑组织，然后再重新分布于全身。主要经肝脏代谢，多数代谢产物仍具药理活性，且 $t_{1/2}$ 远较其原形药为长。存在肝肠循环，连续用药易产生蓄积作用。代谢产物最终与葡萄糖醛酸结合而失活，经肾脏排出体外。

【药理作用和临床应用】

1. 抗焦虑 焦虑症是一组以持续性紧张不安、惊慌恐惧为主并伴有躯体不适感的神经症。苯二氮䓬类在小于镇静剂量时即可产生良好的抗焦虑作用，能显著改善焦虑症患者的紧张、忧虑、烦躁、不安、恐惧、失眠以及心慌、胸闷、出汗、胃部不适等自主神经功能紊乱等症状。抗焦虑作用部位主要是在与情绪反应有关的边缘系统。本类药物为治疗焦虑症的首选药。

2. 镇静催眠 苯二氮䓬类随剂量加大，出现镇静催眠作用。镇静作用温和，催眠作用优于巴比妥类，可缩短入睡时间，延长睡眠持续时间，减少觉醒次数。对快动眼睡眠(REMS)影响小，停药后“反跳”现象较轻。无药酶诱导作用，对同服药物影响小。醒后精神清爽，无宿醉后遗效应。对呼吸影响小，大剂量也不会引起麻醉作用。耐受性和依赖性也较轻。此外，能使非快动眼睡眠（NREMS）的 2 期延长，4 期缩短，从而减少睡惊症（sleep terror，即夜间惊恐）和睡行症（sleep walking，也称梦游症）的发生。

3. 抗惊厥、抗癫痫 抗惊厥和抗癫痫作用较强，能抑制脑内癫痫病灶异常放电向外周扩散，但对病灶异常放电本身无直接作用，其作用机制与加强中枢抑制性递质 GABA 的突触传递和骨骼肌松弛作用有关。用于辅助治疗破伤风、子痫、小儿高热及药物中毒等所致的惊厥。静脉注射地西泮是治疗癫痫持续状态的首选药物。其他类型的癫痫发作则以硝西泮（nitrazepam）和氯硝西泮（clonazepam）疗效较好。

4. 中枢性肌肉松弛作用 有较强的肌肉松弛作用，在不影响正常活动的情况下，使肌张力下降。此作用与增强脊髓神经元突触前抑制，抑制多突触反射，抑制中间神经元的传递有关。临床用于治疗中枢或局部病变引起的肌强直和肌痉挛。

5. 其他　静脉注射地西泮可引起短暂性记忆缺失（amnesia），临床常用于心脏电击复律或内镜检查前用药。

【作用机制】 γ-氨基丁酸（GABA）是中枢神经的抑制性递质。$GABA_A$ 是脑内主要的 GABA 受体亚型，分布于大脑皮质、边缘系统、中脑，以及脑干和脊髓，它是一个大分子复合体，为配体-门控 Cl^- 通道，在其周围有 GABA、苯二氮䓬类、巴比妥类、印防己毒素和神经甾体等 5 个结合位点。苯二氮䓬类与 $GABA_A$ 受体上的苯二氮䓬结合位点结合后，引起受体蛋白构象变化，使该受体被激活，增加 GABA 与受体的亲和力，促进 GABA 与 $GABA_A$ 受体结合，继而使 Cl^- 通道开放频率增加，Cl^- 内流增多，从而增强了 GABA 能神经的中枢抑制效应。

【不良反应】

1. 中枢神经系统反应　常见有头昏、嗜睡、乏力，其次为记忆力下降、易激动、头痛。大剂量偶致共济失调，服药期间应避免从事高空作业、驾驶车辆、操作机器等工作。过量引起急性中毒可致昏迷和呼吸抑制。

2. 呼吸及循环抑制　静脉注射过快可引起呼吸循环抑制，饮酒或与其他中枢抑制药同用时尤易发生，故应缓慢注射。

3. 耐受性和依赖性　长期应用可产生耐受性，常需加大剂量才能维持疗效。久服还可产生依赖性，突然停药出现反跳和戒断症状，如失眠、焦虑、激动、震颤等，故不宜长期服用。

4. 其他　偶有过敏反应发生，如皮疹、白细胞减少等。可透过胎盘屏障并随乳汁分泌，孕妇和哺乳期妇女禁用。

5. 急性中毒　过量急性中毒可致昏迷和呼吸循环抑制。一旦发生可用特效解毒药氟马西尼（flumazenil）进行鉴别诊断和抢救。氟马西尼是苯二氮䓬结合位点的特异性拮抗药，能竞争性地拮抗苯二氮䓬类与 $GABA_A$ 受体上相应位点结合，但对巴比妥类和其他中枢抑制药引起的中毒无效。

【药物相互作用】 合用中枢抑制药，如全身麻醉药、其他镇静催眠药、抗癫痫药、抗抑郁药、阿片类镇痛药、抗组胺药等或同时饮酒均可增强其镇静和抑制呼吸、心血管系统等毒性反应。与非除极化肌松药筒箭毒碱合用可增强其神经肌肉阻断作用，但却能减弱除极化肌松药琥珀胆碱的作用。

第二节　巴比妥类

巴比妥类（barbiturates）是一类传统的镇静催眠药。远在 1882 年就有了巴比妥酸，1903 年著名化学家 Emil Fischer 和 von Mering 合成了药用的巴比妥。本类药物在 20 世纪前半叶曾占有重要地位，但由于安全范围小，且易产生依赖性，特别是苯二氮䓬类药物问世后，现已很少用于镇静催眠，目前仅用于控制癫痫发作和静脉麻醉。

【化学结构】 巴比妥类是巴比妥酸（丙二酰脲）的衍生物。巴比妥酸本身并无中枢抑制作用，其 C_5 位上的两个氢原子被不同基团取代而得到的一类镇静催眠药。取代基长而有分支（如异戊巴比妥，amobarbital）或有双键（如司可巴比妥，secobarbital），则作用强而短；若其中一个氢原子被苯环取代（如苯巴比妥，phenobarbital）则有较强的抗惊厥、抗癫痫作用；C_2 位上的 O 被 S

取代(如硫喷妥,pentothal)则脂溶性更高,起效快,但维持时间短。根据药物脂溶性高低、起效快慢和维持时间长短可分为长效、中效、短效、超短效四类(表 11-2)。

表 11-2 常用巴比妥类药物构效比较

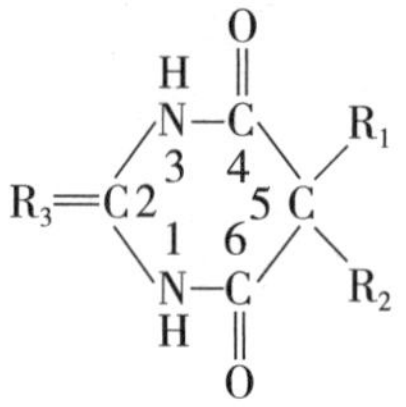

类别	药物名称	R_1	R_2	R_3	显效时间	维持时间	消除方式
长效	苯巴比妥	$-C_2H_5$	$-C_6H_5$	$=O$	0.5~1h	6~8h	部分肝代谢及原形尿排泄
中效	戊巴比妥	$-C_2H_5$	$-CH(CH_3)CH_2-CH_2-CH_3$	$=O$			主要肝代谢
	异戊巴比妥	$-C_2H_5$	$-CH_2-CH_2-CH(CH_3)_2$	$=O$	15~30min	3~6h	主要肝代谢
短效	司可巴比妥	$-CH_2CH=CH_2$	$-CH(CH_3)CH_2-CH_2-CH_3$	$=O$	10~15min	2~3h	主要肝代谢
超短效	硫喷妥	$-C_2H_5$	$-CH(CH_3)CH_2-CH_2-CH_3$	$=S$	静注立即显效	15min	全部肝代谢

(表头结构式:巴比妥酸母核,1、3 位为 N—H,2 位 C 连 R_3,4、6 位为 C=O,5 位 C 连 R_1、R_2)

【体内过程】 口服或肌注均易吸收,并迅速分布于全身。各药进入脑组织的速度与其脂溶性成正比。硫喷妥脂溶性最高,极易透过血 - 脑屏障,静注后立即起效,然后迅速从脑组织向周围脂肪和肌肉组织再分布,故作用短暂,而苯巴比妥脂溶性低,即使静脉注射也需 30 分钟才能起效。

巴比妥类的消除方式为肝脏代谢和肾脏排泄。脂溶性较高的异戊巴比妥和司可巴比妥等主要经肝脏代谢而失活,故作用维持时间较短,而脂溶性较低的苯巴比妥主要以原型经肾脏排泄,作用维持时间较长。

尿液 pH 对苯巴比妥的排泄影响较大,当 pH 升高时,该药解离增多,肾小管重吸收减少,排出增多,当 pH 降低时则相反。因此,在苯巴比妥中毒时,用碳酸氢钠碱化尿液可促进其排泄。

【药理作用和临床应用】

1. 镇静催眠 小剂量产生镇静作用,中等剂量出现催眠作用。可缩短入睡时间,减少觉醒次数,延长睡眠持续时间。但这类药物缩短 REMS 时相,久用停药易出现反跳现象,伴有多梦、噩梦和睡眠障碍,故临床上少用。

2. 抗惊厥、抗癫痫 肌注苯巴比妥能解除小儿高热、子痫、破伤风及中枢兴奋药等引起的惊厥,还可用于强直 - 阵挛性发作、部分性发作和癫痫持续状态的治疗。

3. 麻醉　硫喷妥用于静脉麻醉和诱导麻醉；异戊巴比妥静注可用于基础麻醉；苯巴比妥和异戊巴比妥可作麻醉前给药，以消除患者手术前的紧张情绪。

【作用机制】巴比妥类选择性抑制脑干网状结构上行激活系统，阻止兴奋性冲动向大脑皮质的传导，引起睡眠。其作用机制为：①与 $GABA_A$ 受体上的巴比妥结合位点结合后，促进 GABA 与 $GABA_A$ 受体结合，继而使 Cl^- 通道开放时间延长，Cl^- 内流增多，引起超极化。在较大剂量时，抑制 Ca^{2+} 依赖性动作电位，抑制 Ca^{2+} 依赖性递质释放，并呈现拟 GABA 作用，即在无 GABA 时也能直接增加 Cl^- 内流，产生中枢抑制效应。②能减弱或阻断中枢兴奋性递质谷氨酸介导的除极，产生中枢抑制作用。

【不良反应】

1. 后遗效应　服药次日清晨出现头昏、嗜睡、困倦、精神不振及定向力障碍，亦称“宿醉”(hangover)现象。

2. 耐受性和依赖性　反复用药可产生耐受性，使药效降低。长期用药还可产生依赖性，突然停药戒断症状明显，表现为激动、失眠、焦虑，甚至惊厥，应避免滥用。

3. 急性中毒　服用大剂量或静脉注射速度过快可引起急性中毒，表现为昏迷、呼吸抑制、血压下降、体温降低、反射减弱或消失，严重者可因呼吸衰竭而死亡。中毒一旦发生，应争取时间采取积极措施进行抢救。①促进毒物排出：措施为洗胃、导泻、利尿等，可静滴碳酸氢钠碱化尿液以减少肾小管重吸收而促进排出。危重患者可采用血液透析疗法。②对症处理：主要采用支持疗法以维持呼吸循环功能，如吸氧、人工呼吸、使用呼吸兴奋药和升压药，必要时行气管切开术，保持呼吸道畅通，并注意保暖、加强护理、预防感染。

4. 其他　少数人可发生皮疹、血管神经性水肿、哮喘等过敏反应，偶见剥脱性皮炎。

肝肾功能不良、妊娠哺乳期妇女、老年精神病患者等慎用。严重肺功能不全、支气管哮喘和颅脑损伤所致的呼吸抑制等禁用。

【药物相互作用】

1. 巴比妥类是肝药酶诱导剂，不仅加速自身代谢，还能加速其他药物，如香豆素类、皮质激素、性激素、强心苷、苯妥英、氯霉素、四环素等的代谢，故上述药物与巴比妥合用时应适当加量才能奏效；反之，停用巴比妥时应适当减量，以防发生中毒。

2. 巴比妥类药物与其他中枢抑制药，如麻醉药、苯二氮䓬类、抗癫痫药、抗精神病药、抗组胺药、乙醇等合用时可增强其对中枢的抑制作用，甚至发生毒性反应。

3. 巴比妥类能增强解热镇痛抗炎药的镇痛作用，但与对乙酰氨基酚合用可加重肝脏毒性。

第三节　其他抗焦虑镇静催眠药

水合氯醛

水合氯醛(chloral hydrate)为三氯乙醛的水合物。口服易吸收，催眠作用强大而可靠，15分钟起效，维持6~8小时。无宿醉后遗效应，醒后精神清爽，不缩短 REMS 时相，不会出现多梦和噩梦，主要用于其他催眠药无效的顽固性失眠，大剂量也可用于抗惊厥。对胃肠刺激性强，应稀释后服用，溃疡病禁用。剂量过大可造成心、肝、肾实质脏器损害，故心、肝、肾功能不全者慎用。长期应用也可产生耐受性和依赖性,应予注意。

丁螺环酮

丁螺环酮(buspirone)属于氮杂螺环癸烷二酮化合物,为一新型抗焦虑药。与苯二氮䓬类不同,它没有镇静、肌松和抗惊厥作用,不影响精神运动功能,也没有依赖性。抗焦虑机制可能与激动突触前膜 $5\text{-}HT_{1A}$ 受体,反馈性减少 5-HT 释放有关。此外,丁螺环酮对中枢 DA 受体和 α_2 受体的拮抗作用也可能参与其中。临床适用于焦虑症,还可治疗抑郁症和伴有焦虑的强迫症。不良反应少而轻。

唑吡坦

唑吡坦(zolpidem)为一新型非苯二氮䓬类镇静催眠药,口服吸收快而完全。可选择性地激动 $BZ_1(\omega_1)$ 受体亚型,促进 GABA 与 $GABA_A$ 受体结合,从而使 Cl^- 通道开放,Cl^- 内流增多,引起超极化而抑制兴奋性冲动的产生和传导。催眠作用良好,能改善睡眠质量,不影响 REMS,无后遗效应,停药后无"反跳",久用不产生耐受性。除治疗失眠外,还可治疗伴有睡眠障碍的精神分裂症、抑郁症。不良反应与剂量有关,大剂量或老年人服用时,有头痛、眩晕等。儿童、孕妇、哺乳期妇女禁用。

佐匹克隆

佐匹克隆(zopiclone)为吡咯环酮类催眠药,具有高效、低毒、依赖性小等特点。该药通过激动 $GABA_A$ 受体而增强 GABA 的抑制作用。能提高睡眠质量,对记忆力几无影响。有较强的抗焦虑、催眠、抗惊厥和肌肉松弛作用,可用于失眠症和麻醉前给药。不良反应有口苦、口干、嗜睡、头痛、肌无力和遗忘等。久用突然停药会出现戒断症状。

扎来普隆

扎来普隆(zaleplon)具有抗焦虑、镇静催眠、抗惊厥和肌肉松弛作用。作用机制类似唑吡坦,对记忆力、认知能力等影响小,主要用于治疗失眠。常见不良反应有头痛、嗜睡、眩晕,一般不产生耐受性和依赖性,但仍应注意。

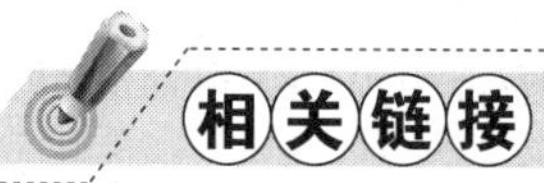

巴比妥类作为传统的镇静催眠药有许多缺点,其镇静催眠等应用已被苯二氮䓬类取代,仅用于抗惊厥、抗癫痫和麻醉。随着时代的发展,现有的镇静催眠药也愈来愈难以满足临床的需求。近年来,镇静催眠药的研究正逐步从苯二氮䓬类向非苯二氮䓬类、从非选择性向高选择性以及高效、副作用小的方向发展,除继续研究苯二氮䓬类外,又陆续发现了一些新型的非苯二氮䓬类镇静催眠药。

最新的失眠治疗趋势是在"必要的基础上"给药,既可在睡前服用,也可在夜间难眠时服用以保证至少 4 小时的睡眠休息时间,鼓励患者"只要有需要就可以用药",而不必担心药物依赖性的问题。

学习小结

镇静催眠药是一类中枢神经系统抑制药，这类药物随着剂量加大依次出现镇静、催眠、抗惊厥和麻醉作用，中毒量可致呼吸循环衰竭死亡。主要分为苯二氮䓬类、巴比妥类和其他类。

苯二氮䓬类分为长效类、中效类和短效类。地西泮为这类药物的代表药，其作用和用途有：①抗焦虑，为首选药；②镇静催眠；③抗惊厥、抗癫痫，是治疗癫痫持续状态的首选药物；④中枢性肌松作用，可治疗中枢性或外周性肌肉痉挛；⑤静注可引起短暂性记忆缺失，用于心脏电击复律或内镜检查前用药。作用机制为增强 GABA 能神经的中枢抑制效应。不良反应有头昏、嗜睡、乏力，大剂量偶致共济失调，久用产生耐受性和依赖性，停药出现反跳和戒断症状。过量急性中毒可致呼吸抑制或昏迷，可用特效解毒药氟马西尼解救。

巴比妥类分为长效类、中效类、短效类和超短效类。巴比妥类随剂量加大依次出现镇静、催眠、抗惊厥和麻醉作用，但现已很少用于镇静催眠，目前仅用于控制癫痫发作和静脉麻醉。作用机制除增强 GABA 能神经的中枢抑制效应外，还与减弱或阻断中枢兴奋性递质谷氨酸介导的除极有关。不良反应有后遗效应、抑制呼吸、耐受性和依赖性等。急性中毒表现为昏迷、呼吸抑制、反射减弱或消失，血压下降、严重者可致死。中毒解救应采用维持呼吸循环功能，洗胃、导泻、利尿和碱化尿液等措施，必要时使用血液透析疗法。

水合氯醛口服易吸收，对胃肠刺激性较强，用于催眠，不缩短 REMS 时相，灌肠用于抗惊厥。久用可产生耐受性和依赖性。丁螺环酮抗焦虑作用突出，不良反应少而轻。唑吡坦、佐匹克隆、扎来普隆等具有良好的镇静催眠作用，耐受性和依赖性轻微，急性中毒时唑吡坦可用氟马西尼解救，其他药物处理措施与巴比妥类相似。

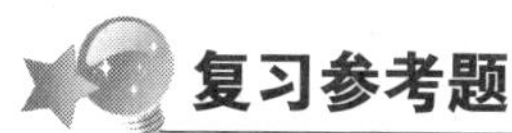

1. 简述地西泮的药理作用及临床应用。
2. 苯二氮䓬类用于镇静催眠的优点有哪些？
3. 苯巴比妥产生耐受性的原因是什么？
4. 试比较苯二氮䓬类和巴比妥类药物的异同。

（张 坚）

第十二章

抗癫痫药及抗惊厥药

学习目标

掌握 苯妥英钠的药理作用、抗癫痫机制、临床应用及不良反应；治疗各型癫痫的首选药。

熟悉 卡马西平、苯巴比妥、扑米酮、乙琥胺、苯二氮䓬类、丙戊酸钠等抗癫痫药的作用特点、临床应用及不良反应；抗惊厥药硫酸镁不同给药途径的作用。

了解 癫痫的主要发病类型和抗癫痫药的作用机制，以及新型抗癫痫药的作用特点。

第一节 抗 癫 痫 药

癫痫(epilepsy)是慢性反复发作性短暂脑功能失调综合征，以脑神经元异常放电引起反复痫性发作(seizure)为特征，是发作性意识丧失的常见原因。神经元异常放电是癫痫发作的病理生理学基础，由于脑病变和放电起源部位不同，癫痫发作可表现为不同程度的感觉、意识、精神、行为和自主神经等功能障碍，发作时伴有脑电图的异常。抗癫痫药是一类能抑制脑神经元异常放电的产生或扩散，阻止感觉、意识、精神、行为失常的药物。结合国际抗癫痫联盟(ILAE，1981)根据癫痫发作的临床表现和脑电图特点，对癫痫病做如下分类(表 12-1)：

表 12-1 癫痫发作的类型

分　型	主要特点
部分性发作	
①单纯部分性发作	分为运动、感觉、自主神经、精神症状性发作，无意识障碍
②复杂部分性发作(精神运动性发作或颞叶发作)	有意识障碍和精神症状，起始或由单纯部分性发作发展而来
③部分性发作继发全身性发作	由部分性发作起始发展至全身性发作
全身性发作	
①强直 - 阵挛性发作(大发作)	全身阵挛性抽搐，意识丧失
②失神性发作(小发作)	分典型失神与非典型失神发作，突然意识丧失，动作中断

续表

分　型	主 要 特 点
③其他	肌阵挛发作(抽搐性)、强直发作、失张力发作(非抽搐性)
癫痫综合征	除痫性发作特征性表现外,还有其他神经系统表现及特征
癫痫持续状态	癫痫反复或持续发作 30 分钟以上,意识丧失。大发作多见
不能分类的癫痫发作	因资料不足或不能归入上述各类的发作

常用抗癫痫药物化学结构见图 12-1。

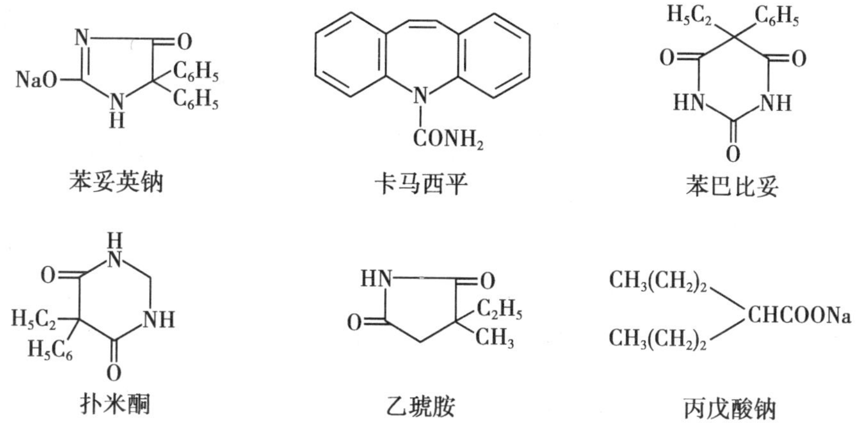

图 12-1　常用抗癫痫药物化学结构

苯 妥 英 钠

苯妥英钠(phenytoin sodium;又称大仑丁,dilantin)为二苯乙内酰脲的钠盐。1938 年开始用于临床,是第一个没有镇静催眠作用的抗癫痫药。

【体内过程】 苯妥英钠呈强碱性,刺激性很大,故不宜肌内注射。口服吸收慢且不规则,需连服数日才能达到有效血药浓度,血浆蛋白结合率 85%~90%,全身分布。静脉注射用于治疗癫痫持续状态。制剂不同生物利用度也不同。本药大部分经肝脏代谢为无活性的羟基苯基衍生物,仅 5% 以原形由尿排出。血药浓度低于 10μg/ml 时按一级动力学消除,$t_{1/2}$ 约 20 小时。高于此浓度时,则按零级动力学消除,$t_{1/2}$ 可延长至 60 小时,因治疗量血药浓度个体差异大,临床用药应注意剂量个体化。

【药理作用和临床应用】

1. 抗癫痫　苯妥英钠是治疗强直 - 阵挛性发作(大发作)的首选药。对部分性发作也有效,对失神性发作(小发作)不但无效,有时反而增加发作次数。

2. 治疗外周神经痛　对三叉神经痛疗效好,对舌咽神经痛及坐骨神经痛也有效,能减轻疼痛,减少发作次数。

3. 抗心律失常　苯妥英钠还有抗心律失常作用(见本书第 19 章)。

【作用机制】 苯妥英钠对癫痫病灶的异常放电无抑制作用,但可阻止异常放电向正常脑组织的扩散。其作用机制为:①在治疗剂量下,该药可降低细胞膜对 Na^+ 和 Ca^{2+} 的通透性,减少 Na^+ 和 Ca^{2+} 的内流,降低细胞膜的兴奋性,使动作电位不易产生,此即细胞膜稳定作用。较

大剂量可抑制 K^+ 外流，延长动作电位时程和不应期；②大剂量的苯妥英钠还能抑制神经末梢对 GABA 的摄取，增加 GABA 受体数目而间接增强 GABA 的抑制作用。这种膜稳定作用除与抗癫痫作用有关外，也是其治疗外周神经痛和抗心律失常的药理学基础。

【不良反应】

1. 局部刺激　本品为碱性药，对胃肠刺激性较强，口服可引起恶心、呕吐、腹痛等症状，宜饭后服用。静脉注射可引起静脉炎。

2. 牙龈增生　长期用药约 20% 患者出现牙龈增生，以青少年多见，系部分药物经唾液排出刺激胶原组织增生所致。经常按摩牙龈并注意口腔卫生可减轻症状，停药后多可恢复。

3. 神经系统反应　剂量过大可出现眩晕、眼球震颤、复视、共济失调、精神错乱等。

4. 血液系统反应　因抑制二氢叶酸还原酶，长期服用可致叶酸吸收和代谢障碍引起巨幼红细胞性贫血，需补充甲酰四氢叶酸治疗。少数患者有白细胞减少、血小板减少，偶见再生障碍性贫血，应定期检查血常规。

5. 其他　过敏反应皮疹较常见，偶见肝坏死，应定期作肝功能检查。本药尚可引起男性乳房增大、女性多毛症，偶致畸胎，孕妇慎用。

【药物相互作用】 苯妥英钠为肝药酶诱导剂，能加速多种药物，如皮质类固醇和避孕药的代谢而降低药效，还能加速维生素 D 的代谢，长期用药可致低钙引起骨软化症和佝偻病，必要时可同服维生素 D 预防。苯妥英钠和卡马西平能相互影响，使二者血药浓度均降低。若与肝药酶抑制剂，如异烟肼、氯霉素等合用，可使本药血药浓度升高。保泰松、水杨酸类解热镇痛抗炎药和香豆素类抗凝血药等可与苯妥英钠竞争血浆蛋白结合部位，使后者游离型药物浓度升高。

卡 马 西 平

卡马西平(carbamazepine；又称酰胺咪嗪)，化学结构类似于三环类抗抑郁药，最初用于治疗三叉神经痛，现主要用于治疗癫痫。

【体内过程】 口服吸收缓慢且不规则，2~6 小时血药浓度达高峰，血浆蛋白结合率为 80%。经肝脏代谢为有活性的环氧化物，再进一步代谢灭活由肾脏排出。一次给药 $t_{1/2}$ 约为 35 小时，长期用药由于能诱导肝药酶，使自身代谢加速，$t_{1/2}$ 可缩短 50%。

【药理作用和临床应用】

1. 抗癫痫　卡马西平为广谱抗癫痫药。对复杂部分性发作(精神运动性发作)疗效好，为首选药物。对单纯部分性发作和强直 - 阵挛性发作也有效，对失神性发作疗效差。作用机制与苯妥英钠相似。

2. 治疗外周神经痛　本药对三叉神经痛的疗效优于苯妥英钠，是治疗该病的首选药物。它对舌咽神经痛、喉上神经痛以及坐骨神经痛也有较好疗效。

3. 其他　卡马西平对躁狂抑郁症有效，可用于锂盐无效的患者。该药尚有促进抗利尿激素分泌作用，可用于尿崩症的治疗。

【不良反应】 常见不良反应有头昏、眩晕、恶心、呕吐、视物模糊、复视、共济失调、手指震颤、皮疹等。少见而严重的不良反应是粒细胞缺乏、血小板减少、再生障碍性贫血和肝损伤。

【药物相互作用】 卡马西平与苯巴比妥、苯妥英钠合用时，后二者能加速前者的代谢，使其血药浓度降低。

苯巴比妥

苯巴比妥(phenobarbita;鲁米那,luminal)是巴比妥类中最有效的抗癫痫药物,自1912年开始用于抗惊厥抗癫痫以来,至今仍广泛地应用于临床。其优点是安全、有效、广谱、低毒和价廉。它可以用于除小发作以外的各型癫痫,包括癫痫持续状态,并成为防治强直-阵挛性发作,尤其是儿童发作的首选药之一。

苯巴比妥既能抑制病灶的异常放电,又能阻止异常放电的扩散。其作用机制可能为:①与突触后膜上的GABA受体结合,增强GABA介导的Cl^-内流,导致膜超极化,降低其兴奋性;②作用于突触前膜,阻断突触前膜对Ca^{2+}的摄取,减少Ca^{2+}依赖性神经递质,如NA、ACh、和谷氨酸的释放。此外,在较高浓度时还可阻断Na^+和Ca^{2+}的通道。

常见不良反应有嗜睡、眩晕和共济失调等。偶见白细胞减少、血小板减少和巨幼红细胞性贫血等。

扑米酮

扑米酮(primidone;又称去氧苯比妥或扑痫酮)在体内可转化成具有抗癫痫作用的苯巴比妥和苯乙基丙二酰胺,对单纯部分性发作和强直-阵挛性发作疗效优于苯巴比妥,但对复杂部分性发作的疗效不如卡马西平和苯妥英钠。扑米酮不宜与苯巴比妥合用,以免苯巴比妥血药浓度上升至中毒水平。

乙琥胺

乙琥胺(ethosuximide)属于琥珀酰亚胺类,结构与巴比妥类似。口服吸收迅速而完全,用药3小时血药浓度达高峰,有效血药浓度为40~100μg/ml,很少与血浆蛋白结合,大部分经肝脏代谢失活,小部分以原形随尿排出。$t_{1/2}$为40~50小时,儿童约为30小时。临床上仅对失神性发作(小发作)有效,为首选药。作用机制可能与阻断Ca^{2+}通道,从而抑制病灶的异常放电有关,大剂量也能增强GABA能神经的功能。不良反应有畏食、恶心、呕吐、头昏、嗜睡、眩晕等,偶见嗜酸性粒细胞增多症和粒细胞缺乏症,严重者可发生再生障碍性贫血,应勤查血常规。

苯二氮䓬类

苯二氮䓬类用于抗癫痫的主要是长效类的地西泮、硝西泮和氯硝西泮。

地西泮(diazepam)是治疗癫痫持续状态的首选药物,静脉注射起效快、且安全有效,但注射速度应缓慢,以免影响呼吸。硝西泮(nitrazepam)主要用于癫痫肌阵挛性发作、婴儿痉挛发作及不典型失神性发作。氯硝西泮(clonazepam)抗癫痫谱较广,对各型癫痫都有效,特别是失神性发作和肌阵挛性发作,对婴儿痉挛也有良效,静注可治疗癫痫持续状态。

苯二氮䓬类药物抗癫痫作用机制主要与增强脑内GABA能神经功能有关。这类药物不良反应较轻,但中枢抑制作用明显,可引起共济失调,久用可产生耐受性和依赖性,骤然停药引起症状反跳和戒断症状,使原有发作加剧。

丙戊酸钠

丙戊酸钠(sodium valproate)化学名为二丙基醋酸钠,最初作为有机溶媒使用,1963年偶然发现它具有很强的抗惊厥作用，后在世界各国得到广泛应用。该药口服吸收迅速而完全，生物利用度达 80% 以上。血浆蛋白结合率约为 90%，脑脊液中药物浓度较高。$t_{1/2}$ 约为 15 小时，主要经肝脏代谢，由肾脏排泄。

丙戊酸钠为广谱抗癫痫药，对各型癫痫均有效。它对失神性小发作疗效优于乙琥胺，但因其肝毒性不作首选。对复杂部分性发作和全身性强直 - 阵挛性发作的疗效与苯妥英钠和卡马西平近似。对非典型的失神性发作疗效不及氯硝西泮。对其他药物无效的顽固性癫痫有一定疗效，特别适合治疗混合型癫痫发作，它是强直 - 阵挛性发作合并失神性发作的首选药物。本药对癫痫病灶的异常放电并无抑制作用，但能阻止异常放电的扩散，其作用机制与增强脑内 GABA 能神经功能有关，也能阻断 Na^+ 通道和 Ca^{2+} 通道。

常见不良反应有畏食、恶心、呕吐等，久用有嗜睡、乏力、共济失调、躁动不安和震颤等，饭后服用或减少剂量可减轻。肝功能损伤则为严重毒性反应，故用药期间应定期检查肝功能。

拉莫三嗪

拉莫三嗪（lamotrigine）为三嗪类衍生物，口服吸收良好，生物利用度几乎 100%，血浆蛋白结合率约为 50%，经肝脏代谢，由肾脏排泄，$t_{1/2}$ 约为 24 小时。作用机制是通过阻断电压依赖性 Na^+ 通道，抑制中枢神经兴奋性递质谷氨酸的释放，从而阻止病灶的异常放电。单独使用可治疗全身性发作，也可作为部分性发作的辅助用药，临床上多与其他抗癫痫药合用治疗难治性癫痫。不良反应有恶心、呕吐、头昏、耳鸣、复视、眩晕和共济失调等。与有肝药酶诱导作用的其他抗癫痫药，如苯妥英钠、苯巴比妥、扑米酮、卡马西平等合用时，其 $t_{1/2}$ 减少至 15 小时，而与丙戊酸钠合用，则 $t_{1/2}$ 可增加至 60 小时。

加巴喷丁

加巴喷丁（gabapentin）化学名为 1- 氨甲基环已醇乙酸。口服吸收完全，2~3 小时血药浓度达高峰。广泛分布于全身，不与血浆蛋白结合，也不诱导肝药酶，大部分以原形经肾脏排出。主要用于癫痫部分性发作，特别是其他药物无效、疗效不满意或由于不良反应严重不能耐受传统抗癫痫药治疗的患者。本药不良反应轻微，可有嗜睡、头晕、疲乏、复视和共济失调，少有过敏反应发生。

托吡酯

托吡酯（topriamate）是磺酸基取代的单糖衍生物，为新型广谱抗癫痫药。口服易吸收，主要以原形由肾脏排出。其作用机制为：①能选择性阻断电压依赖性 Na^+ 通道，从而阻止病灶的异常放电；②提高 GABA 激活 GABA 受体的频率，加强 GABA 诱导的 Cl^- 内流，从而增强 GABA 能神经的中枢抑制效应；③阻断中枢兴奋性递质谷氨酸介导的除极，产生中枢抑制作用。主要用于癫痫部分性发作和全身性强直 - 阵挛性发作，特别是在其他药无效时加用本药。不良反应有嗜睡、注意力下降、疲乏、共济失调和思维减慢等。

氟桂利嗪

氟桂利嗪（flunarizine）为双氟化哌啶衍生物，是钙通道阻滞药，除能阻断 T 型和 L 型 Ca^{2+} 通道外，还能阻断电压依赖性 Na^+ 通道。口服易吸收，2~4 小时血药浓度达高峰，$t_{1/2}$ 约 19~22 天，

99%与血浆蛋白结合，然后分布到各组织中。抗惊谱广，对各型癫痫均有效，尤其对局限性发作和大发作疗效好。本药是一种安全有效的抗癫痫药，毒性小，不良反应少见，有困倦和体重增加。

非尔氨酯（felbamate）为新型广谱抗癫痫药，通过抑制 NMDA 和增强 GABA 双重作用发挥疗效，用于各型癫痫，特别是其他药无效的儿童顽固性癫痫。不良反应较轻，有胃肠道反应、头痛、困倦，偶见特异质反应，如再生障碍型贫血和肝损伤等。氨己烯酸（vigabatrin）为 GABA 代谢所需要的 GABA 转氨酶抑制药，通过提高脑内 GABA 浓度产生抗癫痫作用。用于其他药疗效不好的复杂性部分性发作，婴儿痉挛和肌阵挛性癫痫等。本药毒性小，不良反应有嗜睡、抑郁等。抗痫灵（antiepilepsirin）是我国自行合成的新型抗癫痫药，为胡椒碱（piperine）的衍生物，属桂皮酰胺类。其作用机制可能与促进 5-HT 合成和释放，提高脑内 5-HT 含量有关，也能增强脑内抑制性递质 GABA 的作用。该药为广谱抗癫痫药，对各型癫痫均有效，尤其对强直 - 阵挛性发作疗效好，其次是精神运动性发作。也可用于部分性癫痫发作，特别是难治性癫痫。不良反应少，有厌食、恶心、呕吐、嗜睡、共济失调等。

第二节　抗惊厥药

惊厥是由于多种原因引起中枢神经系统过度兴奋的一种症状，表现为全身骨骼肌不自主地强烈收缩，呈强直性和阵挛性抽搐。多见于小儿高热、子痫、破伤风、癫痫强直 - 阵挛性发作和中枢兴奋药过量中毒等。镇静催眠药中的苯二氮䓬类、巴比妥类和水合氯醛均有显著的抗惊厥作用，本节主要介绍硫酸镁的抗惊厥作用。

硫酸镁

硫酸镁（magnesium sulfate）采用不同给药途径可产生不同的药理作用。口服难吸收，有导泻和利胆作用(见本书第 27 章)，注射给药可吸收，产生抗惊厥和降压作用，外用热敷可消炎去肿。

【药理作用和临床应用】

1. 中枢抑制和骨骼肌松弛　血液中 Mg^{2+} 低于 2~3.5mg/100ml 时，神经和肌肉的兴奋性升高，注射硫酸镁有中枢抑制作用。递质的释放和骨骼肌收缩均需 Ca^{2+} 参与，Mg^{2+} 与 Ca^{2+} 化学性质相似，可以竞争性地拮抗 Ca^{2+} 的作用而减少运动神经末梢 ACh 的释放，使骨骼肌松弛。故硫酸镁注射给药可缓解子痫、破伤风等引起的惊厥。

2. 降低血压　血液中 Mg^{2+} 浓度高时，可抑制心肌、直接扩张血管平滑肌，使外周阻力降低，血压下降。临床常用于高血压危象的救治。

【不良反应】 硫酸镁过量可引起呼吸抑制、血压骤降，甚至心脏停搏。腱反射消失是呼吸抑制的先兆，故注射速度必须缓慢，随时注意患者的呼吸和血压，并经常检查腱反射情况。一旦发生中毒，应立即进行人工呼吸，并缓慢静注氯化钙或葡萄糖酸钙进行抢救。

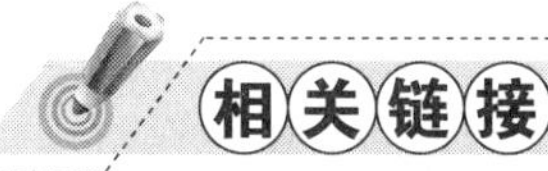

治疗癫痫首先应明确诊断，根据发作类型合理选择有效药物。由于不同患者对药物反

应的个体差异较大，因此在治疗初期一般仅选用一种有效药物，并从小剂量开始逐渐加量，直到获得满意疗效后进行维持治疗，中途不宜随便更换药物。若单药效果不佳或混合型癫痫患者才考虑换药或联合用药。换药应采用过渡方式，即在原药基础上加用他药，待新加药物发挥疗效后再逐渐撤掉原药。在治疗过程中切不可突然停药，否则会使病情加重或复发。癫痫是一种慢性疾病，需要长期用药，甚至终身用药，故用药期间应密切观察病情，注意有无毒副作用出现，并结合临床对患者进行血药浓度监测，随时调整剂量以达到最佳疗效并减少或避免不良反应的发生，也就是说要做到剂量个体化。

学习小结

癫痫是慢性反复发作性短暂脑功能失调综合征，是由于大脑局部神经元异常放电并向周围组织扩散引起的，表现为突然出现短暂的运动、感觉或精神异常，并伴异常脑电图。主要类型有强直 - 阵挛性发作、失神性发作、精神运动性发作及癫痫持续状态等。药物治疗应从两方面着手，要么抑制癫痫病灶的异常放电，要么阻止异常放电向周围脑组织扩散。

苯妥英钠是治疗癫痫强直 - 阵挛性发作和部分性发作的首选药，也可以治疗外周神经痛，还有抗心律失常作用。作用机制是通过稳定细胞膜阻止异常放电向周围脑组织扩散。不良反应有局部刺激、牙龈增生、眩晕、复视、共济失调等。长期服用引起巨幼红细胞性贫血，白细胞、血小板减少，应定期检查血常规。卡马西平对复杂部分性发作疗效好，为首选药。对单纯部分性发作和强直 - 阵挛性发作也有效，还可治疗外周神经痛和躁狂 - 抑郁症。苯巴比妥可用于除小发作以外的各型癫痫。乙琥胺是治疗失神性发作的首选药。地西泮是治疗癫痫持续状态的首选药。丙戊酸钠特别适合于治疗混合型癫痫。拉莫三嗪多与其他抗癫痫药合用治疗难治性癫痫。加巴喷丁主要用于癫痫部分性发作。托吡酯用于癫痫部分性发作和全身性强直 - 阵挛性发作。氟桂利嗪对各型癫痫均有效。

硫酸镁采用不同给药途径药物的作用不同。口服有导泻、利胆作用；注射给药有抗惊厥和降压作用；外用热敷可消炎去肿。临床用于缓解子痫、破伤风等引起的惊厥，也用于高血压危象的救治。过量中毒应立即进行人工呼吸，缓慢静注葡萄糖酸钙对抗。

复习参考题

1. 试述苯妥英钠的药理作用和作用机制。
2. 试述苯妥英钠的临床应用和不良反应。
3. 简述卡马西平的临床应用。
4. 硫酸镁不同给药途径的适应证有哪些？过量中毒如何解救？

（张　坚）

第十三章

治疗中枢神经系统退行性疾病药

学习目标

掌握 左旋多巴的体内过程、药理作用、作用机制、临床应用和不良反应，以及与卡比多巴合用的药理学基础。

熟悉 卡比多巴、司来吉兰、硝替卡朋、金刚烷胺、溴隐亭、苯海索、他克林、石古诺美林、美金刚的作用特点与应用。

了解 帕金森病和阿尔茨海默病的发病机制及相应治疗药物的分类。

中枢神经系统退行性疾病是指一组由慢性进行性中枢神经组织退行性变性而产生的疾病的总称。主要包括帕金森病（Parkinson's disease，PD）、阿尔茨海默病（Alzheimer's disease，AD）、亨廷顿病（Huntington disease，HD，也称亨廷顿舞蹈病）、肌萎缩侧索硬化症（amyotrophic lateral sclerosis，ALS）等。虽然本组疾病的病因及病变部位各不相同，但病理上均可见脑和（或）脊髓发生神经元退行性变、脱失。本章主要介绍治疗帕金森病和阿尔茨海默病的药物。

第一节　抗帕金森病药

帕金森病（Parkinson's disease，PD）又称震颤麻痹（paralysis agitans），是锥体外系功能障碍引起的一种发生在中枢神经系统的慢性进行性退行性疾病，主要表现为震颤、肌强直和运动障碍，严重者伴有记忆障碍和痴呆等症状。如不及时治疗，病情呈慢性进行性加重，晚期往往全身僵硬，活动受限，严重影响生活质量。某些疾病（如动脉硬化、脑炎）和药物、毒物中毒（如抗精神病药物、氰化物、CO、Mn）也能引起类似帕金森病的临床表现和病理改变，称为帕金森综合征（Parkinsonism）。

关于 PD 的病因有许多学说，如多巴胺缺失学说、兴奋性毒性学说、氧化自由基学说、线粒体功能障碍学说等，其中多巴胺缺失学说得到大多数学者的公认。该学说认为，帕金森病是因纹状体内缺乏多巴胺（dopamine，DA）所致，病变主要发生在黑质 - 纹状体多巴胺通路。纹状体内含有两种神经纤维，其中多巴胺能神经元释放抑制性递质 DA 对脊髓前角运动神经元起抑制作用，而胆碱能神经释放兴奋性递质 ACh 对脊髓前角运动神经元起兴奋作用。在正常情况下，两种神经元处在动态平衡当中，共同参与机体运动功能的调节。当黑质病变，DA 合成减少，纹状体内 DA 含量降低，导致黑质 - 纹状体通路多巴胺能神经功能减弱，胆碱能神经功能相对占优势而发病。

抗帕金森病药是一类能增强中枢多巴胺能神经功能或降低中枢胆碱能神经功能，从而控制或缓解帕金森病临床症状的药物。根据作用机制可将抗帕金森病药分为拟多巴胺药和中枢抗胆碱药两类，其治疗作用基础都在于使多巴胺能神经和胆碱能神经功能恢复平衡。

一、拟多巴胺类药

（一）多巴胺前体药

左旋多巴

左旋多巴（levodopa，L-dopa）是儿茶酚胺类神经递质酶促合成过程中的中间代谢产物，为 DA 递质合成的前体物质，在体内由酪氨酸羟化酶催化左旋酪氨酸生成。药用的 L-dopa 可以从豆科植物 Vivia·faba 的种子中提取获得，也可人工合成（图 13-1）。

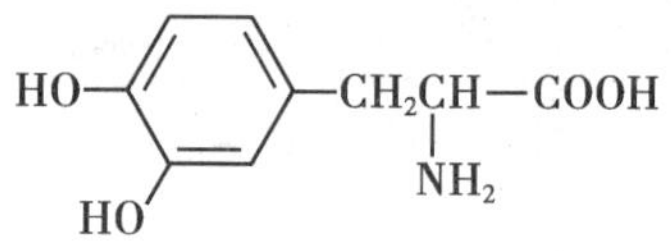

HO—C₆H₃(OH)—$CH_2CH(NH_2)$—COOH

图 13-1　左旋多巴化学结构

【体内过程】 L-dopa 口服后在小肠内迅速吸收，0.5~2 小时血药浓度达高峰，$t_{1/2}$ 为 1~3 小时。胃排空延缓、胃内酸度增加和使用抗胆碱药等均可降低其生物利用度。绝大部分在肝脏和肠黏膜被外周多巴脱羧酶脱羧转变为 DA，在外周脱羧形成的 DA 不易透过血 - 脑屏障，不但不能发挥疗效，相反却是引起不良反应的重要原因，故仅有 1%L-dopa 进入脑组织，在中枢多巴脱羧酶的作用下转变为DA发挥作用。若同服外周多巴脱羧酶抑制剂，可使更多的L-dopa进入中枢，这样既能提高疗效、减少用药剂量，又能减轻外周不良反应。该药代谢产物主要经肾排泄。

【药理作用和临床应用】

1. 抗帕金森病　L-dopa 在脑内转化为 DA，补充纹状体内 DA 不足，从而使多巴胺能神经元和胆碱能神经元功能恢复平衡。因 DA 不易透过血 - 脑屏障进入脑组织，故直接服用 DA 治疗帕金森病无效。L-dopa 具有以下特点：①起效慢，用药 3~6 周才显效，1~6 个月后疗效最强；②疗效与疗程有关，疗程超过 3 个月，疗效达 50%，疗程 1 年以上，疗效达 75%，服药 6 年后，50% 患者失效；③疗效与病损程度有关，轻症患者和年轻患者疗效好，重症和年老体弱者疗效差；④对肌肉强直和运动困难疗效好，对改善肌肉震颤疗效差。L-dopa 对其他原因引起的帕金森综合征也有效，但对吩噻嗪类抗精神病药引起的锥体外系症状无效，因吩噻嗪类药物阻断了中枢的多巴胺受体，使得 DA 无法发挥作用。L-dopa 至今仍是控制 PD 最有效的药物，临床常与多巴脱羧酶抑制剂合用，以减少 L-dopa 在外周脱羧转化为 DA 引起的不良反应。

2. 治疗肝性脑病　急性肝功能衰竭时，肠内胺类，如苯乙醇胺和羟苯乙醇胺（鲆胺）不能被肝脏分解而由体循环进入中枢神经系统，并为去甲肾上腺素能神经摄取，形成与中枢正常递质 DA 和 NA 结构相似的“假递质”，使中枢神经系统功能失调，导致肝性脑病。L-dopa 在脑内能转化为 DA，并进一步转化为 NA，取代或对抗患者脑内的“假递质”，恢复中枢神经功能，使肝性脑病患者清醒，但不能改善肝功能。

【不良反应】

1. 胃肠道反应　约 80% 患者用药初期有恶心、呕吐、食欲缺乏等表现，这与 DA 直接刺激胃肠道，以及兴奋延髓催吐化学感受区（CTZ）有关。饭后服用可减轻，继续用药可因产生耐受性而逐渐消失。与外周多巴脱羧酶抑制剂同服，可使胃肠反应明显减少，DA 受体阻断药多潘立酮（domperidone）是消除恶心、呕吐的有效药物。偶见溃疡和出血。

2. 心血管反应　部分患者早期出现直立性低血压。另外，由于 DA 对心脏有兴奋作用，可引起心律失常。

3. 神经系统反应

(1) 异常动作舞蹈症：又称运动障碍，是由于服用大量 L-dopa 后，多巴胺受体过度兴奋，出现手足、面部、躯体的不自主运动。

(2)“开 - 关现象”（on-off phenomenon）：即患者突然出现多动不安（开），而后又出现肌强直运动不能（关），两种现象交替出现，严重妨碍患者正常活动。

4. 精神症状　表现为焦虑、失眠、抑郁、幻觉、狂躁等，严重者需减量、停药或换药。经调整药物剂量无效者，可加用抗精神病药氯氮平治疗。

消化性溃疡、高血压、精神病、心律失常、闭角型青光眼和对本药过敏者禁用。

【药物相互作用】

1. 维生素 B_6 是多巴脱羧酶的辅酶，可增强 L-dopa 的外周脱羧作用，并降低其疗效，增加外周不良反应，故不宜合用。

2. L-dopa 不宜与单胺氧化酶抑制剂、拟肾上腺素药合用，因可导致严重的高血压危象和心律失常。

3. 抗精神病药可阻断中枢的多巴胺受体，利舍平能耗竭中枢的 DA，他们除降低 L-dopa 疗效外，还可引起帕金森综合征，故不宜合用。

（二）多巴和多巴胺降解酶抑制剂

卡比多巴、卞丝肼

卡比多巴（carbidopa；又称 α- 甲基多巴肼，α-methyldopahydrazine）（图 13-2）不能透过血 - 脑屏障，为外周多巴脱羧酶抑制剂。本药单独使用无药理活性，与 L-dopa 合用时，可抑制 L-dopa 在外周脱羧转变为 DA，从而提高 L-dopa 在脑内的浓度，增强疗效并减少不良反应的发生，同时还能大大减少 L-dopa 的用量。卞丝肼（benserazide）的作用类似于卡比多巴。现常将卡比多巴与 L-dopa 组成复方制剂心宁美（sinemed）供临床使用，而卞丝肼与 L-dopa 组成的复方制剂称美多巴（madopar）。外周多巴脱羧酶抑制剂的应用，进一步提高了 L-dopa 的临床价值。

图 13-2　卡比多巴、卞丝肼化学结构

司 来 吉 兰

司来吉兰（selegiline；又称丙炔苯丙胺，deprenyl）为选择性单胺氧化酶 B 抑制剂，能抑制纹状体内的 DA 降解，增强 L-dopa 的疗效，减少其引起的“开 - 关”现象。与其他非选择性单胺氧化酶抑制剂不同，它在小剂量时对单胺氧化酶 A 无作用，不影响肠道、血液中 DA 和酪胺代谢，故不会引起高血压危象和心律失常，因而特别适合与 L-dopa 合用，但大剂量时仍对单胺氧化酶 A 有影响，故应避免使用大剂量。本药有一定抗氧化作用，可阻滞 DA 氧化代谢中氧自由基形成，保护多巴胺能神经元，这可能有助于延缓 PD 的进展，但未得到临床证实。偶有焦虑、兴奋、失眠、幻觉、妄想等精神症状和直立性低血压等，应避免与三环类抗抑郁药和 5-HT 再摄取抑制剂合用，以免引起激动、高热、肌强直等不良反应。

硝替卡朋

硝替卡朋（nitecapone）是儿茶酚氧位甲基转移酶（catechol-O-methyl-transferase，COMT）的抑制剂，主要通过抑制外周 L-dopa 转化为 3-O- 甲基多巴（3-O-OMD）发挥作用。由于 3-O-OMD 还可与 L-dopa 竞争转运载体而影响 L-dopa 进入脑组织，故硝替卡朋可以提高 L-dopa 的生物利用度，增加纹状体中 L-dopa 和 DA 的浓度。硝替卡朋不易透过血 - 脑屏障，与卡比多巴合用时，只抑制外周的 COMT，而不影响脑内的 COMT，作用强，毒性低，耐受性好。

恩他卡朋、托卡朋

恩他卡朋（entacapone）和托卡朋（tolcapone；又称答是美，tasmar）均能减少 L-dopa 在外周降解，延长 $t_{1/2}$，减少血药浓度波动，有助于改善由于 L-dopa 血药浓度波动所致的运动并发症。托卡朋既能抑制外周 COMT，又能抑制中枢 COMT，作用比恩他卡朋更强。长期应用少数患者出现腹泻、肝脏转氨酶升高。

（三）多巴胺能神经递质促释药

金刚烷胺

金刚烷胺（amantadine）为抗病毒药，用于预防流感，1972 年偶然发现它有抗帕金森病作用，与 L-dopa 合用可产生协同作用。本药口服易吸收，$t_{1/2}$ 约 20 小时。脑脊液中药物浓度为血药浓度的 60%，90% 药物以原形从肾脏排泄。其抗 PD 作用机制与多个环节有关：①主要促进纹状体内残存的多巴胺能神经元释放 DA；②抑制 DA 的再摄取，增加突触间隙中递质含量；③有一定的直接激动多巴胺受体作用；④有弱的抗胆碱作用；⑤还可抑制兴奋性氨基酸受体（NMDA 受体）。主要用于轻症 PD 的初始治疗或不能耐受 L-dopa 治疗的患者，疗效虽不及 L-dopa 但优于中枢抗胆碱药。本药也可用于病毒性流感的治疗。

（四）多巴胺受体激动药

多巴胺受体激动药是一类在分子构象上与 DA 相似，能直接作用于多巴胺受体的药物。其中溴隐亭和培高利特在临床已应用多年，利修来得和阿扑吗啡也有应用。近年来，又有一些新型多巴胺受体激动药问世，如卡麦角林、罗匹尼罗、普拉克索、他利可索等。

溴隐亭

溴隐亭（bromocriptine）是一种半合成的麦角生物碱，口服吸收迅速，但不完全，吸收率仅为 37%，$t_{1/2}$ 6~8 小时，血浆蛋白结合率为 90%~96%，主要在肝脏代谢，肝功能损害时应减量，代谢产物经胆汁排泄。本药主要激动 D_2 受体，对 D_1 受体具有部分激动作用，也能激动 5-HT_1、5-HT_2 和 α_1 受体。小剂量激动结节 - 漏斗部 D_2 受体，减少催乳素和生长激素释放，用于回乳、治疗闭经泌乳综合征和肢端肥大症。大剂量激动黑质 - 纹状体通路的 D_2 受体，用于治疗 PD。与 L-dopa

合用，能减少症状波动，不良反应与 L-dopa 相似。

同类药物还有培高利特（pergolide；又称硫丙麦角林），作用与溴隐亭相似，为 D_1 和 D_2 受体激动药，对轻症患者疗效较好，作用时间长，对 L-dopa 无效的患者仍然有效，适用于长期使用 L-dopa 疗效减退者。利修来得（lisuride）为 D_2 受体激动药，作用比溴隐亭强，对 D_1 受体有弱的拮抗作用，能改善运动功能障碍，减少“开 - 关”现象和异动症（即舞蹈症）。阿扑吗啡（apomorphine；又称去水吗啡）也能改善“开 - 关”现象，但长期用药会引起肾功能损害。卡麦角林（cabergoline）是一种长效的多巴胺受体激动药，作用与 L-dopa 相似，可单独用于 PD 的治疗或作为 L-dopa 治疗的辅助药物，能改善 L-dopa 治疗相关的运动症状波动和运动障碍，与 L-dopa 合用能显著减少 L-dopa 的用量。罗匹尼罗（ropinirole）、普拉克索（pramipexole）是非麦角类多巴胺受体激动药，可避免麦角相关的副反应。两药可选择性激动 D_2 和 D_3 受体，其对 D_3 受体的激动作用可用于治疗记忆力减退、性功能不良以及帕金森病，与溴隐亭和培高利特相比，激动受体范围较小，激动目的受体更加理想，患者耐受良好。他利可索（talipexole）也是非麦角类 D_2 受体激动药，能改善震颤、肌强直和运动迟缓。本类药物的优点是不易引起“开 - 关”现象和运动障碍，可作为 PD 的早期治疗药物使用。

多巴胺受体激动药主要不良反应包括恶心、呕吐、嗜睡、眩晕、直立性低血压和精神异常。这些症状多见于治疗初期，历时数天至数周。因此，临床用药应从小剂量开始，逐渐缓慢地增加剂量直至达到满意疗效为止。年龄较大或认知障碍患者更有可能出现精神异常反应，应慎用。

二、中枢抗胆碱药

在正常基底神经核中，多巴胺能神经递质和胆碱能神经递质保持相对平衡。PD 患者 DA 的缺乏，导致 ACh 相对占优势，所以抗胆碱药可改善 PD 症状。抗胆碱药曾是治疗 PD 最有效的药物，但因 L-dopa 的问世，致使此类药物已退居次要地位。然而，抗胆碱药对轻症患者、不能耐受 L-dopa 治疗或治疗无效的患者仍然有效，与 L-dopa 合用时，可使半数以上患者的症状得到进一步改善，特别是治疗抗精神病药物引起的帕金森综合征有效，故仍然有一定的应用价值。阿托品和东莨菪碱是最早用于治疗 PD 的经典的 M 胆碱受体阻断药，但因其外周抗胆碱作用，副作用多，限制了其临床应用。现主要使用合成的中枢性抗胆碱药，常用的有：苯海索、苯扎托品、丙环定、吡哌立登、普罗吩胺、二乙嗪等。

苯 海 索

苯海索（benzhexol，trihexyphenidyl；又称安坦，artane）（图 13-3）可阻断中枢 M 胆碱受体，通过拮抗黑质 - 纹状体通路中 ACh 而发挥作用，抗震颤作用好，也能改善流涎，减轻多汗和情感抑郁，但对肌肉强直和运动迟缓疗效较差，由于外周抗胆碱作用较弱，仅为阿托品的 1/10~1/3，故不良反应较轻。主要用于病情较轻，不能耐受 L-dopa 治疗的患者。本药对吩噻嗪类抗精神病药物，如氯丙嗪（chlorpromazine）引起的帕金森综合征有效。闭角型青光眼、前列腺肥大者慎用。

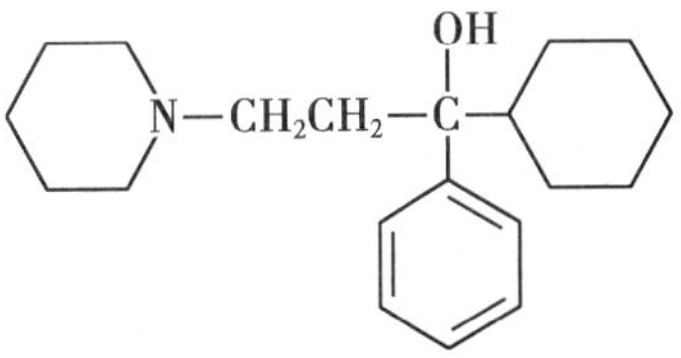

图 13-3　苯海索化学结构

苯扎托品（benzatropine，又称卞托平），除抗胆碱作用外，还有抗组胺、镇静、局部麻醉和肌松作用，外周不良反应较轻。

丙环定(procyclidine;又称开马君,kemadrin),作用类似苯海索,能直接松弛平滑肌,有明显的解痉和镇痛作用。吡哌立登(biperiden)能改善肌肉强直和运动障碍。普罗吩胺(profenamine)对肌强直效果好,对震颤、流涎亦有效。二乙嗪(diethazine,eazamine;又名地乃嗪,dinezin),除发挥抗帕金森病作用外,对帕金森综合征可改善肌强直、震颤及少动等,此外还有镇静和镇痛作用。

中枢抗胆碱药的不良反应及禁忌证与阿托品相同。

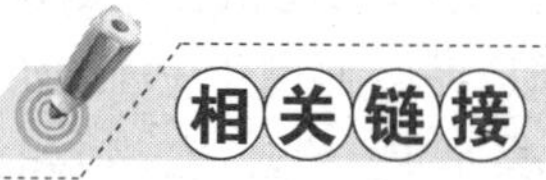

帕金森病的病因迄今尚未明了,发病机制可能与下列因素有关。①遗传因素:绝大多数帕金森病患者为散发性,但约有10%的患者有家族史,呈不完全外显的常染色体显性遗传或隐性遗传。某些基因突变可能是帕金森病发病的易感因素之一。②环境因素:流行病学调查显示,长期接触杀虫剂、除草剂、或某些工业化学品等可能是帕金森病发病的危险因素,这些物质能使自由基生成增加,导致DA能神经元变性死亡。PD患者黑质区存在明显脂质过氧化,还原型谷胱甘肽显著降低,提示抗氧化机制障碍及氧化应激可能与PD发病和病情进展有关。③年龄老化:PD主要发生在中、老年人,40岁以前少见,提示老龄与发病有关。研究发现,随着年龄的增加,黑质DA能神经元、酪氨酸羟化酶、多巴脱羧酶的活力以及纹状体DA递质水平等逐年减少,故年龄老化也是PD发病的促发因素。

目前认为,PD并不是由单一因素引起的,而是多种因素参与其中。遗传因素可使患病易感性增加,并在环境因素和衰老相互影响下,通过氧化应激、线粒体功能衰竭、钙超载、兴奋性氨基酸毒性作用、细胞凋亡、免疫异常等机制,导致黑质DA能神经元大量变性丢失而发病。

学习小结

帕金森病是锥体外系功能障碍引起的一种发生在中枢神经系统的慢性进行性退行性疾病,主要表现为震颤、肌强直和运动功能障碍。病因系纹状体内DA含量降低,多巴胺能神经功能减弱,胆碱能神经功能相对亢进所致。治疗药物分两类:拟多巴胺药通过补充脑内DA含量、抑制DA降解或激动DA受体发挥作用;中枢抗胆碱药则通过降低相对提高的胆碱能神经功能缓解症状。

左旋多巴是临床上治疗帕金森病最有效的药物。L-dopa是DA的前体,通过补充纹状体内DA不足而发挥作用。因DA不易透过血-脑屏障,故直接服用DA治疗帕金森病无效。但L-dopa大部分在外周脱羧转变为DA,这部分DA不但不能发挥疗效反而引起不良反应,若与外周多巴脱羧酶抑制剂卡比多巴合用,既能提高疗效、减少用药剂量,又能减轻不良反应。L-dopa对吩噻嗪类抗精神病药物引起的锥体外系症状(帕金森综合征)无效,这是由于这类药物能阻断中枢的多巴胺受体,使L-dopa不能发挥作用所致。L-dopa还能治疗肝性脑病,因L-dopa在脑内能进一步转化为NA,可对抗患者脑内的“假递质”,恢复中枢神经功能,使肝性脑病患者清醒,但不能改善肝功能。不良反应有恶心、呕吐、食欲减退、心律失常、不自主运动、“开 - 关现象”及焦虑、失眠、幻觉等。

司来吉兰为选择性单胺氧化酶 B 抑制剂，能抑制纹状体内的 DA 降解，增强左旋多巴的疗效。硝替卡朋是儿茶酚氧位甲基转移酶(COMT)抑制剂，能减少左旋多巴在外周降解。金刚烷胺能促进纹状体内残存的多巴胺能神经元释放 DA。溴隐亭为多巴胺受体激动药，可激动黑质 - 纹状体通路的 D_2 受体治疗帕金森病。

苯海索可阻断中枢 M 胆碱受体，通过拮抗黑质 - 纹状体通路中 ACh 而发挥作用，不良反应与阿托品相似但较轻。主要用于轻症、不能耐受 L-dopa 治疗的患者及吩噻嗪类引起的帕金森综合征。

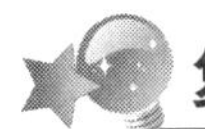

复习参考题

1. 简述左旋多巴的作用特点。
2. 为什么要将左旋多巴与卡比多巴合用来治疗帕金森病？
3. 为什么不能用左旋多巴治疗抗精神病药氯丙嗪引起的帕金森综合征？
4. 试比较拟多巴胺药与中枢抗胆碱药在治疗帕金森病方面的异同。

第二节　治疗阿尔茨海默病药

阿尔茨海默病(Alzheimer's disease，AD)又称老年性痴呆，是一种以进行性认知障碍和记忆力损害为主的中枢神经系统退行性疾病，主要病理特征是大脑萎缩、脑组织内老年斑、脑血管沉积物和神经元纤维缠结。痴呆(dementia)是一种获得性进行性认知功能障碍综合征，主要表现为记忆、语言、视空间功能、认知、行为和情感障碍以及人格改变，患者日常生活、社交和工作能力明显减退。老年性痴呆是指发生在老年期，年龄在 65 岁以上老年人所患的痴呆。老年性痴呆中约 70% 为阿尔茨海默病，其余为由脑血管病所致的血管性痴呆(vascular dementia，VD)及其他类型的痴呆。随着人类寿命的延长和全球人口老龄化的到来，老年性痴呆的发病率也随之迅速上升，给患者、家庭和社会带来沉重的负担。因此，世界各国对 AD 的发病非常重视，都在探求治疗 AD 的有效药物，但到目前为止仍无十分有效的治疗方法。

AD 的病变过程有多种因素参与，其中胆碱能神经元退行性病变是造成 AD 的重要原因之一，故胆碱能增强药是目前治疗 AD 的主要药物。其他一些药物，如单胺氧化酶 B 抑制剂、兴奋性氨基酸受体拮抗药、神经生长因子及其增强剂、钙通道阻滞药、抗氧化剂、抗炎药、雌激素、褪黑素、改善脑细胞代谢和脑功能药及脑细胞保护药，抗 β 淀粉样蛋白生成以及基因治疗等均在研究开发和试用当中。

一、胆碱酯酶抑制药

胆碱能系统与学习和记忆密切相关，AD 病变的基础是胆碱能神经元缺失和变性。目前已证实,AD 治疗的有效策略是增强胆碱能神经的功能,其中使用中枢胆碱酯酶抑制药疗效相对肯定。

他　克　林

他克林(tacrine,tetrahydroaminoacrine,THA)化学名四氢氨基吖啶(图 13-4),为中枢可逆性胆碱酯酶(acetylcholinesterase,AChE)抑制剂,是目前治疗 AD 最有效的药物。

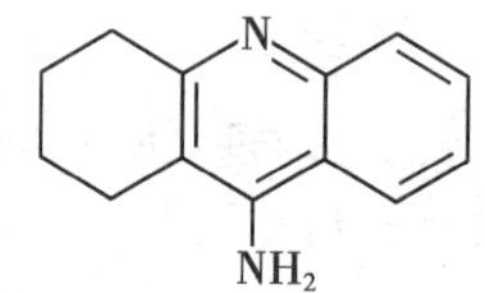

图 13-4　他克林化学结构

【体内过程】 口服吸收迅速,脂溶性高,极易透过血 - 脑屏障。首过效应明显,生物利用度为 10%~30%,易受食物影响,个体差异大。体内分布广泛,以肝、脑、肾中浓度较高,血浆蛋白结合率为 55%,主要在肝脏代谢,$t_{1/2}$ 约为 2~4 小时。

【药理作用及机制】 他克林通过抑制血浆及组织中的 AChE 而增加脑内 ACh 的含量,还可直接激动 M 受体和 N 受体,并促进 ACh 释放。它对单胺氧化酶有抑制作用,能促进脑组织对葡萄糖的利用,还能部分或间接地通过多巴胺能、5- 羟色胺能以及生长抑素能神经系统发挥作用,改善轻度 AD 患者的临床症状。因此,他克林对 AD 的治疗作用是多方面共同作用的结果。

【临床应用】 本药多与卵磷脂合用治疗轻、中度 AD,可延缓病程 6~12 个月,提高患者认知能力和自理能力。

【不良反应】 他克林的唯一不足是肝毒性,尤其是引起转氨酶升高,但停药后可恢复,最好每周检测一次血清转氨酶。经结构改造后,有望提高效价,减少不良反应。其他不良反应有畏食、恶心、呕吐、腹泻、尿频、流涎、多汗、眩晕和皮疹等。本药能刺激胃腺分泌,故溃疡病患者慎用,有黄疸或胆红素升高者禁用。哮喘、心动过缓、低血压、代谢紊乱者慎用。

【药物相互作用】 与茶碱类合用可改变茶碱的体内过程。与西咪替丁合用可升高本药的血药浓度。与磷脂类合用可增强本药的药效。

多 奈 哌 齐

多奈哌齐(donepezil)系六氢吡啶衍生物,是第二代可逆性 AChE 抑制药,对中枢 AChE 选择性高。

【体内过程】 口服吸收好,服用剂量小,生物利用度达 100%,$t_{1/2}$ 长,约为 70 小时,易透过血 - 脑屏障。血浆蛋白结合率约为 96%。代谢产物主要经肾脏排泄,少量以原形经尿排出。

【药理作用及机制】 它能选择性地抑制分解神经递质的 AChE,使脑内 ACh 量迅速升高,补充脑内胆碱功能不足。能改善 AD 患者的痴呆症状。

【临床应用】 对大多数轻、中度 AD 患者是首选药物,能改善患者的认知功能,延缓病情发展。

【不良反应】 与他克林相比,本药选择性高,外周不良反应少,对消化道和心脏中的 AChE 无显著抑制作用。患者耐受好,安全性高,且无肝毒性。不良反应有恶心、呕吐、腹泻、疲劳和肌肉痉挛等,继续用药后逐渐消失。患有病态窦房结综合征、哮喘或阻塞性肺疾病、溃疡病者慎用。

卡 巴 拉 汀

卡巴拉汀(rivastigmine,利凡斯的明,雷司替明;又称艾斯能,exelon)口服吸收迅速,约 1 小时血药浓度达高峰，血浆蛋白结合率约 40%，易透过血 - 脑屏障。它是一种假性不可逆 AChE 抑制药，其氨基甲酸部分能与 AChE 的酯部位结合，但从该部位解离的速度却非常缓慢，酯酶在长达若干分钟内无法恢复活性，从而有效地抑制 AChE，增加 ACh 浓度，提高胆碱能神经的功能。本药具有选择性高、耐受性好、安全无毒等特点，由于无外周活性，尤其适用于伴有心脏、肝脏、肾脏疾病的 AD 患者。卡巴拉汀在改善患者的认知能力和综合能力方面具有显著疗效，不良反应少而轻，常见的有恶心、呕吐、眩晕和腹泻，用药一段时间后即可消失。

加兰他敏

加兰他敏（galantamine）最初是由石蒜科植物石蒜[*Lycoris radiate*（L'Herit）Herb]中提取的生物碱，作用类似于新斯的明，可用于重症肌无力、脊髓灰质炎后遗症的治疗，也可用于治疗竞争性神经肌肉阻断药过量中毒。现被推广用于治疗 AD。本药对神经元中的 AChE 具有高度选择性，可能在抑制 AChE 的同时还能激动烟碱受体，释放额外的 ACh。疗效与他克林相当，但没有肝毒性，不与蛋白质结合，也不受进食和同服药物的影响。因此，本药在许多国家被推荐为治疗 AD 的首选药物。在治疗初期的 2~3 周，患者有恶心、呕吐及腹泻等不良反应，以后逐渐消失，用药 6~8 周疗效显著。

石杉碱甲

石杉碱甲（huperzine A，哈伯因）是从石杉科植物，中药千层塔[*Huperzia serrata*（Thumb.）Trev. 蛇足杉]中提取的生物碱，为我国首创的可逆性 AChE 抑制剂，明显优于国外同类治疗药物。

【体内过程】 口服吸收迅速而完全，生物利用度 96.6%，10~30 分钟血药浓度达高峰，血浆蛋白结合率 17%。易透过血 - 脑屏障。药物以原形和代谢产物经肾脏排出。

【药理作用及机制】 石杉碱甲对 AChE 具有高度选择性及可逆的抑制作用，通过阻止 ACh 水解而增加其在中枢的浓度，对皮质和海马区 AChE 的作用比脑的其他部位强，还有很强的拟胆碱活性，能改善中枢神经的传导功能。

【临床应用】 用于各型 AD 及衰老性记忆障碍，对改善记忆和认知功能有明显疗效，也可用于重症肌无力的治疗。

【不良反应】 少数患者有恶心、头晕、多汗、腹痛、视物模糊等，一般可自行消失，副作用严重者可用阿托品对抗。有心动过缓、低血压、哮喘、癫痫、肾功能不良、机械性肠梗阻和尿路梗阻的患者不宜使用。

美曲磷酯

美曲磷酯（metrifonate；又称敌百虫，dipterex）是第一个 AChE 抑制药，原用作杀虫剂，直到 20 世纪 80 年代才被用于治疗 AD。美曲磷酯是目前用于 AD 治疗的唯一以无活性前药形式存在的 AChE 抑制药，服用数小时后在体内转化为活性的代谢产物而发挥持久疗效。本药还能提高大鼠脑内 DA 和 NA 的浓度，易化记忆过程，改善 AD 患者的行为障碍并提高认知功能。大剂量能减轻患者的幻觉、抑郁、焦虑、情感淡漠等症状。主要用于治疗轻、中度 AD。不良反应较少，轻微而短暂。偶见腹泻、腿痉挛、鼻炎等症状，继续治疗会自行消失。

二、胆碱受体激动药

胆碱能神经功能受损是AD发病的重要原因,使用增强胆碱能神经功能的药物是目前治疗AD的主流。中枢胆碱酯酶抑制药在AD治疗中取得了较好的疗效,但随着AD病情的加重,能释放ACh的神经元越来越少,中枢胆碱酯酶抑制药的疗效也逐渐降低。但此时突触后膜M_1受体的数量基本不变,故使用选择性M_1受体激动药被认为是治疗AD最有效的途径之一。

呫诺美林

呫诺美林(xanomeline)(图13-5)是目前发现的选择性最高的M_1受体激动剂之一。口服易吸收且易透过血-脑屏障,在大脑皮质和纹状体的摄取率较高。服用本药后,AD患者的认知功能和行为障碍得到明显改善,但大剂量口服易引起胃肠和心血管不良反应。现正在进行剂型改造,设计了经皮肤给药方案,这样不仅能减少肝脏代谢,同时也避免了不良反应。

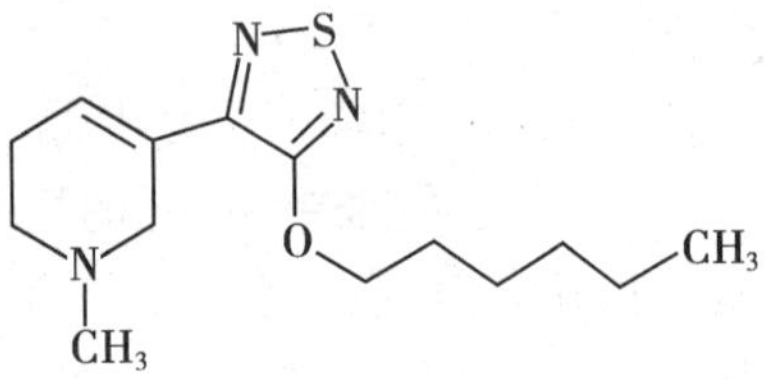

图13-5　呫诺美林化学结构

沙可美林

沙可美林(sabcomeline)是M受体激动剂,对M_1受体的选择性比M_2受体高100倍。本药能逆转多巴胺诱导的认知缺陷,提高认知能力。口服后1~2小时血药浓度达峰值,$t_{1/2}$为6~10小时。AD患者服用4周开始起效,具有安全、耐受性好等优点。常见不良反应为出汗。

米拉美林

米拉美林(milameline)口服有效,生物利用度高,易透过血-脑屏障,维持时间长,为M受体部分激动药,与M_1和M_2受体的亲和力几乎相同,能增强中枢胆碱能活性,提高患者的认知能力。不良反应有外周胆碱能副作用,如出汗、流涎、尿频等,大剂量有腹痛、呕吐,但停药可消失。

三、NMDA受体拮抗药

谷氨酸是脑内的兴奋性氨基酸,在学习记忆、突触可塑性等方面起重要作用。但脑内谷氨酸在病理状况下异常升高时可使其受体被过度激活,Ca^{2+}内流增加,导致细胞内钙超载造成神经元死亡。NMDA受体拮抗药对神经功能损害具有保护作用。

美金刚

美金刚(memantine)是谷氨酸能神经阻断剂,对NMDA受体有非竞争性拮抗作用,可对抗谷氨酸的神经毒性作用,改善AD患者的认知功能及精神行为异常。美金刚是一个能用于治疗中、晚期AD的药物,如与AChE抑制药同用效果更好。不良反应有眩晕、不安、头重、口干等,饮酒可加重。肝肾功能不良、意识不清、孕妇、哺乳期妇女禁用。

四、神经细胞生长因子增强剂

近年来的研究表明，AD 的发生与脑内胆碱能神经缺乏神经营养因子（NTF）和神经生长因子（NGF）的营养和支持有关，故这类因子的不足或缺乏可能是导致神经系统退行性病变的基础。因此增加脑内 NTF，包括成纤维细胞生长因子（bFGF）和 NGF、脑源性神经营养因子（BDNF）的浓度有助于 AD 的治疗。

乙酰 L- 肉碱

乙酰 L- 肉碱（ALCAR）为左旋肉碱的酯化型，能透过血 - 脑屏障，还能转化为 ACh，是膜稳定剂。它可保护中枢及周围的神经突触，提高神经生长因子水平，改善认知缺陷。

丙 戊 茶 碱

丙戊茶碱（propentofylline）是血管和神经保护药，改善痴呆症状疗效确切，并具有良好的安全性。它能抑制神经元腺苷再摄取以及抑制 cAMP 分解酶（磷酸二酯酶），对神经起保护作用。此外，它还通过抑制小神经胶质细胞过度活跃和降低氧自由基水平产生神经保护作用，从而改善 AD 症状和延缓 AD 进程。常见不良反应有头痛、恶心、腹泻、但持续时间短。

AIT082（neotrofin）是一种认知增强剂，可用于轻、中度老年性痴呆。它通过提高受损害的或退化的神经元中的神经营养因子水平来增强神经细胞功能。本药能刺激神经轴突生长，促进神经营养物质的合成，改善记忆力。口服效果好，能迅速透过血 - 脑屏障，安全范围大，一次大剂量用药疗效可维持 7 天，且未发现明显不良反应。

五、钙通道阻滞药

在正常情况下，细胞膜能将细胞内的 Ca^{2+} 泵出细胞外以维持内环境的稳定，AD 患者上述机制失灵，细胞内 Ca^{2+} 超负荷，造成神经元受损。钙通道阻滞药通过直接阻断 Ca^{2+} 内流，间接地降低兴奋性氨基酸释放及扩张脑血管等作用发挥疗效。

尼 莫 地 平

尼莫地平（nimodipine）属二氢吡啶类化合物，为Ⅱ类钙通道阻滞药，对脑血管有选择性扩张作用。

【体内过程】 口服吸收迅速，首关消除较明显，生物利用度仅 5%~13%，血浆蛋白结合率为 98%，分布容积为 0.9~2.31/kg，血药浓度开始下降很快，$t_{1/2}$ 约 1~2 小时，但消除半衰期长达 9 小时。脂溶性高，易透过血 - 脑屏障。

【药理作用及机制】 AD 患者由于细胞内 Ca^{2+} 超载，可造成神经元损伤和凋亡。尼莫地平可阻止过量的 Ca^{2+} 进入细胞内，抑制 Ca^{2+} 超载，减少神经细胞的死亡。本药能增加脑血流量，改善脑组织的缺血缺氧状态，促进大脑功能的恢复。

【临床应用】 主要用于血管性痴呆及其他痴呆患者，能改善记忆和认知功能以及抑郁、情感、社会行为方面的障碍。

【不良反应】 少数患者有头痛、眩晕和心悸，停药可消失。

【药物相互作用】 与地高辛合用可使尼莫地平血药浓度升高一倍，宜减少用药剂量。

氟桂利嗪

氟桂利嗪(flunarizine)为哌嗪类选择性钙通道阻滞药。

【体内过程】 口服易吸收，2~4小时血药浓度达峰值，$t_{1/2}$约18~19天，连续服用5~6周血药浓度达稳态，血浆蛋白结合率为90%，主要经肝脏代谢，其原型和代谢产物有40%~80%经胆汁从粪便排出。

【药理作用及机制】 对脑血管选择性高，对心率和血压影响小。对缺血及病理状态下处于开放状态的钙通道起阻滞作用，从而预防Ca^{2+}超载所致的细胞损害和死亡。氟桂利嗪能解除脑血管痉挛，增加血流量，增加脑细胞耐缺氧能力，具有改善脑循环和保护脑细胞的作用。

【临床应用】 用于脑缺血和脑动脉硬化引起的血管性痴呆、偏头痛、眩晕及间歇性跛行，对老年人注意力减弱、记忆力障碍、易激动以及平衡功能障碍等均有一定疗效。

【不良反应】 毒副反应少，患者耐受良好。常见副作用有嗜睡、乏力、头痛、失眠、抑郁、恶心、腹痛及皮疹等。长期使用可出现锥体外系反应及溢乳。本药能升高颅内压，故有颅内压升高、脑出血急性期者禁用。有抑郁病史、帕金森病和锥体外系疾病的患者禁用。

【药物相互作用】 苯妥英钠、卡马西平等肝药酶诱导剂可加速氟桂利嗪的代谢，合用时应增加剂量。与乙醇、镇静催眠药合用时可加强中枢神经系统的抑制作用。

六、抗氧化药

氧化应激在AD病变过程中起重要作用。氧化应激时脑细胞的能量代谢发生障碍导致大量自由基产生，造成神经细胞损伤和神经元变形坏死。因此，应用一些具有抗氧化作用的药物和清除自由基的药物有可能延缓AD病变的发展。

维生素E

维生素E(vitamin E；又名生育酚)，为脂溶性维生素。它能溶于细胞膜脂质中起抗氧化作用，保护体内不饱和脂肪酸免受自由基的破坏，能减轻老年人和AD患者记忆力衰退和认知能力退化。此外还有维持和促进生殖功能，改善脂质代谢、防止动脉粥样硬化和降低血脂等作用。

超氧化物歧化酶

超氧化物歧化酶(superoxide dismutase，SOD)是体内的自由基清除剂，能促进过氧化物转化成过氧化氢和氧，从而清除炎症过程中产生的自由基，具有抗炎作用。该药能改善老年痴呆的症状。

七、非甾体抗炎药

在AD发病机制中，炎症是其中的一环。AD脑组织中发现了几种与炎症有关的蛋白，而且小胶质细胞增生活跃可致炎性反应。这种炎症反应促进β淀粉样蛋白(Aβ)在脑内沉积，而小胶质细胞可产生炎症细胞因子，具有细胞毒性。

美洛昔康

美洛昔康（meloxicam）为选择性抑制 COX-2 的非甾体抗炎药。

【体内过程】 口服吸收良好，但吸收较慢，生物利用度达 96.7%，血浆蛋白结合率为 99%，$t_{1/2}$ 约 20 小时，每天用药一次即可。

【药理作用及机制】 具有较强的抗炎、止痛、退热作用。能选择性抑制 COX-2，较其他 NSAIDs 更具安全性。

【临床应用】 预防老年痴呆症；用于类风湿关节炎、疼痛性骨关节炎及其他退行性关节病变的治疗。

【不良反应】 胃肠道反应小，但大剂量或长期使用仍可致消化道出血或溃疡，应予注意。对本药过敏，活动性消化性溃疡、严重肝肾功能不全、出血性疾病、儿童、孕妇及哺乳期妇女禁用。

【药物相互作用】 本药不能与抗凝药、锂盐、甲氨蝶呤、利尿药、环孢素、溶血栓药及其他 NSAIDs 合用。

八、激　素　类

AD 患者神经元的损害多因机体对病原体的炎症反应所致。糖皮质激素是甾体类抗炎药，具有强大的抗炎作用。它可以清除自由基，抑制细胞膜脂质过氧化反应，保护细胞膜的完整性。女性患老年性痴呆可能与体内雌激素水平下降有关，绝经期妇女采用雌激素替代治疗对 AD 症状有明显的改善作用，也可降低患老年痴呆症的几率。褪黑素是由松果体分泌的激素，具有调节睡眠，抗炎、抗氧化等作用。

地塞米松

地塞米松（dexamethasone）能抑制致炎、致敏物质的合成和释放，具有抗炎、抗过敏、降低毛细血管通透性、减少炎性渗出、减轻炎性细胞浸润和抑制肉芽组织增生等作用。

地塞米松具有清除自由基和抑制细胞膜脂质过氧化反应作用，能稳定细胞膜，减轻脑缺血损伤，并有消除水肿作用，可作为 AD 治疗的辅助性药物使用。

雌　激　素

雌激素（estrogens）具有神经营养和神经保护作用，能阻止切除卵巢引起的乙酰胆碱转移酶活性降低和 NGF 和 BDNF 降低，还可增强他克林对 AD 的治疗效果。雌激素具有良好的抗氧化活性，可保护神经元免受氧化应激反应所致的细胞损伤。雌激素替代疗法（ERT）具有减少 AD 发病危险性和改善症状的作用。

褪　黑　素

褪黑素（melatonin，MT；也称松果体素，商品名美乐托宁），是由松果体分泌的含有色氨酸成分的激素。褪黑素对睡眠的调节作用尤为突出，能够维持昼夜节律，促进睡眠，改善时差反应。

它还具有镇痛、增强免疫功能、抑制肿瘤细胞生长和促进青春期发育等作用。此外褪黑素还具有抗炎、抗氧化、清除自由基作用，对AD组织中自由基和炎性因子所致的神经细胞毒性有明显的保护作用。

九、促代谢改善脑功能药

脑组织对氧和能量的需求量很大，且无储备功能，当各种因素导致缺血缺氧发生时，很快会出现代谢障碍引起细胞损害，神经元变性和坏死，特别是累及与智力相关的结构时可出现痴呆症状。促代谢改善脑功能药可通过促进细胞对葡萄糖的利用，增强神经元代谢，降低血小板活性，减轻红细胞黏附，改善CNS的微循环，提高胆碱能神经的活性，提高注意力和记忆力等达到治疗目的。

麦角溴烟酯

麦角溴烟酯(nicergoline)，又名脑通，主要成分为氢化麦角碱。本药能阻断肾上腺素α受体，扩张脑血管，减低血管阻力，增加脑血流量，增加脑组织对葡萄糖的利用；能促进脑细胞内蛋白质合成，改善学习和记忆能力；能促进DA的传递功能，改善精神和情绪异常；还能抑制血小板聚集，提高红细胞的变形能力。适用于脑血管疾病及其所伴随的智能障碍，用后未见明显不良反应。

吡拉西坦

吡拉西坦(piracetam，脑复康)，为GABA的衍生物，具有GABA样作用。

【体内过程】 口服易吸收，生物利用度大于90%，分布于大部分组织器官，易透过血-脑屏障，口服30~40分钟血药浓度达峰值，血浆蛋白结合率为30%，主要以原型经肾脏排泄，$t_{1/2}$ 4~6小时。

【药理作用及机制】 吡拉西坦能直接作用于大脑皮质，激活、保护和修复脑细胞。它能增强α-氨基-3羟基-5-甲基-4-异噁基(AMPA)受体功能；促进中枢海马部位ACh释放，增加前额叶皮质M受体的密度；还能促进脑组织对葡萄糖、氨基酸和磷脂的利用，促进蛋白质的合成，提高ATP/ADP比值。从而发挥对缺氧的保护作用和促进智力作用。

【临床应用】 用于阿尔茨海默病、脑动脉硬化症、脑血管意外、脑外伤等引起的记忆与思维功能减退。也用于CO中毒所致思维障碍，儿童智力低下等。

【不良反应】 少数患者有口干、食欲减退、呕吐、失眠，但停药可消失。长期服用未见毒性。孕妇、新生儿，肝肾功能不良者禁用。

胞磷胆碱

胞磷胆碱(citicoline，尼可林)为核苷酸衍生物。

【体内过程】 本药静注30分钟后血药浓度降至1/3，在肝脏中浓度最高，大部分药物在2小时内由尿中排出。

【药理作用及机制】 胞磷胆碱能兴奋脑干网状结构上行激活系统及锥体系统，使意识水平和运动功能提高，具有催醒和增加脑组织血流量，促进大脑新陈代谢，增强学习记忆等作用。

本药能促进卵磷脂合成，从而改善脑功能。作为辅酶参与磷脂酰胆碱的合成，修复受损伤的神经细胞膜，有利于神经细胞的再生，促进胆碱能神经合成 ACh。

【临床应用】 主要用于急性颅脑外伤、脑手术、脑梗死急性期引起的意识障碍。也用于急性药物中毒、严重感染所致的意识障碍。

【不良反应】 恶心、食欲减退，头痛、失眠、眩晕、兴奋、痉挛等。偶见脑卒中患肢麻木感、肝功异常和热感。颅内出血急性期不宜使用。

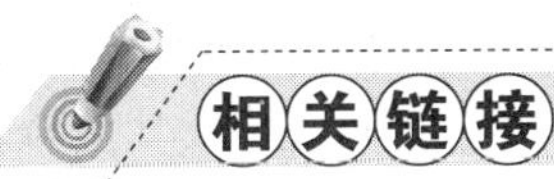

AD 的病因到目前为止仍不十分明了，可能与遗传和环境因素有关。代谢异常和 β- 淀粉样蛋白（β-amyloid，Aβ）沉积与发病有关，AD 患者海马和新皮质胆碱乙酰转移酶（ChAT）及 ACh 水平显著减少，皮质胆碱能神经元递质功能紊乱可能是记忆障碍和认知功能障碍的原因之一。Meynert 基底核是新皮质胆碱能纤维的主要来源，AD 早期基底核胆碱能神经元减少，ACh 合成持续明显不足和 ChAT 减少与痴呆严重性、老年斑及神经元纤维缠结数量增多有关。非胆碱能递质如 5- 羟色胺（5-HT）及受体、 γ- 氨基丁酸（GABA）、生长抑素（somatostatin）及受体、NA 和谷氨酸受体均减少，但这些改变为原发性或继发于神经细胞减少尚未确定。

尽管有关 AD 的研究进展很快，但迄今尚无十分有效的办法。现有的药物治疗基于以下理由：AD 主要表现为认知和记忆障碍，而认知和记忆障碍的主要解剖学基础为海马组织结构的萎缩，功能基础主要为胆碱能神经兴奋传递障碍和中枢神经系统内乙酰胆碱受体变性，神经元数目减少等。目前采用的比较有特异性的治疗策略是增加中枢胆碱能神经功能，其中胆碱酯酶抑制药效果相对肯定，M 受体激动药正在临床验证中。其他如 β- 分泌酶抑制药、βA 疫苗、非甾体抗炎药、氧自由基清除剂、雌激素、神经生长因子及其增强剂等也正在研究开发和试用当中。

学习小结

阿尔茨海默病是一种以进行性认知障碍和记忆力损害为主的中枢神经系统退行性疾病。由于胆碱能神经元退变是造成 AD 的重要原因，故胆碱能增强药是目前治疗 AD 的主要药物。

1. 胆碱酯酶抑制药　他可林是目前治疗 AD 最有效的药物。作用机制：抑制中枢 AChE 而增加脑内 ACh 的含量；直接激动 M 受体和 N 受体；促进 ACh 释放，并促进脑组织对葡萄糖的利用；部分或间接地通过多巴胺能、5- 羟色胺能以及生长抑素能神经系统发挥作用，改善症状。不良反应肝毒性最常见，能引起转氨酶升高，还有胃肠道反应和胆碱综合征。

2. 胆碱受体激动药　咕诺美林是 M_1 受体激动药，能明显改善患者的认知功能和行为障碍。

3. NMDA受体拮抗药 美金刚是谷氨酸能神经阻断剂，对NMDA受体有非竞争性拮抗作用，可对抗谷氨酸的神经毒性，改善AD患者的认知功能及精神行为异常。

4. 神经细胞生长因子增强剂 AD的发生与脑内胆碱能神经缺乏神经营养因子和神经生长因子有关，故提高这类因子浓度有助于AD的治疗。

5. 钙通道阻滞药 尼莫地平对脑血管有选择性扩张作用，能增加脑血流量，改善脑组织的缺血缺氧状态，促进大脑功能的恢复。用于血管性痴呆及其他痴呆患者。

6. 抗氧化药 Vit E、SOD具有抗氧化作用，通过清除自由基，延缓AD病变的发展。

7. 非甾体抗炎药 炎症是AD发病的一环。美洛昔康能选择性抑制COX-2，具有较强的抗炎、止痛和退热作用。可用于老年痴呆症、类风湿关节炎、疼痛性骨关节炎及其他退行性关节病变的治疗。

8. 激素类 糖皮质激素具有强大的抗炎作用，可清除自由基，抑制细胞膜脂质过氧化反应，保护细胞膜的完整性。绝经期妇女采用雌激素替代治疗对AD症状有明显的改善作用。褪黑素具有调节睡眠，抗炎、抗氧化等作用。

9. 促代谢改善脑功能药 可通过促进脑细胞对葡萄糖的利用，增强神经元代谢，降低血小板活性，减轻红细胞黏附，改善CNS的微循环，提高胆碱能神经的活性，提高注意力和记忆力等达到治疗AD目的。

复习参考题

1. 简述阿尔茨海默病发病的主要原因。
2. 简述治疗阿尔茨海默病药物的分类，并举出代表药。
3. 试述他克林治疗阿尔茨海默病的作用机制。
4. 选择性高的M_1受体激动药在AD防治中有何意义？

（张 坚）

第十四章

抗精神失常药

学习目标

掌握 氯丙嗪的药理作用、作用机制、临床应用和不良反应；焦虑症的主要治疗药物。

熟悉 碳酸锂的药理作用、临床应用及不良反应；丙米嗪、氟西汀的药理作用、作用机制、临床应用及不良反应。

了解 精神分裂症与中枢多巴胺能神经系统的关系。

精神失常(psychiatric disorders)是由多种原因引起的精神活动障碍性疾病，包括精神分裂症、躁狂症、抑郁症和焦虑症等。治疗这类疾病的药物统称为抗精神失常药，可分为抗精神分裂症药(antischizophrenic drugs)、抗躁狂症药(antimanic drugs)、抗抑郁症药(antidepressive drugs)和抗焦虑症药(antianxiety drugs)。

第一节　抗精神分裂症药

精神分裂症(schizophrenia)是以感知、思维、情感及意志行为等多方面障碍、精神活动与现实脱离为主要特征的一类精神疾病。根据其临床表现特点，精神分裂症可分为Ⅰ型和Ⅱ型，Ⅰ型以幻觉、妄想等阳性症状为主，Ⅱ型以思维贫乏、情感淡漠、主动性缺乏等阴性症状为主。目前对精神分裂症的病因及发病机制仍未完全明了，其病因可能涉及神经生物学、遗传学及社会心理学等多方面因素，有关其发病机制也曾提出过多种假说，其中多巴胺能神经系统功能亢进学说得到广泛认可。

多巴胺(dopamine，DA)是脑内重要神经递质，可与多巴胺能神经通路中的DA受体结合参与神经精神活动的调节，其功能亢进或减弱均可导致神经精神疾病。现已证明DA受体有D_{1-5}五种亚型，其中，D_1和D_5亚型分子结构和药理特性相似，合称D_1样受体，其余合称D_2样受体。中枢DA能神经通路主要有四条：①中脑-边缘系统通路：主要支配嗅结节和伏隔核，与调控情绪反应有关。②中脑-皮质通路：支配大脑皮质前额叶、扣带回等区域，参与认知、思维、感觉等精神活动的调控。目前认为这两条通路功能失调与精神分裂症发病有密切关系。③黑质-纹状体通路：主要支配纹状体，与锥体外系运动功能有关，该通路功能亢进时，可引起多动症等症状；通路功能减弱时，可导致帕金森病。④结节-漏斗通路：与内分泌活动、体温调节等有关。

目前认为，精神分裂症的发病是由于大脑皮质前额叶 D_1 功能低下，不足以抑制皮质下的边缘系统 D_2 受体功能，引起 D_2 受体脱抑制，D_2 功能亢进产生阳性症状，而前额叶 D_1 功能低下本身可直接产生阴性症状和认知缺陷。

近年发现，中枢 5-羟色胺（5-HT）能神经对 DA 能神经功能有调节作用。5-HT 能神经元主要集中于中缝核，向前投射至中脑，向两侧投射至新皮质广泛区域，调节生理性睡眠-觉醒周期。阻断 5-HT_{2A} 受体可引起黑质、皮质前额叶等部位 DA 释放增加，兴奋该区 D_1 受体，对精神分裂症阴性症状具有显著改善作用。

抗精神分裂症药也称神经安定药（neuroleptic drugs），主要用于治疗精神分裂症，对其他精神病的躁狂症状也有效。这类药物大多为多巴胺受体拮抗剂，部分药物可阻断 5-HT 受体。根据其化学结构，抗精神病药可分为吩噻嗪类（phenothiazines）、硫杂蒽类（thioxanthenes）、丁酰苯类（butyrophenones）和其他类。

一、吩噻嗪类

吩噻嗪是由硫、氮联结两个苯环而形成的具有三环结构的化合物，其 2，10 位上氢被不同基团或原子取代则获得不同衍生物。根据其 10 位侧链的不同，可分为二甲胺类、哌嗪类和哌啶类（表 14-1）。临床常用的药物有氯丙嗪、奋乃静、氟奋乃静和三氟拉嗪等，其中氯丙嗪是第一个问世的抗精神病药，是吩噻嗪类的典型代表。

表 14-1　常用吩噻嗪类药物的化学结构

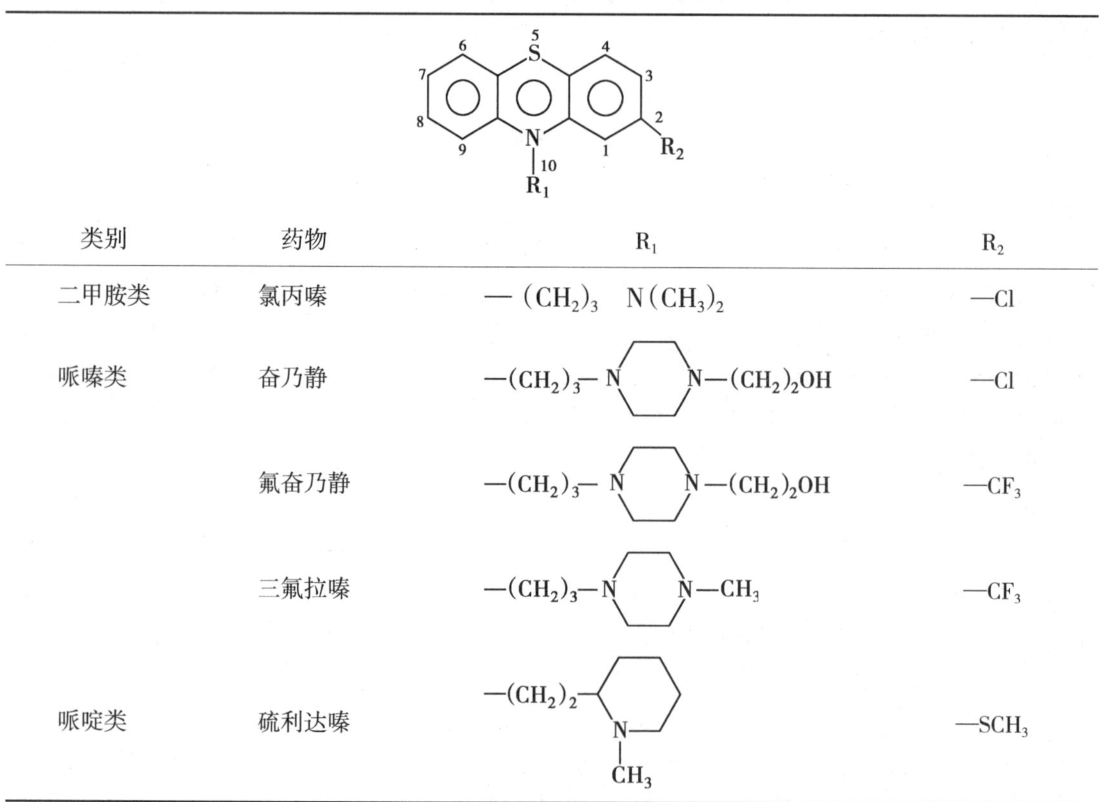

类别	药物	R_1	R_2
二甲胺类	氯丙嗪	$—(CH_2)_3\ N(CH_3)_2$	—Cl
哌嗪类	奋乃静	$—(CH_2)_3—N$（哌嗪环）$N—(CH_2)_2OH$	—Cl
	氟奋乃静	$—(CH_2)_3—N$（哌嗪环）$N—(CH_2)_2OH$	$—CF_3$
	三氟拉嗪	$—(CH_2)_3—N$（哌嗪环）$N—CH_3$	$—CF_3$
哌啶类	硫利达嗪	$—(CH_2)_2—$（N-CH_3 哌啶环）	$—SCH_3$

氯丙嗪

氯丙嗪（chlorpromazine）又称冬眠灵（wintermine），为中枢多巴胺受体阻断剂。虽然其选择性较低，不良反应较多，但目前在临床治疗中仍发挥重要作用。

【体内过程】 口服吸收缓慢，胃内食物或胆碱受体阻断药可延缓其吸收。肌内注射15分钟起效，但因刺激性强宜深部注射。血浆蛋白结合率90%以上。易于通过血-脑屏障，脑内浓度可达血浆浓度10倍。主要在肝脏代谢，经肾排泄。生物利用度个体差异大，不同个体口服同等剂量氯丙嗪后血药浓度差异可达10倍以上，给药剂量宜个体化。

【药理作用】 氯丙嗪可以阻断DA受体、M受体、5-HT受体和肾上腺素α受体，因此对机体作用广泛。与治疗精神病关系最为密切的是对DA受体的阻断作用。

1. 对中枢神经系统的作用

(1) 抗精神病作用：作用机制与阻断中脑-边缘系统和中脑-层通路的D_2样受体及阻断脑干网状结构上行激活系统有关。正常人口服治疗量后，可表现镇静、安定、表情淡漠、对周围的事物不关心，在安静的环境下可诱导入睡，但易唤醒，醒后神志清楚，随后又易入睡。精神病患者服药后，能在清醒的状态下迅速控制兴奋、躁动等症状。继续用药，可使躁狂、幻觉、妄想等症状消失，理智恢复、情绪安定。

(2) 镇吐作用：小剂量氯丙嗪即可阻断延髓第四脑室底部催吐化学感受区（CTZ）D_2受体，大剂量则可直接抑制呕吐中枢。此外，氯丙嗪对顽固性呃逆有效，其机制与抑制呃逆调节中枢有关。

(3) 对体温调节的影响：氯丙嗪可抑制下丘脑体温调节中枢，使体温调节失灵。高温环境可引起体温升高，低温环境则可使体温下降。与解热镇痛药降低发热体温不同，氯丙嗪对发热体温和正常体温均可降低。

2. 对自主神经系统的作用　氯丙嗪可阻断外周血管平滑肌细胞α_1受体，引起血管舒张、血压下降。但连续应用易产生耐受性，且不良反应较多，故不作为降压药使用。氯丙嗪可轻度阻断M受体，引起口干、便秘、视物模糊等反应。

3. 对内分泌系统的作用　氯丙嗪可阻断结节-漏斗系统的D_2受体，减少下丘脑催乳素释放抑制因子的释放，使催乳素分泌增加，引起乳房肿大及泌乳；抑制下丘脑卵泡刺激素释放因子和黄体生成素释放因子的分泌，使卵泡刺激素和黄体生成素释放减少，使排卵延迟；氯丙嗪抑制垂体生长素的分泌，可试用于巨人症的治疗。

【临床应用】

1. 精神分裂症　氯丙嗪可有效患者控制进攻、亢进、幻觉、妄想等阳性症状，对淡漠、退缩等阴性症状效果差或无效，主要用于Ⅰ型精神分裂症的治疗，尤其对急性患者效果显著，但不能根治，需长期用药甚至终身治疗。对慢性精神分裂症疗效较差。对器质性精神病出现的幻觉、妄想、躁动等症状也有效。

2. 呕吐和顽固性呃逆　用于多种药物和疾病引起的呕吐，但对晕动病呕吐无效。也可用于顽固性呃逆。

3. 低温麻醉　氯丙嗪配合物理降温（冰袋、冰浴）可使体温降至正常水平以下，用于低温麻醉。

4. 人工冬眠　氯丙嗪与哌替啶，异丙嗪组成冬眠合剂，可使患者进入沉睡状态，体温、基础代谢率及组织耗氧量下降，自主神经及中枢神经反应性降低，这种状态称为“人工冬眠”。人工冬眠可增强组织对缺氧的耐受力，减轻机体对伤害性刺激的反应，为治疗原发病争取时间，用于重症感染、严重创伤及甲状腺危象等疾病的辅助治疗。

【不良反应】 氯丙嗪药理作用广泛，且用药时间较长，不良反应较多。

1. 一般不良反应　中枢抑制症状如嗜睡、淡漠、乏力等；M受体阻断症状如视物模糊、口干、便秘等；α受体阻断症状如血压下降、直立性低血压及心悸等。为防止直立性低血压，注射后应立即卧床休息，2小时后缓慢起立，一旦发生可给予去甲肾上腺素，禁用肾上腺素。因氯丙嗪可逆转肾上腺素的升压作用而导致严重低血压。

2. 锥体外系反应　氯丙嗪可阻断黑质-纹状体通路D_2样受体，使DA能神经元功能减弱，胆碱能神经功能相对增强，出现锥体外系症状(表14-2)，一般减量或停药后症状可消失，严重者可注射东莨菪碱0.2mg，2~4次/天，或口服盐酸苯海索2mg。

表14-2　氯丙嗪引起锥体外系反应的类型、特点及表现

类型	特点	临床表现
帕金森综合征	用药数周或数月后发生，发生率约为30%	肌张力增强、面容呆板、动作迟缓、肌震颤、流涎等
急性肌张力障碍	起病较快，多在用药1周内出现，尤以儿童及青年患者多见	头颈部肌肉受累，表现为痉挛性斜颈，扭转痉挛，甚至呼吸运动障碍及吞咽困难
静坐不能	发生时间较帕金森综合征出现早	坐立不安，反复徘徊
迟发性运动障碍	多在停药后出现，且长期存在	不自主、有节律刻板运动，出现口-舌-颊三联症，如吸吮、舔舌、咀嚼等

3. 精神异常　氯丙嗪本身可引起精神异常，如意识障碍、淡漠、抑郁、兴奋、躁动等，应注意与原有疾病相鉴别。

4. 变态反应　常见皮疹、接触性皮炎，偶见光敏性皮炎、肝损害、粒细胞缺乏、血小板减少、溶血性贫血和再生障碍性贫血等。

5. 惊厥与癫痫　少数患者可出现局部或全身抽搐，脑电呈癫痫样异常放电，有惊厥或癫痫史者慎用。

6. 内分泌系统反应　长期用药可引起内分泌紊乱，如乳腺增大、泌乳、月经失调、闭经等。

7. 急性中毒　一次口服过量(1.0~2.0g)氯丙嗪，可发生急性中毒，表现为昏睡、血压下降、心动过速、心电图异常等症状。一旦发生，立即对症治疗。

严重心血管疾和肝肾功能疾病、哺乳期妇女、有癫痫病史、昏迷患者及对其他吩噻嗪类药物过敏者禁用。骨髓功能抑制、肝肾功能损害、心血管疾病、青光眼、前列腺增生、帕金森综合征及孕妇慎用。

【药物相互作用】 氯丙嗪可以增加乙醇、镇静催眠药、镇痛药等其他中枢抑制药的作用，联合使用时注意调整剂量。特别是与吗啡、哌替啶合用时注意呼吸抑制和血压下降。普萘洛尔能逆转氯丙嗪引起的某些心电图异常，能增加精神毒性，可引起癫痫的发作，心跳呼吸骤停，使用应注意。某些肝药酶诱导剂如苯妥英钠、卡马西平等可加速氯丙嗪的代谢，应注意适当调整剂量。

奋 乃 静

奋乃静(perphenazine)为吩噻嗪类的哌嗪衍生物,药理作用与氯丙嗪相似。本品镇吐作用较氯丙嗪强,但镇静作用较弱,对慢性精神分裂症疗效优于氯丙嗪。

氟 奋 乃 静

氟奋乃静(fluphenazine)为吩噻嗪类的哌嗪衍生物,抗精神分裂症作用强于奋乃静且较持久,镇静、降压作用较弱。适用于妄想、紧张型精神分裂症,锥体外系反应发生率较高。

三 氟 拉 嗪

三氟拉嗪(trifluoperazine)抗精神分裂症作用及镇吐作用均强于氯丙嗪且较持久,但镇静作用弱。用于急、慢性精神分裂症,尤其对妄想型及紧张型疗效较好。锥体外系反应发生率约60%,偶见肝损害、白细胞减少或再障等。

二、硫 杂 蒽 类

硫杂蒽类也称噻吨类,是在氯丙嗪结构基础上进行改造而得到的一类抗精神分裂症药物,其药理作用与吩噻嗪类相似。

氯 普 噻 吨

氯普噻吨(chlorprothixene,泰尔登)为硫杂蒽类的代表性药物,口服吸收快,血药浓度1~3小时达峰值,$t_{1/2}$ 约30小时。其抗幻觉、妄想作用比氯丙嗪弱,但镇静作用较强,且具有较弱抗抑郁作用,适用于伴焦虑或焦虑性抑郁的精神分裂症、焦虑性神经症、更年期抑郁症等。不良反应较氯丙嗪轻,锥体外系反应较少。

氟 哌 噻 吨

氟哌噻吨又称三氟噻吨,抗精神分裂症作用与氯丙嗪相似,具有振奋和激活作用,镇静作用较小;具有抗焦虑、抗抑郁作用。临床用于急、慢性精神分裂症,尤对情感淡漠、退缩症状效果好,也可用于抑郁症或伴焦虑的抑郁症。

三、丁 酰 苯 类

本类药物化学结构与吩噻嗪类不同,但其药理作用及作用机制与吩噻嗪类相似。

氟 哌 啶 醇

氟哌啶醇(haloperidol)口服吸收快,2~3小时血浆浓度达峰值,作用持续约72小时。抗精神病作用强而久,对精神分裂症及其他精神病的躁狂症状都有效,并具有较强镇吐作用,但镇静作用弱。主要用于各种急、慢性精神分裂症,对吩噻嗪类无效者,本品可能有效。还可以用于焦虑性神经症、呕吐及顽固性呃逆等。锥体外系反应发生率高且严重,并可出现口干、视物模糊、乏力、便秘等。

氟哌利多

氟哌利多(droperidol)也称氟哌啶,药理作用与氟哌啶醇相似,但代谢较快,作用维持时间短。氟哌利多具有较强的安定和镇痛作用,临床主要用于增强麻醉性镇痛药的效应,如与芬太尼合用作“神经安定镇痛术”,使患者处于一种特殊麻醉状态:精神恍惚、活动减少、痛觉消失,用于外科麻醉、某些小手术、大面积烧伤换药、各种内镜检查及造影等,也可用于麻醉前给药、镇吐及控制精神病患者的攻击行为等。

四、其他抗精神病药物

舒必利

舒必利属苯甲酰胺类,能选择性阻断中脑-边缘系统 D_2 受体,抗胆碱作用较弱,无明显镇静和抗兴奋躁动作用。具有较强止吐作用。对淡漠、退缩、木僵、抑郁、幻觉和妄想等症状效果较好,用于精神分裂症单纯型、偏执型、紧张型及慢性精神分裂症的孤僻、退缩、淡漠症状,并可用于多种原因所致的呕吐。舒必利对纹状体 D_2 受体亲和力较低,故锥体外系不良反应较少。

氨磺必利

氨磺必利(amisulpride)属苯甲酰胺类,口服吸收较快,生物利用度约 48%,主要以原形经肾排泄,$t_{1/2}$ 约 12 小时。氨磺必利能选择性阻断中脑-边缘系统 D_2、D_3 受体,用以治疗精神疾患,尤其是伴有阳性症状如谵妄、幻觉、认知障碍和(或)阴性症状如反应迟缓、情感淡漠及社会能力退缩的急性或慢性精神分裂症,也包括以阴性症状为主的精神病患。不良反应包括锥体外系反应、血中催乳素水平升高、体重增加及胃肠功能紊乱等。

喹硫平

喹硫平(quetiapine)为新型非典型抗精神病药物,口服吸收良好,血浆蛋白结合率约 83%,主要在肝代谢,肾排泄,血浆 $t_{1/2}$ 约 7 小时。喹硫平对 5-HT_2、D_1、D_2、H_1、及 α_1 受体均有拮抗作用,用于治疗精神分裂症,对阳性症状、阴性症状、认知及情感障碍均有较好疗效,并可单用或联合丙戊酸钠用于躁狂急性发作的治疗。不良反应包括直立性低血压、疲乏、口干、便秘、头晕及肝损害等。

利培酮

利培酮(risperidone)口服吸收快而完全,1~2 小时内达到血药浓度峰值。其血浆蛋白结合率为 88%,$t_{1/2}$ 为 3 小时左右,用药 1 周后,70% 的药物经肾排泄,14% 的药物经肠道排泄。对 5-HT_{2A} 受体和 D_2 受体有很强的阻断作用,但对前者的阻断作用强于后者,对 H_1-受体和 α_1-受体也有一定的亲和力。适用于治疗急性和慢性精神分裂症,对阳性和阴性症状均有效。不良反应较轻微,可见困倦、乏力或直立性低血压等。

帕利哌酮

帕利哌酮(paliperidone)为第二代非典型抗精神病药利培酮的主要活性代谢产物,通过阻断 5-HT_{2A} 和 D_2 受体发挥抗精神病作用,适用于精神分裂症急性期的治疗,对思维障碍、情感障碍、行为障碍、妄想、幻觉等症状均有效。常见不良反应包括迟发性运动障碍、变态反应、肝肾损害、体重增加等。

齐拉西酮

齐拉西酮(ziprasidone)为新型非典型抗精神病药,口服吸收良好,分布广泛,6~8 小时血药浓度达峰值,血浆蛋白结合率大于 99%,餐时服用生物利用度约为 60%,食物能增加其吸收。主要经肝代谢,肾排泄,$t_{1/2}$ 约 7 小时。

齐拉西酮对 D_2、5-HT_{2A}、5-HT_{1D} 等多种受体具有拮抗作用,并可抑制突触前膜对 5-HT 和 NE 的再摄取。目前认为其抗精神分裂症作用可能与拮抗 D_2 和 5-HT_{2A} 有关,用于精神分裂症,对急性或慢性、初发或复发精神分裂症均有较好疗效,对精神分裂症相关症状如幻觉、妄想、动机缺乏和逃避等有效。可致锥体外系反应、消化系统反应、嗜睡、疲乏、皮疹等不良反应。

阿塞那平

阿塞那平(asenapine)为新型非典型抗精神病药物,对 5-HT_{2A} 受体、D_2 受体、H_1- 受体和 α_1- 受体均有拮抗作用,可用于精神分裂症急性期及双相情感障碍急性躁狂发作的治疗。可致静坐不能、嗜睡、眩晕、恶心、呕吐、感觉迟钝、体重增加等不良反应,严重肝功能不全者禁用。

阿立哌唑

阿立哌唑(aripiprazole)为喹啉酮衍生物,属第三代非典型抗精神病药物,对精神分裂症阳性和阴性症状均有显著疗效,其机制与对 D_2 和 5-HT_{1A} 受体的部分激动作用及对 5-HT_{2A} 受体的拮抗作用有关。不良反应包括锥体外系反应、体重增加、消化系统反应等。

氯氮平

氯氮平(clozapine)属苯二氮䓬类,为新型抗精神病药。口服吸收快而完全,3h 后血药浓度达峰值,$t_{1/2}$ 约 9 小时。可阻断 D_2 受体和 5-HT_{2A} 受体,协调 5-HT 和 DA 能神经系统的相互作用而发挥治疗作用。用于精神分裂症,对阳性和阴性症状均有效,对其他药物无效的难治病例也可能有效。也可用于躁狂症或其他精神病性障碍的兴奋躁动和幻觉妄想症状。

氯氮平对黑质 - 纹状体系统的 D_2 和 D_3 亚型受体几无亲和力,因此几无锥体外系反应。但可引起严重的粒细胞减少,一旦出现粒细胞轻度下降,应减量或改用其他药物,同时使用脱氧核苷酸钠、泼尼松等药物,以促进骨髓造血功能恢复。过量中毒可出现谵妄、昏迷、心动过速、低血压、呼吸抑制等。严重心肝肾疾患、低血压、癫痫、青光眼、骨髓抑制及孕妇禁用。

第二节 抗躁狂症药

躁狂症(Mania)以情感高涨或易激惹为主要临床特点,常伴精力旺盛、言语及活动增多,严重者可出现幻觉、妄想等精神病性症状。抗躁狂症药主要用于治疗躁狂症状,如抗精神病药氯丙嗪、氟哌啶醇及抗癫痫药卡马西平等均有抗躁狂症作用。本节主要介绍碳酸锂。

碳 酸 锂

碳酸锂(lithium carbonate)是目前临床广泛应用的抗躁狂症药物。

【体内过程】 碳酸锂口服吸收快而完全,2~4 小时后血药浓度达峰值。锂离子先分布于细胞外液,然后逐渐蓄积于细胞内。该药起效较慢,$t_{1/2}$ 约为 18~36 小时。主要经肾排泄,80%可由肾小管重吸收。钠离子可于近曲小管与锂离子竞争重吸收,如钠摄入增加,可促进锂排泄,低钠或者肾小球滤过减少时,易引起体内锂蓄积,引起中毒。

【药理作用】 碳酸锂抗躁狂症的确切机制仍不清楚,目前认为可能与下列途径有关。

1. 治疗量可抑制去极化和 Ca^{2+} 依赖抑制 NE 和 DA 从神经末梢释放,并促进其再摄取,使突触间隙 NE 浓度降低。

2. 影响葡萄糖的代谢及 Na^{+}、Mg^{2+}、Ca^{2+} 的分布。

3. 抑制腺苷酸环化酶活性,减少 cAMP 的生成;增加色氨酸的摄取并促进 5-HT 的生成和释放,使 5-HT 受体超敏化。

4. 抑制肌醇磷酸酶,阻止脑内肌醇的生成,从而减少磷脂酰肌醇 4,5- 二磷酸(PIP2)的含量,发挥抗躁狂作用。

【临床应用】 对躁狂症有显著疗效,可以改善精神分裂症的情感障碍,但对正常人的精神活动几无影响。对于严重急性躁狂患者,应先与氯丙嗪或氟哌啶合用,待急性症状控制后再单用碳酸锂维持。

【不良反应】 碳酸锂的不良反应较多,安全范围较窄。

1. 短期用药可引起恶心、呕吐、腹泻、头昏、乏力等症状,继续治疗 1~2 周,症状可逐渐减轻或消失。可引起甲状腺功能低下或甲状腺肿,一般无明显症状,减量或停药后即可恢复。

2. 长期用药锂盐可在体内蓄积,当锂盐治疗浓度超过 2.0mmol/L 会导致锂盐中毒,出现中枢神经系统症状,如昏迷、意识障碍、肌张力增高、共济失调、震颤及癫痫发作等,可致死。因此,在应用锂盐期间,要定期测定血锂浓度。心、肾疾病患者、电解质紊乱者禁用。

第三节 抗抑郁症药

抑郁症(depression)是一种常见的心境障碍,其主要临床特征是显著而持久的情绪低落,严重者可有自杀念头和行为。抗抑郁症药(antidepressant drugs)是主要用于治疗情绪低落、抑郁、消极的一类精神药物,目前临床常用的抗抑郁药包括以下几类。

一、三环类抗抑郁症药

为经典抗抑郁症药物，其分子结构与氯丙嗪相似，含2个苯环和一个杂环，故统称为三环类抗抑郁症药(tricyclic antidepressants，TCAs)(图 14-1)。本类药物为非选择性单胺递质再摄取抑制剂，可通过抑制脑内NE和5-HT再摄取、增加突触间隙相应递质含量而发挥抗抑郁作用，常用药物有米帕明、地昔帕明、阿米替林及多塞平等。

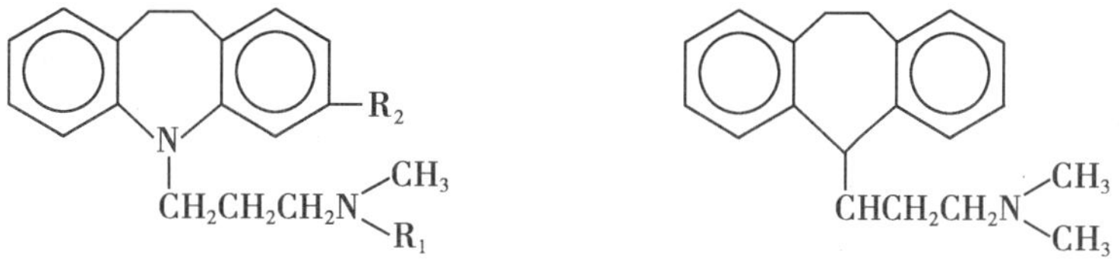

米帕明 $R_1=CH_3$ $R_2=H$
地昔帕明 $R_1=H$ $R_2=H$

阿米替林

图 14-1 三环类抗抑郁症药化学结构

米 帕 明

米帕明(imipramine，丙米嗪)为三环类抗抑郁症药的代表药，是五羟色胺再摄取抑制剂(SSRI)问世之前治疗抑郁症的首选药物。

【体内过程】 口服吸收良好，2~8小时血药浓度达峰值，广泛分布于全身各组织，以脑、肝、肾分布较多。血浆蛋白结合率约90%。主要经肝脏代谢，肾脏排泄，$t_{1/2}$ 为8~19小时，其主要代谢产物地昔帕明仍有较强的抗抑郁症作用。

【药理作用】 米帕明对中枢神经系统、自主神经系统、心血管系统均有抑制作用。

1. 中枢神经系统 米帕明可抑制神经末梢突触前膜对NA及5-HT的再摄取，增加突触间隙递质浓度，具有抗抑郁作用。正常人服用后出现困倦、头晕、注意力不集中等以镇静为主的症状，抑郁症患者连续服用本品后，出现精神振奋、情绪高涨现象，使情绪低落、兴趣缺乏等抑郁症状明显改善。本药起效缓慢，需连续用药2~3周方可见效。

2. 自主神经系统 米帕明可明显阻断M受体，引起视物模糊、口干、便秘等阿托品样作用。

3. 心血管系统 米帕明可阻断血管平滑肌 α_1 受体，引起直立性低血压。抑制心肌中NA再摄取，抑制多种心血管反射，大剂量对心肌有奎尼丁样作用，可导致心律失常或心肌损伤。

【临床应用】 适用于各型抑郁症的治疗，其中对内源性抑郁症和更年期抑郁症效果较好，对反应性抑郁症也有效，但对精神分裂症的抑郁症状效果较差。临床也可用于焦虑症、恐惧症及小儿遗尿症的治疗。

【不良反应】 常见不良反应有口干、便秘、心悸等症状及尿潴留、眼内压升高等，也可引起直立性低血压和心律失常，偶见皮疹、粒细胞缺乏及或黄疸等。孕妇及癫痫、青光眼患者禁用。

【药物相互作用】 米帕明与单胺氧化酶抑制药合用，可出现严重的不良反应，如高血压危象，或高热、惊厥、昏迷等症状，因此，使用单胺氧化酶抑制药患者须至少停用10~14天后方可使用丙米嗪；与苯海索等抗帕金森病药或抗精神分裂症药合用，抗胆碱作用增强；此外，米帕明尚可增强中枢抑制药的作用。

阿米替林

阿米替林(amitriptyline)为前体药物,口服吸收后在肝脏代谢为去甲替林发挥作用,其药理作用和临床应用与米帕明相似,但镇静及抗胆碱作用较强,适用于伴焦虑、烦躁、失眠的抑郁症患者。起效较快,一般用药后7~10日可产生明显疗效。不良反应与米帕明相似但较重,禁忌证同米帕明。

多塞平

多塞平(doxepin)又名多虑平,抗抑郁作用较米帕明弱,但抗焦虑及镇静作用较强,起效较快,适用于焦虑症及伴焦虑的抑郁症患者。不良反应与米帕明相似。

二、选择性5-HT再摄取抑制药

选择性5-HT再摄取抑制药(SSRI)为新型第二代抗抑郁症药,能选择性抑制脑内5-HT再摄取。本类药物镇静作用较小,也不损伤精神运动功能,对心血管和自主神经系统影响较小,临床应用广泛。常用药物有氟西汀、帕罗西汀、舍曲林、氟伏沙明及西酞普兰等。

氟西汀

氟西汀(fluoxetine)又名百忧解,非三环类抗抑郁药(图14-2),为强效选择性5-TH再摄取抑制剂,对胆碱受体、α受体及5-HT受体等均无影响。口服吸收良好,进食不影响其吸收,血浆蛋白结合率约94%。主要经肝脏代谢,肾脏排泄,$t_{1/2}$为48~72天,每日用药1次即可。

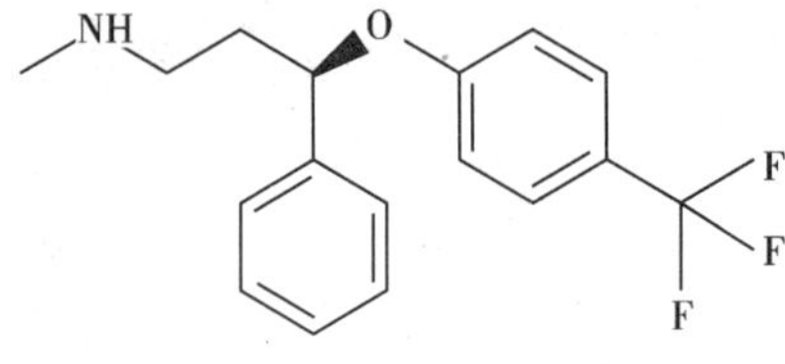

图14-2　氟西汀化学结构

氟西汀抗抑郁作用与三环类相似,但耐受性和安全性优于三环类药物,用于治疗各型抑郁症,用药后2~3周起效,也可用于强迫症、恐惧症和神经性贪食症。常见不良反应有恶心、呕吐、头痛、头晕、乏力、失眠、震颤、惊厥等,并可增加患者自杀风险,用药期间应加强监护。禁止与单胺氧化酶抑制剂合用,若服用过单胺氧化酶抑制剂,必须停药14天后才能使用本品。若先服用本品,则需在停药5周后才能服用单胺氧化酶抑制剂。肝肾功能不全者、孕妇及哺乳期女性慎用。

帕罗西汀

帕罗西汀(paroxetine)又名赛乐特,选择性抑制5-HT再摄取,对其他递质无影响。口服吸收良好,食物不影响其吸收,首过效应明显。血浆蛋白结合率约95%,主要经肝脏代谢,肾脏排泄,$t_{1/2}$约20小时。可用于各型抑郁症,强度与米帕明、氟西汀等相似,但起效较快,耐受性较好。可引起恶心、呕吐、食欲减退、头痛、嗜睡、眩晕、视物模糊、高血压、关节痛及耳鸣等不良反应,并可增加自杀风险。禁与其他SSRIs或单胺氧化酶抑制剂联用。

氟伏沙明

氟伏沙明(fluvoxamine)又名兰释,选择性抑制5-HT再摄取,对其他递质无影响。口服吸收完全，血浆蛋白结合率约80%，$t_{1/2}$ 约17~22小时。用于治疗抑郁症和强迫症。可致恶心、呕吐、食欲减退、头痛、眩晕、嗜睡、疲乏等不良反应，偶见肝功能损害，可增加自杀风险。禁与单胺氧化酶抑制剂联用。

舍曲林

舍曲林（sertraline）又名左洛复，选择性抑制5-HT再摄取，对其他递质和受体均无影响。口服吸收良好，血浆蛋白结合率约98%。主要经肝脏代谢，代谢产物经肾和肠道排泄，$t_{1/2}$ 约24小时。用于治疗抑郁症及强迫症。可引起口干、多汗、恶心、呕吐、厌食、头痛、高血压及过敏等不良反应，严重肝肾功能不全者、癫痫患者、孕妇及哺乳期妇女慎用。禁与单胺氧化酶抑制剂合用，在停用单胺氧化酶抑制剂14天内，不能服用本药，停用本品后也需14天以上才能开始单胺氧化酶抑制剂的治疗。

西酞普兰

西酞普兰（citalopram）为选择性SSRIs，对其他递质和受体无影响。口服吸收良好，食物不影响其吸收，血浆蛋白结合率80%。主要在肝脏代谢，肾脏和肠道排泄，$t_{1/2}$ 约35小时。适用于各型抑郁症，并可用于焦虑症。常见不良反应有恶心、呕吐、头痛、头晕、嗜睡、腹泻、震颤等，严重肝肾功能不全、癫痫患者、孕妇及哺乳期女性慎用，禁与单胺氧化酶抑制剂合用。

三、单胺氧化酶抑制药

单胺氧化酶抑制药（MAOI）为最早发现并应用于临床的抗抑郁症药，通过抑制单胺氧化酶（MAO），减少去甲肾上腺素、5-HT等神经递质的水解灭活而发挥抗抑郁作用。

吗氯贝胺

吗氯贝胺（（moclobemide）能可逆性抑制脑内A型单胺氧化酶（MAO-A），从而提高脑内去甲肾上腺素、多巴胺和5-HT的水平，起到抗抑郁作用，具有起效快、停药后MAO活性恢复快等特点。用于治疗抑郁症，可引起恶心、口干、头痛、头晕、出汗、心悸、失眠等不良反应，与富含酪胺的食物（如奶酪）同服可能引起高血压。肝、肾功能严重不全者慎用，禁止与其他抗抑郁药同用。

第四节 抗焦虑药

焦虑（anxiety）是多种精神病及神经症的常见症状，更年期、应激时也常伴有焦虑状态，而焦虑症则是一种以反复发作为特征的神经症。焦虑状态与焦虑症均表现为焦虑、紧张、坐立不安、恐惧等精神障碍，并常伴有自主神经系统症状和运动性不安等。抗焦虑药主要用于减轻焦虑、紧张、恐惧及稳定情绪，并兼有镇静催眠作用，临床常用苯二氮䓬类药物进行治疗。近年发现的非苯二氮䓬类抗焦虑药丁螺环酮副作用小，有较好的应用前景。

丁螺环酮

丁螺环酮(buspirone)抗焦虑效果与地西泮相当,长期使用无依赖性和欣快效应,又被称为“选择性抗焦虑药”。

【体内过程】 口服吸收快而且完全,食物可降低“首过效应”,提高生物利用度。40~90分钟后血药浓度达峰值,与血浆蛋白结合率为95%。本品代谢迅速,约65%的代谢物经肾脏排泄,其余经粪便排泄,$t_{1/2}$为2~3小时。

【药理作用】 本品为选择性5-HT_{1A}受体激动剂,可激动中枢神经系统突触前膜的5-HT_{1A}受体,抑制5-HT的释放,从而降低过强的5-HT能神经活动,产生抗焦虑作用。其抗焦虑作用与地西泮相似,但在解除焦虑症状时不产生明显的镇静、催眠或致遗忘效应,且致依赖性较低。

【临床应用】 适用于广泛性焦虑症的治疗;对焦虑症伴失眠者,尚需加用镇静催眠药,对焦虑伴轻度抑郁症状者也有一定的疗效,对严重焦虑伴有惊恐发作者疗效不佳。本品对于海洛因依赖者脱毒期间出现的焦虑、心理渴求和觅药行为有一定疗效,可作为辅助治疗药物。

【不良反应】 不良反应较轻,常见头晕、头痛、恶心、呕吐、口干、便秘、失眠、食欲减退等。青光眼、重症肌无力、白细胞减少及对本品过敏者禁用,孕妇、儿童及哺乳妇女禁用。

相关链接

目前已知的抗精神病药除了作用于多巴胺D_2受体外,还对以下受体有不同程度的作用。这些受体可能将成为开发新型抗精神病药的靶点。

1. D_3受体与D_2受体生理作用相似,可能是抗精神病药物的一个重要作用靶点。推测原因① D_3受体选择性分布于边缘叶;②部分精神分裂症患者D_3受体基因变异的频率明显高于对照人群,并且这些变异与患者对药物治疗的反应密切相关;③ D_3受体也分布于多巴胺神经元突触前膜,阻断此受体可促进多巴胺释放。目前已有很多用于治疗精神分裂症的D_3受体拮抗剂处于早期开发阶段,但尚未进入临床研究。

2. 谷氨酸受体是中枢神经系统主要兴奋性神经递质系统,精神分裂症患者此受体系统功能异常。目前受关注较多的是NM多巴胺受体亚型与抗精神病药物的关系,因为作用于此受体亚型的药物如苯环利定和氯胺酮等都具有精神模拟作用。研究表明:精神分裂症患者几个脑区谷氨酸能神经元的突触前和突触后标记物都有改变。用甘氨酸或d-cycloserine(NM多巴胺受体的甘氨酸位点变构调节剂)治疗精神分裂症患者,显示其对阴性症状有微弱疗效。但由于作用于NM多巴胺受体的药物都有潜在的致惊厥作用,因而开发作用于此受体的抗精神病药尚需作更多的研究。

学习小结

1. 精神分裂症与中枢多巴胺能神经系统的关系:大脑皮质前额叶D_1功能低下、皮质下D_2功能亢进可导致精神分裂症的发生;同时中枢5-HT对多巴胺能神经有一定调节作用。寻找兼具 D_1 激动和 D_2 阻滞的药物是目前精神分裂症治疗研究的主要方向。

2. 常用抗精神分裂症药物氯丙嗪可阻断中枢多巴胺能神经通路 D_2 受体，产生抗精神病、镇吐、影响体温、加强中枢抑制药效应等作用，同时影响内分泌系统。其 α 和 M 受体的阻断可引起直立性低血压及阿托品样作用。对黑质 - 纹状体 D_2 受体的阻断可引起锥体外系反应，为氯丙嗪主要不良反应之一。$5\text{-}HT_{2A}$ 受体阻断剂氯氮平等阻断 D_2 受体的同时，也可阻断 $5\text{-}HT_{2A}$ 受体，促进中脑 - 皮质通路多巴胺的释放，可同时改善精神分裂症的阳性症状与阴性症状。

3. 丙米嗪可抑制神经末梢突触前膜对 NA 及 5-HT 的再摄取，使突触间隙的 NA、5-HT 浓度升高，具有抗抑郁作用。阻断 M 受体有阿托品样不良反应。

4. 焦虑状态和焦虑症的主要治疗药物　丁螺环酮可激动中枢神经系统突触前膜的 $5\text{-}HT_{1A}$ 受体，抑制 5-HT 释放，从而降低过强的 5-HT 能神经活动，产生抗焦虑作用，长期使用无依赖性。

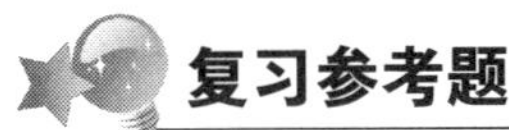

复习参考题

1. 氯丙嗪的药理作用、作用机制、临床应用和主要不良反应。
2. 丙米嗪药理作用、临床应用和不良反应。

（郑书国　杨解人）

第十五章

镇　痛　药

学习目标

掌握　吗啡、哌替啶的药理作用、临床应用、不良反应及禁忌证。

熟悉　美沙酮、芬太尼、曲马多的作用特点和纳洛酮的特点。

了解　阿片受体的分类及作用于各亚型药物的作用，认识镇痛药和其他成瘾性药物滥用的危害性。

第一节　概　　述

疼痛是多种疾病的常见症状，是实际或潜在的组织损伤引起的痛苦感觉，常伴不愉快情绪或心血管和呼吸方面改变。伤害性刺激作用于痛觉感受神经末梢，通过上行纤维，将冲动传递至中枢，经中枢神经系统分析、整合，产生痛觉和相应保护性反射。根据痛觉发生部位，疼痛可分为躯体痛、内脏痛和神经痛三类，其中躯体痛又可根据其性质分为急性痛（锐痛）和慢性痛（钝痛）两种。剧烈疼痛不仅给患者带来痛苦和紧张不安等情绪反应，还可引起机体生理功能紊乱，甚至诱发休克，因此控制疼痛是临床治疗的主要目的之一。

镇痛药（analgesics）是指作用于中枢神经系统特定部位，在不影响意识和其他感觉状态下，选择性地减轻或消除疼痛，并能由缓解疼痛引起的不愉快情绪的药物，故称为中枢性镇痛药。本类药物主要用于剧痛，但反复使用易产生依赖性，故又称为麻醉性镇痛药（narcotic analgesics）或依赖性镇痛药（addictive analgesics），大多被归入管制药品之列。

由于疼痛是多种疾病的重要表现，其特点可作为疾病诊断依据，因此在明确诊断之前，应慎用镇痛药，以免掩盖病情，贻误诊断和治疗。此外，本类药物反复应用易成瘾，故即使有用药指征，也应控制剂量和应用次数。

镇痛药根据其作用机制可分为三类：①阿片受体激动药；②阿片受体部分激动药；③其他镇痛药。

第二节　阿片受体激动药

阿片(opium)为罂粟科植物罂粟未成熟果实浆汁的干燥物,含有20多种生物碱,其药理效应早在公元前3世纪即有文献记载,在中世纪中期已被广泛用于镇痛、止咳、止泻、镇静催眠等,其代表药物是吗啡。

吗　啡

吗啡(morphine)是阿片中的主要生物碱,含量高达10%,临床常用其硫酸盐或盐酸盐。

【化学结构】 吗啡化学结构(图15-1)的基本骨架是以A、B、C、D环构成的氢化菲核。环A上的酚羟基和环C上的醇羟基具有重要的药理作用。当环A上酚羟基的氢原子被甲基取代,成为可待因,其镇痛作用减弱;叔胺氮上甲基被烯丙基取代,则为阿片受体拮抗药如纳洛酮;破坏氧桥以及17位无侧链形成阿扑吗啡,也失去镇痛作用而产生很强的催吐作用。3位和6位羟基被取代可改变药代动力学特性,如可待因生物利用度高于吗啡。

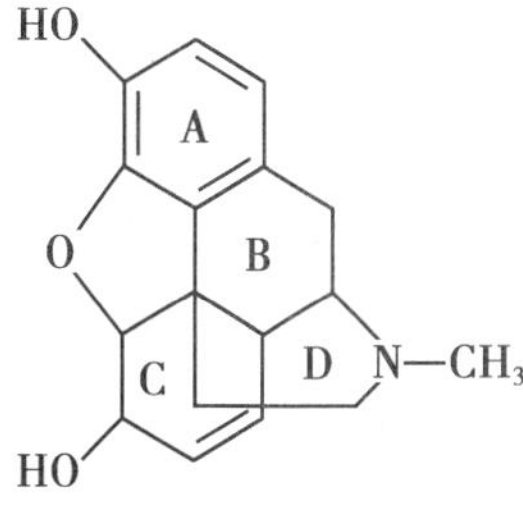

图15-1　吗啡化学结构

【体内过程】 口服易收快,但首过效应明显,生物利用度仅25%,常注射给药。本品脂溶性低,仅少量药物可通过血-脑屏障到达中枢,但足以发挥药理作用。主要在肝脏与葡醛酸结合,经肾脏排泄,也可由随胆汁或乳汁排泄,血浆$t_{1/2}$为2~3小时,其代谢产物吗啡-6-葡醛酸血浆$t_{1/2}$长于吗啡。肾功能减退和老年患者吗啡-6-葡醛酸排泄缓慢,易致蓄积,应适当减量。

【药理作用】

1. 中枢神经系统

(1) 镇痛、镇静和致欣快作用:吗啡具有强大镇痛作用,对躯体痛和内脏痛均有效,对持续性钝痛效果优于间断性锐痛。吗啡在镇痛同时,伴有明显的镇静作用,可减轻或消除疼痛引起的紧张、恐惧、焦虑不安等情绪反应,提高机体对疼痛耐受力。吗啡还可引起欣快感,表现为满足感、飘飘欲仙等,这也是吗啡形成依赖的原因之一。

关于吗啡镇痛作用机制,目前认为主要与吗啡模拟内源性阿片肽激动脊髓胶质区、丘脑内侧、第三脑室及导水管周围灰质等部位阿片受体、调节痛觉传导功能有关。生理情况下,痛觉传入神经末梢释放谷氨酸、P物质(SP)等神经递质将痛觉冲动传入中枢,而内源性阿片肽(脑啡肽、内啡肽、强啡肽等)与阿片受体(μ、κ、δ、σ)则组成内源性镇痛系统。内源性阿片肽由特定神经元释放后,可激动感觉神经突触前、后膜上阿片受体,通过G蛋白偶联机制,抑制腺苷酸环化酶,促进K^+外流、减少Ca^{2+}内流,使突触前膜递质释放减少或使突触后膜超极化,减弱或阻滞痛觉冲动传导,产生镇痛作用(图15-2)。吗啡的镇静和欣快作用与其激动中脑边缘系统和蓝斑核的阿片受体有关。

(2) 抑制呼吸:治疗量吗啡可抑制呼吸中枢对CO_2敏感性和脑桥呼吸调整中枢,使呼吸频率减慢,潮气量降低,肺通气量减少。呼吸抑制程度与剂量相关,急性中毒时呼吸频率可减慢至3~4次/分,造成严重缺氧。呼吸抑制是吗啡急性中毒致死的主要原因。

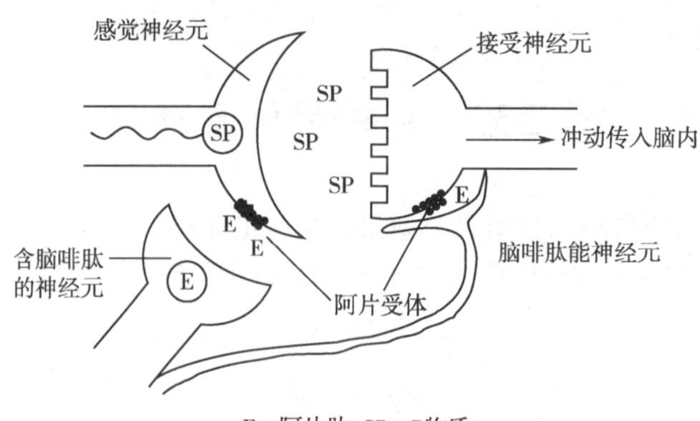

E：阿片肽；SP：P物质

图 15-2 阿片类药物镇痛作用机制

(3) 镇咳：吗啡可抑制延髓咳嗽反射中枢，使咳嗽反射减轻或消失，产生镇咳作用。

(4) 其他中枢作用：激动动眼神经副核引起瞳孔缩小，急性中毒时呈针尖样瞳孔；兴奋延髓催吐化学感受区，引起恶心、呕吐等。

2. 心血管系统 吗啡可促进组胺释放并能抑制血管运动中枢，引起血管舒张，血压下降，尤其在由平卧位突然转为直立时易发生直立性低血压。

3. 平滑肌

(1) 胃肠道平滑肌：吗啡可增加胃肠道平滑肌和括约肌张力，减弱消化道推进性蠕动，并能抑制消化液的分泌，加之对中枢的抑制作用，使便意和排便反射减弱，因而可引起便秘。

(2) 胆道平滑肌：吗啡可增加胆道平滑肌张力，使奥狄括约肌收缩，胆总管内压力增加，引起上腹不适和胆绞痛。

(3) 其他平滑肌：吗啡可提高输尿管平滑肌张力，使膀胱括约肌收缩，引起尿潴留。降低妊娠子宫平滑肌对缩宫素的敏感性，延长产程。

4. 其他作用 吗啡对免疫系统有抑制作用，可抑制淋巴细胞增殖、减少细胞因子分泌，可抑制人类免疫缺陷病毒（HIV）诱导的免疫应答，这可能是吗啡类药物吸食者易感染 HIV 的主要原因之一。

【临床应用】

1. 镇痛 对各种原因引起的疼痛均有效，可缓解或消除严重创伤、烧伤、手术等引起的剧痛和晚期癌痛；对内脏平滑肌痉挛引起的绞痛如胆绞痛和肾绞痛合用解痉药如阿托品可有效缓解。对心肌梗死引起的剧痛，除能缓解疼痛和减轻焦虑外，其舒张血管作用可减轻心脏负担。久用易成瘾，故除癌症剧痛外，一般仅用于其他镇痛药无效时的短期应用。诊断未明前慎用，以免掩盖病情而延误诊断。

2. 心源性哮喘 心源性哮喘为左心衰突发肺水肿引起的呼吸困难，除应用强心苷、氨茶碱及吸氧外，静脉注射吗啡可产生较好的效果。其机制可能是：①扩张外周血管，降低外周阻力，减轻心脏前、后负荷，有利于肺水肿的消除；②其镇静作用有利于消除患者的焦虑、恐惧情绪；③降低呼吸中枢对 CO_2 敏感性，减弱过度的反射性呼吸兴奋，使急促表浅的呼吸得以缓解。但当患者伴有休克、昏迷、严重肺部疾患或痰液过多时禁用。

3. 止泻 用于单纯性腹泻，可选用阿片酊或复方樟脑酊，如伴细菌感染，应合用抗生素。

【不良反应】

1. 一般反应　治疗量吗啡可引起眩晕、恶心、呕吐、便秘、呼吸抑制、尿潴留、胆道压力升高甚至诱发胆绞痛、直立性低血压(低血容量者易发生)等，偶见注意力分散、思维能力减退、表情淡漠等精神症状。

2. 急性中毒　应用过量吗啡可引起急性中毒，表现为昏迷、呼吸抑制及针尖样瞳孔，常伴血压下降、体温下降、严重缺氧、抽搐以及尿潴留等，严重者常因呼吸麻痹而死。

3. 耐受性和依赖性　长期应用易产生耐受性，需增加剂量才能达到原来的效果。剂量越大，间隔时间越短，耐受发生越快，且与其他阿片类药物有交叉耐受性。吗啡易产生依赖性，表现为身体依赖性，一旦停药则产生难以忍受的戒断症状如兴奋、失眠、流泪、流涕、出汗、呕吐、腹泻，甚至虚脱、震颤、意识丧失等，并伴有强迫性觅药行为。

4. 其他　吗啡能通过胎盘进入胎儿体内，并能对抗缩宫素对子宫的兴奋作用而延长产程，故禁用于分娩止痛；吗啡可经乳汁分泌，哺乳期妇女禁用；由于抑制呼吸、抑制咳嗽反射以及促进组胺释放可引起支气管收缩，支气管哮喘、上呼吸道梗阻、肺心病患者、颅脑损伤所致颅内压增高的患者禁用，肝功能严重减退者及新生儿和婴儿禁用。

【药物相互作用】 阿托品类药物可对抗吗啡所致的平滑肌痉挛，增强镇痛作用；乙醇可加强中枢抑制，镁盐静脉注射可加强镇静作用，与吗啡合用均可加深吗啡的呼吸抑制；与喷他佐辛合用则减弱吗啡的镇痛作用。

可　待　因

可待因(codeine)，又称甲基吗啡，在阿片中含量约 0.5%。口服易吸收，生物利用度约 50%~60%。大部分在肝脏与葡醛酸结合，经肾脏排泄，约 10% 脱甲基转变为吗啡发挥作用。血浆 $t_{1/2}$ 为 3~4 小时，过量时可延长至 6 小时。

药理作用与吗啡相似而较弱，镇痛作用为吗啡的 1/12~1/10，镇咳作用为吗啡的 1/4，持续时间与吗啡相似，对呼吸中枢抑制作用较轻，无明显镇静作用。临床用于中等程度疼痛和剧烈干咳。无明显便秘、尿潴留及直立性低血压等副作用，致欣快及成瘾性低于吗啡，属限制性使用的精神药品。

哌　替　啶

哌替啶(pethidine)，又名度冷丁(dolantin)，属苯基哌啶衍生物，为临床常用的人工合成镇痛药。

【体内过程】 口服易吸收，生物利用度为 40%~60%。肌内注射吸收迅速，起效快，5~15 分钟血药浓度达峰值。血浆蛋白结合率约 60%，可透过胎盘屏障进入胎儿体内。主要在肝内代谢，经肾脏排泄，血浆 $t_{1/2}$ 为 3 小时，肝硬化患者显著延长。肾功能不全或反复大剂量应用可引起蓄积。

【药理作用】 哌替啶主要激动 μ 型阿片受体，药理作用与吗啡基本相同。镇痛作用弱于吗啡，其效价强度为吗啡的 1/10~1/7，持续时间约为吗啡的 1/2~3/4。镇静、呼吸抑制、致欣快和扩血管作用与吗啡相似。能提高平滑肌和括约肌张力，但因作用时间短，较少引起便秘和尿潴留。大剂量也可引起支气管平滑肌收缩，对妊娠末期子宫平滑肌正常收缩无影响，也不对抗缩宫素的作用，故不延缓产程。

【临床应用】

1. 镇痛 哌替啶成瘾性较吗啡弱，故常替代吗啡用于创伤、术后以及晚期癌症等各种剧痛。用于内脏绞痛时，因能提高平滑肌的兴奋性，故须与解痉药如阿托品合用。用于产妇分娩止痛，临产前 2~4 小时内不宜使用。

2. 心源性哮喘 哌替啶可替代吗啡治疗心源性哮喘，且效果良好，其机制与吗啡相同。

3. 麻醉前给药及人工冬眠 麻醉前给予哌替啶，可使患者安静，消除患者术前紧张和恐惧情绪，减少麻醉药用量及缩短诱导期。本品与氯丙嗪、异丙嗪组成冬眠合剂，以降低患者的基础代谢率。

【不良反应】 治疗量时可致眩晕、出汗、口干、恶心、呕吐、心悸和直立性低血压等，剂量过大可明显抑制呼吸。偶致震颤、肌肉痉挛、反射亢进甚至惊厥等。久用可致耐受性和依赖性。禁忌证同吗啡。

【药物相互作用】 哌替啶与单胺氧化酶抑制药合用可引起严重高血压、谵妄、高热、多汗、惊厥、严重呼吸抑制、昏迷甚至死亡，其机制可能是单胺氧化酶抑制药抑制体内单胺氧化酶活力，使哌替啶及其代谢物去甲哌替啶的降解受到抑制，从而引起毒性作用。氯丙嗪、异丙嗪、三环类抗抑郁药能加重哌替啶的呼吸抑制。

美 沙 酮

美沙酮（methadone）为人工合成镇痛药，主要激动 μ 受体，临床以其外消旋体供药用，其中左旋体起主要作用。

【体内过程】 口服易吸收，30 分钟后起效，4 小时血药浓度达峰值，皮下或肌内注射 1~2 小时达峰。血浆蛋白结合率为 90%，主要在肝脏代谢为去甲美沙酮，经肾或肠道排泄，血浆 $t_{1/2}$ 为 15~40 小时，酸化尿液，可加快排泄。美沙酮可与各组织包括脑组织中蛋白质结合，反复给药可在组织中蓄积。

【药理作用与应用】 镇痛作用强度与吗啡相似，但持续时间较长，镇静作用较弱，耐受性与成瘾性发生较慢，戒断症状较轻。此外，抑制呼吸、缩瞳、引起便秘及升高胆道内压等作用也较吗啡弱。口服美沙酮后再注射吗啡不能引起原有的欣快感，亦不出现戒断症状，因而可使吗啡等药物的成瘾性减弱。临床除用于创伤、手术及晚期癌症等所致剧痛外，也广泛用于吗啡、海洛因等阿片类药物成瘾的脱毒治疗。

【不良反应】 与吗啡相似而较轻，主要有头痛、眩晕、恶心、出汗、嗜睡、欣快感(过量时)等，长期用药易致蓄积中毒。皮下注射可致局部疼痛和硬结。禁用于分娩止痛，因可影响产程和抑制新生儿呼吸。

芬太尼及其衍生物

芬太尼（fentanyl）、舒芬太尼（sufentanil）、阿芬太尼（alfentanil）和瑞芬太尼（remifentanil）是一类人工合成镇痛药，主要激动 μ 受体。

芬太尼为短效镇痛药，静脉注射 1 分钟起效，维持约 10 分钟；肌内注射 15 分钟起效，维持 1~2 小时。血浆蛋白结合率 84%。主要在肝脏代谢，肾脏排泄，血浆 $t_{1/2}$ 约 3~4 小时。药理作用与吗啡相似，镇痛效力约为吗啡 100 倍，主要用于麻醉辅助用药和静脉复合麻醉，或与氟哌利多合用产生神经阻滞镇痛，用于外科小手术，也可通过硬膜外或蛛网膜下腔给药用于急性术后疼痛或慢性疼痛。不良反应包括眩晕、恶心、呕吐、低血压、胆道括约肌痉挛等，大剂量可产生明显肌肉僵直。禁用于支气管哮喘、重症肌无力、颅脑损伤及2岁以下儿童。

舒芬太尼亲脂性约为芬太尼的2倍，更易通过血-脑屏障，镇痛作用较芬太尼强5~10倍，持续时间更长。阿芬太尼镇痛作用较芬太尼弱。两药主要用于辅助麻醉和诱导麻醉，对心血管系统影响较小，适用于心血管手术麻醉。

瑞芬太尼起效迅速，静脉给药后1分钟起效，作用持续5~10分钟，常用于全麻诱导和全麻中维持镇痛。

第三节 阿片受体部分激动药

阿片受体部分激动药在小剂量或单独使用时，可激动阿片受体，产生镇痛作用；当剂量加大或与激动药合用时，又可拮抗该受体。此外，某些药物对不同亚型的阿片受体作用不同，对某些亚型表现为激动作用，而对另一些亚型则表现为拮抗作用。由于对受体的作用不同，这类药与纯粹的阿片受体激动药相比有以下特点：①镇痛强度较小；②呼吸抑制作用较轻；③很少产生依赖性；④可引起烦躁不安、心血管兴奋等不良反应。根据其拮抗程度的不同，这类药中有些药物如喷他佐辛、丁丙诺啡、布托啡诺、纳布啡等主要用作镇痛药，而另一些药物如烯丙吗啡主要用作拮抗药。

喷 他 佐 辛

喷他佐辛(pentazocine)，又名镇痛新，可激动κ受体和拮抗μ受体。

【体内过程】 口服、皮下和肌注均吸收良好，但口服首过消除明显，生物利用度20%。脂溶性较吗啡高，体内分布广泛，易透过胎盘和血-脑屏障。主要经肝脏代谢，肾脏排泄，$t_{1/2}$为2~3小时。代谢速率个体差异较大，是其镇痛效果个体差异大的主要原因。

【药理作用】

1. 镇痛强度约为吗啡的1/4~1/3，呼吸抑制作用为吗啡的1/2，但剂量超过30mg时，呼吸抑制程度并不随剂量增加而加重，故较为安全。用量达60~90mg时，可产生烦躁不安、梦魇、幻觉等精神症状，可用纳洛酮对抗。

2. 对心血管系统的作用与吗啡不同，大剂量可使血压升高，心率加快，与其升高血中儿茶酚胺浓度有关。

3. 胃肠道平滑肌兴奋作用较吗啡弱，较少引起恶心呕吐，升高胆道内压力较吗啡弱。

【临床应用】 成瘾性小，适用于外科术后疼痛及各种慢性疼痛，对剧痛的镇痛效果不及吗啡。

【不良反应】

1. 一般反应有镇静、嗜睡、眩晕、出汗、头痛，剂量增大能引起烦躁、幻觉、噩梦、血压升高、心率加快、思维障碍和发音困难等。

2. 局部反复注射，可使局部组织产生无菌性脓肿、溃疡和瘢痕形成，注射时应常更换注射部位。

3. 经常或反复使用，可产生吗啡样身体依赖性，但戒断症状比吗啡轻，此时应逐渐减量至停药。因能增加心脏负荷，故不适用于心肌梗死所致疼痛。

布托啡诺

布托啡诺（butorphanol），为吗啡衍生物，常用其酒石酸盐。可激动κ受体，对μ受体有弱拮抗作用。首过效应明显，不宜口服。镇痛效力呼吸抑制作用为吗啡的4~8倍，对胃肠道平滑肌兴奋作用较弱。用于缓解中、重度疼痛如术后、外伤和癌症疼痛以及肾或胆绞痛等，也可作麻醉前用药。常见不良反应有镇静、乏力、出汗等，偶见嗜睡、头痛、眩晕、精神错乱。久用可致依赖。

丁丙诺啡

丁丙诺啡（buprenorphine）为半合成、高脂溶性部分受体激动药，主要激动μ受体和κ受体为主，对δ受体有拮抗作用。特点：①镇痛效力为吗啡30倍；②与喷他佐辛比较，较少引起烦躁，但更易引起呼吸抑制；③作用时间长，成瘾性比吗啡小；④临床应用同布托啡诺，也可用于吗啡或海洛因成瘾的脱毒治疗。

纳布啡

纳布啡（nalbuphine）对μ受体拮抗作用比布托啡诺强，对κ受体激动作用比布托啡诺弱。特点：①镇痛作用稍弱于吗啡，约为喷他佐辛的3倍，其呼吸抑制作用与等效剂量的吗啡相似，但有封顶效应，即超过一定剂量，呼吸抑制作用不再加重；②可用于心肌梗死和心绞痛患者的止痛；③纳洛酮可对抗本品的镇痛及呼吸抑制作用；④由于对δ受体的激动效应很弱，很少产生不适感，也不引起血压升高、心率增快，依赖性小，戒断症状轻。

第四节 其他镇痛药

曲马多

曲马多（tramadol）为人工合成的可待因类似物，对μ受体激动作用较弱，约为吗啡的1/6000。

【体内过程】 口服后20~30分钟起效，2小时血药浓度达峰值。主要在肝脏代谢，肾脏排泄，血浆$t_{1/2}$约5~6小时。肝、肾功能障碍时，$t_{1/2}$延长。

【药理作用与应用】 镇痛强度约为吗啡的1/10。其镇痛作用可被纳洛酮部分拮抗。无致欣快作用，镇静作用较哌替啶弱，治疗剂量不抑制呼吸，大剂量则引起呼吸频率减慢，但程度较吗啡轻。对心血管系统基本无影响。镇咳作用约为可待因的1/2。主要用于中度以上的急、慢性疼痛，如手术、创伤、分娩及晚期肿瘤疼痛等。

【不良反应】 可见多汗、头晕、恶心、呕吐、口干、疲劳等，静脉注射过快可有颜面潮红、一过性心动过速。长期应用也可成瘾。

布桂嗪

布桂嗪（bucinnazine），又名强痛定（fortanodyn）。口服10~30分钟后或皮下注射10分钟后起效，持续 3~6 小时，镇痛作用约为吗啡的 1/3，呼吸抑制和胃肠道兴奋作用较轻。常用于偏头痛、三叉神经痛、炎症性及外伤性疼痛、关节痛、痛经及晚期癌痛等。可致恶心、头晕、困倦等不良反应，停药后可消失。久用可成瘾。

罗 通 定

罗通定(rotundine)为左旋延胡索乙素，可人工合成。特点：①口服吸收后，10~30 分钟起效，维持 2~5 小时；②镇痛作用弱于哌替啶，强于解热镇痛药；③镇痛作用与脑内阿片受体及前列腺素无关，无明显成瘾性；④对慢性持续性钝痛效果较好，可用于治疗胃肠及肝胆系统等引起的钝痛、一般性头痛以及脑震荡后头痛，也可用于痛经及分娩止痛；⑤对产程及胎儿均无明显影响。

第五节 阿片受体拮抗药

阿片受体拮抗药对阿片受体具有强亲和力，但无内在活性，可竞争性拮抗阿片受体激动药对阿片受体的作用，产生拮抗效应。

纳 洛 酮

纳洛酮(naloxone)化学结构与吗啡相似，但无内在活性，对各型阿片受体都有竞争拮抗作用。

【体内过程】 口服易吸收，首过效应明显，宜静脉给药。血浆蛋白结合率为 40%，主要在肝脏与葡醛酸结合失活后随尿排泄，$t_{1/2}$ 为 40~55 分钟。

【临床应用】

1. 主要用于阿片类药物急性中毒，解除呼吸抑制及其他中枢抑制症状。
2. 用于解除芬太尼、哌替啶等用作静脉复合麻醉或麻醉辅助用药术后呼吸抑制。
3. 可诱发戒断症状，用于阿片类药成瘾者的鉴别诊断。
4. 试用于急性酒精中毒、休克、脊髓损伤、脑卒中及脑外伤等。

【不良反应】 不良反应少，大剂量可产生交感神经兴奋现象，表现为血压升高、心率加快、心律失常，甚至出现肺水肿和心室颤动等。

纳 曲 酮

纳曲酮(naltrexone)与纳洛酮相似，但对 κ 受体的拮抗作用强于纳洛酮，生物利用度高，作用持续时间可达 24 小时。主要用于阿片类成瘾者的治疗。先停用阿片类药 7~10 天，再试用纳洛酮证实不再激发戒断症状后可开始纳曲酮治疗。

纳 美 芬

纳美芬(nalmefene)是纳曲酮的衍生物，拮抗吗啡的呼吸抑制效应与纳洛酮相似，但持续时间为纳洛酮的 3~4 倍。主要用于麻醉后复苏或治疗吗啡等鸦片类药物中毒引起的呼吸抑制，也可试用于心力衰竭、休克、酒精中毒等。可引起头晕、视物模糊等轻度不良反应。

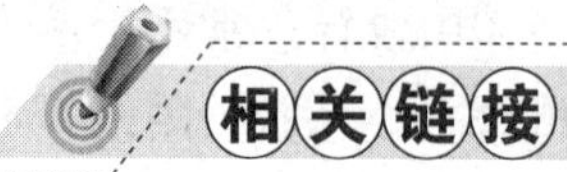

相关链接

癌痛三阶梯治疗原则

疼痛是癌症患者最常见症状，严重影响患者的情绪、睡眠、生活和活动能力，降低患者生活质量。WHO 制定了癌痛三阶梯疗法及用药基本原则。

1. 口服用药　首选口服，也可选择其他无创性给药途径，如透皮贴剂。若患者有吞咽困难、严重呕吐或胃肠梗阻时，可选用透皮贴剂、直肠栓剂等，必要时可使用输液泵连续皮下输注。

2. 阶梯用药　根据疼痛程度选择相应的镇痛药，对轻度疼痛患者选用解热镇痛抗炎药如阿司匹林、布洛芬、吲哚美辛等，对中度疼痛者应选用弱阿片类药如可待因、氨酚待因、布桂嗪、曲马多等，对重度疼痛者应选用强阿片类药如吗啡、哌替啶、美沙酮等。

3. 按时用药　应按规定间隔时间给予镇痛药，以产生持续镇痛效果，保持疼痛连续缓解。部分患者因突发剧痛，可按需给药。

4. 个体化给药　由于个体差异，阿片类药物无理想标准用药剂量，故使用阿片类药物，应从小剂量开始，逐步增加至有效缓解疼痛而无明显不良反应的剂量为止。

5. 注意具体细节　对使用镇痛药的患者要注意监护，密切观察其疼痛缓解程度及可能发生的不良反应，并及时采取必要措施，提高镇痛治疗效果。

学习小结

疼痛不仅给患者带来痛苦和紧张不安等情绪反应，还可引起机体生理功能紊乱，剧烈疼痛甚至可诱发休克。因此，虽然去除病因是治疗的根本，但减轻疼痛也是治疗目的之一。镇痛药可分为三类：①阿片受体激动药；②阿片受体部分激动药；③其他镇痛药。

1. 阿片受体激动药

(1) 吗啡：具有明显的镇痛、镇静、致欣快作用；此外还有抑制呼吸、镇咳及其他中枢作用以及对心血管系统及平滑肌的作用等。治疗量吗啡可引起眩晕、恶心、呕吐、便秘、排尿困难、呼吸抑制不良反应，并可产生耐受性和依赖性；过量可造成急性中毒。

(2) 哌替啶主要激动 μ 型阿片受体，镇痛作用弱于吗啡，其效价强度为吗啡的 1/10，持续时间短。镇静、呼吸抑制、致欣快与吗啡相当。耐受性和依赖性较吗啡小，禁忌证同吗啡。

(3) 美沙酮为 μ 受体激动药，镇痛作用强度与吗啡相当，持续时间较长，镇静作用较弱，耐受性与成瘾性发生较慢，戒断症状较轻。呼吸功能不全、婴幼儿、临产妇禁用。

(4) 芬太尼及其衍生物　镇痛作用快而短，强于吗啡，常用于外科麻醉辅助用药。

2. 阿片受体部分激动药　是一类对阿片受体兼有激动和拮抗作用的药物，根据其拮抗作用程度，这类药中部分药物（如喷他佐辛、丁丙诺啡、布托啡诺、纳布啡等）主要用作镇痛药，另一些药物（如烯丙吗啡）主要用作拮抗药。

3. 其他类镇痛药　主要有曲马朵、布桂嗪、延胡索乙素及罗通定等。

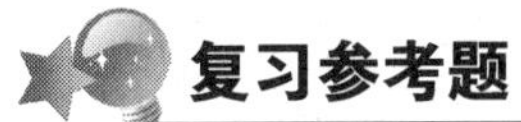

复习参考题

1. 简述哌替啶药理作用、临床应用和不良反应。
2. 试述吗啡药理作用、临床应用和不良反应。
3. 比较吗啡与阿司匹林镇痛作用。

（郑书国　杨解人）

第十六章

解热镇痛抗炎药

学习目标

掌握 解热镇痛抗炎药的共同药理作用、作用机制、临床应用及不良反应；阿司匹林的药理作用、临床应用及不良反应。

熟悉 常用解热镇痛抗炎药的分类及其代表药物。

了解 苯胺类、吡唑酮类及其他有机酸类药物的作用特点、临床应用及不良反应。

解热镇痛抗炎药(antipyretic-analgesic and anti-inflammatory drugs)是一类具有解热、镇痛，且大多具有抗炎、抗风湿作用的药物。由于其化学结构及抗炎作用机制与糖皮质激素不同，故又称为非甾体抗炎药(non-steroidal anti-inflammatory drugs，NSAIDs)。本类药物根据化学结构可分为水杨酸类、苯胺类、吲哚类、芳基乙酸类、芳基丙酸类、烯醇酸类、吡唑酮类等多种类别。虽然化学结构各异，但其药理作用、作用机制和不良反应均相似。

【药理作用与机制】 环氧酶(cyclooxygenase，COX)是催化花生四烯酸(arachidonic acid，AA)生成前列腺素(prostaglandins，PGs)的限速酶，包括COX-1和COX-2两种同工酶。其中COX-1为结构型，主要存在于血管、胃和肾等组织中，介导生理性PGs的合成，后者参与血管舒缩、血小板聚集、胃黏膜血流调节、胃黏液分泌和肾血流量调节等作用；COX-2为诱导型，多种理化、生物等损伤因素均可诱导其生成增加。同时，各种损伤因子可激活磷脂酶A_2(phospholipase A_2，PLA_2)，后者水解细胞膜磷脂产生花生四烯酸。COX-2催化花生四烯酸生成PGs，产生致热、致痛、致炎等多种作用。目前认为NSAIDs是通过抑制COX，减少PGs生成而发挥解热、镇痛、抗炎等作用(图16-1)。

1. 解热作用　正常体温调节由下丘脑支配，体温调节中枢通过调节产热和散热过程而使体温维持相对恒定。当外源性致热原如病原微生物进入机体后，引起白细胞释放IL-1、IL-6和TNF-β等细胞因子，后者可诱导下丘脑体温调节中枢COX-2生成增加，PGs合成增多，使体温调定点上移，产热增加，散热减少，体温升高。NSAIDs可通过抑制中枢PGs合成而发挥解热作用。NSAIDs可降低发热患者的体温，对正常体温无影响。

2. 镇痛作用　在组织损伤或发生炎症时，局部产生大量致痛化学物质，如缓激肽、组胺和五羟色胺等，同时PGs生成增多。PGs既可直接刺激神经末梢引起痛觉，也能通过提高神经末梢对缓激肽等致痛物质的敏感性而使痛觉增敏。

NSAIDs主要通过抑制炎症部位PGs合成而起到镇痛作用，其镇痛作用部位主要在外周。

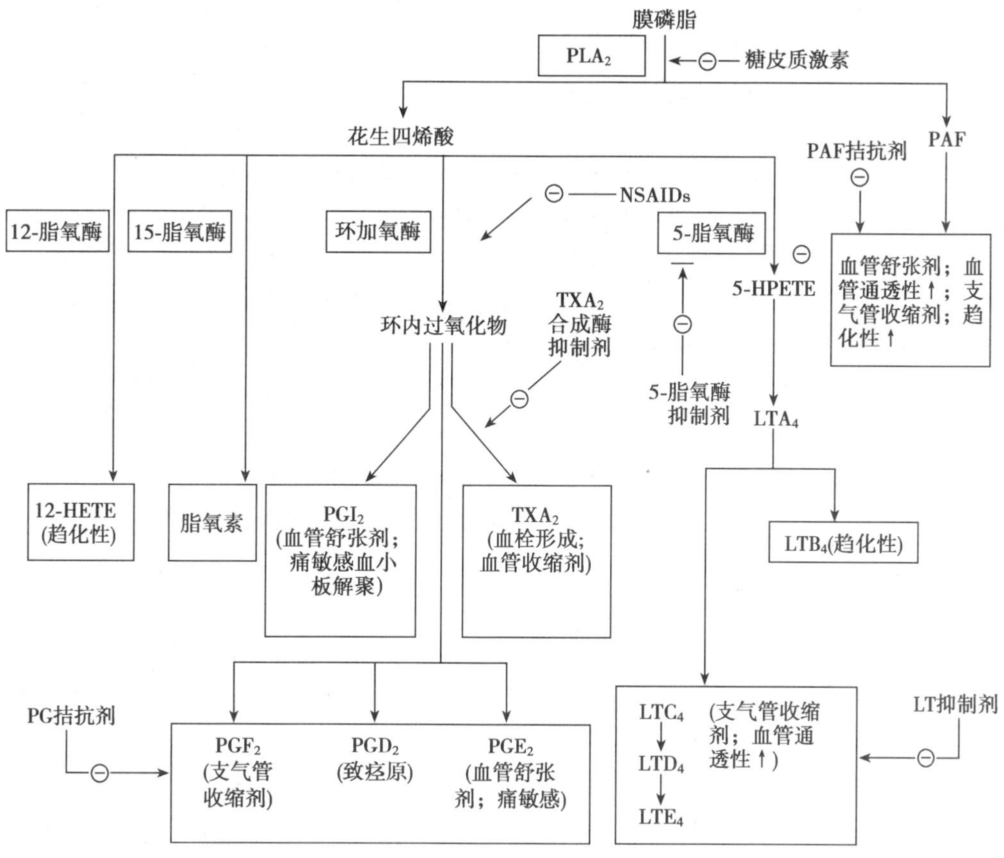

图 16-1 膜磷脂代谢及解热镇痛抗炎药作用机制示意图

PLA_2：磷脂酶 A_2；NSAIDs：非甾体抗炎药；PAF：血小板活化因子；5-HPETE：5-氢过氧化二十碳四烯酸；12-HETE：12-羟二十碳四烯酸；PGI_2：前列环素；PG：前列腺素；TXA_2：血栓素；LT：白三烯

大多数 NSAIDs 具有中等程度镇痛作用，对临床上常见的慢性钝痛如牙痛、头痛、神经痛、肌肉或关节痛等均有良好的镇痛作用，对创伤性剧痛、平滑肌痉挛性绞痛无效，无致欣快和致依赖作用。

3. 抗炎和抗风湿作用　大多数 NSAIDs 具有抗炎和抗风湿作用，能显著改善风湿及类风湿关节炎的临床症状，其机制与抑制 COX、减少 PGs 生成有关。

4. 其他作用　NSAIDs 具有抑制血小板聚集、抑制肿瘤发生、发展及转移等多种作用。

第一节　非选择性环氧酶抑制药

一、水杨酸类

水杨酸类(salicylates)包括阿司匹林和水杨酸钠，是临床应用最早的非甾体抗炎药，其中阿司匹林目前仍是临床应用最广泛的药物之一。

阿司匹林

阿司匹林(aspirin)又称乙酰水杨酸(acetylsalicylic acid),是水杨酸酚羟基乙酰化的产物(图16-2)。

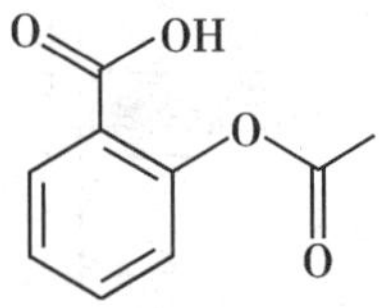

【体内过程】 口服后大部分在小肠吸收,1~2小时血药浓度达峰值。吸收后很快被胃黏膜、血浆、肝脏中酯酶水解为水杨酸盐,并迅速分布于全身各组织,包括关节腔、脑脊液和胎盘等。水杨酸盐血浆蛋白结合率约80%~90%。大部分水杨酸盐经肝脏氧化代谢,代谢产物与甘氨酸或葡醛酸结合从肾脏排泄。尿液pH值对水杨酸盐排泄影响很大,碱性尿可减少水杨酸在肾小管的重吸收,排泄率达85%,而在酸性尿中排泄率仅5%。肝脏对水杨酸的代谢有一定饱和性,口服小剂量(1g以下)阿司匹林时,水解产生的水杨酸按一级动力学消除,血浆 $t_{1/2}$ 约2~3小时,当口服较大剂量(大于1g)时,生成的水杨酸按零级动力学消除,$t_{1/2}$ 可延长至15~30小时,易出现蓄积中毒。

O OH O O

图16-2 水杨酸和阿司匹林化学结构

A:水杨酸;B:阿司匹林

【药理作用与临床应用】

1. 解热、镇痛 常用量(0.3~0.6g/次)阿司匹林具有较强的解热镇痛作用,能使发热体温降至正常,但对正常体温无影响。其镇痛作用对轻、中度炎性疼痛有明显疗效。临床常用于感冒发热、头痛、牙痛、神经痛、关节痛、肌肉痛和痛经等。

2. 抗炎、抗风湿 较大剂量(3.0~5.0g/d)阿司匹林有明显的抗炎抗风湿作用,对控制风湿和类风湿关节炎症状有明显疗效,但对炎症疾病过程本身几乎无作用,不能阻止病程及并发症的发展。对急性风湿热患者,用药24~48小时后可明显改善临床症状,常用于急性风湿热鉴别诊断。

3. 影响血栓形成 阿司匹林既能抑制血小板内COX-1活性,减少血栓素 A_2(thromboxane A_2,TXA_2)生成,也能抑制血管内皮细胞内COX-1活性,减少前列环素(prostacyclin,PGI_2)合成。TXA_2 与 PGI_2 为生理性拮抗剂,前者可收缩血管,促进血小板聚集,后者作用则刚好相反。由于血小板内COX-1对阿司匹林敏感性高于血管内皮细胞COX-1,因此小剂量阿司匹林(50~100mg/d)可抑制血小板内 TXA_2 生成,而对血管内皮细胞内 PGI_2 生成影响较小,从而发挥抗血栓作用。大剂量阿司匹林可明显抑制血管内皮细胞COX-1活性,减少 PGI_2 生成,促进血栓形成。因此临床常采用小剂量阿司匹林防治缺血性心脏病和缺血性脑病等。

【不良反应】 常用量阿司匹林短期应用不良反应较少,但长期大剂量使用不良反应较多。

1. 胃肠道反应 常见上腹不适、恶心、呕吐、胃十二指肠溃疡、出血、穿孔等,其机制与药物直接刺激胃黏膜、刺激延髓催吐化学感受器或抑制胃黏膜COX-1活性有关。为减少胃肠道反应,宜餐后服药或服用肠溶片,也可同时口服抗酸药或米索前列醇(misoprostol)以减轻胃肠道反应,减少溃疡发生。

2. 凝血障碍 阿司匹林能与血小板中COX-1不可逆性结合,持久抑制 TXA_2 合成,而对血管内皮细胞COX-1抑制作用较弱,导致血液中 TXA_2/PGI_2 比率下降,血小板凝集功能抑制,出血时间延长。大剂量阿司匹林可抑制凝血酶原形成,加重出血倾向,可用维生素K预防。严重肝功能障碍、出血性疾病及产妇禁用。

3. 变态反应 少数患者服用阿司匹林可出现皮疹、荨麻疹、血管神经性水肿和过敏性休克等。某些哮喘患者服用阿司匹林可诱发哮喘，称为“阿司匹林哮喘”，其机制为阿司匹林抑制肺组织中 COX，使 PGs 合成减少，白三烯等生成增加，后者可引起支气管痉挛，诱发哮喘。一旦发生，可用糖皮质激素控制哮喘发作，肾上腺素对“阿司匹林哮喘”无效。

4. 水杨酸反应　阿司匹林剂量过大（5.0g/d）时，可出现头痛、头晕、恶心、呕吐、耳鸣和视力障碍等症状，称为水杨酸反应。严重者可出现过度呼吸、高热、酸碱平衡失调，甚至出现惊厥和昏迷等中毒症状。出现严重中毒反应宜立即停药，静滴碳酸氢钠以碱化尿液，促进水杨酸盐排泄。

5. 肝脏毒性　长期服用可引起不同程度转氨酶升高，严重者出现肝坏死。在儿童病毒感染（如流感、水痘、麻疹）时使用阿司匹林解热，偶可引起急性肝脂肪变性 - 脑病综合征，称瑞夷综合征（Reye’s syndrome），以肝衰竭合并脑病为突出表现。因此病毒感染患儿不宜使用阿司匹林，可用对乙酰氨基酚代替。

6. 肾脏毒性　阿司匹林对正常肾功能者无明显影响，但对少数患者尤其是老年人或伴心、肝、肾功能损害者，可引起水肿、多尿等肾小管损伤症状，其机制可能与阿司匹林抑制肾脏 PGs 合成，引起肾血管舒张功能障碍，肾血流量下降及肾髓质缺血有关，停药后肾功能多可恢复。偶见急性肾衰竭、肾病综合征和肾乳头坏死等。

【药物相互作用】 阿司匹林与香豆素类抗凝药、磺酰脲类降糖药合用可竞争血浆蛋白，提高游离血药浓度，增强其作用和毒性；与甲氨蝶呤、呋塞米合用可竞争肾小管分泌系统而增加各自血药浓度，造成蓄积中毒；与氨茶碱或其他碱性药物合用时，可加速阿司匹林排泄而降低其疗效；与酸性药物合用可使水杨酸盐的血药浓度增加。

二、苯　胺　类

对乙酰氨基酚

对乙酰氨基酚（acetaminophen），又名扑热息痛（paracetamol），是非那西丁的体内活性代谢产物（图 16-3）。

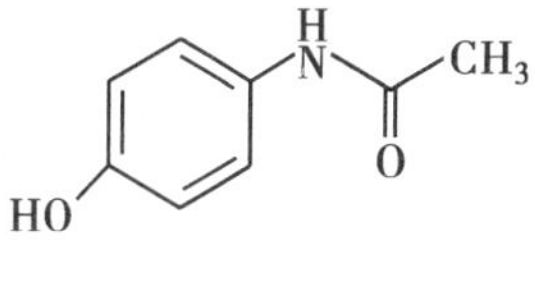

图 16-3　对乙酰氨基酚化学结构

【体内过程】 口服易吸收，约 30~60 分钟后血药浓度达峰值，$t_{1/2}$ 约 2 小时。主要在肝脏代谢，95% 与葡醛酸和硫酸结合而失活，约 5% 经细胞色素 P_{450} 氧化酶氧化为有肝毒性的 N- 乙酰对苯醌亚氨，经肾脏排出。

【药理作用与应用】 对乙酰氨基酚主要抑制中枢神经系统 COX，减少中枢 PGs 合成，有较强的解热镇痛作用，其解热镇痛作用与阿司匹林相当，对外周 COX 作用较弱，故抗炎作用较弱。临床主要用于解热镇痛，适用于不宜使用阿司匹林的头痛和发热患者。

【不良反应】 短期使用不良反应较轻，长期大量使用不良反应较重。

1. 胃肠道反应　一般剂量胃肠道症状较少，常见恶心、呕吐、上腹不适等，偶见胃肠道出血。

2. 肝脏损害　过量或长期服用可引起肝功能损害，严重者可致坏死性肝炎甚至肝性脑病等，其肝毒性与剂量和肝功能有关，因此慢性肝病患者慎用。

3. 变态反应　少数患者可致皮疹、药疹、皮肤瘙痒等，多于数天后消退，并可使阿司匹林过敏患者支气管痉挛加重。

4. 对血液系统的影响　偶致血小板减少性紫癜和血细胞减少等，停药后可恢复。

5. 肾脏损害　大剂量或长期使用可引起肾小管坏死、肾衰竭等。

三、吲　哚　类

吲哚美辛

吲哚美辛(indomethacin,消炎痛)为人工合成的吲哚衍生物(图16-4)。

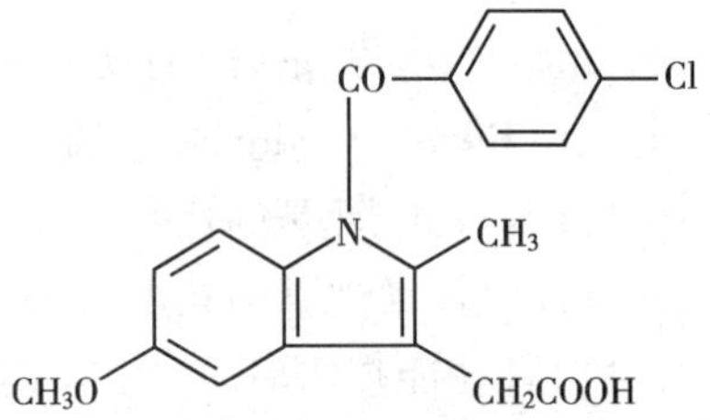

图16-4　吲哚美辛化学结构

【体内过程】 口服易吸收,约3小时血药浓度达峰值,血浆蛋白结合率约90%,主要经肝脏代谢,代谢产物由肾脏和粪便排泄,血浆 $t_{1/2}$ 约2~3小时。

【药理作用与应用】 吲哚美辛为强效COX抑制药,对磷脂酶 A_2 和磷脂酶C也有抑制作用,有明显的抗炎、镇痛和解热作用,其抗炎作用为阿司匹林的10~40倍。主要用于治疗风湿性关节炎、类风湿关节炎、骨关节炎及强直性脊柱炎等疾病。因不良反应多见而且严重,目前临床主要用于其他药物不能耐受或疗效不显著的患者。

【不良反应】 吲哚美辛对COX选择性低,30%~50%患者在治疗剂量时即发生不良反应。

1. 胃肠道反应　可出现食欲减退、恶心、呕吐、腹痛、诱发或加重消化性溃疡等,偶致胃、肠、胰腺出血等严重症状。消化性溃疡患者禁用。

2. 中枢神经系统症状　可出现眩晕、头痛等,偶致精神失常。精神病、癫痫患者忌用。

3. 血液系统反应　可引起血小板及粒细胞减少、再障等。

4. 过敏反应　可致皮疹、血管神经性水肿、哮喘等。"阿司匹林哮喘"患者禁用。

舒　林　酸

舒林酸(sulindac)为吲哚乙酸类衍生物,是活性极小的前体药,其体内代谢产物硫化物具有抑制COX作用。因本药在吸收入血前较少被胃肠黏膜转化成活性代谢物,故胃肠道不良反应发生率较低;对肾脏生理性PGs合成影响不明显,因而对肾血流量和肾功能影响较小。该药抗炎作用为吲哚美辛2倍,镇痛作用是布洛芬的10倍,但解热作用较布洛芬弱。主要用于风湿或类风湿关节炎、骨关节炎、痛风性关节炎、强直性脊柱炎等,也可用于多种原因引起的疼痛。

四、芳基乙酸类

双氯芬酸

双氯芬酸(diclofenac)为邻氨基苯乙酸类衍生物,属非选择性COX抑制剂,其抗炎、镇痛和解热作用强于吲哚美辛。口服易吸收,首过效应明显,生物利用度约50%,血浆蛋白结合率99%,可在滑液囊中积聚。主要经肝代谢,大部分代谢产物经肾脏排泄,小部分经胆道排出,$t_{1/2}$ 约1~2小时。临床用于风湿性关节炎、骨关节炎、强直性脊柱炎、肩周炎等,也可用于各种神经痛、癌性疼痛、创伤后疼痛及各种炎症所致发热等。不良反应较轻，主要为腹痛、腹泻、恶心、呕吐、头痛、头晕等，偶见肝功能损害、白细胞减少等。

五、芳基丙酸类

芳基丙酸类衍生物（propionic acid derivatives）为临床应用较广的NSAIDs，常用药物包括布洛芬（ibuprofen）、萘普生（naproxen）、非诺洛芬（fenoprofen）、酮洛芬（ketoprofen）、氟比洛芬（flurbiprofen）等。

本类药物口服吸收迅速而完全，1~2小时血药浓度达峰值。血浆蛋白结合率高达98%~99%，主要经肝脏代谢，肾脏排泄。有明显抗炎、解热、镇痛作用，主要用于风湿性关节炎、骨关节炎、强直性关节炎、急性肌腱炎、滑液囊炎等，也可用于治疗偏头痛及痛经等。不良反应少于阿司匹林及吲哚美辛，主要表现为恶心、上腹不适等，长期使用可致头痛、眩晕、胃出血等，偶见皮疹等过敏反应。

六、烯　醇　类

烯醇类解热镇痛药包括吡罗昔康（piroxicam）和美洛昔康（meloxicam）。

吡罗昔康口服易吸收，约2~4小时血药浓度达峰值，血浆蛋白结合率为99%。经肝脏代谢，大部分从肾脏排泄，小部分从粪便排泄，存在肝肠循环，$t_{1/2}$约36~45小时。该药为强效COX抑制剂，其效力与吲哚美辛相当，故具有很强的解热、镇痛、抗炎和抗风湿作用，主要用于治疗风湿性及类风湿关节炎，强直性脊柱炎及急性痛风等。其优点是作用迅速持久，用药剂量小，不良反应较少，患者易耐受。

美洛昔康选择性较强，其抑制COX-2作用较COX-1强10倍左右，因而不良反应较轻，临床应用同吡罗昔康。

七、吡 唑 酮 类

保　泰　松

保泰松（phenylbutazone）为吡唑酮类衍生物。口服易吸收，2小时后血药浓度达峰值，血浆蛋白结合率90%，主要在肝脏代谢，经肾脏排出，$t_{1/2}$为50~65小时。具有较强的抗炎抗风湿作用，而解热作用较弱。主要用于风湿性及类风湿关节炎、强直性脊柱炎及急性痛风的治疗。由于不良反应较多，目前已少用。

八、烷　酮　类

萘 丁 美 酮

萘丁美酮（phenylbutazone）为非酸性前体药，口服后在肝脏代谢为活性产物6-甲氧基-2-萘乙酸（6-MNA），对COX具有强效抑制作用，主要用于风湿及类风湿关节炎、骨关节炎、强直性脊柱炎等，也可用于运动性软组织损伤、扭挫伤、术后疼痛、牙痛等。不良反应较轻，主要表现为恶心、呕吐、腹痛、腹泻、头痛、失眠等。

第二节　选择性环氧酶-2抑制药

解热镇痛抗炎药的作用机制主要与抑制COX-2有关，而传统药物由于选择性低，其对COX-1的抑制作用易引起消化道反应、肾功能损害等多种不良反应。因此，近年来选择性COX-2抑制剂相继上市，主要用于治疗风湿及类风湿关节炎、骨关节炎及其他炎症性疼痛等，初步显示了疗效确切、不良反应较少等优点。然而，临床资料显示，选择性COX-2抑制药在减少胃肠道不良反应的同时，可引起心脏病发作、卒中等严重心脑血管系统不良事件。因此，临床使用该类药物时应权衡利弊，以减少不良反应发生。

塞来昔布

塞来昔布(celecoxib)为选择性COX-2抑制药，其对COX-2抑制作用比COX-1强约375倍。口服易吸收，约3小时达血药浓度峰值，食物可延缓其吸收。血浆蛋白结合率约97%，主要在肝脏代谢，经肠道和肾脏排泄，血浆$t_{1/2}$为11小时。主要用于类风湿关节炎、骨关节炎、强直性脊柱炎等，也可用于术后疼痛、牙痛、痛经等。胃肠道不良反应较轻，但可使严重心血管事件如心肌梗死、脑卒中等发生风险增加，有血栓性疾病患者慎用。

尼美舒利

尼美舒利(nimesulide)为选择性COX-2抑制药，具有显著的解热镇痛抗炎作用。口服吸收迅速完全，食物对其吸收无明显影响。血浆蛋白结合率约99%，主要经肝脏代谢，肾脏排泄，$t_{1/2}$约2~3小时。主要用于骨关节炎、类风湿关节炎、腰腿痛、牙痛、痛经等。胃肠道不良反应少而轻，长期用药可致肝损害。禁用于12岁以下儿童。

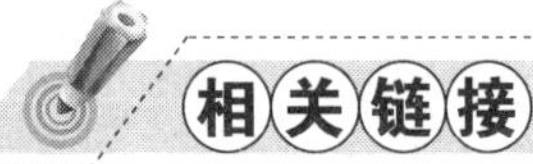

目前发现体内有三种COX同工酶，即COX-1、COX-2和COX-3，它们是不同基因编码的产物。

COX-1和COX-2为约71KD的膜结合蛋白，长度几乎相等，约600个氨基酸，它们之间有着60%的同源性。

COX-3为近年来发现的另一种新型COX同工酶，与COX-1在基因序列上有高度重叠，主要存在于大脑、脊髓和心脏等部位。

COX-3具有糖基化依赖性COX活性，可被对乙酰氨基酚、非那西汀等解热镇痛药物选择性抑制，被认为是此类药物的作用靶点。该酶的生物学活性与COX-1、COX-2不同。

目前多数学者认为，在COX同工酶中，与发热关系密切的是COX-2，COX-3主要与痛觉关系密切，是否与发热有关，尚存有争议。

学习小结

本类药物多为有机酸类化合物，有相似的药理作用，作用机制和不良反应。鉴于其抗炎作用和糖皮质激素不同，故又称为非甾体抗炎药。

1. 药理作用　NSAIDs 都具有解热镇痛作用，而且大多数还具有抗炎、抗风湿作用，阿司匹林小剂量还可以抑制血栓形成。

2. 作用机制　抑制环氧酶，干扰前列腺素生物合成。①作用于中枢产生解热作用。②作用于外周可起到镇痛、抗炎和抗风湿作用。③小剂量阿司匹林不可逆抑制血小板 COX，减少 TXA_2 生成，抑制血栓形成。

3. 临床应用　①解热镇痛；②抗炎、抗风湿；③小剂量阿司匹林预防血栓形成。

4. 不良反应　①胃肠道反应：主要表现为上腹不适、恶心、呕吐、胃十二指肠溃疡、出血甚至穿孔等症状；②过敏反应：可出现皮疹、荨麻疹、血管神经性水肿等皮肤黏膜过敏反应，以及阿司匹林哮喘等；③血液系统症状：如阿司匹林导致凝血障碍，吲哚美辛引起血细胞减少等；④肝肾毒性：主要表现为急性肾衰竭、肾病综合征和肾乳头坏死等；⑤其他反应：如中枢神经系统反应。

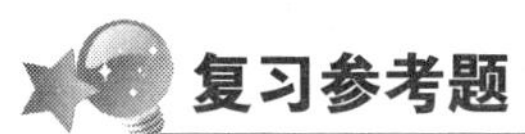

复习参考题

1. 试述 NSAIDs 解热、镇痛、抗炎作用特点及机制。
2. 比较氯丙嗪与 NSAIDs 降低体温作用。
3. 简述阿司匹林临床应用及不良反应。

（郑书国　杨解人）

第十七章

中枢兴奋药

学习目标

熟悉 中枢兴奋药的分类及代表药；咖啡因药理作用、作用机制及临床应用；尼可刹米、洛贝林的作用机制及临床应用。

了解 中枢兴奋药的作用特点及用药注意事项。

中枢兴奋药(central stimulants)是一类能选择性地兴奋中枢神经系统，并提高其功能活动的药物。本类药物随剂量增加，对中枢神经系统的兴奋范围也随之扩大，过量可引起中枢各部位广泛兴奋，甚至发生惊厥，中毒量中枢由兴奋转入抑制，多因呼吸衰竭而死亡。中枢兴奋药根据作用部位不同可分为三类：①主要兴奋大脑皮质的药物，如咖啡因等，本类药物还包括促脑功能恢复药，如吡拉西坦等；②主要兴奋延髓呼吸中枢的药物，如尼可刹米等；③主要兴奋脊髓的药物，如士的宁等。脊髓兴奋药因毒性较大，而临床应用价值不大，故本章不作介绍。

第一节 主要兴奋大脑皮质的药物

黄嘌呤类

咖啡因(caffeine，又称咖啡碱)是存在于咖啡豆、茶叶和可可豆中的主要生物碱，此外茶叶中还含有茶碱(theophylline)，它们均属于甲基黄嘌呤类衍生物，现已人工合成(图 17-1)。两药药理作用相似，其中咖啡因中枢兴奋作用较强，而茶碱外周作用明显，具有兴奋心肌和松弛平滑肌作用，主要用作平喘药(见本书第 26 章)。咖啡因和茶碱水溶性低，需制成复盐供临床使用，如，苯甲酸钠咖啡因(caffeine and benzoate，CNB，又称安钠咖)和氨茶碱(aminophylline，euphylline，theophyllamine)。

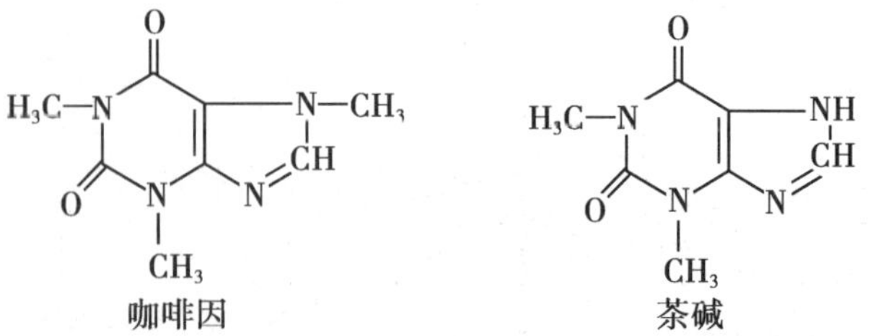

咖啡因　　茶碱

图 17-1　黄嘌呤类(咖啡因、茶碱)化学结构

【体内过程】 咖啡因的复盐吸收较好，且刺激性较小，吸收后分布于各组

织。由于其脂溶性高，血浆蛋白结合率低，故很容易透过血-脑屏障，也可以通过胎盘进入胎儿循环。主要经肝脏代谢，仅10%左右以原形经肾脏排出。

【药理作用】

1. 对中枢神经系统作用　小剂量咖啡因能选择性兴奋大脑皮质，消除睡意、振奋精神、减轻疲劳、改善思维、提高工作效率；较大剂量可直接兴奋延髓呼吸中枢和血管运动中枢，并提高呼吸中枢对 CO_2 的敏感性，使呼吸加深加快，血压升高；更大剂量可兴奋脊髓，使反射亢进、肌张力增强；中毒量则使整个中枢神经系统广泛兴奋，导致惊厥发生。

2. 对心、脑血管作用　小剂量咖啡因能兴奋迷走神经，使心率减慢；大剂量可直接兴奋心脏，使心率加快、心肌收缩力加强、心排出量增加。咖啡因能直接松弛血管平滑肌，使血管扩张，外周阻力降低。还能舒张冠状动脉，改善冠脉循环，但对脑血管的作用却恰好相反，可使其收缩，此作用可缓解头痛，故常与解热镇痛抗炎药合用，治疗脑血管扩张所致的头痛。

3. 其他作用　本药能舒张支气管和胆道平滑肌。能通过增加肾小球滤过率、减少肾小管重吸收而产生利尿作用。此外，还具有刺激胃酸和胃蛋白酶分泌的作用。

【作用机制】 咖啡因可通过多种机制兴奋中枢神经系统：①阻断腺苷受体，取消腺苷引起的镇静、抗惊厥、收缩支气管平滑肌等抑制性效应，或者拮抗腺苷对兴奋性递质（如ACh）释放的抑制作用；②能竞争性地与苯二氮䓬类受体结合，限制了 Cl^- 通道开放，使 Cl^- 电导降低，因而引起中枢兴奋；③此外，大剂量还能抑制磷酸二酯酶，使cAMP降解减少而发挥作用。

【临床应用】 主要用于传染病和中枢抑制药中毒引起的昏迷、呼吸和循环衰竭的解救。常与解热镇痛抗炎药合用，治疗一般性头痛；也与麦角胺配伍治疗偏头痛；还与溴化物合用治疗神经症。

【不良反应】 治疗量不良反应少见，较大剂量可出现兴奋、不安、失眠、心悸等。过量可致惊厥，婴幼儿更易发生，故小儿高热宜选用不含本药的解热镇痛抗炎药复方制剂。

【药物相互作用】 与麻黄碱或肾上腺素合用可使相互作用增强，故不宜同时使用。

哌　甲　酯

哌甲酯（methylphenidate；又称哌醋甲酯、利他林）为人工合成的苯丙胺类衍生物，但拟交感作用很弱。本药中枢兴奋作用较温和，能活跃情绪，改善精神活动，缓解抑郁症状，还能消除睡意，减轻疲劳。较大剂量则兴奋呼吸中枢，过量可致惊厥。作用机制与促进脑内单胺类神经递质，如NA和DA释放以及抑制它们的再摄取有关。

临床用于对抗中枢抑制药中毒，也可用于发作性睡病及轻度抑郁症。因能兴奋大脑皮质，易被尿意唤醒，可用于治疗小儿遗尿症。哌甲酯对儿童多动综合征也有效，可使患儿的症状得到控制，注意力集中、自制力增强、学习能力提高。

治疗量不良反应少，偶见兴奋、失眠、心悸、焦虑、畏食等，大剂量可引起血压升高、头痛和眩晕。久用可产生耐受性和精神依赖性，并可影响儿童的生长发育。癫痫、高血压和青光眼患者禁用。

匹　莫　林

匹莫林（pemoline；又名苯异妥英）作用和用途与哌甲酯相似，但作用时间长，每日给药一次即可。不良反应有失眠、食欲减退，大多为一过性。偶见头痛、头昏、眼球震颤和运动障碍，能抑制儿童生长。肝肾功能不全、癫痫、孕妇、6岁以下儿童禁用。

吡拉西坦

吡拉西坦(piracetam;又称脑复康)能直接作用于大脑皮质,增加脑血流量和线粒体内ATP的合成,提高脑组织中ATP/ADP比值,促进脑组织对葡萄糖、氨基酸和磷脂的利用,促进蛋白质合成。具有激活、保护和修复脑细胞的作用,从而可以保护脑组织免受缺氧损伤。吡拉西坦能提高学习能力,改善记忆力,促进儿童大脑和智力发育。用于老年脑功能不全、阿尔茨海默病、脑外伤后遗症、脑动脉硬化症及脑血管意外等所致的思维、记忆障碍,也可用于儿童智力低下。对巴比妥、氰化物、CO、乙醇中毒后恢复意识有一定疗效。偶见口干、失眠、头痛、食欲低下、呕吐等不良反应。

甲氯芬酯

甲氯芬酯(meclofenoxate;又称氯酯醒,遗尿丁)能兴奋大脑皮质,促进脑细胞代谢,增加脑组织对葡萄糖的利用。用于脑外伤性昏迷、阿尔茨海默病、脑动脉硬化和脑血管意外、儿童精神迟钝和小儿遗尿症,以及中毒所致的意识障碍。

胞磷胆碱

胞磷胆碱(citicoline;又称尼可林)为嘧啶核苷酸的衍生物,能增加脑血流量,改善脑细胞代谢,并能提高脑干网状结构上行激活系统的兴奋性,有一定促进脑功能恢复和催醒作用。主要用于急性颅脑外伤和脑手术后意识不清,对脑梗死、药物中毒、严重感染所致的意识障碍也有效。偶见失眠、头痛、恶心、呕吐及一过性低血压。脑出血急性期不宜使用。

第二节 主要兴奋延髓呼吸中枢的药物

尼可刹米

尼可刹米(nikethamide;又称可拉明,coramine)(图17-2)是烟酰胺衍生物。作用温和,维持时间短,常需反复给药,间歇静脉注射效果较好。

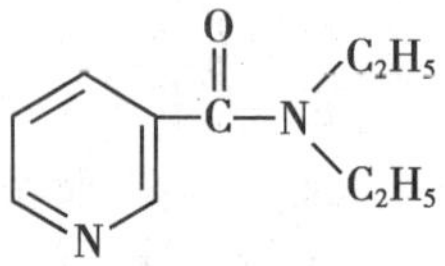

O
C—N, C_2H_5, C_2H_5, N

图17-2 尼可刹米化学结构

【药理作用和作用机制】 本药能兴奋呼吸中枢,使呼吸加深加快,通气量增加,呼吸功能改善。其作用机制为:①直接兴奋延髓呼吸中枢;②刺激颈动脉体和主动脉体化学感受器,反射性兴奋呼吸中枢;③提高呼吸中枢对CO_2敏感性。

【临床应用】 临床常用于各种原因引起的中枢性呼吸抑制。对吗啡急性中毒引起的呼吸抑制及肺心病引起的呼吸衰竭疗效好,而对巴比妥类中毒疗效差。

【不良反应】 本药毒性低,安全范围大,但过量可引起血压升高、心动过速、肌震颤及肌强直、咳嗽、呕吐、出汗等。中毒时引起惊厥,可静注地西泮解救。对小儿高热而无呼吸衰竭不宜使用,不可与碱性药物配伍,否则会发生沉淀。

二甲弗林

二甲弗林(dimefline;又称回苏灵)能直接兴奋呼吸中枢,起效快,作用比尼可刹米强,但维持时间短。能提高肺换气量及动脉 PO_2,降低 PCO_2,对肺性脑病有苏醒作用,适用于各种原因引起的中枢性呼吸抑制。本药安全范围小,过量易发生惊厥,静脉注射应缓慢。不良反应有恶心、呕吐及皮肤烧灼感。有惊厥史、肝肾功能不全及孕妇禁用。因吗啡中毒也能兴奋脊髓诱发惊厥,故吗啡中毒者慎用。

洛贝林

洛贝林(lobeline;又称山梗菜碱)为山梗菜中提取的一种生物碱,现已人工合成。本药对延髓呼吸中枢并无直接兴奋作用,仅通过刺激颈动脉体和主动脉体化学感受器反射性兴奋呼吸中枢。作用时间短暂,但安全范围大,不易导致惊厥。临床常用于治疗新生儿窒息、小儿感染性疾病引起的呼吸衰竭以及 CO 中毒。治疗量无明显不良反应,大剂量可兴奋迷走神经引起心动过缓和传导阻滞,过量则可兴奋交感神经节而致心动过速。

贝美格

贝美格(bemegride;又称美解眠,megimide)中枢兴奋作用迅速而短暂,由于选择性低,安全范围小,用量过大或注射速度过快可致惊厥,故应严格控制用药剂量和给药速度。主要用于巴比妥类等中枢抑制药中毒的解救。

多沙普仑

多沙普仑(doxapram;又称吗乙苯吡酮)作用机制与尼可刹米相似,并可增加心排出量。本药起效快、作用强、安全范围大、疗效确实,与有控制的氧疗法结合可明显改善高碳酸血症。用于麻醉药或中枢抑制药过量引起的呼吸抑制。不良反应有头痛、无力、呼吸困难,过量可致惊厥、心律失常。不宜与拟交感胺、单胺氧化酶抑制剂合用,禁止与碱性药物合用。

相关链接

中枢兴奋药主要用于对抗中枢抑制药过量中毒或某些传染病引起的中枢性呼吸衰竭。它们的选择性一般较低,安全范围小,兴奋呼吸中枢的剂量与致惊厥剂量之间的距离比较接近。对深度中枢抑制的患者,大多数中枢兴奋药在不达致惊厥剂量时往往很难奏效,而且它们的作用时间都很短,常需反复给药才能维持患者的呼吸,因而很难避免惊厥的发生。所以,为避免过量中毒,除严格控制剂量之外,最好采用间歇给药或几种药物交替使用的方法,用药期间应密切观察病情,一旦出现烦躁不安、反射亢进、面部或肢体肌肉抽搐应立即减量、停药或改用其他药物,这类药物的应用宜限于短时就能纠正的呼吸衰竭患者。目前临床上治疗呼吸衰竭主要是保持呼吸道通畅、给氧、采用呼吸机维持呼吸等综合措施,因为这远比呼吸兴奋药更加安全有效,而中枢兴奋药的应用已逐渐减少,现仅作为辅助治疗使用。

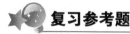

学习小结

中枢兴奋药是一类能提高CNS功能活动的药物。其特点是随剂量增加，对CNS的兴奋范围也随之扩大，过量可发生惊厥，继而由兴奋转入抑制，引起昏迷或死亡。分为三类：主要兴奋大脑皮质的药物；主要兴奋延髓呼吸中枢的药物；主要兴奋脊髓的药物。用于各种危重疾病和中枢抑制药过量引起的昏迷、呼吸循环衰竭及新生儿窒息等。

咖啡因小剂量兴奋大脑皮质，振奋精神；较大剂量兴奋延髓呼吸中枢和血管运动中枢，使呼吸加深加快，血压升高；更大剂量兴奋脊髓，使反射亢进、肌张力增强；中毒量可致惊厥。能收缩脑血管，舒张支气管和胆道平滑肌，增加肾小球滤过率，减少肾小管重吸收而产生利尿作用。可促进胃酸和胃蛋白酶分泌。临床用于传染病、中枢抑制药过量所致的昏迷和呼吸循环抑制。与解热镇痛抗炎药合用治疗头痛，与麦角胺配伍治疗偏头痛，与溴化物合用可治疗神经症。作用机制主要与阻断腺苷受体有关。不良反应有兴奋、不安、失眠、心悸、头痛等。

哌甲酯作用较温和，较大剂量兴奋呼吸中枢，过量可致惊厥。用于中枢抑制药中毒、发作性睡病及抑郁症。匹莫林与哌甲酯相似。吡拉西坦、甲氯芬酯、胞磷胆碱均能促进脑细胞代谢，改善大脑功能。

尼可刹米通过直接兴奋延髓呼吸中枢、刺激颈动脉体和主动脉体化学感受器及提高呼吸中枢对CO_2敏感性等机制使呼吸加深加快，通气量增加，呼吸功能改善。用于中枢性呼吸抑制。过量引起血压升高、心动过速、肌震颤及肌强直、咳嗽、呕吐、出汗等，中毒时可发生惊厥。

二甲弗林直接兴奋呼吸中枢，但安全范围小，过量易致惊厥，用于中枢性呼吸抑制。洛贝林仅通过刺激颈动脉体和主动脉体化学感受器反射性兴奋呼吸中枢，安全范围大，常用于新生儿窒息、小儿感染性疾病引起的呼吸衰竭及CO中毒。贝美格主要用于中枢抑制药中毒的解救。多沙普仑可用于麻醉药或中枢抑制药过量引起的呼吸抑制。

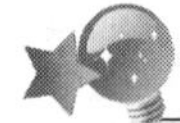

复习参考题

1. 简述咖啡因的药理作用及临床应用。
2. 尼可刹米的药理作用、临床应用及不良反应有哪些？
3. 简述洛贝林、二甲弗林的作用特点及临床应用。
4. 应用呼吸兴奋药应注意哪些问题？怎样合理使用？

（张 坚）

第十八章

钙通道阻滞药

学习目标

掌握 钙通道阻滞药的药理作用及临床应用。

熟悉 钙通道阻滞药的概念、分类及不良反应。

了解 钙离子通道的生理特性。

钙通道阻滞药(calcium channel blockers),又称钙拮抗药(calcium antagonists)是一类选择性阻滞电压依赖性钙通道,抑制细胞外 Ca^{2+} 内流,降低细胞内 Ca^{2+} 浓度的药物。

钙离子通道是一种跨膜蛋白质,有电压依赖性和受体调控性之分,目前临床应用的钙拮抗药均选择性地作用于电压依赖性钙通道。电压依赖性钙通道目前已克隆出 L、T、N、P、Q 及 R 六种亚型。在心肌细胞中,已确定存在 L 型和 T 型两种钙通道。其中以 L 型钙通道最为重要,是影响心肌收缩、窦房结和房室结自律性的主要通道。

【分类】

1. 根据电压依赖性钙通道的亚型及药物对钙通道的选择性分为

(1) 选择性钙通道阻滞药:

Ⅰ类 选择性作用于 L 型钙通道的药物,根据其化学结构特点,又分为 4 亚类:

Ⅰa 类 二氢吡啶类(dihydropyridines,DHPs):硝苯地平(nifedipine)、尼卡地平(nicardipine)、尼群地平(nitrendipine)、氨氯地平(amlodipine)、尼莫地平(nimodipine)等。

Ⅰb 类 地尔硫䓬类(benzothiazepines,BTZs):地尔硫䓬(diltiazem)、克仑硫䓬(clentiazem)、二氯呋利(diclofurime)等。

Ⅰc 类 苯烷胺类(phenylalkylamines,PAAs):维拉帕米(verapamil)、戈洛帕米(gallopamil)、噻帕米(tiapamil)等。

Ⅰd 类 粉防己碱(tetrandrine)。

Ⅱ类 选择性地作用于其他电压依赖性钙通道的药物:

1) 作用于 T 型钙通道:米贝拉地尔(mibefradil)、苯妥英(phenytoin)。

2) 作用于 N 型钙通道:芋螺毒素(conotoxins)。

3) 作用于 P 型钙通道:某些蜘蛛毒素。

(2) 非选择性钙通道阻滞药:主要有双苯烷胺类及普尼拉明(prenylamine)、苄普地尔(bepridil)、卡罗维林(caroverine)和氟桂利嗪(flunarizine)等。

2. 按应用的时间先后分为

(1) 第一代钙通道阻滞药:代表药物有维拉帕米、硝苯地平、地尔硫䓬。第一代药物对心肌电生理有显著作用,除降压外,还抑制心肌收缩力,延长房室传导时间。在抗心律失常、抗高血压、预防治疗心绞痛方面得到广泛的应用与发展,但存在稳定性差的缺点,硝苯地平尤为突出。

(2) 第二代钙通道阻滞药:该类药物具有高度的血管选择性、性质稳定、疗效确切等特点。代表药物有非洛地平(felodipine)、尼莫地平、尼群地平、尼卡地平等。

(3) 第三代钙通道阻滞药:该类药物除了具有高度的血管选择性外,兼具半衰期长、作用持久的特点。代表药物有普拉地平(pranidipine)、氨氯地平及苄普地尔等。

【体内过程】 口服均能吸收,但因首过效应,生物利用度都较低。其中以氨氯地平生物利用度最高为60%~65%。药物都在肝脏被氧化代谢为无活性或活性明显降低的物质,经肾脏排出。硝苯地平、维拉帕米与地尔硫䓬的 $t_{1/2}$ 较短,约为4小时,但其缓释制剂和第二代二氢吡啶类药物如非洛地平、尼群地平等的 $t_{1/2}$ 较长,药效可保持24小时,因此,每日给药一次即可。

【药理作用】

1. 对心肌的作用

(1) 负性肌力作用:钙通道阻滞药使心肌细胞内 Ca^{2+} 量减少,因而呈现负性肌力作用。它可在不影响兴奋除极的情况下,明显降低心肌收缩性,使心肌兴奋收缩脱耦联,降低心肌耗氧量。

钙通道阻滞药还能舒张血管平滑肌降低血压,继而使整体动物中交感神经活性反身性增高,抵消部分负性肌力作用。硝苯地平的这一作用明显,可能超过其负性肌力作用而表现为轻微的正性肌力作用。

(2) 负性频率和负性传导作用:窦房结和房室结等慢反应细胞的0相除极和4相缓慢除极均是由 Ca^{2+} 内流所引起,它们的传导速度和自律性由 Ca^{2+} 内流所决定,因而钙通道阻滞药能减慢房室结的传导速度,降低窦房结自律性,而减慢心率。此作用是钙通道阻滞药治疗室上性心动过速的理论基础。对心脏的负性频率和负性传导作用以维拉帕米和地尔硫䓬的作用最强;而硝苯地平可因其扩张血管作用强,对窦房结和房室结的作用弱,还能反射性加快心率。

2. 对平滑肌的作用

(1) 血管平滑肌:因血管平滑肌的肌浆网的发育较差,血管收缩时所需要的 Ca^{2+} 主要来自细胞外,故血管平滑肌对钙通道阻滞药的作用很敏感。该类药物能明显舒张血管,主要舒张动脉,对静脉影响较小。动脉中又以冠状血管较为敏感,能舒张大的输送血管和小的阻力血管,增加冠脉流量及侧支循环量,治疗心绞痛有效。钙拮抗剂对脑血管作用也较敏感,尼莫地平舒张脑血管作用较强,能增加脑血流量。钙通道阻滞药也舒张外周血管,解除其痉挛,可用于治疗外周血管痉挛性疾病。

(2) 对其他平滑肌的作用:钙通道阻滞药对支气管平滑肌的松弛作用较为明显,较大剂量也能松弛胃肠道、输尿管及子宫平滑肌。

3. 抗动脉粥样硬化作用 钙也参与动脉粥样硬化的病理过程,如平滑肌增生、脂质沉积和纤维化,钙通道阻滞药可干扰这些过程,包括以下几点:

(1) 减少钙内流,减轻了 Ca^{2+} 超载所造成的动脉壁损害。

(2) 抑制平滑肌增殖和动脉基质蛋白质合成,增加血管壁顺应性。

(3) 抑制脂质过氧化，保护内皮细胞。

(4) 硝苯地平可因增加细胞内 cAMP 含量，提高溶酶体酶及胆固醇酯的水解活性，有助于动脉壁脂蛋白的代谢，从而降低细胞内胆固醇水平。

4. 对红细胞和血小板结构与功能的影响

(1) 对红细胞的影响：与其他组织细胞一样，红细胞具有完整的钙转运系统，现已证实，红细胞膜有受体调控性的钙通道和电压依赖性的钙通道，二者被激活后，通道开放，Ca^{2+} 进入细胞内，Ca^{2+}-Mg^{2+}-ATP 酶是红细胞主要的钙排出途径，在耗能的同时将 Ca^{2+} 泵出胞外；线粒体膜也富含 Ca^{2+}-Mg^{2+}-ATP 酶，将部分 Ca^{2+} 贮存。细胞能量代谢障碍，钙泵活动降低，细胞内 Ca^{2+} 增加，超量 Ca^{2+} 使 ATP 合成减少，分解增加，二者形成恶性循环。红细胞膜的稳定性与 Ca^{2+} 有密切关系，Ca^{2+} 增加，膜的脆性增加，在外界因素作用下容易发生溶血，由于红细胞膜富含磷脂成分，Ca^{2+} 能激活磷脂酶使磷脂降解，破坏膜的结构。钙通道阻滞药抑制 Ca^{2+} 内流，并保护钠、钙泵的活性，减轻 Ca^{2+} 超负荷对红细胞的损伤。

(2) 对血小板活化的抑制作用：钙通道阻滞药对血小板活化抑制机制可归纳如下：①血小板膜表面含有受体调控性的钙通道和电压依赖性的钙通道，调节 Ca^{2+} 的内流，并受 Ca^{2+}-Mg^{2+}-ATP 酶与 Na^{+}、Ca^{2+} 交换泵的调节；②血小板被激活后，钙通道开放使 $[Ca^{2+}]_i$ 升高→肌动蛋白收缩→膜受体暴露；③钙通道阻滞药阻滞钙通道，减少 Ca^{2+} 内流，抑制血小板聚集与活性产物的合成释放；④钙通道阻滞药促进膜磷脂的合成，稳定血小板膜。实验证明，地尔硫䓬能抑制血栓素（TXA_2）的产生和由 ADP、Adr 以及 5-HT 等所引起的血小板聚集。

5. 对肾脏功能的影响　钙通道阻滞药的舒张血管和降低血压的作用，与已知的舒张血管药物不同，不伴有水、钠潴留作用。在高血压患者，二氢吡啶类药物，如尼卡地平和非洛地平在降低血压的同时，能明显增加肾血流量，但对肾小球滤过作用影响小。现研究证实，钙通道阻滞药有排钠利尿作用，而且这种作用与影响肾小管对电解质的转运有关。钙通道阻滞药对肾脏的这种保护作用，在伴有肾功能障碍的高血压和心功能不全的治疗中都有重要意义。

【临床应用】

1. 高血压　应用钙通道阻滞药治疗高血压已逐渐得到肯定。其中二氢吡啶类药物如硝苯地平、尼卡地平、尼莫地平等扩张外周血管作用较强，用于控制严重高血压患者，长期用药后，全身外周阻力下降 30%~40%，肺循环阻力也下降。后一作用特别适合于并发心源性哮喘的高血压危象患者。维拉帕米和地尔硫䓬可用于轻度及中度高血压。

临床应用时应根据具体病情选用适当的药物，如对兼有冠心病的患者，以选用硝苯地平为宜；伴有脑血管病的当用尼莫地平；伴有快速型心律失常者最好选用维拉帕米。这些药物可以单用，也可以与其他药物合用，如与 β 受体阻断药普萘洛尔合用，以消除硝苯地平因扩血管作用所产生的反射性心动过速。也可与利尿药合用以消除扩血管药可能引起的水钠潴留，并加强其降压效果。

2. 心绞痛　钙通道阻滞药对各型心绞痛都有不同程度的疗效。

(1) 变异型心绞痛：常在休息时如夜间或早晨发作，由冠状动脉痉挛所引起。硝苯地平疗效最佳。

(2) 稳定型（劳力型）心绞痛：常见于冠状动脉粥样硬化患者，休息时并无症状，此时心脏血液供求关系是平衡的。劳累时心脏做功增加，血液供不应求，导致心绞痛发作。钙通道阻滞药通过舒张冠脉，减慢心率，降低血压及心肌收缩力而发挥治疗效果。三代钙通道阻滞药均可使用。

(3) 不稳定型心绞痛：较为严重，昼夜都可发作，由动脉粥样硬化斑块形成或破裂及冠脉张力增高所引起。维拉帕米和地尔硫䓬疗效较好，硝苯地平宜与 β- 受体阻断药合用。

3. 心律失常　钙通道阻滞药治疗室上性心动过速及后除极触发活动所致的心律失常有良好效果。

三代钙通道阻滞药减慢心率的作用程度有差异。维拉帕米和地尔硫䓬减慢心率作用较明显。硝苯地平较差，甚至反射性加速心率，因而不用于治疗心律失常。

4. 脑血管疾病　尼莫地平、氟桂嗪等钙通道阻滞药能较显著舒张脑血管，增加脑血流量。治疗短暂性脑缺血发作、脑血栓形成及脑栓塞等。

5. 其他　钙通道阻滞药还可用于外周血管痉挛性疾病，预防动脉粥样硬化的发生。此外，钙通道阻滞药还可用于支气管哮喘、偏头痛等。

【不良反应】 其常见不良反应有：颜面潮红、头痛、眩晕、恶心、便秘等。严重不良反应有：低血压、心动过缓和房室传导阻滞以及心功能抑制等。

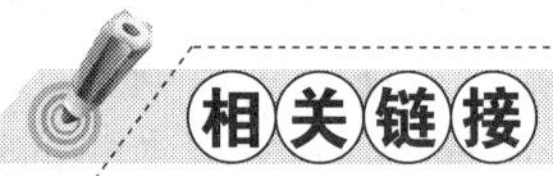

钙离子是机体内重要的阳离子，也是许多活性细胞内的第二信使，功能广泛，亦参与多种疾病的发病机制。钙拮抗药自 20 世纪 60 年代问世以来，得到了极大的发展。由于钙拮抗药对高血压、心绞痛和心律失常疗效确切，不影响血糖和血脂，无严重的不良反应，因此临床应用日益广泛，治疗效果也得到证实。

目前多数人认为硝苯地平半衰期较短，导致作用短暂，不规律地服药可造成血压波动，又可反射性引起交感神经兴奋，可能导致心肌缺血事件发生，但不应将其作为钙拮抗剂的普遍现象，也不可延伸至其缓释剂。积极采用长效钙拮抗剂(如氨氯地平、非洛地平缓释剂、硝苯地平控释剂及尼群地平控释剂等)，可望稳定地控制血压，对高血压伴糖尿病、实质性肾病的患者更为有利。还可逆转高血压患者的心肌肥厚，但这一作用不如卡托普利等明显。

学习小结

钙通道阻滞药是通过阻滞电压依赖性钙通道，抑制外钙内流，降低细胞内 Ca^{2+} 浓度的药物。分为：选择性钙通道阻滞药，如维拉帕米类，硝苯地平类和地尔硫䓬类等。非选择性钙通道阻滞药，如氟桂嗪类，普尼拉明类。选择性钙通道阻滞药对血管和心脏的作用强度不同。扩血管作用强度：硝苯地平 $>$ 维拉帕米 $>$ 地尔硫䓬；抑制心脏的作用强度：维拉帕米 $>$ 地尔硫䓬 $>$ 硝苯地平。药理作用：对心脏有负性肌力、负性频率和负性传导作用；扩张血管平滑肌和松弛其他平滑肌；抗动脉粥样硬化作用；抗血小板聚集及排钠利尿作用等。临床用于高血压、心绞痛、心律失常及脑血管疾病等。

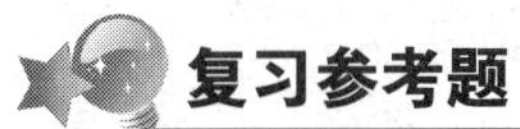

复习参考题

1. 钙通道阻滞药的药理作用。
2. 钙通道阻滞药的临床应用。
3. 钙通道阻滞药扩血管的作用及作用特点。

（乔国芬）

第十九章

抗心律失常药

学习目标

掌握 抗心律失常药的分类及各类常用的抗心律失常药的药理作用、临床应用和主要不良反应。

熟悉 心律失常的发生机制，抗心律失常药的基本作用机制。

了解 心脏的电生理学基础。

心律失常(arrhythmias)是心肌细胞电活动异常，导致心动节律和频率异常。心律正常时心脏协调而有规律地收缩舒张，顺利地完成泵血功能；心律失常时由于心肌电活动异常使心脏泵血功能发生障碍，出现严重症状。一般按心动频率将心律失常分为两种类型，即缓慢型和快速型；按心律失常发生的部位又可分为室上性和室性心律失常。缓慢型有窦性心动过缓、传导阻滞等，常用阿托品及异丙肾上腺素治疗。快速型则发病机制和治疗都较复杂。本章讲述的抗心律失常药主要针对快速型心律失常。药物治疗对救治严重心律失常患者发挥了重要作用，但同时也应注意这类药物具有致心律失常的副作用。正确合理应用抗心律失常药有赖于对心肌电生理、心律失常发生机制和药物作用机制的深刻认识。

第一节 心脏的电生理学基础及心律失常发生机制

一、心脏的电生理学基础

(一) 心肌细胞膜电位及动作电位

心肌细胞在静息期，细胞膜的两侧呈内负外正极化状态，所测的电位差为静息电位(RP)。心肌细胞受刺激而兴奋时，发生除极和复极，形成动作电位(action potential，AP)。动作电位分为5相，即0、1、2、3、4相。0相为除极过程，1、2、3相为复极过程。0相至3相这段时间称为动作电位时程(action potential duration，APD)(图19-1)。

0相 心肌细胞膜快钠通道突然开放，大量细胞外 Na^+ 迅速内流。0相电位上升的最大速度表示兴奋传导速度。

1 相(复极早期)　钠通道失活，短暂 K^+ 外流和 Cl^- 内流而形成。

2 相(平台期)　此相慢钙通道开放，Ca^{2+} 内流及少量 Na^+ 内流，同时伴有 K^+ 外流和 Cl^- 内流，此期电位维持在较稳定水平，形成平台。

3 相(复极末期)　细胞膜对 K^+ 的通透性增高，大量的 K^+ 外流，膜内负电位增大，膜电位恢复到静息电位水平。

4 相(静息期)　此时膜电位已恢复到静息水平，但膜内外的离子分布却与原来不同。膜内 Na^+、Ca^{2+} 增多，K^+ 减少。此时主要靠 Na^+/K^+-ATP 酶和钙泵的作用，排出 Na^+、Ca^{2+}，摄入 K^+，使其恢复到原来水平。

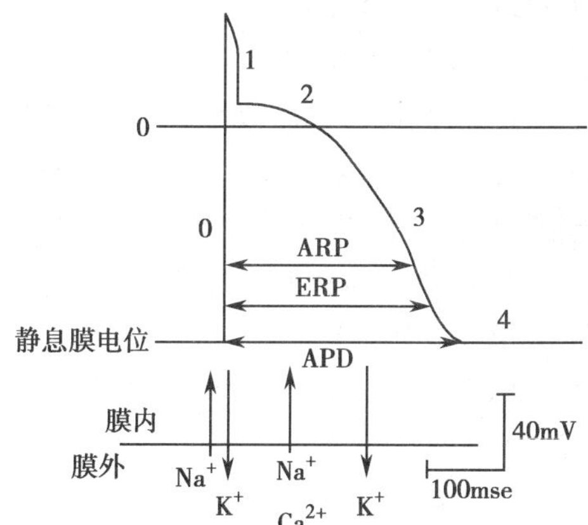

图 19-1　心肌动作电位及离子转运

ARP：绝对不应期；ERP：有效不应期；APD：动作电位时程

(二) 兴奋性和不应期

兴奋性是指细胞受到刺激后产生动作电位的能力。心肌细胞在一次兴奋后的不同时期内，其兴奋性发生一系列的变化。可分为绝对不应期、有效不应期(ERP)、相对不应期和超常期。ERP 是指从除极开始到膜电位复极到能对刺激产生可扩布的动作电位之前的这段时间(-50~-60mV)。此阶段细胞对任何刺激都不产生可扩布的动作电位，抗心律失常药可延长或相对延长有效不应期，一个 APD 中，ERP 比值大，就意味着心肌不能产生可扩布动作电位的时间长，不易发生快速型心律失常。

(三) 自律性

部分心肌细胞能够在没有外来刺激的条件下，自动地发生节律性兴奋的特性，称为自律性。动作电位 4 相自动除极速率(斜率)决定自律性。根据动作电位 0 相除极化的速度及幅度，可将心肌细胞分为快反应自律细胞(包括心房传导组织、房室束及浦肯野纤维)及慢反应自律细胞(包括窦房结及房室结)。快反应自律细胞 4 相自动除极速率主要由 Na^+ 内流决定，慢反应自律细胞 4 相自动除极的离子基础目前还不完全清楚，但多数认为由 Ca^{2+} 内流所决定，影响自律性的因素有三个，即 4 相自动除极速度，最大复极电位水平和阈电位水平。

(四) 传导性

心肌细胞膜的任何部位产生的兴奋不但可以沿整个细胞膜扩布，且可通过细胞间通道传导到另一个心肌细胞，从而引起整个心脏的兴奋和收缩。快反应自律细胞 0 相除极化是由钠内流决定，慢反应自律细胞 0 相除极化是由钙内流决定。传导的快慢主要取决于 0 相除极速度及幅度、膜电位和阈电位水平，其中以 0 相除极速度及幅度最为重要。后者又取决于膜反应性。膜反应性是指在某一膜电位水平所能激发的动作电位 0 相最大除极速度(V_{max})。它受多种因素(包括药物)的影响，可以增高或降低。膜反应性增大，达同一膜电位水平时，产生 AP 的 0 相 V_{max} 大，振幅大，传导加速。膜电位增大，则 0 相 V_{max} 加快，传导加速。阈电位增大，则动作电位产生的时间缩短，传导加快。

二、心律失常的发生机制

窦房结是心脏的正常起搏点，窦房结的兴奋沿着正常传导通路依次传导下行，直至整个心脏兴奋，完成一次正常的心脏节律。这其中的任一环节发生异常，都会产生心律失常。

（一）冲动形成障碍

1. 正常自律机制改变　正常自律活动只见于具有自律性的心肌细胞中，常受自主神经、电解质、缺氧、心肌牵张等因素的影响。正常自律机制改变是指参与正常舒张期自动除极化的起搏电流动力学和电流大小的改变而引起的自律性变化。

2. 异常自律机制形成　非自律性心肌细胞在某些条件下出现异常自律性称为异常自律机制形成。如工作肌细胞在缺血、缺氧条件下也会出现自律性。异常自律机制的发生可能是由于损伤造成细胞膜通透性增高和静息膜电位绝对值降低。这种异常自律性向周围组织扩布就会产生心律失常。

（二）触发活动

触发活动指由后除极所引起的异常冲动的发放，多由迟后除极化所致，后除极可分为：

1. 早后除极　是一种发生在完全复极之前的后除极，常见于2、3相复极中，因膜电位不稳定而产生的振荡性除极（图19-2A）。诱发早后除极的因素有药物、低血钾等。最常见的形式是Q-T间期延长产生的尖端扭转型心律失常。

2. 迟后除极　是细胞内钙超载情况下，发生在动作电位完全或接近完全复极时的一种短暂的振荡性除极(图19-2B)。诱发迟后除极因素有强心苷中毒、细胞外高钙及低钾等。

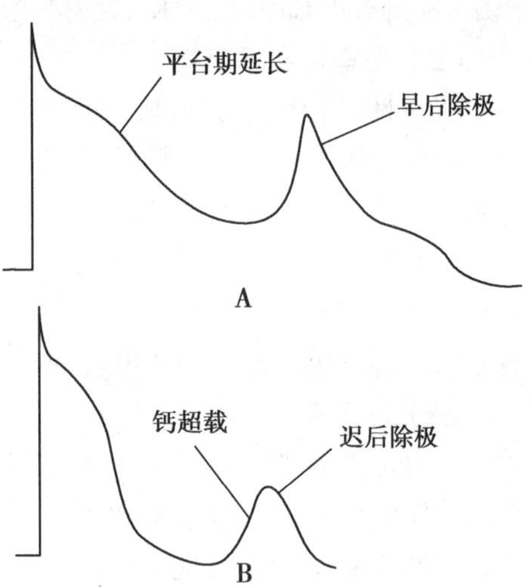

图19-2　心肌细胞的早后除极和迟后除极

（三）冲动传导障碍

1. 单纯性传导障碍　包括传导减慢、传导阻滞、单向传导阻滞等。后者的发生可能与邻近细胞不应期长短不一（见下文折返激动）或病变引起的传导递减有关。

2. 折返激动　是指一次冲动下传后，又可顺着另一环形通路折回而再次兴奋原已兴奋过的心肌，称为折返激动，是引起快速型心律失常的重要机制之一。正常时，激动经主支、侧支分别传向心室肌，并分别落到对方的不应期而自动消失。在病理状态下，如一侧分支中形成一个单向传导阻滞区，当冲动下达到此区时，因被阻滞而不能通过；但在正常一侧，激动顺利通过，并经心室肌逆传至另一侧，通过阻滞区（因为是单向传导阻滞），如果这时正常一侧的不应期已过，则可因受到折返来的影响而再次兴奋，然后冲动沿上述通道继续运行，形成折返（图19-3）。

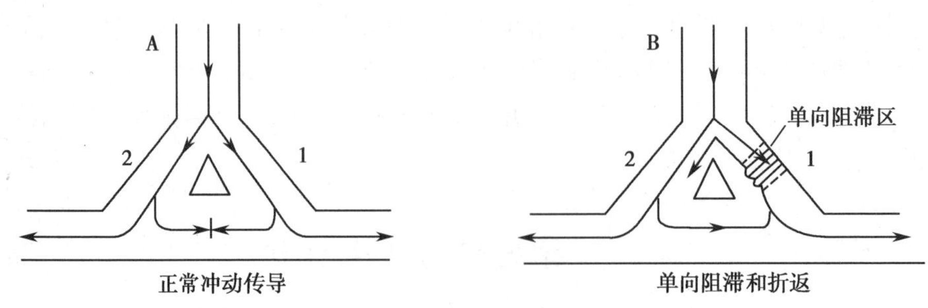

图19-3　浦肯野纤维末梢正常冲动传导、单向阻滞和折返形成

这样单个折返引起期前收缩，连续折返则引起阵发性心动过速、扑动或颤动。产生折返激动必须具备几个条件：一是解剖学及生理学上具有环形通路，通路的长度应大于冲动的“波长”；二是单向传导阻滞；三是折回的冲动落在原已兴奋心肌的不应期之外。

第二节　抗心律失常药的基本作用机制和分类

一、抗心律失常药的基本作用机制

（一）降低自律性

抗心律失常药物可通过降低动作电位4相斜率，提高动作电位的发生阈值，提高最大舒张电位，延长动作电位时程等方式降低自律性。

（二）减少后除极

钠通道或钙通道阻滞药可减少迟后除极发生，缩短动作电位时程的药物可减少早后除极发生。

（三）消除折返

1. 改变传导性　钙通道阻滞药、β-肾上腺素受体拮抗药可减慢房室结的传导性而消除房室结折返所致的室上性心动过速。

2. 延长有效不应期　钠通道阻滞药、钾通道阻滞药可延长快反应细胞的有效不应期，钙通道阻滞药可延长慢反应细胞的有效不应期。

二、抗心律失常药分类

（一）Ⅰ类钠通道阻滞药

本类药物又分为三个亚类，即Ⅰa、Ⅰb、Ⅰc。

1. Ⅰa类　适度阻滞钠通道，降低动作电位0相上升速率，不同程度抑制心肌细胞膜K^+、Ca^{2+}通透性，延长复极过程，且以延长有效不应期更为显著。代表药有奎尼丁，普鲁卡因胺等。

2. Ⅰb类　主要促进钾电流，轻度阻滞钠通道，轻度降低动作电位0相上升速率，降低自律性，缩短或不影响动作电位时程。本类药有利多卡因、苯妥英钠等。

3. Ⅰc类　明显阻滞钠通道，显著降低动作电位0相上升速率和幅度，减慢传导性的作用最为明显。代表药有普罗帕酮、氟卡尼等。

（二）Ⅱ类β肾上腺素受体阻断药

阻断肾上腺素能神经对心肌β受体的效应。表现为减慢4相舒张期除极速率而降低自律性，降低动作电位0相上升速率而减慢传导性。代表药有普萘洛尔等。

（三）Ⅲ类延长动作电位时程药

抑制多种钾电流，延长动作电位时程和有效不应期，但对动作电位幅度和除极化速率影响很小。代表药有胺碘酮等。

（四）Ⅳ类钙通道阻滞药

抑制 Ca^{2+} 内流，降低窦房结自律性，减慢房室结传导性。代表药物有维拉帕米和地尔硫䓬。

第三节　常用抗心律失常药

奎　尼　丁

奎尼丁（quinidine）是从金鸡纳树皮中分离出的一种生物碱，为奎宁的右旋体。

【体内过程】 奎尼丁口服吸收良好，生物利用度可达 80% 左右。1~2 小时达峰浓度，约 80% 的药物与血浆蛋白结合，有效血药浓度为 3~6μg/ml 时，即可中毒。心肌中的药物浓度比血药浓度高约 10 倍。主要在肝内代谢，其代谢产物仍具有药理活性，20% 的原形药及代谢物由尿排泄。$t_{1/2}$ 约 5~7 小时。奎尼丁为弱碱性药，故酸化尿液可增加药物的排泄。

【药理作用和作用机制】 奎尼丁与心肌细胞膜钠通道蛋白结合并阻滞钠内流。该药还具有明显的抗胆碱作用和阻断外周血管 α 受体作用。

1. 降低自律性　治疗剂量奎尼丁降低心房肌、心室肌和浦肯野纤维的自律性。有利于消除因异位节律引起的各型心律失常，这与延长 ERP 及抑制 4 相自动除极有关。

2. 延长动作电位时程和有效不应期　奎尼丁抑制 K^+ 外流，延缓 3 相复极过程，使 ERP 和 APD 延长，从而有利于消除折返引起的心律失常。

3. 减慢传导　奎尼丁抑制钠通道，使 0 相上升速率减慢（抑制膜反应性），幅度变小，故传导减慢，使病理情况下的单向传导阻滞变为双向传导阻滞，从而消除折返引起的心律失常。

4. 对心电图的影响　使 PR 间期延长，QRS 波加宽，QT 间期延长。

5. 该药还可减少 Ca^{2+} 内流，具有负性肌力作用。

【临床应用】 奎尼丁是一广谱抗心律失常药，用于治疗多种快速型心律失常。适用于房颤、房扑、室上性和室性心动过速的转复和预防，以及频发室上性和室性期前收缩的治疗，是最重要的心律失常转复药物。目前对房颤、房扑虽多采用电复律法，但奎尼丁仍有应用价值，用于转律后防止复发。

【不良反应】

1. 胃肠道反应　多见于用药早期，出现恶心、呕吐、腹泻等。

2. 久用后有耳鸣、听力减退、视物模糊、晕厥、谵妄等金鸡纳反应。

3. 奎尼丁阻断 α 受体，扩张血管，减弱心肌收缩力，可引起低血压。

4. 心脏毒性　可致心室内传导减慢，高浓度可致窦房阻滞、房室阻滞、室性心动过速。

5. 血栓脱落或血管栓塞　奎尼丁纠正房颤后，个别患者可出现右心房内血栓脱落而引起脑血管及其他血管栓塞。奎尼丁晕厥或猝死是偶见而严重的不良反应。发作时患者意识丧失，四肢抽搐，呼吸停止，出现阵发性室性心动过速，甚至心室纤颤而死亡。

普鲁卡因胺

普鲁卡因胺（procainamide）为人工合成的普鲁卡因衍生物。

【体内过程】 口服吸收较好，1~1.5 小时达峰浓度，肌内注射时 0.5~1 小时达峰浓度。在肝内的代谢物 N- 乙酰普鲁卡因胺仍具有抗心律失常作用。乙酰化代谢分快、慢两型，慢乙酰化者血药浓度高，半衰期长，引起狼疮综合征者占 40%，明显高于快乙酰化者（占 25%）。约有 50% 原形药由肾排出。

【药理作用和作用机制】 该药对心肌的直接作用与奎尼丁相似，但无明显阻断胆碱能或 α 肾上腺素能受体作用。该药抑制浦肯野纤维的自律性，治疗浓度能降低快反应细胞动作电位 0 相上升最大速率与振幅，因而减慢传导速度，使单向传导阻滞变为双向传导阻滞而取消折返激动。该药以抑制房室结以下传导为主，对房性心律失常作用较差。延长心房、心室及浦肯野纤维的 APD 及 ERP，表现为相对延长 ERP。

【临床应用】 主要用于室性期前收缩及室性心动过速治疗，静脉注射或滴注用于抢救危急病例。对室上性心律失常也有效，但不作为首选药。

【不良反应和注意事项】 口服可有胃肠道反应，静脉给药可引起低血压。大剂量有心脏抑制作用。过敏反应较常见，出现皮疹、药热、白细胞减少、肌痛等。中枢不良反应为幻觉、精神失常等。长期应用，少数患者出现红斑狼疮综合征。

利多卡因

利多卡因（lidocaine）是目前治疗室性心律失常的首选药物。此外，利多卡因还具有局部麻醉作用。

【体内过程】 口服虽可吸收，但肝脏首过消除明显，仅 1/3 进入血液循环，难以达到临床有效血药浓度，故需经静脉注射给药，静脉注射给药作用迅速，仅维持 20 分钟左右。血浆蛋白结合率约为 70%。有效血药浓度 1~5μg/ml。肝中代谢，消除 $t_{1/2}$ 为 2 小时，经肾排泄，原形占总量 10%。

【药理作用和作用机制】 利多卡因抑制浦肯野纤维和心室肌细胞的 Na^+ 内流，促进 K^+ 外流，对心房几乎无作用。

1. 降低自律性　利多卡因减小动作电位 4 相除极斜率，提高兴奋阈值，降低心肌自律性。治疗剂量能降低浦肯野纤维的自律性，对窦房结没有影响，仅在其功能失常时才有抑制作用。

2. 传导性　利多卡因对传导速度的影响比较复杂，治疗浓度对希 - 浦系统的传导速度没有影响，但在细胞外 K^+ 浓度较高时则能减慢传导。在心肌梗死区缺血的浦肯野纤维，此药可抑制 Na^+ 内流，减慢传导，防止折返激动发生。相反，如果细胞外低钾或心肌组织损伤使心肌部分除极化时，利多卡因可促进 3 期 K^+ 外流，引起超极化而加速传导，因此改善单向传导阻滞而终止折返激动。高浓度时，利多卡因明显抑制 0 相上升速率而减慢传导。

3. 动作电位时程和有效不应期　利多卡因缩短浦肯野纤维及心室肌的 APD、ERP，以缩短 APD 为显著，故为相对延长 ERP。

【临床应用】 利多卡因主要用于室性心律失常，如开胸手术、急性心肌梗死或强心苷中毒所致室性心动过速或室颤。为急性心肌梗死及各种心脏病并发室性心律失常的首选药，此药对室上性心律失常效果较差。

【不良反应和注意事项】 不良反应主要表现为中枢神经系统症状，肝功能不良患者静脉注射过快，可出现头昏、嗜睡或激动不安、感觉异常等。剂量过大可引起心率减慢，房室传导阻滞和低血压。Ⅱ、Ⅲ度房室传导阻滞患者禁用。心力衰竭、肝功能不全者长期滴注后可产生药物蓄积，儿童或老年人应适当减量。

苯妥英钠

苯妥英钠(phenytoin sodium)为乙内酰脲类抗癫痫药,现已成为治疗强心苷中毒所致快速型心律失常的首选药物。

【药理作用和作用机制】 作用类似利多卡因,仅作用于普氏纤维。降低正常及部分除极的浦肯野纤维4相自发除极速率,降低其自律性。促K^+外流,缩短APD和ERP,相对延长ERP。苯妥英钠对窦房结传导性无明显影响,但增加房室结0相除极化速率,加快其传导,可对抗强心苷中毒所致房室传导阻滞。苯妥英钠还可改善强心苷中毒引起的浦肯野纤维0期除极减慢,加快其传导。

【临床应用】 主要用于治疗室性心律失常,特别对强心苷中毒引起的室性心律失常有效。对房扑、房颤和室上性心律失常也有效,但治疗房扑、房颤时须注意该药可改善房室结传导而加快心室率。苯妥英钠亦可用于心肌梗死、心脏手术、心导管术等所引发的室性心律失常。

【不良反应】 快速静脉注射容易引起低血压,高浓度可引起心动过缓。中枢症状常见有头昏、眩晕、震颤、共济失调等,严重者出现呼吸抑制。在低血压或心肌抑制时慎用。窦性心动过缓,Ⅱ、Ⅲ度房室传导阻滞者禁用。孕妇用药对胎儿有致畸作用,故禁用。

普罗帕酮

普罗帕酮(propafenone,心律平)。

【药理作用和作用机制】 通过抑制Na^+内流而发挥作用。该药抑制0期及舒张期Na^+内流作用强于奎尼丁,减慢心房、心室和浦肯野纤维传导。降低浦肯野纤维自律性,延长APD和ERP,但对复极过程影响弱于奎尼丁。该药还有轻度的肾上腺素受体阻断作用和钙通道阻滞作用。

【临床应用】 适用于室上性和室性期前收缩,室上性和室性心动过速,伴发心动过速和心房颤动的预激综合征。

【不良反应】 常见消化道反应如恶心、呕吐、味觉改变等。心血管系统常见房室传导阻滞,加重充血性心衰,还可引起直立性低血压等。

氟卡尼

氟卡尼(flecainide)对钠通道的抑制及对V_{max}抑制作用强于Ⅰa、Ⅰb类药物,明显减慢心肌细胞0相最大上升速率并降低振幅。减慢心脏传导,降低自律性。该药对K^+通道有明显抑制作用,使心房和心室肌动作电位时程明显延长。

本药属广谱治疗快速型心律失常药。用于室上性和室性心律失常,由于该药致心律失常发生率较高,临床主要用于顽固性心律失常或其他抗心律失常药无效时使用。

该药致心律失常作用较多,包括室速或室颤、房室传导阻滞、诱发折返性心律失常和Q-T间期延长综合征。此外还有头晕、乏力、恶心、震颤等。

普萘洛尔

普萘洛尔(propranolol,心得安)。

【药理作用和作用机制】 抗心律失常作用主要通过两个机制:①竞争性阻断β受体,能有效抑制肾上腺素能β受体激活所介导的心脏生理反应如心率加快、心肌收缩力增强,房室传导速度加快等；②抑制 Na^+ 内流，具有膜稳定作用。

1. 自律性　降低窦房结、心房传导纤维及浦肯野纤维的自律性。在运动及情绪激动时，作用明显。也能降低儿茶酚胺所致的迟后除极而防止触发活动。

2. 传导速度　阻断β受体的浓度并不影响传导速度。超过此浓度使血药浓度达 100ng/kg 以上，则有膜稳定作用，能明显减慢房室结及浦肯野纤维的传导速度，对某些必须应用大量才能见效的病例，这种膜稳定作用是参与治疗的机制之一。

3. 动作电位时程和有效不应期　治疗浓度缩短浦肯野纤维 APD 和 ERP，高浓度则延长之。对房室结 ERP 有明显的延长作用，与减慢传导作用共同构成普萘洛尔抗室上性心律失常的作用基础。

【临床应用】 主要用于室上性心律失常。对于交感神经兴奋性过高、甲状腺功能亢进及嗜铬细胞瘤等引起的窦性心动过速效果良好。与强心苷或钙通道阻滞药地尔硫䓬合用，控制房扑、房颤及阵发性室上性心动过速时的室性频率过快效果较好。心肌梗死患者应用本药，可减少心律失常的发生，缩小心肌梗死范围，降低死亡率。普萘洛尔还可用于由于运动或情绪激动所引发的室性心律失常，减少肥厚型心肌病所致的心律失常。

【不良反应】 可致窦性心动过缓、房室传导阻滞，并可能诱发心力衰竭和哮喘。产生低血压、精神压抑、记忆力减退。本药长期应用对脂质代谢和糖代谢有不良影响。故高脂血症、糖尿病患者应慎用。突然停药可产生反跳现象，使冠心病患者发生心绞痛加重或心肌梗死。

胺　碘　酮

胺碘酮（amiodarone，乙胺碘呋酮）。

【体内过程】 口服吸收缓慢，5 小时后达峰浓度，生物利用度为 50%，服药 1 周左右才呈现明显作用，消除半衰期为 10~50 天，停药后仍维持疗效 4~8 周。静注 10 分钟起作用，维持 1~2 小时。

【药理作用和作用机制】 对多种心肌细胞膜钾通道有抑制作用，明显延长 APD 和 ERP。对 Na^+ 通道及 Ca^{2+} 通道亦有抑制作用，降低窦房结和浦肯野纤维的自律性、传导性。此外，胺碘酮尚有非竞争性拮抗 α、β 肾上腺素能受体作用和扩张血管平滑肌作用，扩张冠状动脉，增加冠脉流量，减少心肌耗氧量。

【临床应用】 治疗心房扑动、心房纤颤和室上性心动过速效果好，对预激综合征引起者效果更佳。适用于对传统药物治疗无效的室上性心律失常。对室性心动过速、室性期前收缩亦有效。

【不良反应】 常见心血管反应如窦性心动过缓、房室传导阻滞及 Q-T 间期延长，偶见尖端扭转型室性心动过速。有房室传导阻滞及 Q-T 间期延长者忌用本药。

本药长期应用可见角膜褐色微粒沉着，不影响视力，停药后微粒可逐渐消失。少数患者发生甲状腺功能亢进或减退。个别患者出现间质性肺炎或肺纤维化。长期应用必须监测肺功能、进行肺部 X 线检查和定期监测血清 T_3、T_4。

维 拉 帕 米

维拉帕米（verapamil，异搏定）。

【体内过程】 口服吸收完全，但首过效应明显。口服生物利用度仅为 10%~20%。药物主要在肝内代谢，其代谢产物仍具有药理活性，主要由肾脏排泄。

【药理作用和作用机制】 阻滞心肌慢 Ca^{2+} 通道，抑制 Ca^{2+} 内流，对钙通道作用呈现频率依赖性，并推迟失活钙通道的复活。窦房结、房室结对此药敏感。

1. 自律性　此药可降低窦房结舒张期自动除极斜率，增加最大舒张电位，降低其自律性。虽然正常心房肌、心室肌、浦肯野纤维对此药不敏感，但当心肌缺血时，上述心肌组织膜电位水平可减少至 -40~-60mV，出现异常自律性，维拉帕米能降低其自律性。此外，也减少或取消后除极所引发的触发活动。

2. 传导性　窦房结、房室结 0 期除极由钙内流介导，维拉帕米减慢 0 期上升最大速度而减慢窦房结、房室结传导性。此作用除可终止房室结的折返激动外，尚能防止心房扑动、心房纤颤引起的心室率加快。

3. 有效不应期　抑制窦房结、房室结钙通道开放，而使有效不应期延长，大剂量维拉帕米能延长浦肯野纤维的动作电位时程和有效不应期，对心房和心室肌有效不应期略缩短。

【临床应用】 治疗室上性和房室结折返激动引起的心律失常效果好，阵发性室上性心动过速首选此药。对急性心肌梗死和心肌缺血及强心苷中毒引起的室性期前收缩有效。

【不良反应】 口服安全，可出现便秘、腹胀、腹泻、头痛、瘙痒等。静脉给药可引起血压降低、暂时窦性停搏。Ⅱ或Ⅲ度房室传导阻滞、心功能不全、心源性休克患者禁用此药。老年人、肾功能低下者慎用。

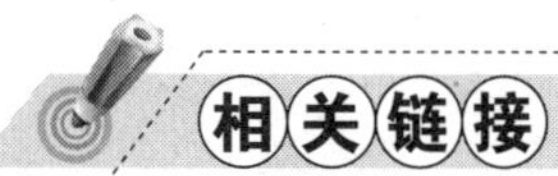

一、用药原则

抗心律失常药物治疗的一般用药原则是：①先单独用药，然后联合用药；②以最小剂量取得满意的临床效果；③先考虑降低危险性，再考虑缓解症状；④充分注意药物的副作用及致心律失常作用。

二、合理用药

1. 窦性心动过速　应针对病因治疗，需要治疗时可采用 β 受体阻断剂或维拉帕米。

2. 房性期前收缩　一般不需要药物治疗，若频繁发生，并引起阵发性房性心动过速，可用 β 受体阻断剂、维拉帕米、地尔硫䓬或Ⅰ类抗心律失常药。

3. 心房扑动、心房颤动　复律用奎尼丁（宜先给强心苷）、普鲁卡因胺、胺碘酮，减慢心室率用 β 受体阻断剂、维拉帕米、强心苷类。复律后用奎尼丁、丙吡胺防止复发。

4. 阵发性室上性心动过速　这类心律失常多由房室结折返引起，故常用具有延长房室结不应期的药物。急性发作时宜首选维拉帕米，亦可选用强心苷类、β 受体阻断剂、腺苷等。慢性或预防发作可选用强心苷类、奎尼丁、普鲁卡因胺等。

5. 室性期前收缩　首选普鲁卡因胺、丙吡胺、美西律或其他Ⅰ类抗心律失常药以及胺碘酮。心肌梗死急性期通常静脉滴注利多卡因。强心苷中毒者用苯妥英钠。

6. 阵发性室性心动过速　复律用利多卡因、丙吡胺、普鲁卡因胺、美西律、胺碘酮、奎尼丁，维持用药与治疗室性期前收缩相同。

7. 心室纤颤　复律可选用利多卡因、普鲁卡因胺和胺碘酮。

学习小结

心律失常是心肌细胞电活动异常，导致心动节律和频率异常。心律失常发生的机制有：自律性升高、早后除极和迟后除极、折返激动，其中折返激动是心律失常发生的主要机制。抗心律失常药作用机制有降低自律性、减少后除极、消除折返。抗心律失常药物分为四类：Ⅰ类钠通道阻滞药：Ⅰa 类适度阻滞钠通道，降低动作电位 0 相上升速率，不同程度抑制心肌细胞膜 K^+、Ca^{2+} 通透性，延长复极过程，且以延长有效不应期更为显著，本类药有奎尼丁、普鲁卡因胺等。Ⅰb 类轻度阻滞钠通道，轻度降低动作电位 0 相上升速率，降低自律性，缩短或不影响动作电位时程，本类药有利多卡因、苯妥英钠等。Ⅰc 类明显阻滞钠通道，显著降低动作电位 0 相上升速率和幅度，减慢传导性的作用最为明显，本类药有普罗帕酮、氟卡尼等。Ⅱ类 β 肾上腺素受体阻断药：阻断心肌 β 受体，表现为减慢 4 相舒张期除极速率而降低自律性，降低动作电位 0 相上升速率而减慢传导性，代表药有普萘洛尔等。Ⅲ类延长动作电位时程药：抑制多种钾电流，延长动作电位时程和有效不应期，但对动作电位幅度和去极化速率影响很小，代表药有胺碘酮等。Ⅳ类钙通道阻滞药：抑制 Ca^{2+} 内流，降低窦房结自律性，减慢房室传导性，代表药物有维拉帕米和地尔硫䓬。

复习参考题

1. 各类治疗快速型心律失常药物的基本作用原理是什么？
2. 利多卡因治疗快速型心律失常的作用及临床应用。
3. 维拉帕米对心肌电活动有什么影响？主要适应证是什么？

（乔国芬）

第二十章

抗高血压药

学习目标

掌握 抗高血压药的分类及每类的常用药；肾素-血管紧张素系统抑制药（包括血管紧张素转换酶抑制药及血管紧张素受体阻断药）、钙通道阻滞药、利尿药、肾上腺素受体阻断药（包括β受体阻断药及α受体阻断药）的降压作用特点、降压作用机制、临床应用及主要不良反应。

熟悉 其他抗高血压药的降压作用特点、降压作用机制、临床应用及主要不良反应。

了解 其他类型的抗高血压药，抗高血压药物的应用原则。

高血压是指在未使用降压药物的情况下，非同日3次测量血压，收缩压≥140mmHg和（或）舒张压≥90mmHg。高血压是一种严重危害人类健康的常见病、多发病。2002年调查数据显示，我国成人高血压的患病率约为18.8%，且呈增长态势，估计目前我国高血压患者约有2亿人，其中90%~95%为原发性高血压，即高血压病，其发病机制不清；5%~10%的高血压有明确的病因，如继发于肾脏疾病、妊娠、内分泌疾病如嗜铬细胞瘤等，称为继发性高血压或症状性高血压。高血压的直接并发症有脑血管意外、心功能衰竭、肾衰竭等，这些并发症大多可致残甚至致死。控制高血压是预防心、脑血管意外的主要措施。抗高血压药（antihypertensive drugs；降压药，hypotensive drugs）能有效降低血压，防止或减少心、脑、肾等并发症的发生。抗高血压治疗能提高高血压患者生活质量，延长生存期。

根据抗高血压药的作用机制不同，可将抗高血压药分为六大类（表20-1）。

表20-1 抗高血压药的分类

<table>
<tr><th colspan="3">类　别</th><th>常用药</th></tr>
<tr><td colspan="3">1. 利尿药</td><td>氢氯噻嗪、吲达帕胺</td></tr>
<tr><td rowspan="6">2. 交感神经抑制药</td><td colspan="2">(1) 中枢性降压药</td><td>可乐定、莫索尼定</td></tr>
<tr><td colspan="2">(2) 神经节阻断药</td><td>樟磺咪芬</td></tr>
<tr><td colspan="2">(3) 去甲肾上腺素能神经末梢阻滞药</td><td>利血平、胍乙啶</td></tr>
<tr><td rowspan="3">(4) 肾上腺素受体阻断药</td><td>α受体阻断药</td><td>哌唑嗪、特拉唑嗪</td></tr>
<tr><td>β受体阻断药</td><td>普萘洛尔、美托洛尔</td></tr>
<tr><td>α、β受体阻断药</td><td>拉贝洛尔、卡维地洛</td></tr>
</table>

续表

类　别		常用药
3. 肾素—血管紧张素系统抑制药	(1) 血管紧张素转化酶抑制药	卡托普利、依那普利
	(2) 血管紧张素Ⅱ受体阻断药	氯沙坦、缬沙坦
	(3) 肾素抑制药	阿利吉仑
4. 钙离子通道阻滞药		硝苯地平、氨氯地平
5. 直接血管扩张药		肼屈嗪、硝普钠
6. 其他类型抗高血压药	(1) 钾通道开放药	吡那地尔、二氮嗪
	(2) 前列环素合成促进药	沙克太宁
	(3) 5-HT_{2A}受体阻断药	酮色林
	(4) 5-HT_{1A}受体激动药	乌拉地尔
	(5) 内皮素受体阻断药	波生坦、塞塔生坦

目前,我国临床常用的抗高血压药主要有利尿药、钙离子通道阻滞药、血管紧张素转化酶抑制药、血管紧张素Ⅱ受体阻断药、β肾上腺素受体阻断药5类。这些药物可单独应用治疗轻度高血压,也可以采用联合用药以治疗中、重度高血压。在降压药复方制剂中还常用到中枢性降压药和血管扩张药。

第一节　常用抗高血压药

一、利尿降压药

利尿药包括高效、中效、低效利尿药(详见第二十四章)。各类利尿药除具有利尿作用外,均能通过排钠利尿、降低高血容量负荷发挥降压作用。临床治疗高血压主要使用中效利尿药,也称噻嗪类利尿药,常用的是氢氯噻嗪(hydrochlorothiazide)和吲达帕胺(indapamide)。

氢氯噻嗪

氢氯噻嗪(hydrochlorothiazide)。

【药理作用】 氢氯噻嗪单用即具有降压作用,口服有效,降压作用温和、缓慢、持久,疗效确切,大多数患者可在用药2~4周达到最大疗效,合用其他抗高血压药可增强后者的降压作用。

氢氯噻嗪的降压作用特点有:①对立位、卧位血压均有降低作用,不引起直立性低血压和水钠潴留;②不影响心率、心排出量,久用无明显耐受性;③长期使用可降低高血压患者心血管事件如心力衰竭、脑卒中等的发生率和病死率,提高患者生活质量;④小剂量无明显不良反应。但长期大量用药可引起电解质、脂代谢、糖代谢紊乱以及血浆尿酸和肾素活性升高。

【作用机制】

1. 用药早期　降压机制可能是通过肾脏的排钠利尿作用,使细胞外液和血容量减少,心排出量降低而使血压下降。

2. 长期用药　氢氯噻嗪使用3~4周后，血容量和心排出量基本恢复用药前水平，但仍使外周血管阻力持续降低，维持降压作用。体外实验证明氢氯噻嗪无直接松弛血管平滑肌的作用，表明该药的长期降压作用并非其对血管平滑肌的直接作用。其降压机制可能是：①由于利尿药的排钠作用，使血管平滑肌细胞内的钠减少，进而使 Na^{+}-Ca^{2+} 交换减弱，平滑肌细胞内 Ca^{2+} 减少；②胞内 Ca^{2+} 减少能降低血管平滑肌细胞表面受体对缩血管物质的反应性，提高其对舒血管物质的敏感性，使外周血管阻力下降，血压降低；③胞内 Ca^{2+} 减少还可以诱导动脉壁产生某些扩血管物质，如激肽、前列腺素等；④动脉血管壁水、钠含量的降低有利于减轻因细胞内液过度积聚所致的动脉管腔狭窄，从而降低外周阻力，降低血压。

【临床应用】 氢氯噻嗪的临床适应证有老年和高龄老年高血压、单纯收缩期高血压、伴有心力衰竭的高血压，也是难治性高血压的基础药物之一。禁用于合并痛风者，慎用于孕妇以及并发糖尿病、高脂血症、高肾素性高血压，伴有肾功不良的高血压以及性功能活跃的年轻男性。

【不良反应】 长期大量用药可引起电解质紊乱如低钾血症、糖代谢和脂代谢紊乱、血浆尿酸和肾素活性升高等不良反应。

吲达帕胺

吲达帕胺(indapamide)化学结构与氯噻酮相似，常归属于利尿药。但其作用除利尿作用外，尚有明显的钙拮抗作用，可阻滞血管平滑肌细胞外 Ca^{2+} 内流，使胞内 Ca^{2+} 下降而松弛血管平滑肌，降低外周阻力，从而降低血压。其降压作用强大、持久，不良反应较小，不引起血脂改变，可代替噻嗪类利尿药用于伴有高脂血症的高血压患者。慎用于痛风、糖尿病、严重肾功能不全、肝功能不全等。

呋塞米

呋塞米(furosemide)等高效利尿药排钠利尿作用强，能显著减少血容量和心排出量，但因其激活肾素-血管紧张素系统的作用较强，故长期用药降压作用不明显。其临床适应证为高血压危象及伴有肾功能损害、心力衰竭的高血压。慎用于糖尿病、高尿酸血症或有痛风病史者、严重肝肾功能损害、急性心肌梗死等。

螺内酯

螺内酯(spironolactone)是醛固酮受体拮抗药，在利钠排尿同时不增加钾的排出，降压作用弱。但近年来研究发现，该药具有抗心肌肥厚、抗心力衰竭等作用，可用于伴心力衰竭或心肌梗死后的高血压患者。禁用于肾衰竭、高钾血症患者。与其他具有保钾作用的降压药(血管紧张素转化酶抑制药、血管紧张素受体阻断药)合用时应注意发生高钾血症的危险。

二、钙通道阻滞药

钙通道阻滞药(calcium channel blockers，CCB)包括二氢吡啶类和非二氢吡啶类，如硝苯地平、尼群地平、氨氯地平、拉西地平和维拉帕米、地尔硫䓬等。

【药理作用】 ①降压作用明显(短效类降压作用快、强、短，长效类降压作用慢、强、长)，具有抗心绞痛和抗心律失常(维拉帕米和地尔硫䓬类)作用；②抗动脉粥样硬化作用；③稳定红细胞膜，增强红细胞变形能力，降低血黏度；④抑制血小板活化，阻止血小板聚集；⑤增加肾血流量，保护肾脏；⑥长期用药可防止或逆转高血压所致左室肥厚和血管增生，可降低高血压患者心脑血管并发症的发生率和死亡率；⑦久用对血脂和血糖无不良影响，不引起直立性低血压和耐受性；⑧硝苯地平的短效制剂有可能因反射性交感神经兴奋而加重心肌缺血，使用时间过长、剂量过大可能增加心源性猝死的发生率。

【作用机制】 钙通道阻滞药通过阻断电压依赖性钙通道，阻止细胞外 Ca^{2+} 内流，可产生：①血管平滑肌松弛，使血管扩张，血压降低（各类钙拮抗药）；②心脏抑制（心肌收缩力减弱，心率减慢，心排出量减少）而使血压降低（维拉帕米及地尔硫䓬类）。

【临床应用】 钙通道阻滞药可单用或合用利尿药、β 受体阻断药、血管紧张素转化酶抑制药用于治疗各型高血压。具体表现在：

1. 二氢吡啶类 ①适用于老年高血压、单纯收缩期高血压、伴周围血管病、心绞痛、动脉粥样硬化、妊娠等的高血压；②慎用于快速型心律失常、心力衰竭。

2. 维拉帕米、地尔硫䓬类 适用于伴心绞痛、室上性心动过速、动脉粥样硬化等的高血压。禁用于房室传导阻滞（Ⅱ ~ Ⅲ度）、心力衰竭。

【不良反应】 详见第十九章。

三、β 受体阻断药

以普萘洛尔为代表的 β 受体阻断药是治疗高血压的常用药物。临床常用于治疗高血压的 β 受体阻断药有普萘洛尔、纳多洛尔、美托洛尔、阿替洛尔等。

【药理作用】 各类 β 受体阻断药均具有中等强度的抗高血压作用，同时有抗心绞痛和抗心律失常作用。

β 受体阻断药的降压作用特点有：

(1) 降压作用缓慢，用药后一般 1~2 周起效，3~4 周后才出现显著疗效。降压作用持久，久用不产生耐受性。

(2) 能减慢心率、减少心排出量、降低血浆肾素活性。长期用药还能降低高血压患者心、脑、肾并发症的发生率和死亡率，一般不引起水钠潴留，很少引起肾功能受损。

(3) 无内在拟交感活性的 β 受体阻断药可增加血浆甘油三酯浓度，降低 HDL- 胆固醇，而有内在拟交感活性的 β 受体阻断药对血脂影响较小。

(4) 剂量个体差异大，必须从小量开始，逐渐增量。

(5) 长期用药者不能突然停药，否则易引起停药反应。

【作用机制】 β 受体阻断药的降压作用是通过阻断 β 受体而产生的，其确切的降压机制目前还不清楚，可能的作用机制主要有：

(1) 阻断心脏 β_1 受体，抑制心脏，使心肌收缩力减弱，心率减慢，心排出量减少，而使血压下降。

(2) 阻断肾脏入球小动脉球旁细胞 β_1 受体，使肾素分泌减少，阻断肾素 - 血管紧张素 - 醛固酮系统作用而降压。具有内在拟交感活性的 β 受体阻断药在降压时对肾素分泌无明显影响。

(3) 阻断外周交感神经末梢突触前膜的 β_2 受体，取消正反馈，减少去甲肾上腺素释放而产生降压作用。

(4) β 受体阻断药能透过血 - 脑屏障进入中枢，通过阻断中枢（下丘脑、延髓等）的 β_2 受体，抑制血管运动中枢兴奋性神经元的活动，使外周交感神经抑制而产生降压作用。

(5) 其他　促进前列环素生成，产生扩血管、抗血小板聚集等作用，降低外周阻力而降压。

【临床应用】 β 受体阻断药是安全、有效、价廉的常用抗高血压药，可用于各型高血压，也可保护靶器官、降低心血管事件风险，合用利尿药可加强降压疗效。尤其适用于伴冠心病、快速型心律失常、慢性心力衰竭、交感神经活性增高以及高肾素活性、高血流动力学的高血压患者。

【不良反应】 非选择性 β 受体阻断药能延缓用胰岛素后血糖水平的恢复，并可掩盖低血糖时出汗和心率加快等症状，故使用胰岛素的糖尿病患者、经常发生低血糖反应的患者应慎重使用 β 受体阻断药。禁用于房室传导阻滞（Ⅱ~Ⅲ度）、哮喘及慢性阻塞性肺疾病。慎用于周围血管病、糖尿病、高甘油三酯血症、运动员及体力劳动者。老年人不应单独使用 β 受体阻断药。

拉贝洛尔

拉贝洛尔（labetalol），又称柳胺苄心定，具有阻断 α 和 β 受体的作用，对 β 受体的阻断作用较对 α 受体的作用强 4~8 倍，因此常归属于 β 受体阻断药。对 β_1 和 β_2 受体的阻断作用相当，对 α_1 受体阻断作用较弱，对 α_2 受体几无阻断作用。拉贝洛尔降压作用强度与剂量相关，对心率、心排出量影响小，立位血压下降较卧位明显。适用于各种高血压病及高血压危象、嗜铬细胞瘤、妊娠等引起的高血压。与利尿药合用可增强疗效。大剂量可致直立性低血压，少数患者有头痛、疲倦、上腹部不适等症状，一般不需停药。支气管哮喘患者禁用。

四、血管紧张素转化酶抑制药

血管紧张素转化酶抑制药（angiotensin converting enzyme inhibitors，ACEI）是一类通过抑制血管紧张素转化酶（angiotensin converting enzyme，ACE），抑制肾素 - 血管紧张素系统（renin-angiotensin system，RAS）活性的药物。自 1981 年卡托普利作为第一个口服有效的 ACEI 被批准应用以来，目前已有 17 种以上的 ACEI 用于临床，这类药物在临床的应用，是抗高血压药物治疗学的一大进步。

【化学结构与分类】 ACE 的活性部位有两个结合位点，其中含 Zn^{2+} 的是 ACEI 有效基团必须结合的位点。二者结合后，能使 ACE 的活性消失。根据药物与 Zn^{2+} 结合的基团不同，可将目前应用的 ACEI 药物分为三类：

(1) 含巯基（—SH）类：如卡托普利（captopril）等。

(2) 含羧基（COO—）类：如依那普利（enalapril，恩那普利），赖诺普利（lisinopril），雷米普利（ramipril）等。

(3) 含次磷酸基（POO—）类：如福辛普利（fosinopril）等。

ACEI 的作用强度与作用持续时间决定于 ACEI 化学结构中与 ACE 活性部位 Zn^{2+} 的亲和力大小及其附加结合点的数目。一般情况下，含羧基类 ACEI 与 Zn^{2+} 结合牢固，对 ACE 的抑制作用强，作用时间也较为持久。

某些 ACEI 在体外没有活性，如依那普利、福辛普利等，必须在体内转换成依那普利拉、福辛普利拉，才能与 Zn^{2+} 结合，发挥抑制 ACE 的作用，称该类药物为前体药（prodrug）。

【体内过程】 不同 ACEI 因化学结构不同，体内过程有较大差异性。福辛普利 44%~50% 经肾脏清除，46%~50% 经肝脏代谢后从肠道排泄，其他 ACEI 类药物主要通过肾脏排泄。肾功能减退者，应减量。

【药理作用】 ACEI 对高血压患者及实验性高血压动物均有明显的降血压作用，尚具有保护血管内皮细胞和抗动脉粥样硬化作用，还可增加患者对胰岛素的敏感性，改善胰岛素抵抗。

ACEI 的降压特点表现为：

(1) 短效类如卡托普利的降压作用快、作用强、持续时间短，长效类如依那普利等降压作用较慢、作用更强、持续时间长。

(2) 对心功能正常者，ACEI 在降压时不引起反射性心率加快，不减少心排出量，不引起直立性低血压，无水钠潴留现象，不易产生耐受性。

(3) 对慢性心功能不全者，ACEI 通过扩张动、静脉，降低心脏的前后负荷，可使心力衰竭患者心率减慢、心排出量增加，心功能得以很好地改善。

(4) 长期使用 ACEI 可减轻或逆转高血压所致的心肌肥厚和血管壁增厚，使左室重量减轻，心肌硬度及心脏的舒缩功能改善，并增加冠状动脉血流量，同时能使动脉的顺应性提高，组织血液供应增加，从而保护靶器官的功能。

(5) 对肾脏的出球小动脉有明显扩张作用，能增加肾血流量，一般不影响肾小球滤过率，可抑制肾小球血管间质细胞增生以及基质蛋白聚集，从而防止或减轻肾小球损伤、肾小球硬化病变，阻止或抑制糖尿病肾病等肾脏疾病的发生或发展。

(6) 长期用药对电解质平衡、糖、脂代谢无不良影响。

【作用机制】 肾素-血管紧张素系统(RAS)由肾素、血管紧张素及其受体构成，是体内重要的体液系统，存在于血液循环及局部组织如心肌、血管、脑、肾等多种组织中。RAS 与机体内另一体液系统——激肽系统共同作用，在心血管系统的正常生理功能的调节以及高血压、心肌肥大、充血性心力衰竭等病理过程的形成中起重要的作用(图 20-1)。

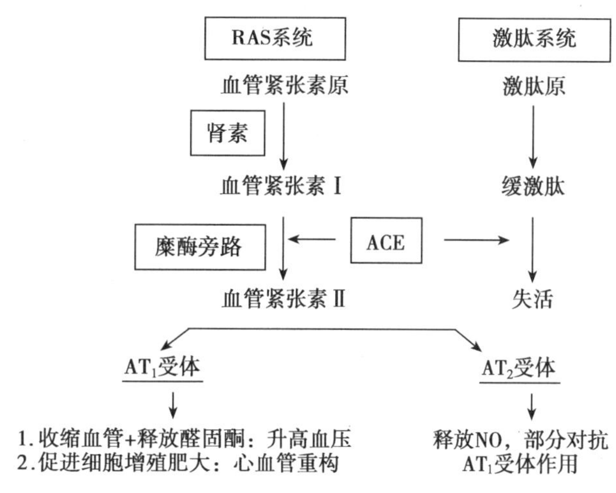

图 20-1　肾素-血管紧张素系统的组成及其生理与病理作用

ACEI 能结合 ACE 而使酶失活。例如：卡托普利化学结构上有三个基团可与酶的活性部位相结合：①药物结构中的脯氨酸末端羧基与 ACE 结构中的精氨酸正电荷部位以离子键结合；②肽键的羰基与 ACE 结构中的供氢部位以氢键相结合；③药物结构末端的巯基与 ACE 活性中心的 Zn^{2+} 结合(图 20-2)。

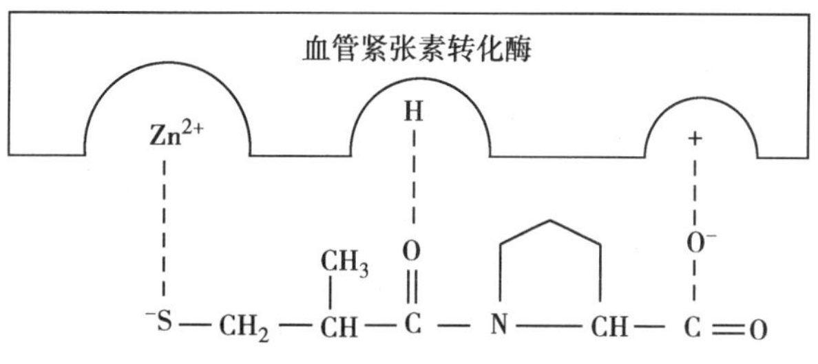

图 20-2　卡托普利与 ACE 活性部位结合示意图

ACEI 的降压机制是通过抑制 ACE,降低循环和局部组织中的血管紧张素Ⅱ(AngⅡ),同时使缓激肽降解减少而产生降血压作用。

1. 抑制 RAS

(1) 抑制循环中的 RAS:ACEI 抑制循环中的 ACE,使血浆中的 AngⅡ和醛固酮减少,血管扩张,血容量降低,使血压降低。这是 ACEI 类药物的初期降压机制。这一时期,可因 AngⅡ减少,产生负反馈性调节,使肾素和血管紧张素Ⅰ产生增多,可部分拮抗 ACEI 的降压作用。

(2) 抑制局部组织中的 RAS:ACEI 与组织中 ACE 结合持久,对酶的抑制作用时间较长,可作用于以下环节发挥降压作用:①可使局部组织中产生的 AngⅡ减少,产生扩张血管作用;② AngⅡ生成减少,减弱了其对交感神经末梢突触前膜 AT_1 受体的作用,从而使去甲肾上腺素释放减少,使后者对心血管的作用减弱;③减少肾脏组织中的 AngⅡ,抑制醛固酮的分泌,减轻水钠潴留,减少血容量;④减轻 AngⅡ和醛固酮所产生的促进细胞增生肥大等作用,并防止和逆转心血管病理性重构。这是 ACEI 发挥长期降压作用的重要机制。

2. 减少缓激肽的降解　ACE 本身就是激肽酶Ⅱ,可使缓激肽降解为无活性肽,ACEI 能抑制该酶,从而抑制缓激肽降解而使血管局部的缓激肽增多,继而通过激动血管内皮细胞的缓激肽受体,①促进血管内皮产生 NO;②使前列环素(PGI_2)合成增加。NO 与 PGI_2 均能扩张血管、抑制血小板聚集、抗心血管细胞增生肥大,从而使外周阻力降低,血压降低。

【临床应用】 ACEI 可用于各型高血压的治疗。单用可治疗轻、中度高血压;合用利尿药及 β 受体阻断药能增强疗效,用于治疗重度或顽固性高血压。尤其适用于伴有缺血性心脏病、慢性心功能不全、糖尿病肾病、代谢综合征等的高血压患者。

【不良反应】 ACEI 的不良反应较少,患者一般耐受良好。

1. 咳嗽　主要为频繁的持续性干咳,多见于初始用药的几周内,是患者被迫停药的主要原因之一。可能是由于 ACEI 类药物抑制缓激肽降解,导致缓激肽、P 物质、前列腺素等在肺血管床积聚,致使支气管痉挛和咳嗽。

2. 高钾血症　由于 ACEI 减少了 AngⅡ,继而使醛固酮生成减少,导致血钾升高。肾功能障碍及同服保钾利尿药的患者多见,故禁用于伴有高血钾的患者。

3. 肾功能损害　在肾动脉阻塞或肾动脉硬化造成的双侧肾血管病的患者,ACEI 可加重肾功能损伤,使血肌酐增高。这是由于肾动脉狭窄患者依靠 AngⅡ收缩肾出球小动脉,维持肾小球毛细血管内压力,保持肾小球滤过率,ACEI 减少 AngⅡ的生成,舒张肾出球小动脉,使肾小球滤过率显著降低,导致肾衰竭,故禁用于双侧肾动脉狭窄患者。

4. 其他　①在妊娠中、后期长期应用 ACEI 可致胎儿畸形、胎儿发育不全甚至死胎,故孕妇禁用;②亲脂性的 ACEI 如雷米普利与福辛普利等可经乳汁分泌,故哺乳期妇女禁用。

卡托普利

卡托普利(captopril)口服吸收迅速,但易受食物影响,宜在餐前 1 小时服用。血浆蛋白结合率低(约 25%~30%),体内分布较广,主要经肾脏排泄,$t_{1/2}$ 小于 3 小时。卡托普利降压作用轻至中等强度,起效快,为目前治疗高血压的一线药物之一,适用于各型高血压、心力衰竭以及高血压急症。卡托普利首次应用可导致低血压,多见于肾素水平高的患者,低钠饮食、合用利尿药等多种抗高血压药、伴心力衰竭的高血压患者更容易发生。因结构中含—SH,可产生味觉障碍、皮疹、白细胞缺乏等。

依那普利

依那普利(enalapril)是高效、长效的 ACEI 类药物,为前体药。口服易吸收,不受食物影响,体内分布较广,血浆 $t_{1/2}$ 约为 11 小时,其活性代谢产物血浆 $t_{1/2}$ 可长达 35 小时。依那普利在体内经肝脏的脂酶水解,转化为活性代谢产物依那普利拉(enalaprilat)而发挥抑制 ACE 的作用,与 ACE 结合持久,抑制 ACE 的作用较卡托普利强 10 倍,降压作用持续时间可达 24 小时以上,但作用出现较慢,口服 4~6 小时后作用达高峰。可用于各型高血压及心力衰竭的治疗。

五、血管紧张素Ⅱ受体阻断药

AngⅡ受体可分为 AT_1 和 AT_2 两种,AT_1 受体介导 AngⅡ在心血管的主要作用,AT_2 受体介导的作用尚不明确。AngⅡ受体阻断药(angiotensin receptor blockers,ARB)均为 AT_1 受体阻断药,对 AT_1 受体有高度选择性,亲和力强,作用持久。通过选择性阻断 AT_1 受体,抑制 AngⅡ发挥其收缩血管、促进醛固酮分泌和促进细胞增生肥大等作用,使血压降低,并能抑制心血管病理性重构。临床应用的本类药物有氯沙坦(losartan,洛沙坦)、缬沙坦(valsartan)、厄贝沙坦(irbesartan,伊白沙坦)、坎地沙坦(candesartan)等。

与 ACEI 相比,一般认为 AT_1 受体阻断药的作用特点有:

(1) 阻断 AngⅡ的作用更完全。不仅阻断经 ACE 途径产生的 AngⅡ的作用,尚可阻断经糜蛋白酶旁路途径产生 AngⅡ的作用。

(2) 不影响缓激肽的作用,咳嗽发生率较低,但同时也不能促使缓激肽发挥扩张血管、抗细胞增殖等治疗作用。

可见,AT_1 受体阻断药和 ACEI 各有优缺点,两药合用可增强疗效。

氯沙坦

氯沙坦(losartan)为第一个用于临床的 AT_1 受体阻断药。

【体内过程】 氯沙坦口服吸收迅速,首过效应明显,生物利用度约为 33%,血浆蛋白结合率高(99% 以上)。约有 14% 的氯沙坦经肝脏代谢为活性更强的 5- 羧酸代谢产物 E3174,二者均不易透过血 - 脑屏障,氯沙坦的 $t_{1/2}$ 为 2 小时,代谢产物 E3174 的 $t_{1/2}$ 为 6~9 小时。60% 以上的药物被肝细胞色素 P_{450} 酶系统代谢后随胆汁排泄,约 35% 以原形随尿排出。

【药理作用和作用机制】 氯沙坦具有:①降压作用;②减低心脏负荷。经大规模的临床试验证明,长期使用氯沙坦能抑制左室心肌肥厚和血管壁增厚,降低心血管疾病患者的病死率;③对肾功能的保护作用与 ACEI 相似,在降压的同时能保持肾小球滤过率,增加肾血流量,促进排钠,减少蛋白尿,对高血压、糖尿病合并肾功能不全患者具有保护作用。

氯沙坦的降压效应是其与活性代谢物 E3174 的共同作用,以后者为主。E3174 与 AT_1 受体结合牢固,对 AT_1 受体的拮抗作用比氯沙坦强 10~40 倍。二者通过选择性地阻断 AT_1 受体,使血管紧张素Ⅱ的缩血管作用、增强交感神经活性作用、促进醛固酮分泌等作用均被抑制,从而使血压降低。

【临床应用】 氯沙坦可用于治疗高血压，合用利尿药或钙通道阻滞药、ACEI 等，可增强降压疗效。

【不良反应】 氯沙坦不良反应较少，不影响血脂、血糖代谢。干咳发生率比服用 ACEI 明显减少，可见低血压、肾功能障碍、高钾血症等不良反应。禁忌证同 ACEI。

第二节　其他抗高血压药

一、中枢性抗高血压药

中枢性降压药的作用靶点包括延髓背侧孤束核突触后膜的 α_2 受体及延髓头端腹外侧区（rostral ventrolateral medulla，RVLM）的 I_1 咪唑啉受体（图 20-3）。该类药物有可乐定（clonidine）、莫索尼定（moxonidine）、雷美尼定（rilmenidine）、甲基多巴（methyldopa）等。可乐定的降压作用通过上述两种受体的协同作用而产生，莫索尼定、雷美尼定等主要作用于 I_1 咪唑啉受体。甲基多巴则作用于孤束核 α_2 受体，因其不良反应较多，现已少用。

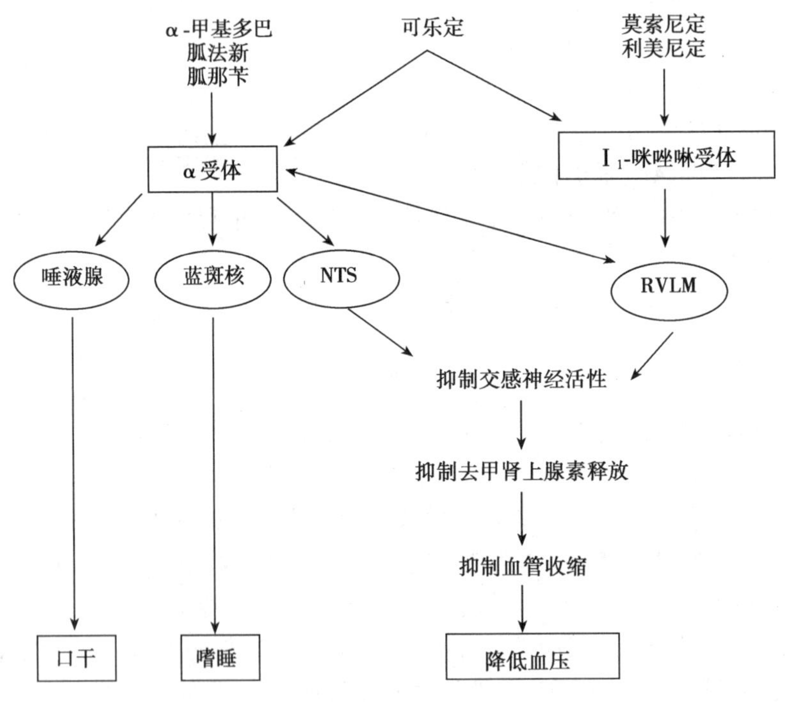

图 20-3　中枢性降压药的作用机制示意图

可　乐　定

可乐定（clonidine）又称氯压定、可乐宁。

【体内过程】 可乐定脂溶性高，口服吸收快而完全，生物利用度约 70%~80%，血浆蛋白结合率较低（20%~40%），能透过血 - 脑屏障。肾功能正常时血浆 $t_{1/2}$ 约 6~23 小时。约一半药物经肝代谢，其余以原形经肾排泄。

【药理作用】

1. 降压作用　①可乐定的降压作用中等偏强，对立位血压的降低作用大于卧位，但较少引起直立性低血压，可能是由于其未完全抑制交感反射；②降压同时伴有心率减慢、心排出量减少；③对肾血流量和肾小球滤过率无显著影响；④对血脂代谢无明显影响。

2. 其他　可乐定还具有：①抑制中枢，产生镇静作用；②抑制胃肠道的分泌和运动；③降低眼内压；④减轻吗啡戒断症状；⑤治疗偏头痛、痛经、绝经期潮热等作用。

【作用机制】　可乐定的降压机制较为复杂。

1. 激动中枢 α_2 受体　可乐定进入中枢，激动延髓孤束核次一级神经元（抑制性神经元）突触后膜 α_2 受体，抑制血管运动中枢的交感冲动，从而使外周交感神经活性降低，血管扩张，外周阻力下降，血压降低。对 α_2 受体的作用还与其产生的镇静作用有关。

2. 激动中枢 I_1 咪唑啉受体　近年来的研究表明，可乐定还可激动延髓头端腹外侧区 I_1 咪唑啉受体，使外周交感神经张力降低，发挥降低血压的作用。

可乐定的降压效应是作用于以上两种受体的共同结果，这两种受体之间存在协同作用。

3. 外周降压机制　可乐定能通过激动外周交感神经末梢突触前膜的 α_2 受体及其相邻的咪唑啉受体，产生负反馈，减少神经末梢释放去甲肾上腺素，从而扩血管、降血压。

静脉注射可乐定可表现为短暂的血压升高，随后产生持久的血压下降。其机制可能是可乐定首先激动了血管平滑肌突触后膜上的 α 受体而收缩血管，引起血压短暂升高，之后药物进入中枢，发挥其持久的降压作用。

【临床应用】　用于高血压，但不作为一线降压药，常在其他降压药无效时应用。也可用于高血压急症。其他还可用于偏头痛、痛经、戒绝阿片瘾时快速除毒。

【不良反应】

1. 常见不良反应为口干和便秘。

2. 久用有水、钠潴留发生，合用利尿药可加以纠正。

3. 少数患者在突然停药后可出现反跳现象，表现为心悸、出汗、血压突然升高等交感神经功能亢进症状，可用酚妥拉明治疗，逐渐减量可防止出现血压反跳。

4. 其他不良反应　有嗜睡、抑郁、眩晕、血管神经性水肿、腮腺肿痛、心动过缓、恶心、食欲减退等。服用可乐定可导致精力不集中、嗜睡等，不宜用于高空作业或驾驶机动车辆的人员。慎用于高血压伴有脑血管病、冠状动脉供血不足、窦房结功能低下、血栓闭塞性脉管炎以及精神抑郁等疾病者。

【药物相互作用】　可乐定与中枢抑制药合用能增强其他中枢神经系统抑制药的作用。三环类抗抑郁药如丙米嗪等可竞争性阻断可乐定的降压作用，故不宜合用。

雷美尼定与莫索尼定

雷美尼定（rilmenidine）与莫索尼定（moxonidine）均为第二代中枢性降压药，选择性激动延髓腹外侧核头端的 I_1 咪唑啉受体而发挥降压效应，对 α_2 受体作用弱。降压作用中等，合用利尿药可增强降压效应。长期用药能减轻左室肥厚，改善动脉顺应性，无停药反应。适用于治疗轻、中度高血压。不良反应较可乐定少。

二、神经节阻断药

该类药物有樟磺咪芬(trimetaphan camsylate)、美卡拉明(mecamylamine)等,能选择性地结合于神经节细胞的 N_N 胆碱受体,阻断乙酰胆碱与其受体结合,阻断神经冲动在神经节中的化学传递。因神经节阻断药降压作用过强过快,有较多的副作用,现仅用于如高血压危象、主动脉夹层动脉瘤、外科手术中的控制性降低血压等特殊情况。

三、去甲肾上腺素能神经末梢阻断药

去甲肾上腺素能神经末梢阻断药主要通过干扰儿茶酚胺类神经递质的贮存、释放而产生降压作用。这类药物主要有利血平(reserpine)与胍乙啶(guanethidine)。因这类药物的不良反应较多,临床已较少单独使用,但传统的复方降压制剂中含有利血平。

四、α 受体阻断药

哌 唑 嗪

哌唑嗪(prazosin)。

【体内过程】 口服易吸收,1~2 小时血药浓度可达峰值,首过消除明显,生物利用度约60%。血浆蛋白结合率高达 97%。绝大部分药物在肝代谢,由胆汁排出。约 5%~11% 以原形经肾排泄。血浆 $t_{1/2}$ 为 2~3 小时,降压作用可维持 8~10 小时。

【药理作用和作用机制】

1. 降压作用。哌唑嗪对 α_1 受体的亲和力比对 α_2 受体强 1000 倍,能选择性阻断突触后膜 α_1 受体,使小动脉、小静脉均扩张,外周阻力下降且回心血量减少,血压下降。其特点是:①降压作用中等偏强,安全有效,对立位、卧位血压均有降低作用,但降低立位血压更显著;②降压时可抑制交感神经反射,故降压时不出现心率加快、心排出量增加、肾素释放和水钠潴留等;③对肾血流量和肾小球滤过率影响不明显,不损伤肾功能,可用于伴有肾功能不全的高血压患者;④长期应用可改善脂代谢,显著降低血中甘油三酯、低密度脂蛋白(LDL)和极低密度脂蛋白(VLDL),使高密度脂蛋白(HDL)升高,增加 HDL- 胆固醇与总胆固醇的比值(HDL-Ch/Tc),减轻心血管疾病的危险因素;⑤对糖代谢无不良影响,不影响糖耐量。

2. 哌唑嗪可降低心脏前、后负荷,有利于改善心功能。

3. 哌唑嗪尚能阻断膀胱颈、前列腺和尿道等部位的 α 受体,使该部位平滑肌松弛,从而缓解良性前列腺增生(前列腺肥大)引起的排尿梗阻症状,有利于排尿。

【临床应用】 哌唑嗪适用于高血压伴前列腺增生或高脂血症的患者,也可用于难治性高血压患者。

【不良反应】

1. 首剂现象 哌唑嗪的主要不良反应表现为"首剂现象"。部分患者首次服药后 90 分钟内出现严重的直立性低血压、晕厥、心悸等,发生率可高达 50%。低钠饮食、使用利尿药或 β 受体阻断药者更易发生。首剂现象发生的原因可能是由于哌唑嗪阻断了交感神经的缩血管作用，使容量血管扩张，回心血量显著减少所致。首次剂量减少为 0.5mg，临睡前服用，可减少或避免发生首剂现象。禁用于体位性低血压者。

2. 其他不良反应　有头晕、嗜睡、头痛、鼻塞等，一般较轻，用药过程中可自行消失。长期应用可致水钠潴留，合用利尿药可减轻此作用。

特拉唑嗪

特拉唑嗪（terazosin）为选择性 α_1 受体阻断药，降压作用与哌唑嗪相似，可扩张阻力血管与容量血管，降低血压。降压作用持续时间较长，可维持 24 小时。临床应用、不良反应等与哌唑嗪相似。

五、血管扩张药

直接扩张血管药包括主要扩张小动脉药（肼屈嗪）及对动脉、静脉均有扩张作用的药物（硝普钠）等。它们通过直接松弛血管平滑肌，使外周血管阻力降低而产生降压作用。长期应用可引起反射性的神经体液改变，如：反射性增高交感神经活性，使心肌收缩力增强，心排出量增加；促使肾素活性增高，循环中 Ang Ⅱ浓度升高，使外周血管阻力升高，水钠潴留，血容量、回心血量增加，从而使降压作用减弱。因此，这类药物一般不单独使用，常需合用利尿药、β 受体阻断药用于高血压的治疗，可提高疗效、减少不良反应。

硝普钠

硝普钠（sodium nitroprusside）属硝基扩血管药。

【体内过程】 硝普钠口服不吸收，仅作静脉滴注给药。静滴 30 秒内血压下降，2 分钟内血压降低达最低水平，但停药后 5 分钟内血压可恢复至给药前水平。

【药理作用和作用机制】 硝普钠降压作用强，起效快，持续时间短。其降压机制与硝酸酯类相似，通过释放 NO，激活鸟苷酸环化酶，使血管平滑肌细胞内 cGMP 含量增加而产生舒张血管作用，能直接扩张动脉和静脉，降低外周血管阻力，减少回心血量和心排出量，使血压降低。

【临床应用】 主要用于①高血压急如高血压危象、高血压脑病等的抢救治疗；②在外科手术麻醉时可用作控制性降压；③急性心力衰竭，急性心肌梗死或瓣膜关闭不全时的心力衰竭。

【不良反应】 硝普钠的不良反应有以下几种表现：

1. 过度血管扩张和降压所致　可引起面部潮红、头胀痛、出汗、心悸、恶心、呕吐等表现，可于调整滴速或停药后消失。

2. 长期及大剂量应用时　可导致硫氰化物蓄积中毒。一般应在血压控制后及早改用其他口服降压药。

3. 其他　甲状腺功能减退。

肾功能不全患者禁用硝普钠。

六、其他类型抗高血压药

钾通道开放药

钾通道开放药是一类新型降压药，包括米诺地尔（minoxidil）、吡那地尔（pinacidil）、二氮嗪（diazoxide）等，主要扩张小动脉，使外周阻力降低，血压降低。米诺地尔降压作用强大、持久，临床主要与利尿药及β受体阻断药合用治疗肾性高血压和顽固性高血压。吡那地尔的降压作用较强，适用于轻、中度高血压的治疗。二氮嗪为速效、强效降压药，静滴可用于恶性高血压、高血压危象时紧急降压，但不良反应较多。

该类药物多数是通过促进血管平滑肌细胞膜ATP敏感性钾通道（K^+_{ATP}）开放，增加K^+外流，导致细胞膜超极化，从而阻断电压依赖性钙通道，阻滞Ca^{2+}内流，引起血管平滑肌松弛，血管扩张。

肾素抑制药

肾素抑制药包括依那克林（enalkiren）、雷米克林（remikiren）、阿利克林（aliskiren，阿利吉仑）等药物。肾素是Ang Ⅱ合成过程中的限速步骤，抑制肾素活性，可使血管紧张素原不能生成血管紧张素Ⅰ和Ang Ⅱ，并能减少醛固酮分泌，从而使血管舒张、血容量减少，血压下降。由于肾素在体内的作用具有专一性，故本类药物副作用较小。

前列环素合成促进药

前列环素合成促进药如沙克太宁（cicletanine，西氯他宁），通过促进血管壁前列环素（PGI_2）的合成，使血管平滑肌松弛，血压降低。降压作用温和，对心血管有一定的保护作用，副作用较少。

作用于5-羟色胺（5-HT）受体的抗高血压药

5-HT在体内分布广泛，其对心、脑血管系统的作用主要是通过中枢$5\text{-}HT_{1A}$和$5\text{-}HT_{2A}$两种受体实现的。作用于5-HT受体的抗高血压药有$5\text{-}HT_{1A}$受体激动药（乌拉地尔，urapidil）和$5\text{-}HT_{2A}$受体阻断药（酮色林，ketanserin）等。

$5\text{-}HT_{1A}$受体激动药乌拉地尔通过激动$5\text{-}HT_{1A}$受体，介导中枢性降压作用，能使交感神经节后神经元释放去甲肾上腺素减少而内皮细胞舒张因子释放增加，松弛血管平滑肌，降低血压。

$5\text{-}HT_{2A}$受体阻断药酮色林能阻断$5\text{-}HT_{2A}$受体，使该受体介导的交感神经活性增高等作用被抑制，从而使血管舒张，外周阻力降低，血压降低。

内皮素受体阻断药

该类药物有波生坦（bosentan）、塞塔生坦（sitaxsentan）等。内皮素（endothelin，ET）是很强的血管收缩物质，还可加强中枢和外周交感神经活性，并刺激肾素、醛固酮分泌，从而使血压升高。内皮素受体阻断药可阻断内皮素的升压作用，临床可用于高血压、肺动脉高压的治疗。

第三节 抗高血压药物的合理应用

高血压的主要治疗目标是最大限度地降低心血管并发症发生与死亡的总体危险，需要治疗所有可逆性心血管危险因素、亚临床靶器官损害以及各种并存的临床疾病，提高患者生活质量，延长患者寿命。抗高血压治疗包括非药物（如控制体质量、体育锻炼、戒烟限酒、减少钠盐摄入等）和药物治疗两种方法。抗高血压药物治疗应遵循以下 4 项原则：即小剂量开始、优先选择长效制剂、联合用药及个体化。要做到合理使用抗高血压药应注意以下几方面问题：

一、选 药 原 则

1. 根据病情严重程度选药

(1) 轻度高血压：一般先用非药物疗法，包括体育锻炼、控制体重、低盐低脂饮食、戒烟限酒、减轻精神压力、调整心态等措施。3 个月以后如血压仍未控制，可开始药物治疗，一般可根据患者情况和药物特点，在常用的 5 类药中选择一种药物。

(2) 中、重度高血压：常需采用两种或两种以上药物联合治疗，如利尿药、β 受体阻断药、钙通道阻滞药、ACEI 等，以提高疗效，减少不良反应。

(3) 高血压急症：高血压危象、高血压脑病等应选用起效快的药物，但在短时间内不可降压太多，以免重要脏器供血不足。一般可用下列药物静脉给药，如硝普钠、硝酸甘油、尼卡地平、地尔硫䓬、乌拉地尔、二氮嗪、肼屈嗪、拉贝洛尔、艾司洛尔、依那普利拉、酚妥拉明等。

2. 根据高血压的并发症选药

(1) 合并心脏疾患：①合并冠心病：稳定型心绞痛时首选 β 受体阻断药或长效钙通道阻滞药或 ACEI；急性冠脉综合征时选用 β 受体阻断药和 ACEI；心肌梗死后用 ACEI、β 受体阻断药和醛固酮受体拮抗药；②合并心力衰竭：症状较轻者用 ACEI 和 β 受体阻断药；症状较重者将 ACEI、β 受体阻断药、AT_1 受体阻断药和醛固酮受体拮抗药与利尿药合用；③合并快速心律失常：选用 β 受体阻断药或维拉帕米等。

(2) 合并脑缺血：选用尼莫地平、β 受体阻断药。

(3) 合并肾功能不全：可选用 ACEI、AT_1 受体阻断药、硝苯地平类、α 受体阻断药、甲基多巴、可乐定、呋塞米等。不宜使用氢氯噻嗪、胍乙啶。

(4) 合并糖尿病：可选用 ACEI、AT_1 受体阻断药、钙通道阻滞药、α 受体阻断药等。不宜选用氢氯噻嗪、β 受体阻断药。

(5) 合并脂代谢紊乱：可选用 α 受体阻断药、ACEI、AT_1 受体阻断药、钙通道阻滞药等。不宜选用氢氯噻嗪、β 受体阻断药。

(6) 合并痛风：可选用 ACEI、AT_1 受体阻断药、钙通道阻滞药、α 受体阻断药等。不宜选用噻嗪类利尿药。

(7) 合并消化性溃疡：可选可乐定，不应选用利血平。

(8) 合并精神抑郁症：不宜选用利血平、α- 甲基多巴。

二、注意并尽可能干预影响高血压预后的因素

在高血压治疗中，应注意并尽可能减少某些影响高血压预后的因素。如：

(1) 心血管危险因素：如吸烟、血脂异常、腹型肥胖或肥胖、早发心血管病家族史等。

(2) 靶器官损害：①左心室肥厚；②动脉壁增厚；③血清肌酐轻度升高；④微量蛋白尿等。

(3) 糖尿病。

(4) 其他并存的疾病：①脑血管病；②心脏病；③肾脏病；④外周血管病；⑤视网膜病变等。

三、制订合理的治疗方案

1. 严格把握各类药物的适应证和禁忌证。

2. 治疗方案个体化　由于患者的年龄、性别、种属、病情程度、合并其他情况等存在差异，不同患者所需抗高血压药的种类、剂量不同，同一患者在不同时期所需剂量也不同。治疗高血压一般应从小剂量开始，避免因降压过快、过于剧烈而引起重要器官灌注不足，之后根据需要逐渐增量，本着产生“最佳疗效、最少不良反应”的原则，确定最终剂量。

3. 平稳降压，保护靶器官　血压不稳定可导致靶器官损伤。为减少或避免血压的剧烈波动，保护心、脑、肾等器官，治疗高血压时应优先选用长效制剂及谷 / 峰比 >50% 的制剂。根据临床研究资料，目前认为对靶器官有较好保护作用的药物是 ACEI、AT_1 受体阻断药和长效钙通道阻滞药，这些药物除了改善血流动力学外，抑制细胞增生等非血流动力学因素也起着重要作用。

4. 联合用药　在高血压治疗中，除某些轻度高血压外，通常均需联合（二联或三联）应用抗高血压药物，可增强降压效果又不增加不良反应。一般认为联合使用小剂量的两种药物，比增大单一药物的剂量更为有效。不同降压机制的药物进行联合应用，而同一类机制的药物不可联合使用。目前，我国临床联合用药的方案有：

(1) 主要推荐应用的优化联合治疗方案：①二氢吡啶类钙通道阻滞药 +AT_1 受体阻断药或 ACEI；②噻嗪类利尿药 +AT_1 受体阻断药或 ACEI；③二氢吡啶类钙通道阻滞药 + 噻嗪类利尿药或 β 受体阻断药。

(2) 次要推荐使用的联合治疗方案：①利尿药或 α 受体阻断药 +β 受体阻断药；②二氢吡啶类钙通道阻滞药或噻嗪类利尿药 + 保钾利尿药。

(3) 三药联合的方案常在上述各种两药联合方式中加上另一种降压药物构成，其中二氢吡啶类钙通道阻滞药 +ACEI（或 AT_1 受体阻断药）+ 噻嗪类利尿药组成的联合方案最为常用；

(4) 四种药联合的方案主要适用于难治性高血压患者，可在上述 3 药联合基础上加用第 4 种药物如 β 受体阻滞剂、螺内酯、可乐定或 α 受体阻滞剂等。

5. 长期治疗和终生治疗　高血压是一种以动脉血压持续升高为特征的进行性“心血管综合征”，常伴有其他危险因素、靶器官损害或临床疾患，疾病的转归与血压水平呈正相关，目前的医学技术尚不能根治，必须长期或终生治疗。在治疗过程中不可中途随意停药，必须更换药物时也应逐步替代。

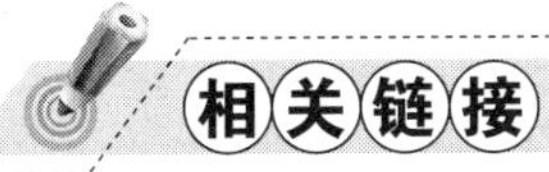

1. 高血压的主要治疗目标是最大限度地降低心血管并发症发生与死亡的总体危险，需要治疗所有可逆性心血管危险因素、亚临床靶器官损害以及各种并存的临床疾病。

2. 降压目标：在患者能耐受的情况下，逐步降压达标。一般高血压患者，应将血压降至140/90mmHg以下；65岁及以上老年人的收缩压应控制在150mmHg以下，如能耐受还可进一步降低；伴有肾脏疾病、糖尿病和稳定型冠心病的高血压患者治疗宜个体化，一般可以将血压降至130/80mmHg以下，脑卒中后的高血压患者一般血压目标为 < 140/90mmHg。对急性期的冠心病或脑卒中患者，应按照相关指南进行血压管理。

3. 舒张压低于60mmHg的冠心病患者，应在密切监测血压的前提下逐渐实现收缩压达标。

学习小结

1. 收缩压≥140mmHg和（或）舒张压≥90mmHg为高血压。目前我国临床常用的抗高血压药，或称一线抗高血压药主要有利尿药、钙离子通道阻滞药、β肾上腺素受体阻断药、血管紧张素转化酶抑制药（ACEI）、血管紧张素Ⅱ受体阻断药。

2. 利尿降压药常用的有氢氯噻嗪、吲哒帕胺等。该类药物降压作用温和，早期可因排钠利尿、减少血容量而降低血压；久用因血管平滑肌细胞低钠，使经钠钙交换进入胞内的Ca^{2+}减少，降低了对缩血管物质敏感性，血管扩张而降低血压。单用治疗轻度高血压，合用其他降压药治疗各型高血压。

3. 钙离子通道阻滞药主要有硝苯地平、尼群地平、氨氯地平、维拉帕米、地尔硫䓬等。该类药可阻断血管平滑肌钙通道，减少细胞内Ca^{2+}含量而舒张血管，降低血压。降压时不减少心排出量和重要器官血流量，可预防和逆转心血管重构，对血糖、血脂、尿酸及电解质等影响不明显。可用于各型高血压以及合并有心绞痛者。

4. β受体阻断药有普萘洛尔、美托洛尔等。降压机制：①阻断心脏β_1受体，减少心排出量；②阻断肾小球β_1受体，减少肾素分泌和AngⅡ生成；③阻断外周交感神经突触前膜β_2受体，抑制正反馈，使末梢NA释放减少；④阻断中枢β受体，抑制中枢兴奋性神经元，降低外周交感张力。该类药物降压作用起效缓慢，降压时可减慢心率和减少心排出量，但不引起体位性低血压和耐受性。可治疗各型高血压，尤适于伴心排出量和肾素活性偏高者及伴心肌缺血患者。

5. 肾素-血管紧张素系统（RAS）抑制药包括：①ACEI，如卡托普利、依那普利等。通过抑制ACE，使循环和局部组织中的AngⅡ的生成减少，并抑制缓激肽降解而降血压。能防止并逆转心血管重构、保护靶器官，对电解质、糖、脂代谢无不良影响。用于各型高血压，尤伴心衰、糖尿病肾病者。②AT_1受体阻断药，如氯沙坦、缬沙坦等。该类药物从AT_1受体水平阻断AngⅡ的作用，不影响激肽酶，干咳等不良反应发生率比ACEI少。用途同ACEI。

6. 高血压治疗既要确切、平稳降压，防止血压波动过大，又要阻断RAS，保护靶器官功能。应依据患者病情、并发症、耐受性、承受能力等制定合理的个体化治疗方案。

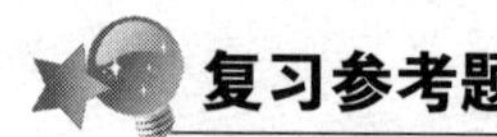

复习参考题

1. 抗高血压药按其作用机制不同可分为几类？每类各举一例代表药。
2. 简述噻嗪类利尿药的降压机制。
3. 普萘洛尔如何发挥降压作用?
4. 简述 ACE 抑制药的降压机制。

（张轩萍）

第二十一章

抗心绞痛药

学习目标

掌握 常用抗心绞痛药抗心绞痛的药理作用及机制；硝酸甘油的不良反应及防治。

熟悉 抗心绞痛药物联合应用的原则及其临床意义。

了解 心绞痛的病理生理基础及主要影响因素；心绞痛的临床分类。

心绞痛(angina pectoris)是因冠状动脉供血不足引起的心肌急剧的、暂时性缺血缺氧的临床综合征，发作时的典型临床表现为阵发性的胸骨后压榨性疼痛，可以放射至心前区和左上肢。心绞痛常发生于劳累或情绪激动时，如持续发作得不到及时缓解则可能发展为急性心肌梗死。抗心绞痛药是缓解心绞痛症状或预防心绞痛发作药物的总称。

第一节 概 述

一、心绞痛的病理生理基础

(一) 冠脉循环的解剖生理特点

心脏血液供应主要来自冠状动脉，心脏静脉血绝大部分经冠状窦流回到右心房。心外膜血管(又称输送血管)不会受到心肌收缩时产生的室壁张力的影响，其分支垂直穿过心室壁与心内膜下的血管相互吻合而形成网状交通支，这种解剖结构使得心内膜下血管更易发生缺血缺氧。

冠脉供血量主要取决于舒张压的高低和舒张期的长短。在一个心动周期，左心室冠脉血流量具有明显的时相变化，在心收缩期，心肌对冠脉血管床挤压使血流量减少，或出现暂停，在舒张期则血流量增多；右心室室壁薄，收缩力弱，对其冠脉血管床挤压力低，故右心室冠脉血流无明显时相变化。冠脉血流量还受到局部体液调节，如心肌缺血缺氧时，腺苷、CO_2 的增加促使冠状血管释放 5- 羟色胺(5-HT)等内源性血管活性物质；此外，冠状血管周围神经含有的多种神经肽对冠脉血流量也有调节作用。

（二）心绞痛的病理生理基础

心脏是机体的主要耗氧器官之一，人体冠脉流量每分钟约225ml，为心排出量的4%~5%。在生理情况下，心肌的供氧和耗氧处于平衡状态。心肌耗氧量的主要决定因素是心率、心肌收缩力和心室壁张力。

心室壁肌张力与左心室收缩压和心室容积成正比。临床上常用“心率 × 收缩压 × 左心室射血时间”的值作为心肌耗氧的估计指标。当运动、情绪激动时，心率加快，心肌收缩能力加强，回心血量增加，心室内压增加，从而使得心肌耗氧量增加。

心肌供氧量主要取决于冠状动脉血流量和心肌从血液摄取氧的能力。正常情况下，心肌细胞摄取血液氧含量已高达60%以上，所以心肌供氧量的增加主要依靠冠状动脉血流量的增加。冠脉血流量与冠脉的灌注压和冠脉阻力有关，在冠脉灌注压作用下，只有在心脏舒张期血流才能通过穿透心肌的血管输送到心脏内侧部位，因此，心室内压力降低、舒张期动脉压增加和侧支循环的开放有利于心室腔内侧心肌的供氧。此外，冠脉循环的储备能力很大，在运动和缺氧时冠脉代偿性扩张可使冠脉血流量增加到安静状态下的3~5倍，以维持心肌氧的供需平衡。

心绞痛的主要病理生理基础是心肌氧的供需失衡，任何引起心肌耗氧量增加或冠脉血流量减少的因素都可诱发心绞痛发作。

（三）心绞痛的病理分型

参照世界卫生组织的“缺血性心脏病的命名及诊断标准”意见，可作如下归类：

1. 自发性心绞痛　其特点为疼痛发生与心肌耗氧量的增加无明显关系，疼痛程度较重，时程较长，不易为含服硝酸甘油所缓解，包括以下4种类型：

(1) 变异型心绞痛：变异型心绞痛的发作与心肌耗氧量的增加无关，主要是由于冠状动脉暂时性痉挛和收缩造成一过性心肌缺血所致。

(2) 卧位型心绞痛：卧位型心绞痛是指安静平卧位时发生的心绞痛，发作时需立即坐起或站立方可缓解。可能与夜梦、夜间血压降低、或发生未被觉察的左心室衰竭，以致狭窄的冠状动脉远端心肌灌注不足；或平卧时静脉回流增加，心肌耗氧量增加有关。

(3) 中间综合征：亦称冠状动脉功能不全。在休息或睡眠时发生，历时较长，可达30分钟或1小时以上，但无心肌梗死的客观证据，常为心肌梗死的前奏。

(4) 梗死后心绞痛：梗死后心绞痛是急性心肌梗死发生后1个月内又出现的心绞痛。由于供血的冠状动脉阻塞，发生心肌梗死，但心肌尚未完全坏死，一部分未坏死的心肌处于严重缺血状态下又发生疼痛，随时有再发生梗死的可能。

2. 劳力性心绞痛　由体力劳累、情绪激动或其他明显增加心肌需氧量的情况所诱发，休息或舌下含化硝酸甘油后迅速缓解。包括以下三种类型：

(1) 稳定型心绞痛：稳定型心绞痛是临床上最常见的一种类型。每日和每周疼痛发作次数大致相同，诱发疼痛的劳累和情绪激动程度相同，每次发作疼痛的部位和性质无改变，疼痛持续时间相似（3~5分钟）。

(2) 初发型心绞痛：过去未发生过心绞痛或心肌梗死，初次发生劳力性心绞痛病程在1个月内；或有过稳定型心绞痛的患者已数月未发，现再次发生时间未到1个月，也可列入本型。与稳定型心绞痛相比，此型心绞痛患者年龄相对较轻，其临床表现差异较大；而且心绞痛阈值幅度较大，同一患者心绞痛可在不同劳力强度下发作。

(3) 恶化型心绞痛：稳定型心绞痛患者，在3个月内疼痛的频率、程度、时间、诱发因素经常变动，进行性恶化，硝酸甘油用量明显增加。

3. 混合性心绞痛　其特点是在心肌需氧量增加或无明显增加时都可能发生心绞痛。

临床上常将初发型、恶化型和自发性心绞痛称为不稳定型心绞痛。

二、抗心绞痛药物的分类

由心绞痛的病理生理特征可见，降低心肌耗氧量或增加心肌（尤其是缺血区）血流量以恢复心肌氧的供需平衡是防治心绞痛的有效策略。目前，临床常用的抗心绞痛药有三类：①硝酸酯类；② β 受体阻断药；③钙通道阻滞药。这些药物可选择用于临床不同类型心绞痛的预防和治疗。此外，冠状动脉粥样硬化斑块变化、血小板聚集和血栓形成是诱发不稳定型心绞痛的重要因素，因此临床采用抗血小板药和抗血栓药防治，也有助于缓解心绞痛。一些新型的血管扩张药如尼可地尔（nicorandil）通过促进 K^+ 通道开放和 NO 释放扩张血管也能产生抗心绞痛作用。本章主要介绍常用抗心绞痛药物。

第二节　常用抗心绞痛的药物

一、硝酸酯类

硝酸酯类（nitrate esters）药物均有硝酸多元酯结构，脂溶性高，分子中的—O—NO_2 是发挥疗效的关键结构。本类药物中以硝酸甘油最常用，此外，还有硝酸异山梨酯、单硝酸异山梨酯和戊四硝酯等，它们的化学结构见图 21-1。

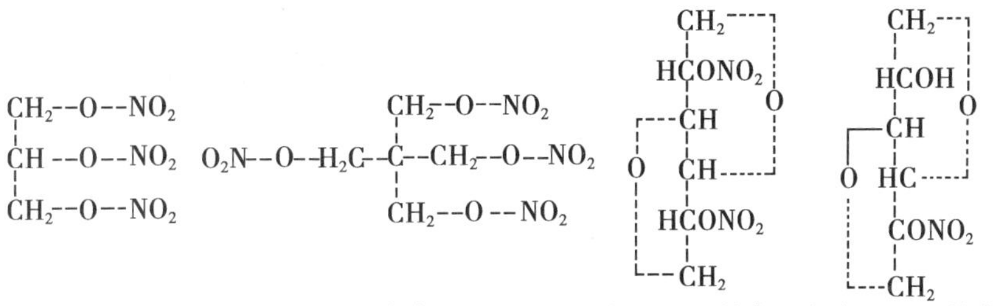

硝酸甘油　　戊四硝酯　　硝酸异山梨酯　　单硝酸异山梨酯

图 21-1　常用硝酸酯类药物的化学结构

硝酸甘油

硝酸甘油（nitroglycerin）用于心绞痛治疗已有一百多年历史，因其起效快，疗效确切，使用方便、经济，至今仍是防治心绞痛的常用药物。

【体内过程】 硝酸甘油口服后肝脏的首过效应强，生物利用度仅 8%，故临床不口服给药。因其脂溶性高，在口腔黏膜和皮肤部位的吸收良好，舌下含服经口腔黏膜吸收迅速、完全，舌下给药 2 分钟起效，5 分钟达最大效应，生物利用度 80%，作用持续 10~30 分钟；2% 硝酸甘油软膏或贴膜剂睡前涂抹于前臂或贴在胸部皮肤，可延长作用时间。硝酸甘油在肝内经谷胱甘肽 -

有机硝酸酯还原酶还原为水溶性较高的二硝酸代谢物，少量为单硝酸代谢物和无机亚硝酸盐，最后与葡萄糖醛酸结合经肾排泄。二硝酸代谢物仍有较弱的扩血管作用，为硝酸甘油作用的 1/10。

【药理作用】 硝酸甘油的基本药理作用是松弛平滑肌，其中对血管平滑肌具有相对选择性。硝酸甘油通过扩张体循环血管和冠状血管抗心绞痛的药理学作用有以下方面：

1. 降低心肌耗氧量　小剂量硝酸甘油可明显扩张静脉血管，从而减少回心血量，降低心脏前负荷，心脏容积缩小，心室内压减少，心室壁张力降低；稍大剂量的硝酸甘油也可明显舒张动脉血管，从而降低心脏的射血阻抗，降低心脏后负荷，左室内压和心室壁张力降低。硝酸甘油降低心脏前后负荷，导致心肌耗氧量减少。硝酸甘油在降低血压时，虽然可以反射性地兴奋交感神经，加快心率、加强心肌收缩能力，使心肌耗氧量增加，但治疗剂量的硝酸甘油因舒张血管而引起的心肌耗氧量降低超过了反射性心肌耗氧量的增加，因此，用药后心肌耗氧量明显降低。

2. 扩张冠状动脉，增加缺血区血液灌注　硝酸甘油选择性扩张较大的心外膜血管、输送血管及侧支血管，尤其在冠状动脉痉挛时作用更加明显，而对阻力血管的舒张作用较弱。当冠状动脉因粥样硬化或痉挛而发生狭窄时，缺血区的阻力血管已因缺氧、代谢产物堆积而处于舒张状态。这样，非缺血区阻力就比缺血区大，用药后血液将顺压力差从输送血管经侧支血管流向缺血区，从而增加缺血区的血液灌注（图 21-2）。

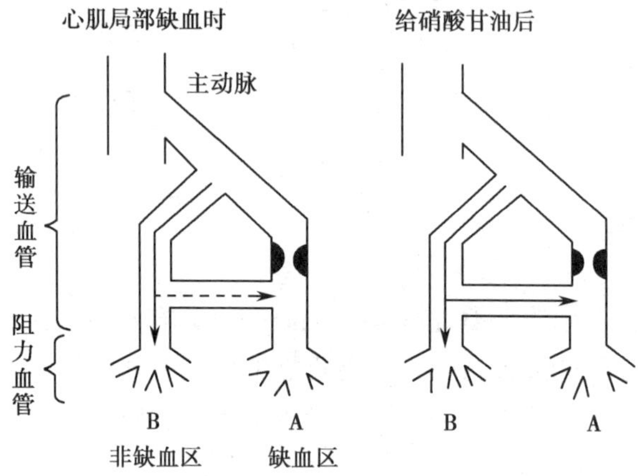

图 21-2　硝酸甘油对冠脉血流分布的影响

3. 降低左室充盈压，增加心内膜供血，改善左室顺应性　冠状动脉从心外膜呈直角分支，贯穿心室壁成网状分布于心内膜下，因此，心内膜下血流易受心室壁张力及室内压力的影响。当心绞痛发作时，因心肌组织缺血缺氧、左室舒张末期压增高，降低了心外膜血流与心内膜血流的压力差，因此，心内膜下区域缺血更为严重。硝酸甘油扩张静脉血管，减少回心血量，降低心室内压；扩张动脉血管，降低心室壁张力，从而增加了心外膜向心内膜的有效灌注压，显著改善左室顺应性，有利于血液从心外膜流向心内膜缺血区。

【作用机制】 硝酸甘油主要通过血管内皮舒张因子（endothelium-derived relaxing factor，EDRF，即 NO）样机制舒张血管平滑肌。硝酸甘油经平滑肌细胞的谷胱甘肽转移酶催化释放出 NO，NO 与可溶性鸟苷酸环化酶（guanylyl cyclase，GC）活性中心 Fe^{2+} 结合激活 GC，增加细胞内第二信使 cGMP 含量，从而激活 cGMP 依赖性蛋白激酶，减少细胞内 Ca^{2+}，使肌球蛋白轻链去磷酸化而松弛血管平滑肌。因此，硝酸甘油可以提供不依赖内皮功能的外源性 NO 而舒张血管平滑肌，对内皮有病变的血管仍有作用。此外，硝酸甘油还可通过产生 NO 而抑制血小板聚集、黏附，具有抗血栓形成的作用，也有利于冠状动脉粥样硬化所致心绞痛的治疗。

【临床应用】

1. 心绞痛　舌下含服硝酸甘油能迅速缓解急性心绞痛症状，用药后能终止发作，也可预防心绞痛发生。本品无加重心功能不全和诱发哮喘的危险。

2. 急性心肌梗死　急性心肌梗死早期静脉给予硝酸甘油可降低急性心肌梗死者的心肌耗氧量,增加缺血区血流量,同时抑制血小板聚集和黏附,防止血栓形成,从而有利于心肌梗死范围减少。应用时应限制剂量,以免血压过度降低引起器官灌注压过低,反而加重心肌缺血。

3. 慢性充血性心功能不全　硝酸甘油能扩张动脉和静脉血管,减轻心脏前后负荷而用于慢性充血性心功能不全的治疗。

4. 其他　硝酸甘油对其他平滑肌也有一定的松弛作用,可用于解除胆绞痛、幽门痉挛、肾绞痛等,但作用时间短暂。

【不良反应及防治】 硝酸甘油的多数不良反应是由其广泛的血管舒张作用所引起,如面颊部血管扩张引起暂时皮肤潮红,脑膜血管舒张引起搏动性头痛,眼内血管扩张可升高眼压,下肢血管扩张出现体位性低血压及晕厥。剂量过大可使血压过度下降,冠状动脉灌注压过低,并可反射性兴奋交感神经,增加心率、加强心肌收缩性,反使心肌耗氧量增加而加重或诱发心绞痛发作。超剂量时还会引起高铁血红蛋白血症。

硝酸甘油连续用药 2 周左右可出现耐受性,停药 1~2 周后,耐受性可消失。不同类的硝酸酯之间有交叉耐受性。硝酸甘油耐受性的产生机制还不清楚,可能与其转化为 NO 的过程障碍有关。由于硝酸酯在机体中转化并释放出 NO 的过程需要巯基(—SH)参与,连续用药使得—SH 被耗竭而降低外源性 NO 产生,药物的血管舒张作用减弱,从而产生耐受性。为克服药物耐受性,可考虑采用以下措施:①调整给药次数和剂量,不宜频繁给药;②采用最小剂量或间歇给药法,无论采用何种给药途径,如舌下、静注或经皮肤,每天不用药的间歇期必须在 8 小时以上;③补充含巯基的药物,如加用卡托普利、甲硫氨酸等,可能阻止耐受性;④联合给药,硝酸酯产生耐药时肾素 - 血管紧张素系统(RAS)激活,钠、水潴留,血容量增加,血液稀释,可联合应用血管紧张素转化酶抑制药(ACEI)或利尿剂加以对抗。

硝酸异山梨酯

硝酸异山梨酯(isosorbide dinitrate,消心痛)为长效硝酸酯类抗心绞痛药,其作用和机制与硝酸甘油相似,但作用较弱、起效较慢,作用维持时间较长。舌下含服生物利用度 59%,2~5 分钟起效,15 分钟达最大效应,作用持续 1~2 小时;口服 15~40 分钟起效,作用可维持时间 4~6 小时,但剂量范围个体差异大,不良反应较多,缓释剂可减少不良反应。本品经肝脏代谢为有活性的 2- 单硝酸异山梨酯和 5- 单硝酸异山梨酯,经肾排出。主要口服用于心绞痛的预防和心肌梗死后心衰的长期治疗。

单硝酸异山梨酯

单硝酸异山梨酯(isosorbide mononitrate)是硝酸异山梨酯的主要代谢产物,作用与硝酸异山梨酯相似,具有明显的扩血管作用,临床应用与硝酸异山梨酯相似。本品的特点是口服无肝脏首过效应,胃肠吸收迅速完全,主要在肝脏脱硝基为无活性的异山梨醇等,肝病患者无积蓄现象。

二、β 受体阻断药

β 受体阻断药(β-receptor blockers)能降低心肌耗氧量,改善缺血区代谢和患者的缺血性心电图，减少心绞痛的发作次数，缩小心肌梗死范围，自20世纪60年代用于心绞痛治疗以来，现已成为防治心绞痛的常用药物。临床上常用的β受体阻断药如普萘洛尔、吲哚洛尔、噻马洛尔及选择性β_1受体阻断药如阿替洛尔、美托洛尔、醋丁洛尔等均可用于心绞痛。

【药理作用】 β受体阻断药主要通过阻断β受体而发挥抗心绞痛作用。

1. 降低心肌耗氧量　心绞痛时，交感神经活性增强，心肌局部和血中儿茶酚胺含量增高，激动β受体，使心肌收缩性加强，心率加快，血管收缩而致心脏后负荷增加，从而使心肌耗氧量明显增加；同时，心率加快使舒张期相对缩短，冠脉血流减少，也加重了心肌缺血缺氧。β受体阻断药通过阻断心脏β受体，降低心率和心肌收缩力，同时降低血压（见二十章抗高血压药），因而明显减少心肌耗氧量。虽然β受体阻断药抑制心肌收缩力可增加心室容积、延长左室射血时间，导致心肌耗氧量增加，但总效应仍是心肌耗氧量减少。临床观察表明，普萘洛尔等β受体阻断药对心率减慢、舒张期延长和心脏收缩力减弱较明显的患者疗效最好。

2. 改善心肌缺血区供血　β受体阻断药能增加心肌缺血区的血流量：①心肌耗氧量减少，使非缺血区血管阻力增高，促使血液向已代偿性扩张的缺血区阻力血管流动；②减慢心率，使舒张期相对延长，有利于血液从心外膜血管流向易缺血的心内膜区；③增加缺血区的侧支循环。

3. 改善心肌代谢　β受体阻断药可抑制脂肪分解酶的活性，减少心肌游离脂肪酸的含量，并能改善缺血区心肌对葡萄糖的摄取和利用，改善糖代谢，使心肌耗氧量降低。

4. 促进氧合血红蛋白解离，增加组织供氧　β受体阻断药可促进氧合血红蛋白的解离，从而增加全身组织包括心脏的供氧。

【临床应用】

1. 心绞痛　主要用于对硝酸酯类不敏感或疗效差的稳定型心绞痛，可减少发作次数，提高运动耐量，改善生活质量。对伴有高血压和心律失常患者尤为适用。对冠状动脉痉挛诱发的变异型心绞痛慎用，因为β受体被阻断，内源性去甲肾上腺素兴奋α受体引起冠状动脉收缩的作用增强。

2. 心肌梗死　对心肌梗死也有效，能缩小梗死区，降低心肌梗死的死亡率，延长患者存活期。但因抑制心肌收缩力，故宜慎用。

【不良反应及防治】 β受体阻断药的不良反应主要由β受体被阻断所引起。由于β受体分布广泛，故不良反应较多，较严重的有心动过缓、房室传导阻滞、急性心衰、支气管哮喘、低血糖、外周血管病恶化，长期使用还可影响脂代谢，增加总胆固醇与高密度脂蛋白比值。因此，伴有哮喘、心动过缓和血脂异常者不宜使用。

β受体阻断药剂量个体差异较大，宜从小剂量用起，逐渐加量；与硝酸酯类合并应用可降低剂量，减少不良反应。长期应用本类药物，停药时需逐渐减量，以免导致心绞痛加剧或心肌梗死发生。

三、钙通道阻滞药

钙通道阻滞药（calcium channel blockers）于1970年代用于心绞痛治疗，现已成为防治心绞痛的常用药物，是治疗变异型心绞痛的首选药物。钙通道阻滞药种类较多，都具有阻滞心肌细胞和平滑肌细胞（尤其是血管平滑肌细胞）的电压依赖性L型钙通道，抑制Ca^{2+}内流的作用，因此具有广泛的药理作用和临床应用。常用于抗心绞痛的钙通道阻滞药有二氢吡啶类的硝苯地平和非二氢吡啶类的维拉帕米、地尔硫䓬(diltiazem)等。

【药理作用】 Ca^{2+} 通道开放引起 Ca^{2+} 内流在心肌和血管平滑肌的兴奋收缩耦联中具有重要作用,钙通道阻滞药通过阻断 Ca^{2+} 通道,抑制 Ca^{2+} 内流而发挥抗心绞痛作用。

1. 降低心肌耗氧量　本类药物能减弱心肌收缩性、减慢心率,松弛血管平滑肌、降低外周阻力,减轻心脏负荷,从而降低心肌耗氧量。

2. 舒张冠状血管　本类药物可舒张冠状血管,特别对处于痉挛状态的血管有显著的解除痉挛作用,增加冠脉流量和侧支循环,从而改善缺血区的供血。

3. 保护缺血心肌细胞　心肌缺血可引起细胞膜除极,使细胞内 Ca^{2+} 升高,特别是线粒体内 Ca^{2+} 超负荷,妨碍 ATP 产生,使心肌细胞更易发生缺血性损伤、死亡。本类药物通过抑制外 Ca^{2+} 内流,减轻缺血心肌细胞的 Ca^{2+} 超负荷而保护心肌细胞,对急性心肌梗死者,能缩小梗死范围。

4. 抑制血小板聚集　不稳定型心绞痛与血小板黏附和聚集、冠状动脉血流减少有关,大多数急性心肌梗死也是由动脉硬化斑块破裂,局部形成血栓突然阻塞冠状动脉所致。本类药物阻滞 Ca^{2+} 内流,降低血小板内的 Ca^{2+} 浓度,抑制血小板聚集。

【临床应用】 钙通道阻滞药抗心绞痛作用与 β 受体阻断药有许多相似之处,但与后者相比有如下优点:①钙通道阻滞药松弛支气管平滑肌,可用于心肌缺血伴支气管哮喘者;②本类药物有强大的扩张冠脉作用,变异型心绞痛是最佳适应证;③本类药物抑制心肌作用较弱,特别是硝苯地平还具有较强的扩张外周血管、降低外周阻力作用且血压下降后反射性加强心肌收缩力,可部分抵消对心肌的抑制作用,因而较少诱发心衰;④心肌缺血伴外周血管痉挛性疾病患者禁用 β 受体阻断药,而本类药物因扩张外周血管恰好适用于此类患者的治疗。临床应用钙通道阻滞药治疗心绞痛时,应根据各药的药理学特点和不良反应选药,合理应用。

硝苯地平

硝苯地平(nifedipine,心痛定)扩张冠状动脉和外周小动脉作用强,抑制血管痉挛效果显著,对变异型心绞痛最有效,伴高血压患者尤为适用;对稳定型心绞痛也有效。对急性心肌梗死应用本药能促进侧支循环,缩小梗死区面积,与 β 受体阻断药合用可增加疗效。

维拉帕米

维拉帕米(verapamil,异博定)对稳定型心绞痛和不稳定型心绞痛有效,尤适用于伴心律失常者;因扩张冠状动脉作用较弱,不单独用于变异型心绞痛治疗。维拉帕米抑制心肌收缩力、窦房结和房室结的作用较强,故禁用于伴心衰、窦房结功能低下或明显房室传导阻滞的心绞痛患者。本品与 β 受体阻断药有协同作用,但两药合用可显著抑制心肌收缩力及传导性,故应慎重。

地尔硫䓬

地尔硫䓬(diltiazem)对变异型心绞痛、稳定型心绞痛、不稳定型心绞痛都可应用,其作用强度介于上述两药之间。本品扩张冠状动脉作用较强,对周围血管扩张作用较弱,对血压影响较小，对伴房室传导阻滞或窦性心动过缓者慎用；同时抑制心肌收缩力，心衰患者也应慎用。

【不良反应及防治】 钙通道阻滞药的主要不良反应是其治疗作用的延伸。①对心肌细胞 Ca^{2+} 内流的过度抑制可引起心脏抑制，导致心动过缓、房室阻滞和心衰，尤其与β受体阻断药合用时，更易引起心脏抑制，应特别注意观察心脏反应；②对血管平滑肌细胞 Ca^{2+} 内流的抑制可扩张外周血管，故在用药过程应监测血压变化，尤其是在已使用降血压药物的患者；③其他轻微的不良反应包括头晕、面红、心悸、踝部水肿、恶心、乏力等，大多由其强而快速的扩张血管作用所致。

四、抗心绞痛药的联合应用

根据药物的药动学和抗心绞痛作用特点（表 21-1），合理的合并用药可以发挥不同药物的协同作用，增加疗效，降低不良反应。

表 21-1 硝酸酯类、β受体阻断药及钙通道阻滞药对心肌氧供需平衡的影响

影响心肌的氧平衡因素	硝酸酯类	β受体阻断药	钙通道阻滞药
室壁张力	↓	±	↓
心室容积	↓	↑	±
心室压力	↓	↓	↓
心率	↑	↓	±
心肌收缩力	↑	↓	±
心内膜/心外膜血流比率	↑	↑	↑
缺血区侧支循环	↑	↑	↑

1. 硝酸酯类和β受体阻断药 多选用作用时间相近的药物，通常以普萘洛尔与硝酸异山梨酯合用。二者合用的药理学基础：①两药能协同降低心肌耗氧量；②β受体阻断药能对抗硝酸酯类所引起的反射性心率加快，而硝酸酯类可缩小β受体阻断药所致的心室容积增大和心室射血时间延长，互相取长补短；③合用时各自用量减少，不良反应减少。但应注意，此两类药都可降压，如血压下降过多，冠脉流量减少，对心绞痛不利，故一般应选择口服给药，注意剂量的个体差异，从小剂量开始逐渐增加剂量。

2. 钙通道阻滞药和β受体阻断药 不同的钙通道阻滞药对血管和心脏的作用具有相对选择性。硝苯地平对冠脉的强大扩张作用适用于变异型心绞痛治疗，但本品可能引起反射性心动过速和收缩力增加而限制其疗效，加用β受体阻断药可减慢心率、降低血压，二者合用是有益的；而维拉帕米和地尔硫䓬对心脏的抑制作用不宜与β受体阻断药联用，以免诱发严重的心动过缓、传导阻滞和心力衰竭。

3. 硝酸酯类和钙通道阻滞药 前者主要舒张小静脉降低前负荷，后者主要扩张小动脉降低后负荷并有较强的冠脉扩张作用，二者合用显著降低心肌耗氧量，适用于严重的劳力性心绞痛和变异型心绞痛治疗。但在药物选择方面应考虑选用作用缓和的钙通道阻滞药（如氨氯地平），以免使用硝苯地平诱发反射性心动过速。

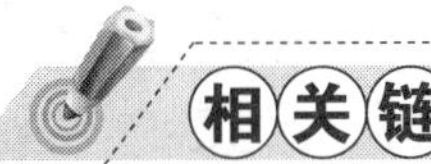

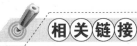

相关链接

优化心肌能量代谢成为缺血性心脏病治疗的新手段。曲美他嗪(trimetazidine,TMZ)是第一个用于临床冠心病、心绞痛、心肌梗死等缺血性心脏病治疗的能量代谢调节药。作为一种新型的抗心肌缺血药,TMZ既不减少心肌氧耗量也不增加氧的供给,其抗心肌缺血的作用机制为:直接抑制线粒体长链3-酮酰辅酶A硫解酶,抑制了长链脂肪酸氧化,进而通过增加活化的丙酮酸脱氢酶刺激葡萄糖氧化增加,抑制耗氧多的游离脂肪酸氧化,利用有限的氧,产生更多的ATP,从而改善心肌能量代谢,增强心肌收缩力;此外,还能显著减少心肌缺血期间细胞内的酸中毒和Na^+摄取,减少钙超载,从而保护心肌细胞。TMZ基于优化线粒体能量代谢的心肌保护作用在心绞痛治疗中取得了积极的临床疗效,文献报道稳定型心绞痛在常规治疗基础上联用TMZ,可显著延长患者运动时间,显著减少心绞痛发作次数和硝酸酯类用量;对于冠心病稳定型心绞痛合并左心功能不全的患者在常规治疗基础上加用TMZ,能够有效改善患者的心功能,减少心绞痛发作频率和硝酸甘油的用量,而无明显的血流动力学效应和不良反应。

学习小结

1. 心绞痛的主要病理生理基础是心肌氧的供需失衡,心肌耗氧量增加或冠脉血流量减少都可诱发心绞痛发作。抗心绞痛药的作用机制主要是通过降低心肌耗氧量或增加心肌的供氧量而发挥抗心绞痛作用。

2. 硝酸酯类药物主要有硝酸甘油、硝酸异山梨酯、单硝酸异山梨酯和戊四硝酯等,以硝酸甘油最常用。该类药物通过扩张静脉血管,减少回心血量,缩小心脏容积,降低心室壁张力,降低心脏前负荷;舒张动脉血管,降低心脏的射血阻抗,降低心脏后负荷。还能扩张冠状动脉,增加缺血区血液灌注;降低左室充盈压,增加心内膜供血,改善左室顺应性。从而发挥抗心绞痛作用。该类药物与β受体阻断药合用可提高疗效。

3. β受体阻断药主要有普萘洛尔、吲哚洛尔、噻马洛尔、阿替洛尔、美托洛尔、醋丁洛尔等。该类药物通过降低心肌耗氧量,改善心肌代谢和心肌缺血区供血,促进氧合血红蛋白解离,增加组织供氧,从而发挥抗心绞痛作用。该类药物不宜用于变异型心绞痛。

4. 钙通道阻滞药主要有硝苯地平、维拉帕米和地尔硫䓬。该类药物通过降低心肌耗氧量,舒张冠状血管,保护缺血心肌细胞,抑制血小板聚集。硝苯地平尤其适用于伴有高血压的心绞痛患者,维拉帕米尤其适用于伴有心律失常的心绞痛患者。

复习参考题

1. 抗心绞痛药分哪几类?各列举一代表药。
2. 为什么β受体阻断药不宜用于变异型心绞痛?
3. 硝酸甘油与β受体阻断药合用治疗心绞痛,为什么?

(秦红兵)

第二十二章

治疗慢性心力衰竭药物

学习目标

掌握 治疗慢性心力衰竭药物分类;RAAS 抑制药在慢性心衰治疗中的药理基础;强心苷类药物药理作用、作用机制、临床应用及主要不良反应。

熟悉 常用强心苷类药物药动学特点;β 受体阻断剂在慢性心衰治疗中的药理作用基础及临床应用。

了解 慢性心衰的病理生理基础。

第一节 概 述

慢性心力衰竭(chronic heart failure,CHF),是指在静脉回流正常的情况下,心脏功能降低导致心排出量减少和心室充盈压升高,临床以组织血液灌注不足及肺循环和(或)体循环淤血为主要特征的综合征。

目前,CHF 的发病率和患病率呈进行性增长,已成为一种严重威胁人类健康、降低生活质量的心血管问题。

一、慢性心力衰竭的病理基础

(一) 病因

引发心力衰竭的基本病因主要为心肌病变或心肌代谢障碍导致的原发性心肌舒缩功能障碍,以及心脏负荷过度。临床最常见疾病为风湿性心脏病、缺血性心脏病、高血压、糖尿病等,其他如心肌炎、扩张型心肌病、原发性心肌病、慢性肺源性心脏病、先天性心脏病、心脏淀粉样变性及贫血、甲状腺功能亢进症等。部分疾病病变可涉及多种病理变化既影响心肌本身又影响心脏负荷。

(二) 发病机制

心力衰竭的发病机制尚在深入研究中,目前认为可能与下列因素密切相关。①心肌收缩力减弱:由心肌细胞变性、结构破坏;能量生成和(或)利用障碍;Ca^{2+} 转运失常导致心肌兴奋收缩耦联障碍等引起。②心室舒张功能和顺应性降低：可因心肌细胞损伤，使收缩后 Ca^{2+} 不能及时与肌球蛋白 - 肌动蛋白复合体解离并复位，心肌收缩后舒张不完全，或心室舒张功能降低等因素引起。③心室各部位舒张活动的协调性丧失：心肌梗死、严重心肌炎等疾病致心室各部位舒缩失调。

上述因素可使心排出量减少，组织器官血供不足；心脏排空障碍，留有残余血，心室充盈压升高等引起静脉回流障碍，加之血容量的增加，导致静脉系统淤血。

（三）病理生理学基础

研究显示，在 CHF 的发生和发展过程中，神经内分泌改变起着重要作用。

1. 交感神经系统（SNS）激活　心排出量减少可反射性兴奋交感神经，长期作用使心脏后负荷增加，促进心肌细胞增生、肥厚，甚至直接导致心肌细胞凋亡、坏死。

2. 肾素 - 血管紧张素 - 醛固酮系统（RAAS）激活　心排出量减少，使肾血流量降低，激活 RAAS，增加心脏后负荷，增加水钠潴留，促进心肌细胞肥大、增生及细胞外间质合成，引起心室重塑。

3. 细胞激素及一系列旁分泌 - 自分泌反应　CHF 可引起精氨酸加压素、内皮素、肿瘤坏死因子等细胞因子释放增多，血管内皮舒张因子释放减少，通过不同机制降低心肌收缩力、增强血管收缩、增加心脏负荷、促进心肌重构，对 CHF 的进展均有促进作用。

4. 心肌细胞肾上腺素受体信号转导的改变　交感神经长期兴奋导致 β 受体下调并使受体后效应敏感性降低，导致心肌 β 受体对去甲肾上腺素不敏感。

综上，神经激素系统激活引起的血管收缩、心率加快、血容量增加等，在心功能不全早期可起到一定代偿作用，但长期活性增高则增加心脏前、后负荷，促使并加重了心肌重构和心室重塑，最终导致 CHF 发生并向不可逆方向发展。

二、慢性心力衰竭治疗药物和分类

（一）CHF 的治疗现状

CHF 治疗的目的是改善患者生活质量和延长寿命，同时防止临床综合征的进展。治疗手段目前仍以药物为主，而对 CHF 病理生理基础认识的深入和治疗药理学方面的进展，确实提高了临床对本病的治疗效果。

CHF 药物治疗简史：

1. 20 世纪 50 年代前　CHF 的治疗药物主要以强心苷类为主。50 年代后期，加入利尿剂应用，使治疗效果有明显提高。

2. 20 世纪 70 年代始　血管扩张药、非苷类正性肌力药的相继加入，都在一定程度上有利于 CHF 的治疗，但均不理想。

3. 20 世纪 80 年代中期　血管紧张素转化酶抑制剂（ACEI）及其后的 AT_1 受体阻断剂用于 CHF 治疗后，发现此类药物除有改善血流动力学作用外，尚有终止和逆转心肌、血管壁肥厚及重构作用。本类药物较以往所用药物最大的不同在于 ACEI 可降低 CHF 病死率，使 CHF 治疗有了长足进步。同时，β 受体阻断剂在某些类型心力衰竭治疗中的应用业已得到肯定。

4. 目前　对醛固酮在 CHF 发生发展中的作用及 CHF 时心肌细胞基因表达异常关系的研

究，均为药物选择及治疗手段的应用提供了新的思路。

总结基础和临床研究现状，迄今为止尚无一种药物能满足对CHF治疗的需要，临床均采用联合用药措施，以期通过对不同病理环节的影响，达到增强心肌收缩力、改变异常血流动力学及组织形态变化、改善患者症状、提高生存质量、延长生命。

（二）CHF治疗药物分类及代表药物

1. 强心苷类　洋地黄毒苷、地高辛、毒毛花苷K等。
2. 肾素-血管紧张素-醛固酮系统抑制药　卡托普利、伊纳普利、氯沙坦、螺内酯等。
3. 利尿药　呋塞米、氢氯噻嗪等。
4. β受体阻断药　卡维地洛、美托洛尔、比索洛尔等。
5. 扩血管药　硝普钠、硝酸酯类、肼屈嗪等。
6. 其他　非苷类强心药，如磷酸二酯酶抑制剂、β受体激动药、钙增敏药等。

第二节　强心苷类

强心苷（cardiac glycosides）是一类具有强心作用的苷类化合物，天然存在于洋地黄、黄花夹竹桃、冰凉花、铃兰等多种植物中。根据萃取方法不同，将植物中原有者称为一级心苷（毛花苷C），而将在萃取过程中经水解而得者称为二级心苷（洋地黄毒苷、地高辛、毒毛花苷K）。

强心苷作为药用历史悠久。尽管本类药物用于CHF治疗可改善患者临床症状，降低患者住院率，但对存活时间及病死率均无明显影响，且不良反应严重，因目前尚无更好的替代药物，故仍为CHF治疗主要药物之一。

临床常用的强心苷类药物有洋地黄毒苷（digitoxin 地吉妥辛）、地高辛（digoxin）、毛花苷C（lanatoside C，西地兰）、毒毛花苷K（strophanthin K）等。

【构效关系】 强心苷由苷元与糖缩合而成。苷元为其发挥药理作用的基本结构，属甾体衍生物，由甾核及一个不饱和内酯环构成（图22-1）。甾核上C_3、C_{14}β构型羟基及C_{17}β构型不饱和内酯环的完整性是强心苷保持活性的必需结构。苷元部分羟基数目的多寡决定药物极性的大小，进而影响药物的体内过程。如毒毛花苷K有4个—OH，属速效、短效类；洋地黄毒苷含1个—OH为慢效、长效类。与甾核C_3位以醚键联结的糖决定药物与组织的亲和力及作用持续时间，除葡萄糖外，其余多为稀有糖（如洋地黄毒糖等），稀有糖因不易被机体代谢而作用更持久。

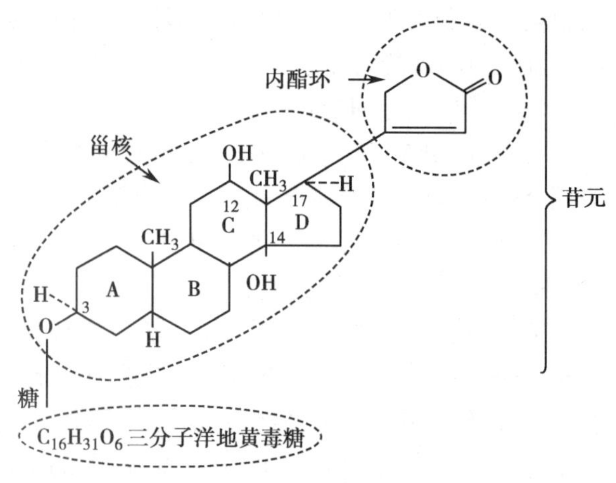

图22-1　强心苷化学结构

【体内过程】 临床所用强心苷因极性不同而体内过程特点不同（表22-1）。

表 22-1　常用强心苷的体内过程特点及部分药代动力学参数

内　容	洋地黄毒苷	地高辛	毛花苷 C	毒毛花苷 K
口服吸收 %	90~100	60~85	20~30	2~5
蛋白结合 %	97	25	<20	5
肝 - 肠循环 %	26	7	少	少
原形肾排泄 %	10	60~90	90~100	100
代谢转化 %	70	20	少	0
分布容积(1/kg)	0.6	5.1~8.1	4.4	—
消除半衰期	5~7d	36h	23h	12~19h
治疗血浆浓度(ng/ml)	10~35	0.5~2.0	—	
中毒血浆浓度(ng/ml)	≥45	≥3.0		
全效量(mg)	0.8~1.2	0.75~1.25	1~1.2	0.25~0.5
维持量(mg/d)	0.05~0.3	0.125~0.5	—	—
给药方法	口服	口服	静脉注射	静脉注射

1. 吸收　地高辛片剂口服吸收个体差异较大，在国家控制片剂溶出度不得低于 65%/ 小时基础上，其生物利用度约 60%~85%。肠道内细菌可将其转化，使生物利用度降低。洋地黄毒苷因脂溶性大，生物利用度高，并有较高肝肠循环率，考来烯胺等药物可与之结合而阻断吸收，影响生物利用度。毛花苷 C、毒毛花苷 K 则脂溶性低，口服吸收少且不规则，临床采用静脉内给药。

2. 分布　因脂溶性不同，各药血浆蛋白结合率有较大差异(表 22-1)，组织浓度也有差异，但总体组织分布以肾、心为高，虽骨骼肌中浓度低于其他组织，但因容量大而总含量较高(以地高辛为例，骨骼肌中含量占体内总量约 65%)，被称为体内储存组织。临床设计用药方案时，应考虑患者肌肉组织含量。

3. 生物转化　各药根据脂溶性不同而体内转化率差异较大。洋地黄毒苷肝细胞摄取率高，生物转化量大，方式大致为：先经 P_{450} 氧化脱糖成苷元，再在 C_3 位转为 α 构型或不饱和内酯环被氢化成饱和环而失效；部分可在 C_{12} 位被羟基化转变成地高辛仍属有效。代谢产物最终与葡萄糖醛酸或硫酸结合。地高辛的代谢转化较少，主要被氢化成二氢地高辛，继而再被脱糖、内酯环氢化、与葡萄糖醛酸结合。肠道细菌可使地高辛转变为二氢地高辛，降低其生物利用度，红霉素等抗菌药能抑制肠菌，提高地高辛血药浓度。

肝功障碍及合用肝药酶抑制剂时可使洋地黄毒苷、地高辛的体内转化率降低，血药浓度升高，半衰期延长。毛花苷 C、毒毛花苷 K 几乎无体内转化。

4. 排泄　洋地黄毒苷主要以代谢产物形式经肾排泄。地高辛约 60%~90% 以原形经肾排泄。毛花苷 C、毒毛花苷 K 则几乎全部以原形经肾排泄。肾功不良时应注意调整后三者用量。地高辛难以经腹膜和血液透析有效去除。

【药理作用】 强心苷药理作用主要表现在心脏、神经内分泌、肾脏及血管等方面。

1. 对心脏的作用　强心苷对心脏的作用包括直接和间接两方面。

(1) 对心肌收缩性能的影响：强心苷可直接作用于心肌细胞，增强心肌收缩力(正性肌力作

用)。对于慢性心力衰竭心脏可产生如下作用:

1) 心肌收缩敏捷:应用强心苷后,在明显增强心肌收缩力的同时收缩时间缩短,舒张时间延长,此点对处于衰竭的心脏尤为重要,除可使心排血完全外,还可使静脉血液回流增加。加之迷走神经兴奋性提高,心率减慢,外周阻力降低等,均可使衰竭心脏排出量增加,有效缓解临床症状。

2) 不增加或降低衰竭心肌氧耗量:CHF 时,因心肌肥厚、心率加快、心室壁张力升高、收缩时间延长等决定心肌耗氧量因素向氧消耗增加方向移动。应用强心苷后,因心室壁张力降低,收缩时间缩短,心率减慢、外周阻力降低,虽然收缩力增强部分增加氧消耗,但总耗氧量较用药前变化不大,甚至有所降低。

3) 增加衰竭心脏输出量:CHF 时,因心肌收缩力降低,不能将心室内血液完全排出(残余血量),心腔扩大,同时阻碍了静脉回流,输出量减少。强心苷增强心肌收缩力,使排空完全,同时回心血量增加,输出量增加。

对无心腔扩大的心脏,强心苷也能增加心肌收缩力,但无排出量增加,且可能因收缩力增加而增加耗氧量。

(2) 对心率的影响:强心苷明显减慢 CHF 心率(负性频率作用)。此作用主要为心排出量增加,刺激颈动脉窦、主动脉弓等压力感受器,反射性兴奋迷走神经引起的。此外,治疗量强心苷也有直接增敏颈动脉窦、主动脉弓感受器和兴奋迷走神经的作用。上述作用除对 CHF 症状改善有直接作用外,也是治疗某些心律失常的作用基础。

(3) 对心肌电生理特性的影响:心脏各部位对药物反应不尽相同而表现各异。治疗量时,因迷走神经兴奋,引起 K^+ 外流加速,Ca^{2+} 内流减慢,表现为窦房结自律性降低、心房肌不应期缩短、房室结传导减慢。大剂量强心苷可直接兴奋交感神经,并因过度抑制 Na^+-K^+-ATP 酶使细胞内 K^+ 浓度降低而自律性提高,有效不应期缩短,可引起室性心动过速,甚至心室颤动。

(4) 对心电图的影响:表现为 P-P,P-R 延长,T 波振幅降低、低平、倒置,S-T 段下凹呈鱼钩状等。

2. 对神经及内分泌的影响　强心苷对自主神经系统的影响随用药量不同而表现各异。

治疗量时,除主要通过正性肌力作用反射性兴奋迷走神经外,还有敏化心肌对乙酰胆碱的反应性及对迷走神经中枢的直接兴奋作用。临床研究已发现,应用地高辛后血浆肾素及及醛固酮浓度降低,提示 RAAS 抑制,机制尚不清楚。另有研究观察到,应用毛花苷 C 后出现去甲肾上腺素(NE)浓度降低和交感神经兴奋性降低作用早于血流动力学改善,认为其对交感神经有直接抑制作用。还有升高心钠素水平等,显示对 CHF 患者有良性神经内分泌调节效应。

基于强心苷能直接或间接改善心力衰竭时神经内分泌的异常,有认为可将其视为“神经激素调节剂”。

中毒量强心苷可直接兴奋交感神经中枢和外周交感神经,参与中毒引起的快速心律失常的发生。研究证实,提前给予 β 受体阻断剂及利血平可对抗上述作用。中毒量强心苷还可兴奋延髓极后区催吐化学感受区。严重时可引起中枢神经兴奋症状,出现行为失常、谵妄、精神失常甚至惊厥等。

3. 对肾脏的作用　CHF 患者应用强心苷后因血流动力学改善而产生明显利尿作用。此外,强心苷也可直接抑制肾小管 Na^+-K^+-ATP 酶,减少 Na^+ 重吸收。后一作用可使正常人和非心性水肿患者产生利尿作用。

4. 对血管的作用　强心苷对正常血管平滑肌有直接兴奋作用，可升高外周阻力。对于慢性心衰患者，因强心苷应用后，迷走神经兴奋性升高和交感神经兴奋性的降低，血管扩张作用大于其直接兴奋血管作用，总外周阻力无明显升高。

【作用机制】 强心苷增强心肌收缩力的作用是直接作用于心肌细胞产生的。参与心肌收缩过程的物质众多。研究已证实，强心苷对其中的收缩蛋白及调节蛋白、能量供应等因素无直接作用，其强心作用是通过抑制细胞膜 Na^+-K^+-ATP 酶始动的。强心苷正性肌力作用强度与 Na^+-K^+-ATP 酶活性的抑制之间显示了平行关系。目前已将 Na^+-K^+-ATP 酶认为强心苷的受体。

Na^+-K^+-ATP 酶是广泛存在于体内组织细胞膜上的 2α，2β 四聚体。α 亚单位为催化亚单位，β 亚单位是一种糖蛋白，可能与 α 亚单位的稳定性有关。该酶因亚单位的多样性而有不同的同工酶。Na^+-K^+-ATP 酶通过消耗 ATP 提供能量，逆浓度梯度将 Na^+ 向细胞外转移，K^+ 向细胞内转移，维持细胞内外离子平衡分布。图 22-2 展示了心肌细胞除极化和复极化过程中部分离子跨膜转运机制。

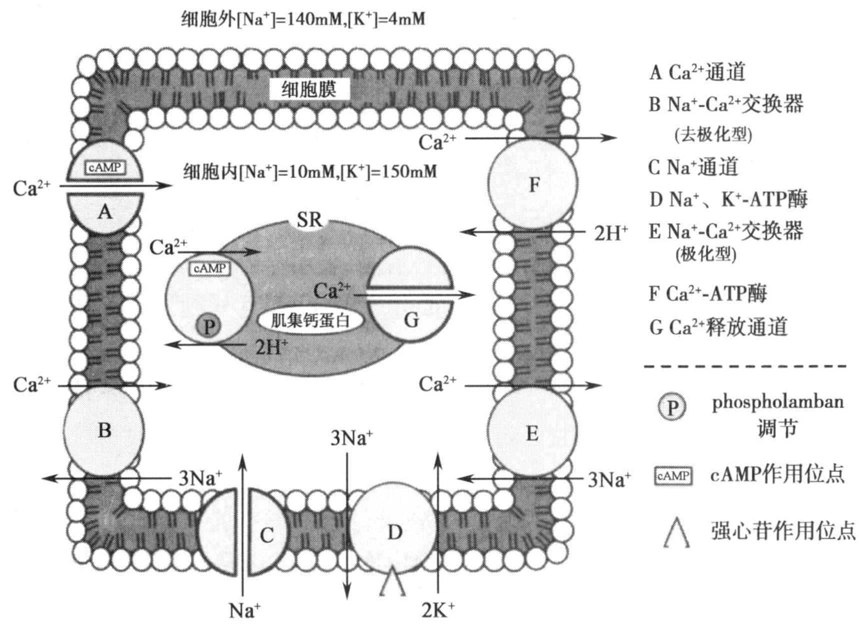

图 22-2　心肌细胞除极 - 复极过程中部分离子跨膜转运机制

治疗量强心苷抑制 Na^+-K^+-ATP 酶（可使活性降低约 20%），Na^+ 外排减少，导致细胞内钠离子浓度（$[Na^+]_i$）升高，进而影响细胞膜 Na^+-Ca^{2+} 双向交换器的极化状态，使交换方向由排 Ca^{2+} 摄 Na^+ 逐渐向摄 Ca^{2+} 排 Na^+ 方向转移，结果是细胞内可利用钙离子浓度（$[Ca^{2+}]_i$）增加。同时，增加的 Ca^{2+} 兴奋肌浆网上 Ca^{2+}-ATP 酶，在心肌舒张期摄取 Ca^{2+} 增加，以供再释放。$[Ca^{2+}]_i$ 少量增加时还能增加 Ca^{2+} 离子流，使动作电位复极 2 期内流 Ca^{2+} 增加，此 Ca^{2+} 又能促进肌浆网在心肌兴奋时释放更多的 Ca^{2+}（"以钙释钙"过程）。上述作用使心肌兴奋时参与兴奋 - 收缩耦联过程中 $[Ca^{2+}]_i$ 增加，收缩力增强。

中毒量强心苷严重抑制 Na^+-K^+-ATP 酶活性，导致细胞内明显低钾及钙反常，产生毒性作用，如自律性升高、传导改变、迟后除极等，引发各种心律失常。

【临床应用】 主要用于 CHF 及某些心律失常的治疗。

1. 治疗CHF 强心苷通过正性肌力作用及对神经内分泌的影响，增加心排出量和回心血量、缓解动脉系统供血不足和静脉系统淤血，对衰竭心脏功能的改善是有益的。临床疗效因CHF的病因不同而异。

(1) 对CHF伴心房纤维颤动者疗效最佳。

(2) 对高血压、先天性心脏病、心瓣膜病等引起的CHF疗效良好。

(3) 对继发于严重贫血、甲状腺功能亢进症、维生素 B_1 缺乏症的CHF，因强心苷不能改善这些病理状态下的能量代谢障碍，疗效较差。

(4) 对肺源性心脏病、严重心肌损伤或活动性心肌炎引起的CHF，因心肌缺氧同时伴有能量产生障碍，强心苷疗效差且易发生中毒。对严重二尖瓣狭窄及缩窄性心包炎等左室充盈障碍的CHF，强心苷难以缓解症状甚至无效。

2. 治疗某些心律失常 根据对心肌电生理活动的特点，强心苷可用于治疗心房纤颤、心房扑动及阵发性室上性心动过速。

(1) 心房纤颤：为首选治疗药物。心房纤颤的直接危险是过多心房冲动通过房室结下传达心室，引起心室频率过快，导致严重循环障碍。临床治疗以恢复正常窦性心律或维持心室率于正常范围内，保证供血为目标。强心苷可通过兴奋迷走神经及直接抑制房室结，使较多的心房冲动消失在房室结，并留下不应期(隐匿性传导)，减少到达心室的兴奋，降低心室率，纠正循环障碍。

(2) 心房扑动：为常用药物。房扑时，源于心房的冲动较房颤时少但强，易于传入心室，使心室率过快且较难控制。强心苷通过缩短心房不应期，使心房扑动转为心房纤颤，然后再发挥治疗心房纤颤的作用。与房颤治疗不同的是，部分患者在转为房颤后，停用强心苷，不应期相对延长，有可能恢复窦性节律。

(3) 阵发性室上性心动过速：此类心律失常主要的治疗措施是降低交感神经兴奋性，提高迷走神经对心脏的抑制作用。强心苷通过兴奋迷走神经，降低心房兴奋性的作用，而达到治疗目的。

【不良反应及处理】 强心苷类药物临床有效量已达中毒量近60%，加之生物利用度个体差异较大等因素，导致安全范围较小，不良反应发生率较高。主要表现在三方面。

1. 胃肠道反应 强心苷可直接兴奋延髓极后区催吐化学感受区，引起畏食、恶心、呕吐、腹泻等，为中毒常见且出现较早的临床表现。少数患者可因药物缩窄肠系膜小动脉而出现腹痛。临床需注意与强心苷用量不足，心力衰竭未得到控制，胃肠道淤血等因素引起的胃肠道症状相鉴别。

2. 神经系统反应 常见有眩晕、头痛、疲倦、失眠等，严重可有谵妄、精神抑郁或错乱等。约20%中毒患者可出现黄、绿视症(少数可为红、棕、蓝色视)等视觉反应，通常是强心苷中毒的先兆症状，是停药指征之一。

3. 心脏反应 是强心苷中毒常见且严重的不良反应，表现形式各异。

(1) 快速型心律失常：以单发的室性期前收缩较早出现、发生率高(约占心脏反应的33%)，严重者可发生室性心动过速(8%)，甚至室颤，是本类药物中毒致死的主要原因。出现三联律即为停药指征，应立即停药以免发展成为更为严重的室性心动过速和室颤。

强心苷引起快速型心律失常的机制目前认为主要有两方面原因：①中毒量强心苷高度抑制 Na^+-K^+-ATP酶，导致细胞内严重失钾，最大舒张电位负值变小，自律性提高；②引起迟后除极(心肌细胞在完全复极之后所产生的异常除极化反应)。

(2) 窦性心动过缓及房室传导阻滞：过量强心苷可降低窦房结自律性，出现窦性心动过缓(心率低于 60 次 / 分为中毒先兆，是停药指征之一)，严重可致窦性停搏(2%)；抑制房室结传导，出现Ⅱ度、Ⅲ度房室传导阻滞(约 18%)等。

应用强心苷过程中要密切观察患者情况，注意有无中毒先兆出现。低钾血症、酸中毒、高钙血症、心肌缺血等均为强心苷中毒的诱发因素，应注意调整患者体内离子平衡，纠正酸碱失衡等。临床常用的强心苷效应血浓度在人群中非常接近(表 22-1)，血药浓度测定有利于强心苷中毒的早期诊断。

时辰药理学研究发现，CHF 患者对地高辛、洋地黄毒苷、毛花丙苷等强心苷类药物的敏感性以凌晨 4 时最高，比其他时间给药的疗效约高 40 倍。另有发现暴风雪和气压低时，人体对强心苷的敏感性也明显增强，如在早晨或遇有暴风雪时应用强心苷应减少剂量，否则易出现毒性反应。

对于已出现中毒者，应根据情况采取不同治疗措施。

快速型心律失常者主要因 Na^+-K^+-ATP 酶过度抑制，细胞内低钾和(或)高钙引起心肌细胞自律性升高和迟后除极。可用钾盐口服或静脉滴注，细胞外 K^+ 可阻止强心苷与 Na^+-K^+-ATP 酶的结合，能阻止中毒发展。苯妥英钠除具有控制室性期前收缩及心动过速而不抑制房室传导的抗心律失常作用特点外，尚有与强心苷竞争 Na^+-K^+-ATP 酶、解除强心苷对酶的抑制作用，是常用药物。严重快速型室性心律失常可用利多卡因静脉内给药。针对高钙引起迟后除极，近年临床采用钙通道阻滞药有效。

窦性心动过缓、停搏、Ⅱ度、Ⅲ度房室传导阻滞等缓慢型心律失常可用阿托品对抗。

地高辛抗体对强心苷有强大选择性亲和力，能使强心苷与结合的 Na^+-K^+ -ATP 酶脱离，迅速翻转地高辛中毒，临床解救致死性中毒有明确疗效。抗体与地高辛对抗比为 80 : 1(mg)，两者结合物产物可经肾排泄。

【禁忌证】 具有下列情况的患者，强心苷类药物应绝对禁用：对本类药物过敏，已发生中毒，预激综合征，Ⅱ度以上传导阻滞，单纯二尖瓣狭窄合并急性肺水肿，电解质紊乱引起的尖端扭转型室性心动过速，室性心动过速等。

【给药方法】

1. 传统给药法　此种给药法先让患者在短期内获得最大效应量(全效量)，而后维持补充消除量，根据患者有否接受过强心苷治疗情况，有速给法和缓给法之别。此种给药法的特点是对急、重症患者可较快产生最大治疗效应，但不良反应发生率高。

2. 逐日维持量给药法　临床研究证实，对病情不急的患者可每日给予维持剂量强心苷，经 4~5 个半衰期，血中药物达稳态浓度发挥疗效。此法给药虽最大效应出现较慢，但不良反应明显降低(由传统给药法的 20% 降至 12%)。为目前临床推荐的常用给药法。

无论采取何种给药法，本类药物的安全范围小，不良反应严重，患者对药物的药动学、药效学反应差异均较大，临床应注意个体化用药。血药浓度测定有益于制订、调整用药方案及不良反应判定。

【药物相互作用】 CHF 治疗采用联合用药，已知许多药物干预地高辛的药代动力学过程而影响其血药浓度。临床应用需严密注意。

1. 奎尼丁能将地高辛由结合组织中置换出来，两者合用时，约 90% 患者的地高辛血浓可提高一倍，宜酌减地高辛用量约 1/3~1/2。维拉帕米、胺碘酮等能降低地高辛肾及肾外清除率，升高血药浓度，合用应降低地高辛用量 1/2。

2. 排钾利尿药可促发强心苷中毒，应注意酌情补钾。

3. 改变胃肠活动药可因促进或抑制内容物下排而影响药物生物利用度，应注意调整剂量或给药时间。

4. 考来烯胺、考来替泊、新霉素等药物可在肠道内与药物结合，减少吸收，可降低血药浓度约 30%。

5. 约 10% 患者肠道内细菌可将地高辛水解失活，一般用量较大，在合用红霉素等抗菌药物时，可因抑制肠道菌而使生物利用度陡升，应警惕发生中毒。

第三节　抑制肾素 - 血管紧张素 - 醛固酮系统药物

肾素 - 血管紧张素 - 醛固酮系统（RAAS）由血管紧张素原、肾素、血管紧张素转化酶、血管紧张素Ⅱ（Ang Ⅱ）、血管紧张素Ⅱ受体（AT）及醛固酮（ALD）等组成。

RAAS 亢奋在 CHF 发生发展中的不良作用已被肯定，表现在收缩血管、增加水钠潴留，增加心脏前、后负荷，降低压力感受器敏感性，促进心肌、血管组织重构等诸多方面。大量临床研究资料也已证实，降低 RAAS 兴奋性药物不仅能改善 CHF 血流动力学，缓解心衰症状、提高生命质量，而且能终止、逆转组织重构，降低病死率，改善预后。

目前已用于临床的抑制 RAAS 药物包括血管紧张素转化酶抑制剂（ACEI）、血管紧张素Ⅱ受体拮抗剂（ARB）、醛固酮拮抗剂等。

一、血管紧张素转化酶抑制剂

血管紧张素转化酶抑制剂（angiotensin-converting enzyme Inhibitor，ACEI）类药物早期用于高血压治疗，其间发现可明显降低高血压患者心力衰竭发生率，现已成为 CHF 治疗的常规用药。临床常用有卡托普利（captopril，开博通）、依那普利（enalapeil）、赖诺普利（lisinopril）、雷米普利（ramipril）、群多普利（trandolapril）等，基本作用相似（见抗高血压药物）。

【药理作用】 血管紧张素转化酶是肽基二肽水解酶。广泛存在于组织（以血管内皮细胞膜为最）和血液中。基本功能是将 Ang Ⅰ转化为 Ang Ⅱ，同时，该酶同时还是降解缓激肽的酶（即激肽酶Ⅱ）。ACEI 类药物基本作用是与血管紧张素转换酶活性中心结合，使酶失去活性，减少 Ang Ⅱ生成（治疗量可使 Ang Ⅱ生成减少约 20%）和缓激肽降解。

ACEI 临床用于高血压、CHF 等治疗、并有抗动脉粥样硬化、抗心肌缺血，糖尿病肾病及其他肾病时肾脏保护作用，在此仅介绍其在治疗 CHF 中的药理作用。

1. 改善血流动力学紊乱　Ang Ⅱ对动脉及静脉有直接收缩作用，还可通过促进 NE、精氨酸加压素的释放、降低缓激肽浓度等产生间接缩血管作用。同时，Ang Ⅱ可促进醛固酮释放，加之肾脏入球小动脉收缩、减少肾小球滤过率等，导致水钠潴留。ACEI 使 Ang Ⅱ生成减少，产生扩血管、降低总外阻力、减少醛固酮释放、减轻水钠潴留等作用，可降低心脏负荷及心肌耗氧量，改善心肌舒张功能，缓解心衰症状，提高患者生命质量。

2. 终止、逆转组织重构　Ang Ⅱ通过其受体、G 蛋白、磷脂酶 C 及第二信使 IP_3、DAG 系统的介导,促进 DNA 转录而使细胞生长,发挥生长因子样作用,调控胞质 Ca^{2+} 浓度,增加蛋白质合成,促进 CHF 时细胞生长、血管壁和心室肥厚、组织重构。大量基础和临床研究证实,ACEI 使 Ang Ⅱ生成减少可终止上述过程,甚至逆转已造成的损害、重构等病变,降低病死率。

缓激肽能够促进 NO 和 PGI_2 生成,后二者除发挥扩张血管作用外,还有抗细胞有丝分裂(抗生长)作用。ACEI 抑制缓激肽降解有利于改善 CHF 血流动力学和终止、逆转组织重构。

【临床应用】 临床研究证实,不论是否出现心力衰竭的症状,所有左心室收缩功能失调的患者都能从长期应用 ACEI 治疗中获得益处。目前 ACEI 已成为 CHF 治疗一线药物,广泛用于不同程度的 CHF 治疗,包括心功能降低尚未出现心衰症状的患者。本类药物与强心苷、利尿剂联合应用能明显改善患者症状,提高运动耐力,延缓心衰恶化,降低住院率,延长存活时间,降低病死率。

ACEI 用于治疗慢性心力衰竭的基本原则是:①除有禁忌证和不能耐受者外,所有心衰、包括心功能降低尚未出现心衰症状(NYHA Ⅰ级无症状性心衰)的患者,都需长期、甚至终生应用;②治疗 CHF 时本类药物应采取从小剂量开始逐渐增加剂量的方法给药(表 22-2);③本类药物治疗 CHF 时,靶剂量不以心衰症状缓解与否为限,临床推荐应用较大剂量。

表 22-2 ACEI 治疗心力衰竭的起始量及维持量

药物	起始剂量	维持剂量
卡托普利	每次 6.25mg,3 次 / 天	每次 50~100mg,3 次 / 天
依那普利	每次 2.5mg,2 次 / 天	每次 10~20mg,2 次 / 天
赖诺普利	每次 2.5~5mg,1 次 / 天	每次 30~35mg,1 次 / 天
雷米普利	每次 1.25~2.5mg,1 次 / 天	每次 5~10mg,2 次 / 天
群多普利	每次 1mg,1 次 / 天	每次 4mg,2 次 / 天

【不良反应】

1. 主要不良反应有低血压、咳嗽(认为与药物干扰缓激肽降解有关)、血清肌酐增高、高钾血症、皮疹、味觉改变(主要发生于含—SH 的 ACEI)、白细胞减少等。ACEI 能够增强组织细胞对胰岛素的敏感性,用后可能引起低血糖,尤其对糖尿病患者。

2. 对肾动脉狭窄和硬化的患者,可加重肾脏损害。

3. 本类药物可影响胎儿发育,导致胎儿发育不良、畸形,甚至死胎。脂溶性高者,乳汁中含量高,哺乳可影响乳儿。

4. 其他 有发生血管神经性水肿(可能是致命性的)、黄疸、男性乳房发育、精神症状等报道。ACEI 引起的重要器官血管扩张,虽然增加对低血压的耐受力,但在治疗 CHF 中过低的血压,仍是常见的停药原因,此现象更易发生于应用长效 ACEI 时。

对本类药物过敏,双侧肾动脉狭窄、硬化,肾衰竭而不能进行血液透析,严重主动脉狭窄或肥厚型心肌病,妊娠、哺乳期,严重心衰伴低血压或肾功能不全等患者应慎用或禁用本类药物。

二、血管紧张素Ⅱ受体阻断药

血管紧张素Ⅱ受体阻断药(angiotensin receptor blockers,ARB)是一类直接阻断 Ang Ⅱ受体,

干扰血管紧张素产生作用的药物。

人类血管紧张素受体(Angiotensin receptor,AT)属于G蛋白耦联受体,除分布于细胞膜外,还可能存在胞内受体。根据蛋白结构、药理特性和信号转导过程不同,血管紧张素受体被分为不同亚型,目前已确定的有AT_1、AT_2两类。另有尚未确定的血管紧张素受体,如AT_3、AT_4和胞内受体等,暂统称为非典型血管紧张素受体。

不同亚型的血管紧张素受体的体内分布存在种属、年龄和组织差异性。AT_1受体主要分布于血管、心脏、肾脏、肾上腺皮质、肝、脑、肺等内脏组织器官,被Ang Ⅱ激动后的主要效应是血管收缩、血压上升,醛固酮分泌增加,加压素释放和细胞增生。AT_2受体主要分布于胚胎组织,出生及成年后迅速减少,仅局限于脑、心脏、肾上腺髓质、子宫和卵巢组织。血管紧张素Ⅱ激动AT_2受体可产生抑制细胞增生、血管扩张、促进细胞分化或凋亡等与AT_1受体兴奋相反的效应。

目前了解,心功能受损早期,AT_1受体兴奋可作为代偿机制参与调节过程,但长期AT_1受体兴奋则为RAAS产生不良影响的基础。AT_2受体则可能产生扩血管、抗增生作用。已在临床应用的ARB对AT_1受体有选择性高、亲和力强、阻断作用持久的特点。部分药物尚有轻度兴奋AT_2受体的作用。

临床常用的AT_1受体阻断剂有氯沙坦(losartan)、伊贝沙坦(irbesartan)、坎地沙坦(candesartan)等。

【药理作用】 AT_1受体有7个α-螺旋跨膜区。ARB选择性与AT_1受体Ⅱ-Ⅶ跨膜区的氨基酸作用,并占据其螺旋状空间,使AT_1受体的跨膜区段发生构象改变或取代血管紧张素Ⅱ与受体结合以阻滞血管紧张素Ⅱ与受体结合产生作用。

体内Ang Ⅱ除ACE来源外,另有由糜蛋白酶、组织蛋白酶G等代谢生成。ARB能够从受体水平阻断Ang Ⅱ对AT_1受体的兴奋作用、但不影响其对AT_2受体的兴奋作用。

理论上ARB对Ang Ⅱ的拮抗作用较ACEI全面,能对抗不同来源Ang Ⅱ在CHF时的不良作用,缓解心力衰竭患者症状,终止或逆转组织重构。临床研究显示ACEI和ARB对心功能和左室重构方面的作用无显著差异,但Ang Ⅱ受体拮抗剂较ACEI更安全。由于ACE还是降解缓激肽的酶,而ARB对缓激肽代谢的影响小,因此从理论上讲,ARB不能完全替代ACE抑制剂的治疗用。

【临床应用】

1. 治疗慢性心力衰竭 现有ARB对CHF治疗的研究资料还不能说明其效果强于ACEI或与之相等,更多还在临床研究中。目前建议ARB主要用于血浆肾素活性升高、血管紧张素Ⅱ增多引起血管壁和心肌增生、肥厚、重构,或不能耐受ACEI的CHF患者。也有认为将ACEI与ARB联合应用治疗CHF可产生协同作用。

2. 治疗高血压

【不良反应及应用注意】 本类药物不良反应与ACEI相似,但无咳嗽、血管神经性水肿等不良反应发生。禁忌证同ACEI。

氯沙坦(losartan)对AT_1受体的亲和力较对AT_2受体亲和力强2~3万倍。口服易吸收,生物利用度33%。$t_{1/2}$约2小时,部分活性代谢产物(EXP3174)$t_{1/2}$约6~9小时。不易通过血-脑屏障。主要经肝脏代谢。不良反应不明显,少数患者可出现头痛、眩晕等,多不严重。

伊贝沙坦(irbesartan)对AT_1受体的亲和力较氯沙坦强约10倍,较对AT_2受体亲和力强8500~10 000倍。口服吸收好,生物利用度约60%~80%。$t_{1/2}$约11~15小时,作用持续时间>24小时。主要经肝脏代谢。不良反应轻微。

坎地沙坦(candesartan)对 AT_1 受体的亲和力较氯沙坦强 50~80 倍。口服易吸收,生物利用度 42%。$t_{1/2}$ 约 9 小时。作用可持续 24 小时。分别经肾脏(33%)及胆汁(67%)排出体外。不良反应轻微。

三、醛固酮拮抗药

研究证明,心肌组织中有大量醛固酮受体,而 CHF 患者体内醛固酮水平可较正常升高 20 倍。升高的醛固酮通过其受体对心力衰竭患者产生多种不利影响,如强化儿茶酚胺类作用;影响血管内皮细胞功能、诱发炎症及损伤;胞内低钾、低镁;压力感受器功能障碍;使心肌细胞外基质胶原增生和纤维化、心肌细胞肥大,血管壁成纤维细胞增生,导致心肌、血管重构;加速 CHF 恶化等。已有的临床研究表明,阻断醛固酮受体对血管、心脏、脑、肾等靶器官有保护作用。对严重心力衰竭的患者,在常规药物治疗的基础上,加用低剂量的醛固酮拮抗药螺内酯(spironolactone),能显著改善患者的症状,降低因心力衰竭加重的住院率,延长患者的生存期。依普利酮为选择性醛固酮受体拮抗药,较螺内酯有作用强,不良反应轻等优点。

第四节　利尿药及血管扩张药

一、利　尿　药

利尿药(diuretic)是治疗 CHF 常规用药。CHF 时,因心排出量降低使肾血流减少、肾素分泌增多,进而引起醛固酮升高,体内钠、水潴留增加心脏负荷又使心衰恶化。

【药理作用】

1. 促进钠水排出减少血容量,减轻心脏前负荷,改善心功能,有利于症状缓解。

2. 通过钠排出增加,降低血管平滑肌 $[Ca^{2+}]_i$,扩张血管,降低心脏负荷。

3. 部分高效利尿剂(如呋塞米)具有直接扩血管作用,在急性左心功能衰竭时可快速降低肺楔压和外周阻力,缓解肺水肿。

【临床应用及注意事项】 利尿药作用机制不同、特点不同(见第 25 章),CHF 时应根据病情进行选择。

轻度 CHF 时可单独应用噻嗪类中效利尿药;中度 CHF 可口服强效利尿药或与噻嗪类及留钾类利尿药合用;重度 CHF、CHF 急性发作、急性肺水肿时,需强效利尿药静脉内给药,以迅速缓解肺淤血、水肿症状。

螺内酯是醛固酮拮抗剂,属弱效利尿剂。因其有抑制肾小管排钾及减少心肌细胞钾外流作用,可对抗中、强效利尿药钾排出增多引起的低钾,降低强心苷中毒发生;更因其可阻断醛固酮在 CHF 时的不良作用而成为 CHF 治疗常用药物。

临床用药注意:①在 CHF、扩血管药物应用不当等使心排出量降低、肾血流量减少、肾小球滤过率明显不足情况下,多数利尿药的利尿作用降低。CHF 患者在选择利尿药时需充分考虑,应根据情况相应调节肾供血量。②大量利尿可能降低有效循环血量，不利于心衰控制，并可使肾血流减少，引起氮质血症。

二、血管扩张药

自20世纪70年代以来，部分治疗高血压和心绞痛的扩血管药物用于治疗CHF，能缓解症状，改善血流动力学变化，提高运动耐力，使疗效大为提高。近期临床研究证实ACEI，肼屈嗪-硝酸异山梨酯联合应用，不仅能够改善症状，而且有提高患者生命质量、降低病死率的效果。

血管扩张药治疗CHF的基本药理作用是：①扩张静脉（容量血管），减少回心血量、降低心脏前负荷。同时，左室舒张末压、肺楔压随之降低，缓解肺淤血症状。②扩张小动脉（阻力血管）降低外周阻力，降低心脏后负荷，心功能改善，心排出量增加，组织供血增加。心排出量的增加还可弥补或抵消因小动脉舒张而可能发生的血压下降、冠状动脉供血不足的不利影响。

临床常用药物：硝普钠、有机硝酸酯类、肼屈嗪、哌唑嗪等，可根据患者血流动力学变化分别选用。ACEI因其在CHF治疗中的特殊作用已另归一类。

硝普钠（nitroprusside sodium）属硝基扩血管药。在细胞内谷胱甘肽作用下释放NO，后者激活可溶性鸟苷酸环化酶，促进cGMP生成，引起血管平滑肌松弛。

硝普钠对静脉和小动脉有较强舒张作用（均衡扩血管），作用出现快，但持续时间短，静脉滴注给药后2~5分钟即见效，停药后2~15分钟即消退。对左心功能降低、慢性心力衰竭的患者应用后，能迅速降低心脏前、后负荷，改善心功能。对无左心功能降低的患者，可因静脉扩张，回心血量降低而心排出量减少。

用于治疗二尖瓣反流、室间隔缺损、急性心肌梗死及高血压所致顽固性、急性心衰效果较好。

硝酸酯类（nitrate esters）能与平滑肌细胞硝酸酯受体结合，并被硝酸酯受体的巯基还原成NO或—SNO（亚硝巯基），产生扩血管作用。本类药物对静脉系统扩张作用大于动脉系统。常用有硝酸甘油（nitroglycerin，NTG），硝酸异山梨醇酯（isosorbide dinitrate ISDN，消心痛，二硝酸异山梨酯）。

本类药物主要用于治疗缺血性心脏病。治疗CHF的药理基础为：扩张容量血管，减少回心血量，快速降低心脏前负荷，降低肺楔压及左室舒张末期压；也略舒张小动脉，降低心脏后负荷，增加心脏排血量，并可因降低心肌氧耗量、改善心肌供血，改善收缩功能与舒张功能。用药后明显减轻呼吸困难，缓解心衰症状，提高患者运动耐力，降低病死率。

临床最常用于需要降低心室充盈压的急性心力衰竭。

本类药物连续应用易产生耐受性，限制了临床应用。

肼屈嗪（hydralazine）直接舒张小动脉平滑肌，降低肺及外周阻力，减轻心脏后负荷，用药后心排出量增加同时降低收缩期心室壁张力，对二尖瓣关闭不全病例有减少反流分数作用。

肼屈嗪对心肌有直接的、中等程度的正性肌力作用，对心衰患者有利。

另一重要的特点是肼屈嗪扩张肾血管作用高于除ACEI以外的其他扩血管药物，对于不能耐受ACEI的肾功能不良CHF患者意义较大。

哌唑嗪（prazosin）能舒张静脉和动脉，用药后后负荷下降，心排出量增加，肺楔压也下降。对缺血性心脏病所致CHF效果较好。

CHF 治疗中血管扩张药的选择应根据患者情况，如对前负荷升高为主，肺淤血症状明显者，宜用对静脉舒张作用明显的硝酸酯类；对后负荷升高为主、心排出量明显减少者，宜选用舒张小动脉作用明显的肼屈嗪等。对前、后负荷都有不同程度增高的患者，则需兼顾。应用血管扩张药物时应注意剂量调整，可参考血压而定。一般以维持血压在 90~100/50~60mmHg、肺楔压 15~18/mmHg 的剂量为宜，以免因降压过度而使冠状动脉灌注压降低，心肌供血不足。

第五节　β 受体阻断药

基于 β 受体阻断药（β-adrenoceptor antagonists）对心脏的抑制作用，长久以来一直被认为是心衰治疗的禁忌。自 20 世纪 70 年代中期，Waagstein 与其同事第一次报告对 7 位心衰患者静脉给予 β 受体阻断药普萘洛尔，可改善心衰症状、提高运动耐量以来，大量精心设计随机对照的临床研究已证实了这类药物在 CHF 药物治疗中的肯定作用。目前已被推荐为治疗慢性心力衰竭的常用药物。临床常用药物有卡维地洛（carvedilol）、美托洛尔（metoprolol）、比索洛尔（bisoprolol）等。

【药理作用】

1. 上调 β 受体，增加心肌细胞对去甲肾上腺素的敏感性　病理生理研究发现，CHF 患者心肌细胞的 β_1 受体下调（由占心肌肾上腺素受体的 70%~80% 降为 50%），同时还有 β_1 受体与 G 蛋白脱耦联，Gs 减少、G_i 增多，腺苷酸环化酶活性下降，细胞内 cAMP 含量减少等变化，导致收缩功能进一步受损。β 受体阻断药防止心肌 β_1 受体暴露于过多的儿茶酚胺下，从而恢复心肌 β_1 受体密度及对儿茶酚胺类敏感性，增强心肌收缩力，改善心功能。

要强调的是，有些 β 受体阻断药应用后，并未出现 β 受体上调，但患者症状有相应改善，说明 β 受体上调并非此类药物对心衰作用的唯一机制。

2. 降低 RAAS 兴奋性　β 受体阻断药通过降低交感神经张力，减少肾素分泌，降低心衰时异常升高的 RAAS 兴奋性，减轻心脏负荷。

3. 抗心律失常　心律失常是 CHF 患者发生猝死的主要原因。众多临床研究发现，在 β 受体阻滞药降低患者的死亡率中，以降低心律失常引起的猝死率高于降低因泵衰竭的死亡率。有认为这是本类药物治疗 CHF 的主要作用。

4. 抗心肌和血管增生、重构作用　通过拮抗 CHF 时过度升高的儿茶酚胺对心肌和血管平滑肌的毒性、降低 RAAS 兴奋性等作用，产生抗增生及抗氧自由基等作用。

【临床应用及注意事项】 β 受体阻断药早期主要用于扩张型心肌病引起的心衰，目前已可选择性用于多种原因的 CHF。

多数患者在用药早期作用不明显，甚至出现心室充盈压升高、心排出量减少等心功能降低的表现，连续较长时间（1~3 个月）应用后则显示出改善心功能，阻止临床症状恶化，提高患者生命质量，降低死亡率的效果。

注意事项：治疗 CHF 时必须与常规治疗药物如地高辛，利尿药等联合用。由于不能排除 β 受体阻断药对心脏的抑制作用可能导致心衰加重，临床应用必须掌握以下原则：①从小剂量开始，严密观察患者反应；②调整剂量应缓慢，避免心功能降低；③慎用于新近发生的 CHF 患者；④目前认为只适用于慢性心衰的长期治疗，不能作为抢救治疗急性失代偿性心衰、难治性心衰等需要静脉应用正性肌力药和因大量液体潴留需强心利尿的患者。

禁忌证：支气管痉挛性疾病、心动过缓（心率 < 60 次 / 分）、Ⅱ度及以上房室传导阻滞（已安装起搏器者除外）、有明显液体潴留需大量利尿者暂时不能用。

第六节 其他用于治疗慢性心力衰竭的药物

其他用于治疗慢性心力衰竭的药物主要介绍非苷类正性肌力药物。

一、β 肾上腺素受体激动药

CHF 因长期交感神经亢奋，尤其 β_1 肾上腺素受体下调，使心肌细胞 β 受体对激动剂敏感性降低。传统 β 受体激动药（肾上腺素、异丙肾上腺素等）因对受体缺乏选择性，在正性肌力的同时增加外周阻力，心脏负荷增加等，非但不能改善心功能，反而导致心肌氧耗量增加及发生心律失常的危险，临床不用于 CHF 治疗。

扎莫特罗（xamoterol）为 β 受体部分激动剂。在轻度 CHF 或休息时，交感神经活性较低，可发挥激动药作用；在重症或劳累激动、交感神经活性升高时，则发挥阻断药作用。临床用于 CHF 能增加中、轻度 CHF 患者休息时的心排出量及血压，对重症患者也能缓解症状。应用价值仍在研究中。

异波帕明（ibopamine）属多巴胺类药物。治疗量可激动多巴胺（D_1、D_2）受体、β 受体，增强心肌收缩性，降低外周阻力，提高心排出量，促进水、钠排泄。治疗 CHF 能缓解症状，提高运动耐力，有应用价值。

多巴酚丁胺（dopamine）对 β_1 受体选择性高。能明显增强心肌收缩力，降低心脏负荷，提高衰竭心脏排出量。

上述药物虽能改善慢性心力衰竭症状，但还保持了一定的增加心肌氧耗量作用，增加了心律失常的发生率。另外，因受体阻断使血中儿茶酚胺类水平增高，增加了心脏猝死的机会和加速心肌细胞凋亡。临床不做慢性心力衰竭的常规治疗用药。

二、磷酸二酯酶抑制药

磷酸二酯酶Ⅲ（PDE- Ⅲ）是 cAMP 降解酶。cAMP 在心肌细胞内可使 $[Ca^{2+}]_i$ 增加，激活钙调蛋白，使肌凝蛋白轻链（MLC）磷酸化，心肌收缩。同时又因受磷蛋白、肌钙蛋白磷酸化，加速内质网对 Ca^{2+} 的摄取，并抑制 Ca^{2+} 与肌钙蛋白结合等途径，促进舒张期心肌松弛（正性收缩，正性舒张）。在血管平滑肌细胞内 cAMP 则可使受肌凝蛋白磷酸化，失去对 MLC 磷酸化的能力，促使血管平滑肌松弛。抑制 PDE- Ⅲ活性将提高细胞内 cAMP 的水平，发挥正性肌力作用和血管舒张（强心、扩血管）作用，临床研究证明 PDE- Ⅲ抑制药能增加心排出量，减轻心脏负荷，降低心肌氧耗量，缓解 CHF 症状。

米力农（milrinone）能缓解 CHF 症状、提高运动耐力，短期应用不良反应较少，但长期应用能加快心率、增加心肌氧耗量、引起心律失常、缩短 CHF 存活时间、增加死亡率等。仅供重度

CHF强心苷效果不佳或不能耐受者短期应用。

依诺昔酮(enoximone)治疗中、重度CHF疗效与米力农相似,也因其病死率较对照组为高,不作长期应用。

维司利农(vesnarinone)作用机制多样,除抑制PDE-Ⅲ外,还有增加Na^+、Ca^{2+}内流、抑制K^+外流及钙增敏等作用。临床应用治疗CHF效果与用药剂量相关,每日用量控制在60mg效果良好,而达120mg则增加死亡率。

其他还有匹罗昔酮(piroximone),匹莫苯(pimobendan)等。

三、钙增敏药

"钙增敏"是指增强心肌收缩成分对Ca^{2+}敏感性的作用,即不用增加细胞内Ca^{2+}量也能加强收缩性。这就可避免因细胞内Ca^{2+}过多而继发的心律失常、细胞损伤甚至死亡。上述维司利农虽有此作用,但选择性较弱,目前正待研制选择性高的"钙增敏药"。

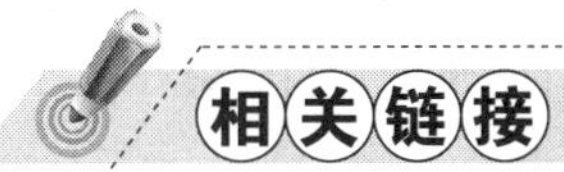

慢性心力衰竭药物治疗研究进展

1. 提高醛固酮受体拮抗剂的地位　研究显示,血管紧张素转换酶抑制剂不能完全抑制组织血管紧张素系统,连续应用可出现"醛固酮逃逸"现象,使心衰时原本升高的醛固酮水平进一步升高,更加速了心肌重塑,并发室性心律失常及猝死。醛固酮受体拮抗剂用于心衰治疗的机制包括:扩血管,降低心脏负荷;拮抗去甲肾上腺素及血管紧张素Ⅱ对心肌结构和功能的不良作用;降低心衰时交感神经系统过度激活等。有资料显示,对严重心衰患者在标准治疗基础上,加用小剂量螺内酯可明显改善症状,缩短住院时间,延长生存期,降低猝死率。有效性和安全性研究正在进行中。

2. 扩大β受体阻断药在慢性心力衰竭中的应用范围　β受体阻断药因为降低心肌收缩力而一直被认为是在慢性心力衰竭治疗中应禁用的药物。自20世纪70年代始,随着人们对心衰病理机制的深入了解,β受体阻断药在充血性心衰治疗中的应用逐渐被肯定。已经有多项大规模试验证实,β受体阻断药既可有效改善心肌重构,又能显著降低心衰患者死亡率。虽然并非所有心衰患者都适宜应用β受体阻断药,但本类药物已从早期较严格控制用于扩张型心肌病心衰的治疗,扩大到适用于多种缺血性或非缺血性心脏病导致射血分数降低的轻至中度充血性心衰患者。需注意的是并非所有β受体阻断药均适用于心衰治疗。

3. 其他正在观察和研究的药物　随着对心衰发生机制的深入了解,心衰治疗思路在不断拓宽。新作用机制的药物研究正在广泛进行,主要有钙增敏剂、致炎性细胞因子拮抗剂、内皮素受体拮抗剂等。

另外,基础研究已发现,他汀类药物(HMG-CoA还原酶抑制剂)可通过抗自由基损伤、抗炎、增加循环及心肌组织中NO合成、降低心肌组织中AngⅡ生成、抑制基质金属蛋白酶产生等多途径,产生抑制心肌重塑作用。确定本类药物在心衰治疗中作用的研究正在进行中。

学习小结

1. 慢性心力衰竭因发病机制复杂，参与因素众多，临床采取联合用药综合治疗措施。主要有强心苷类及非苷类正性肌力药；肾素-血管紧张素-醛固酮系统（RAAS）抑制药；利尿药；β受体阻断药；扩血管药物等。

2. 强心苷类药物　通过直接抑制心肌细胞膜 Na^{+}-K^{+}-ATP 酶，增加细胞内 Ca^{2+} 浓度，增强心肌收缩力，提高衰竭心脏泵血功能。临床除用于治疗不同原因所致 CHF 外，亦用于房颤、房扑、阵发性室上性心动过速的治疗。本类药物不良反应发生率较高且严重，主要表现在消化系统、神经系统和心脏。

3. RAAS 抑制药　包括 ACEI、ARB 及醛固酮拮抗药，在 CHF 治疗中应用除能改善患者血流动力学外，还有延缓和逆转 CHF 所致心室、血管重塑作用。可有效改善患者症状、提高生活质量，延长生命，降低死亡率。

4. β受体阻断药　通过上调β受体，增加心肌细胞对去甲肾上腺素的敏感性；降低 RAAS 兴奋性；抗心律失常；抗心肌和血管增生、重构等作用，已成为治疗 CHF 常规用药。需注意，并非所有类型及程度的心衰均适用，也并非本类所有药物均适用于 CHF 治疗。

复习参考题

1. 简述慢性心力衰竭治疗药物分类。
2. 简述强心苷药理作用、临床应用及主要不良反应。
3. 简述 RAAS 抑制药治疗慢性心力衰竭的药理基础。
4. 简述β受体阻断药在心衰治疗中的意义。

（李卫平）

第二十三章

调 血 脂 药

学习目标

掌握 调血脂药的分类;他汀类药物的药理作用、作用机制、临床应用及不良反应;树脂类及贝特类药物的药理作用、作用机制、临床应用及不良反应。

熟悉 烟酸类、ACTA 抑制药、鱼油制剂类等药物的药理作用及机制。

了解 降低 Lp(a)的药物。

脂蛋白代谢失常主要表现为血浆脂蛋白比例失调,是动脉粥样硬化(atherosclerosis,As)的危险因素,可促进 As 的发生发展。由于 As 是心脑血管疾病的主要病理特征,调血脂药(lipid regulators)通过调节异常的血浆脂蛋白比例,发挥抗 As 作用,有效降低临床心脑血管疾病的发病率及死亡率。

第一节 概 述

一、脂蛋白代谢失常

1. 脂蛋白 血浆脂蛋白由血脂和载脂蛋白组成。血脂是血浆或血清中所含脂质,来自外源性饮食和内源性体内合成,血脂包括游离胆固醇(free cholesterol,Ch)、胆固醇酯(cholesterol ester,CE)、甘油三酯(triglyceride,TG)及磷脂(phospholipid,PL)等,其中游离胆固醇和胆固醇酯(CE)合称总胆固醇(total cholesterol,TC)。血脂与载脂蛋白(apoprotein,apo)结合成为亲水性脂蛋白(lipoprotein,Lp),溶解于血浆,以进行转运和代谢。apo 主要有 A、B、C、D、E 五类,又各自分为若干亚型,不同的 Lp 含不同的 apo,主要功能除了结合与转运脂质外,apo 还能介导脂蛋白与细胞膜上相应脂蛋白受体结合,并被摄入细胞内进行分解代谢。

根据密度大小,Lp 可分为乳糜微粒(chylomicron,CM)、极低密度脂蛋白(very low density lipoprotein,VLDL)、低密度脂蛋白(low density lipoprotein,LDL)和高密度脂蛋白(high density lipoprotein,HDL)。此外,还有 VLDL 在血浆的代谢物——中密度脂蛋白(intermediate density lipoprotein,IDL),以及血浆脂蛋白(a)〔Lp(a)〕,其结构和性质类似 LDL。

2. 脂蛋白代谢失常　各种Lp在血浆中都有其基本恒定的浓度并保持相互间的平衡,如果比例失调则为脂蛋白代谢失常或紊乱。脂蛋白代谢失常包括:①高脂蛋白血症(hyperlipoproteinemia):表现为某些血脂或脂蛋白高出正常范围,又称为高脂血症(hyperlipidemia),基于TC、TG和脂蛋白电泳谱分类,一般将高脂血症分为六型(表23-1);②HDL降低:血浆中HDL有助于逆行转运外周组织的Ch,具有抗As作用,故HDL又称为抗动脉粥样硬化性脂蛋白,而HDL降低是As的危险因素;③Lp(a)增加:Lp(a)是近年确定的As形成的独立危险因素,能促进As的形成和发展。

表23-1　高脂血症分型

分型	脂蛋白变化	脂质变化	分型	脂蛋白变化	脂质变化
Ⅰ	CM↑	TC↑　TG↑↑↑	Ⅲ	IDL↑	TC↑↑　TG↑↑
Ⅱa	LDL↑	TC↑↑	Ⅳ	VLDL↑	TC↑　TG↑↑
Ⅱb	VLDL↑　LDL↑	TC↑↑　TG↑↑	Ⅴ	CM↑　VLDL↑	TC↑　TG↑↑↑

临床上脂蛋白代谢失常引起的高脂血症根据病因可分为原发性和继发性两类。原发性高脂血症原因不明,可能是由于基因缺陷与环境因素综合作用的结果。继发性高脂血症主要由某些全身性疾病(如糖尿病、甲状腺功能减退、肾病综合征、慢性肾衰竭、系统性红斑狼疮、阻塞性黄疸等)和药物(如噻嗪类利尿药、β受体阻断药等)引起。

二、调血脂药分类

血脂异常患者应该首先控制饮食、限制钠盐摄入,提倡低胆固醇、低饱和脂肪酸和相对的不饱和植物油;加强体力活动;在饮食调节和其他生活方式调节等非药物防治措施无效的情况下,应该根据血脂异常的类型、病变情况,以及危险因素多少,选用调血脂药。根据药物药理作用及作用机制,调脂药分为四大类(表23-2)。

表23-2　调血脂药分类

类别	名称	代表药	作用机制	临床应用
一、主要降低TC和LDL的药物	1. HMG-CoA还原酶抑制剂(他汀类)	洛伐他汀 辛伐他汀 普伐他汀 阿伐他汀	抑制HMG-CoA还原酶,阻断胆固醇的合成;并能增加肝脏LDL受体合成	原发性和继发性高胆固醇血症和混合型高脂血症
	2. 胆汁酸结合树脂类	考来烯胺 考来替泊	促进内源性胆固醇的代谢和抑制外源性胆固醇的吸收	Ⅱa及Ⅱb型高脂血症及As
	3. 酰基辅酶A胆固醇酰基转移酶(ACTA)抑制药	甲亚油酰胺	阻止细胞内Ch向CE的转化	Ⅱ型高脂血症
二、主要降低TG和VLDL的药物	1. 苯氧芳酸类(贝特类)	吉非贝齐 非诺贝特 苯扎贝特	激活过氧化物增殖体激活受体α($PPAR_{\alpha}$)	Ⅲ、Ⅳ、Ⅴ型高脂血症

续表

类别	名称	代表药	作用机制	临床应用
	2. 烟酸类	烟酸 阿西莫司	抑制脂肪组织中脂肪酶活性，增加 LPL 活性等	广谱调血脂药，Ⅱb、Ⅳ、Ⅴ型高脂血症疗效最好
三、降低 Lp(a)的药物	多种药物	烟酸类	降低 Lp(a)	高 Lp(a)血症
四、其他	多烯脂肪酸类	ω-3 脂肪酸	抑制肝内 TG 和 apo B 合成，增加 LPL 活性等	各型高脂血症，尤其严重的高 TG 血症

第二节　常用调脂药

一、主要降低 TC 和 LDL 的药物

TC 和 LDL-C 升高是最早明确的冠心病重要危险因素，长期以来研究降低 TC 和 LDL-C 的药一直是调脂药的主要方面。

(一) 3- 羟 -3- 甲基戊二酰辅酶 A 还原酶抑制剂

肝脏 Ch 生物合成是血浆 Ch 内源性来源。3- 羟 -3- 甲基戊二酰辅酶 A(3-hydroxy-3-methylglutaryl CoA，HMG-CoA) 还原酶是肝细胞合成 Ch 过程中的限速酶，能催化 HMG-CoA 生成甲羟戊酸(mevalonic acid，MVA)，为内源性 Ch 合成的关键步骤，抑制 HMG-CoA 还原酶可减少内源性 Ch 合成。他汀类(statins)是 HMG-CoA 还原酶抑制剂，自 1987 年从土曲霉菌发酵液中分离的洛伐他汀首次成为临床调脂药以来，人工合成的新的他汀类药物不断问世。他汀类都具有与 HMG-CoA 还原酶的底物羟甲戊二酰辅酶 A 的戊二酰部分的相似结构，这是抑制 HMG-CoA 还原酶所必需基团，分为内酯环和开环羟基酸型，而前者必须水解为开环羟基酸才有药理活性(图 23-1)。由于结构的差异，不同他汀类药物在药动学、药理作用、临床应用和不良反应等方面呈现各自的特异性。

【体内过程】 他汀类口服吸收迅速良好，内酯环型吸收后在肝脏水解为活性的羟基酸型；大部分药物的血浆蛋白结合率高，在肝脏代谢，经胆汁由肠道排出，少部分由肾排出。常用他汀类的药动学特点见表 23-3。

表 23-3　常用他汀类的药动学特点

药动学参数	洛伐他汀	辛伐他汀	普伐他汀	氟伐他汀	阿伐他汀
口服吸收率(%)	30	60~80	34	98	30
蛋白结合率(%)	>95	94~98	43~55	>99	80~90
生物转化	高	高	高	高	高
经肾脏排泄率(%)	10	13	20	6	<2
$t_{1/2}$(h)	2.9	2~3	1.3~2.8	0.5~2.3	15~30
代谢物	有活性	有活性	无活性	无活性	有活性

洛伐他汀 lovastatin　　辛伐他汀 simvastatin

普伐他汀 pravastatin　　氟伐他汀 fluvastatin　　阿伐他汀 atorvastatin

图 23-1 常用他汀类药物的化学结构

【药理作用和作用机制】

1. 调血脂作用　他汀类有明显的调脂作用。在治疗剂量下，降低 LDL-C 的作用最强，降低 TC 作用次之，降低 TG 作用较弱，对 HDL-C 略有升高作用；他汀类调节血脂作用呈剂量依赖性，长期应用可保持疗效。本类药调脂作用机制包括：①竞争性抑制 HMG-CoA 还原酶，使内源性 Ch 合成受阻，血浆 Ch 降低；②肝细胞内 Ch 降低可代偿性上调肝细胞膜 LDL 受体数量和活性，大量 LDL 被摄取，从而降低血浆 LDL；血浆 LDL 降低可加快 VLDL 代谢，而肝细胞内 Ch 降低也引起 VLDL 合成及释放减少，导致血浆 VLDL 及 TG 下降(图 23-2)。此外，HDL 的升高可能是由于 VLDL 减少的间接结果。不同他汀类对 HMG-CoA 还原酶的抑制作用强度不同，因此调脂作用呈现出一定差异。

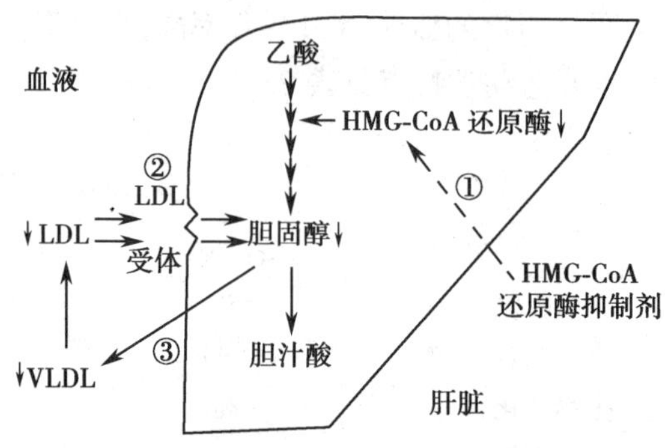

图 23-2 他汀类对脂代谢的影响

①抑制 HMG-CoA 还原酶 ②增加 LDL 受体数量及活性 ③减少 VLDL 的合成与释放

2. 其他作用　他汀类的其他药理作用主要有：①抑制血管平滑肌细胞增殖和迁移，并促进其凋亡；②保护血管内皮细胞，提高血管内皮对扩血管物质的反应性；③抑制单核 - 巨噬细胞的黏附和分泌功能等。这些作用都有助于他汀类抗 As 的发生和发展。

【临床应用】 主要用于杂合子家族性和非家族性Ⅱa、Ⅱb 型和Ⅲ型高脂血症，也可用于 2

型糖尿病和肾病综合征引起的高 Ch 血症，还可用于预防心脑血管急性事件和血管成形术后再狭窄等。

【不良反应及防治】 他汀类具有较好的耐受性，一般不良反应较少而轻，大剂量时可发生胃肠反应、皮肤潮红、头痛、肌痛等，偶见转氨酶和肌酸磷酸激酶（CPK）升高，有横纹肌溶解症发生，停药后可恢复正常。因此，用药期间应定期检测肝功能，有肌痛或肌无力者应检测血 CPK；孕妇、哺乳期妇女、肝肾功能异常者不宜应用。

联合用药时需考虑影响他汀类安全性的危险因素，如与 CYP3A4 抑制剂合用，可减慢他汀类药物代谢而增加肌病发生的危险性；与贝特类合用，因贝特类可损伤肝功能，且主要经肾排泄，也可减慢他汀类药物代谢而增加肌病发生的危险性。

（二）胆汁酸结合树脂类

胆汁酸结合树脂（bile acid binding resins）不溶于水，口服后不被吸收，在肠道与胆汁酸牢固结合，妨碍胆汁酸的肝肠循环和反复利用。从而大量消耗 Ch，降低血浆 TC 和 LDL。代表药物有考来烯胺（cholestyramine，消胆胺）和考来替泊（colestipol，降胆宁）。

考来烯胺为苯乙烯型强碱性阴离子交换树脂，考来替泊为二乙基五胺环氧氯丙烷的聚合物，为弱碱性阴离子交换树脂。常用这类树脂氯化物，Cl^- 能与其他阴离子交换，1.6g 考来烯胺能结合胆盐 100mg。

【药理作用和作用机制】 胆固醇在肝中不断转化为胆汁酸，随胆汁排入肠腔，参与外源性饮食脂肪的消化吸收，95% 胆汁酸在空肠和回肠内被重吸收。本类药物在肠道与胆汁酸结合，发挥以下作用：①被结合的胆汁酸失去活性，减少食物中脂类（包括 Ch）吸收；②阻断胆汁酸重吸收，肝内胆汁酸的大量丢失诱导 7α- 羟化酶活化，促进 Ch 向胆汁酸转化；③肝内 Ch 减少代偿性上调肝细胞膜上 LDL 受体数量和活性，从而降低 LDL。在上述过程，HMG-CoA 还原酶活性可能有继发性增强，但不能补偿 Ch 的减少，因此，胆汁酸结合树脂类与他汀类合用有协同作用。

【临床应用】 服药 4~7 日见效，2 周内达到最大效应。用于Ⅱa 及Ⅱb 型高脂血症、家族性杂合子高脂蛋白血症，对纯合子家族性高 Ch 血症无效。对Ⅱb 型高脂血症，应与降 TG 和 VLDL 的药物配合应用。

【不良反应及防治】 由于使用剂量较大，考来烯胺有特殊的臭味和一定刺激性，少数人用后可能出现胃肠反应，如恶心、腹胀、便秘和食欲减退等，一般在用药 2 周后可消失，如便秘过久应停药；偶有转氨酶增高、脂肪痢等。本类药物在肠道内可与脂溶性维生素、甲状腺素、叶酸及铁剂等结合，影响这些药物的吸收，应避免同时服用，必要时可在服此药 1 小时前或 4 小时后服上述药物。

（三）酰基辅酶 A 胆固醇酰基转移酶抑制药

酰基辅酶 A 胆固醇酰基转移酶（acyl-coenzyme A cholesterol acyltransferase，ACTA）使细胞内 Ch 转化为 CE，从而促进肝细胞 VLDL 的生成和释放，促进血管壁 Ch 的蓄积，促进小肠 Ch 的吸收，促进巨噬细胞泡沫细胞的形成，因而促进 As 病变的形成和发展。抑制 ACTA 可发挥调血脂和抗 As 的作用。目前用于临床的 ACTA 抑制药有甲亚油酰胺（melinamide），其化学结构如下：

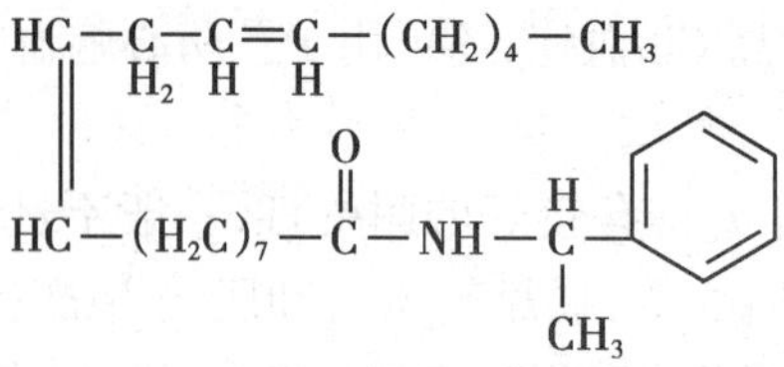

$$HC-\underset{H_2}{C}-\underset{H}{C}=\underset{H}{C}-(CH_2)_4-CH_3$$
$$HC-(H_2C)_7-\overset{O}{\overset{\|}{C}}-NH-\underset{CH_3}{\overset{H}{C}}-C_6H_5$$

甲亚油酰胺口服后约 50% 经门静脉吸收，体内分布广，最后大部分被分解，约 7% 自胆汁排出。本药通过抑制 ACTA，阻滞细胞内 Ch 向 CE 的转化，从而减少外源性 Ch 的吸收，阻滞 Ch 在肝脏形成 VLDL 和外周组织 CE 的蓄积和泡沫细胞的形成，有利于 Ch 的逆化转运，使血浆及组织 Ch 降低。临床适用于Ⅱ型高脂血症。甲亚油酰胺不良反应轻微，可有食欲减退或腹泻等。

二、主要降低 TG 和 VLDL 的药物

（一）苯氧芳酸类

苯氧芳酸类又名贝特类（fibrates），20 世纪 60 年代开发的氯贝丁酯（clofibrate）有降低 TG 和 VLDL 作用，后经临床观察发现不良反应较多，且不降低冠心病死亡率，现已少用。目前应用的新型贝特类，调脂作用增强而不良反应减少。代表药物有吉非贝齐（gemfibrozil）、非诺贝特（fenofibrate）和苯扎贝特（bezafibrate）等。其化学结构见图 23-3。

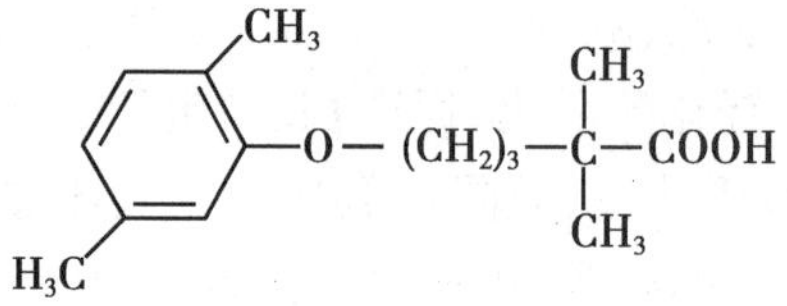

吉非贝齐：$(CH_3)_2C_6H_3-O-(CH_2)_3-C(CH_3)_2-COOH$

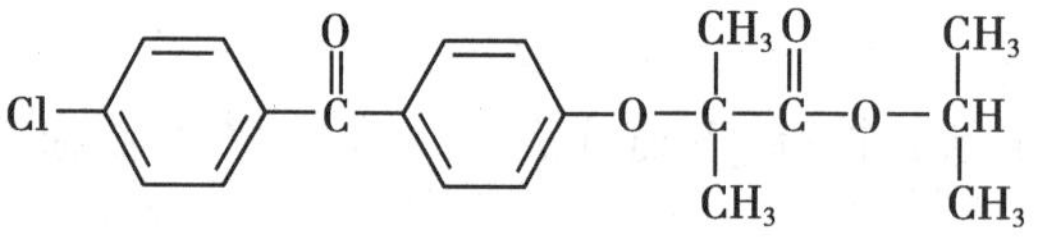

非诺贝特：$Cl-C_6H_4-CO-C_6H_4-O-C(CH_3)_2-CO-O-CH(CH_3)_2$

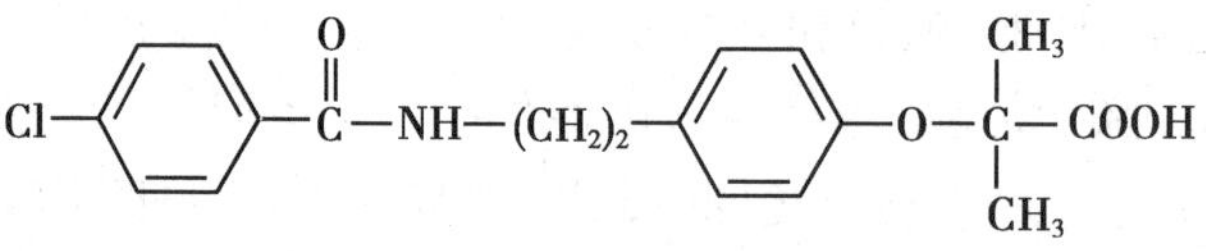

苯扎贝特：$Cl-C_6H_4-CO-NH-(CH_2)_2-C_6H_4-O-C(CH_3)_2-COOH$

图 23-3 苯氧芳酸类的化学结构

【体内过程】 口服吸收快而完全，与血浆蛋白结合率高，大部分经肝脏转化为一种或数种代谢产物，与葡萄糖醛酸结合，最终以原形或衍生物形式经肾排出。肾功能不良者可提高血药浓度和延长 $t_{1/2}$。由于其化学结构各有特异，代谢亦不尽相同。吉非贝齐和苯扎贝特具活性酸形式，吸收后发挥作用快，持续时间短，$t_{1/2}$ 仅 1~2 小时；非诺贝特需先水解成活性酸形式发挥作用，$t_{1/2}$ 约为 13~20 小时。

【药理作用和作用机制】

1. 调血脂作用 贝特类能明显降低血浆 TG、VLDL，降 TC 和 LDL 作用较弱，还能增加

HDL。本类药物是人工合成的过氧化物增殖体激活受体α(peroxisome proliferator-activated receptor α, PPAR α)的配体，可通过激活PPAR α发挥以下作用：①增强脂蛋白脂酶表达与活性，促进CM、VLDL、IDL等富含TG的脂蛋白颗粒中TG的水解；②抑制乙酰辅酶A羧化酶，促使游离脂肪酸分解，抑制肝脏TG及VLDL合成；③诱导肝细胞apoA表达分泌，增加HDL合成从而提高血浆HDL水平，促进Ch逆向转运；④减少血浆中致密的LDL小颗粒，使治疗后的LDL对LDL受体有较高的亲和力，有利于LDL的快速清除，减低血浆LDL。

2. 其他作用　大部分贝特类能降低促凝血因子的活性，减少纤溶酶原激活物抑制物的产生，抑制炎性反应，具有抗凝血、抗血栓和抗炎作用，这些作用也有益于贝特类的抗As效应。非诺贝特除调血脂外，尚可降低血浆纤维蛋白原和血尿酸水平，苯扎贝特能改善糖代谢。

【临床应用】 用于原发性高TG血症，适用于Ⅲ、严重Ⅳ和Ⅴ型高脂血症，也可用于2型糖尿病的高脂血症。非诺贝特可用于伴有高尿酸血症的患者；苯扎贝特可用于糖尿病伴有高TG血症。

【不良反应及防治】 一般情况耐受性良好，不良反应发生率5%~10%，主要为消化道反应，如食欲减退、恶心、腹胀等，其次为乏力、头痛、失眠、皮疹、阳痿等。偶有肌痛、转氨酶升高、尿素氮增加，停药后可恢复。孕妇、肝胆疾病及肾功能不全者禁用。合用可增强口服抗凝药的抗凝活性，常需减少抗凝药用量；与他汀类药联合应用，可增加肌病发生。

（二）烟酸类

代表药烟酸是广谱调血脂药，有抗As效应；烟酸类衍生化合物——阿昔莫司的调血脂作用强于烟酸。常用烟酸类调脂药结构见图23-4。

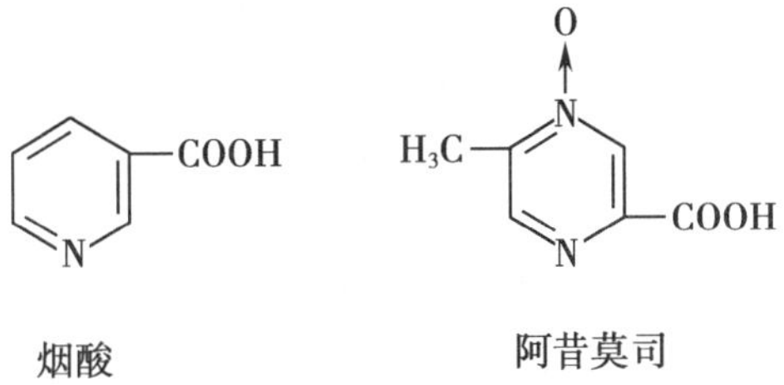

烟酸　　阿昔莫司

图23-4　烟酸类的化学结构

烟　酸

烟酸(nicotinic acid，维生素B_6)口服吸收迅速完全，血浆蛋白结合率低，迅速被肝、肾及脂肪组织摄取，经肝脏转化为烟尿酸，$t_{1/2}$为20~45分钟，以代谢物或原形经肾排出。

【药理作用】 大剂量烟酸能降低血浆TG和VLDL，用药1~4日显效；LDL降低作用较弱和慢，用药5~7日生效；烟酸还可升高血浆HDL、降低Lp(a)水平。如烟酸与其他物质结合成酯(如烟酸肌醇酯)，药后在体内分解释放出烟酸而生效，可减轻烟酸的部分不良反应。

烟酸类有多种调血脂作用机制：①减少细胞内cAMP水平，抑制脂肪组织的脂肪酶，抑制脂肪组织的降解，减少游离脂肪酸的释出，从而减少肝脏TG合成、VLDL合成和释放，继而减少LDL；②增加LPL活性，促进CM及VLDL的消除；③升高HDL含量，从而增加Ch的逆向转运；④降低Lp(a)水平。此外，烟酸类可抑制血栓素(TXA_2)合成、增加前列环素(PGI_2)合成，发挥抗血小板聚集和扩张血管作用。

【临床应用】 烟酸为广谱调血脂药，对Ⅱb、Ⅳ型高脂血症疗效最好，适用于混合型高脂血症、高TG血症、低HDL血症及高Lp(a)血症。与他汀类或贝特类合用有协同作用。

【不良反应及防治】 常见皮肤潮红及瘙痒等，若与阿司匹林伍用，可使反应减轻。阿司匹林不仅能缓解烟酸所致的皮肤血管扩张，还能延长其$t_{1/2}$，防止烟酸所致的尿酸浓度升高。

烟酸刺激胃黏膜可发生消化道症状，加重或诱导消化性溃疡，餐时或餐后服用可以减轻。

长期用药可致皮肤干燥、色素沉着或棘皮症，偶见肝功能异常、血尿酸增多、糖耐量降低。溃疡病、糖尿病、痛风及肝功能异常者禁用。

阿昔莫司

阿昔莫司（acipimox）是1985年上市的烟酸类衍生物。口服吸收迅速完全，2小时后血药浓度达峰值，$t_{1/2}$约2小时，不与血浆蛋白结合，在体内不被代谢，以原形经肾排出。阿昔莫司的药理作用与烟酸相似，但调血脂作用比烟酸强而持久，不良反应较少而轻。主要用于Ⅱb、Ⅳ和Ⅴ型高脂血症，也适用于高Lp(a)血症及2型糖尿病伴有高脂血症者。

三、降低Lp(a)的药物

Lp(a)为LDL变异体，由一个LDL样的核心部分和与纤溶酶原有高度相似性的apo(a)组成。大量流行病学调查显示Lp(a)升高是As的独立危险因素，也是血管成形术后再狭窄的危险因素，其原因可能有：①Lp(a)竞争性抑制纤溶酶原活化，促进血栓形成；②Lp(a)被氧化后形成的氧化型Lp(a)较氧化型LDL有更强的致As作用，可诱导内皮细胞P选择素表达增强，促进单核细胞向内皮的黏附，参与泡沫细胞的形成。因此，降低血浆Lp(a)水平的新药研究已成为调脂药的研究热点。目前已证明烟酸类(包括烟酸、阿昔莫司、烟酸戊四醇酯和烟酸生育酚酯)、新霉素、多沙唑嗪等可降低血浆Lp(a)。

四、其 他

1. 多烯脂肪酸类（polyenoic fatty acids） 又称多不饱和脂肪酸（polyunsaturated fatty acids，PUFA）用于防治心脑血管疾病已有悠久历史。PUFA种类很多，依据结构中不饱和键自脂肪酸链甲基端开始出现位置的不同，可分为n=3（ω-3）或n=6（ω-6）型，代表药有ω-3脂肪酸。这类药物主要为天然海洋鱼油制剂，其主要药理作用有：①调血脂作用：降低TG、TC、LDL、VLDL，升高HDL以及促进脂肪酸氧化，其机制可能与抑制肝内TG和apo B合成，增加LPL活性有关；②抑制血小板聚集、延缓血栓形成。主要用于各型高脂血症，特别适用于严重的高TG血症，也适用于As和血栓性疾病。一般无明显不良反应，长期大量服用时常见胃肠不适、出血时间延长、免疫反应降低，同时本类药中所含的维生素A和D也可能达到中毒水平。

2. 硫酸黏多糖类弹性酶、泛硫乙胺、三磷腺苷（ATP)、维生素C、维生素E等。

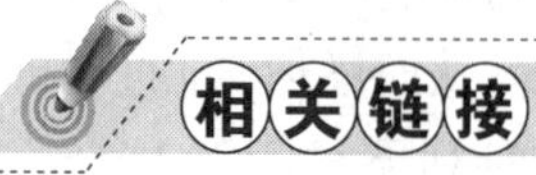

过氧化物增殖体激活受体（peroxisome proliferator-activated receptor，PPAR）是1990年Issemann等首先发现的一种甾体激素受体，与其他甾体激素核受体一样，PPAR属于核转录因子的超家族成员。PPARs与配体结合后，与视黄酸类受体（RXRα）形成异二聚体，然后与靶基因启动子上游的过氧化物酶体增殖物反应元件（peroxisome proliferator response element，PPRE）结合，使靶基因活化，从而调节转录表达。迄今为止，在哺乳动物中已发现

PPARα、PPARβ 和 PPARγ 3 种亚型。研究表明,PPARα 在脂质代谢中起着关键的调节作用,PPARα 已知的靶基因几乎与脂质代谢的所有方面有关,包括脂肪酸摄取、结合、氧化,脂蛋白装配,脂质运输等;作为人工合成的 PPARα 配体,贝特类主要通过激活 PPARα 从转录水平调节血浆脂蛋白的合成与代谢。PPARβ 的生理功能还不清楚。而胰岛素抵抗靶点位于细胞核内 PPARγ,激活 PPARγ 可以促进脂肪组织中某些与葡萄糖转运和利用相关基因的表达,如胰岛素受体和葡萄糖转运子 4(GluT4)等,并促进 GluT4 向细胞膜的转运,从而改善胰岛素抵抗,调节血糖,人工合成的 PPAR γ 高亲和性激动剂噻唑烷二酮类(如罗格列酮、吡格列酮等)目前是治疗 2 型糖尿病的重要药物。

学习小结

1. 脂蛋白代谢失常的分类　①高脂蛋白血症:表现为某些血脂或脂蛋白高出正常范围,又称为高脂血症(hyperlipidemia),基于 TC、TG 和脂蛋白电泳谱分类,一般将高脂血症分为六型;②HDL 降低:血浆中 HDL 有助于逆行转运外周组织的 Ch,具有抗 As 作用,故 HDL 又称为抗动脉粥样硬化性脂蛋白,而 HDL 降低是 As 的危险因素;③Lp(a)增加:Lp(a)是 As 形成的独立危险因素,能促进 As 的形成和发展。

2. 主要降低 TC 和 LDL 的药物　包括 3 类:①HMG-CoA 还原酶抑制剂(他汀类)主要有洛伐他汀、辛伐他汀、普伐他汀、阿伐他汀。该类药物可抑制 HMG-CoA 还原酶,阻断胆固醇的合成;并能增加肝脏 LDL 受体合成;②胆汁酸结合树脂类主要有考来烯胺、考来替泊。该类药物可促进内源性胆固醇的代谢和抑制外源性胆固醇的吸收;③酰基辅酶 A 胆固醇酰基转移酶(ACTA)抑制药有甲亚油酰胺。该类药物可阻止细胞内 Ch 向 CE 的转化。

3. 主要降低 TG 和 VLDL 的药物　包括 2 类:①苯氧芳酸类(贝特类)有苯扎贝特、非诺贝特、吉非贝齐。该类药物可激活过氧化物增殖体激活受体 α($PPAR_{\alpha}$);②烟酸类有烟酸、阿昔莫司。该类药物可抑制脂肪组织中脂肪酶活性,增加 LPL 活性等。

4. 降低 Lp(a)的药物　有烟酸类等多种药物,该类药物可降低 Lp(a)。

5. 多烯脂肪酸类可抑制肝内 TG 和 apo B 合成,增加 LPL 活性等。

复习参考题

1. 血脂调节药的分类及常用药有哪些?
2. 试述他汀类药物的药理作用及机制。
3. 试述贝特类药物的药理作用及临床应用。

(秦红兵)

第二十四章

利尿药和脱水药

学习目标

掌握 利尿药分类及各类代表药；呋塞米、氢氯噻嗪、阿米洛利、螺内酯等药物的药理作用、作用机制、临床应用及主要不良反应。

熟悉 常用脱水药作用机制及临床适应证。

了解 利尿药作用的生理学基础。

第一节 利 尿 药

利尿药(diuretics)是一类作用于肾脏，主要通过影响肾小管重吸收和分泌等功能，促进体内电解质和水分排出的药物。

一、肾脏生理与利尿药作用基础

肾单位是肾脏结构和功能的基本单位，由肾小体和相连的肾小管组成。尿的生成依赖于肾单位各组成结构功能的协调活动。正常情况下，一个成人每天的肾小球滤过液(原尿)可达180L左右，经过肾小管和集合管的选择性重吸收，其中99%的水和电解质、葡萄糖等重新回到血液中，仅有1%的水分和多余的无机盐成为终尿(约1~2L)排出体外。影响终尿形成过程中任一环节的功能，就能对排尿量产生影响。目前临床应用有效的利尿药主要是影响肾小管不同部位对原尿中电解质重吸收，进而影响水分重吸收，产生利尿作用的。因肾小管不同部位对原尿中电解质吸收的机制不同、量不同，利尿药产生的利尿效应也不同(图24-1)。

(一) 肾小球

肾小球是肾小体的核心结构。肾小球滤过率决定了原尿生成的量，但终尿的多少则取决于肾小管对滤过液的重吸收量。增加肾动脉血流、提高滤过压差等均可增加肾小球滤过率，而在肾小管功能正常时，肾脏本身的调节作用(球管平衡)使终尿量仍控制在正常范围内。因此，临床应用多巴胺、茶碱等具有扩张肾血管、增加肾血流作用的药物利尿作用却较弱。部分利尿药虽然也有改善肾血流，增加肾小球滤过率作用，但均不是其利尿作用的主要机制。

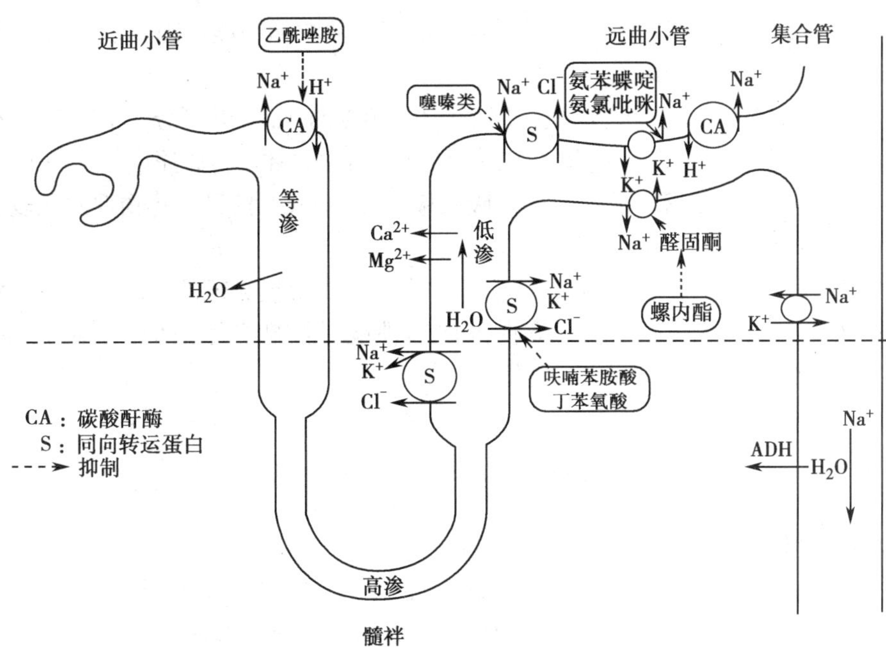

图 24-1　肾小管各段重吸收和利尿药作用部位

（二）肾小管

肾小管分为近端、髓袢及远端小管三部分。各部分对原尿中成分重吸收的种类不同，量也有极大差异。利尿药通过影响不同部位肾小管的重吸收，产生效应强度不同的利尿作用。

1. 近曲小管　近曲小管是近端小管盘绕肾小球周围的曲部，重吸收能力很强，原尿中除葡萄糖、氨基酸、小分子蛋白质和维生素等几乎全部在此被重吸收外，约 65%~70% 的 Na^+、85% 的水分及大部分尿酸、尿素和其他无机盐等亦在此段被重吸收。Na^+ 在近曲小管被重吸收主要是以弥散方式通过 Na^+ 通道进入小管上皮细胞内。此外，近曲小管上皮细胞内含有大量碳酸酐酶催化 CO_2 与 H_2O 生成碳酸，再分解成 H^+ 和 HCO_3^-，H^+ 又可与原尿中的 Na^+ 进行交换，使 Na^+ 进入上皮细胞，向间质转移。伴随 Na^+ 的重吸收又有 Cl^-、Ca^{2+}、K^+、Mg^{2+} 等离子的重吸收。

与重吸收量不相符的是抑制此段肾小管重吸收的药物却不能产生明显的利尿作用。解释原因是：重吸收减少使小管腔内容量增加，扩张小管，增大吸收面积；也因为近曲小管之后各段代偿性重吸收增加，抵消了此段重吸收被抑制的作用。碳酸酐酶抑制药乙酰唑胺（acetazolamide）作用于此部，通过抑制碳酸酐酶活性，减少 H^+ 生成，减少 H^+-Na^+ 交换，只能产生很弱的利尿作用。

2. 髓袢升支粗段　原尿中约 25% 的 Na^+ 在此段被重吸收。小管上皮细胞管腔面细胞膜上的转运载体蛋白将管腔中 Na^+、Cl^-、K^+ 按 1∶2∶1 向细胞内共同转运。进入细胞的 Na^+ 经基侧面细胞膜上 Na^+ 泵排向髓质间隙，Cl^- 随电化学梯度通过基侧面细胞膜 Cl^- 通道离开细胞，K^+ 则顺浓度梯度重新返回小管腔内。此时，管腔内因 Cl^- 流出而 K^+ 返回形成正电位，可促使 Na^+ 通过细胞旁路被动重吸收及 Ca^{2+}、Mg^{2+} 等重吸收。

因为此段小管对水几乎不通透，管腔内液渗透压因离子减少而降低（肾脏对尿液的稀释功能），而髓质间液因大量离子进入与尿素共同形成高渗透压区，在抗利尿激素的存在下促进集合管对水分的大量再吸收（肾脏对尿液的浓缩功能）。作用于此段的利尿药通过抑制上述 Na^+-

$2Cl^-$-K^+ 共同转运，既影响肾脏的稀释功能，又影响肾脏的浓缩功能。因其后各段肾小管不具备大的代偿重吸收能力，故利尿作用强大。

3. 远曲小管和集合管　共重吸收原尿中约 5%~10% 的 Na^+。并可分泌 H^+、NH_3 及 K^+。

远曲小管近端上皮细胞管腔面膜上有 Na^+-Cl^- 同向转运载体，将原尿中 Na^+、Cl^- 摄入细胞内，再经基侧膜转运至间质液。因对水的重吸收极低，维持尿液稀释。药物抑制此段 Na^+、Cl^- 重吸收，可产生中等强度利尿作用。

远曲小管远端和集合管对 Na^+ 的重吸收是通过 Na^+-K^+ 交换完成的。原尿中 Na^+ 浓度和基膜侧 Na^+-K^+-ATP 酶活性对此段 Na^+ 重吸收和 K^+ 排泄能力影响较大。药物可通过不同机制减少此段 Na^+ 重吸收和 K^+ 排泄，产生较弱利尿作用。

二、常用利尿药

临床常用的利尿药可根据利尿效能分为以下三类：

1. 高效利尿药　作用于髓袢升支的利尿药，如呋塞米、托拉塞米、依他尼酸等。

2. 中效利尿药　作用远曲小管近端的利尿药，如噻嗪类、氯噻酮等。

3. 弱效利尿药　因此类药物增加 Na^+ 排出的同时减少了 K^+ 排泄，又被称为留钾利尿药。①作用于近曲小管的利尿药，如乙酰唑胺；②作用于远曲小管远端和集合管的利尿药，如螺内酯、阿米洛利、氨苯蝶啶等。

（一）高效利尿药

可减少原尿中 20%~25% Na^+ 的重吸收，产生强大的利尿作用。由于本类药物作用部位为肾小管的髓袢升支，又称袢利尿剂。

呋　塞　米

呋塞米（furosemide，呋喃苯胺酸、速尿）属氨磺酰类化合物，为目前临床应用最广泛的高效、速效利尿药。

【体内过程】 呋塞米口服吸收率约 60%，食物能减慢吸收，但不影响吸收率及其疗效。主要分布于细胞外液，分布容积约 0.1L/kg，血浆蛋白结合率 91%~97%。根据给药途径不同，作用出现、达峰和持续时间分别为：静脉用药后 5 分钟、0.33~1 小时、2 小时；口服 30~60 分钟、1~2 小时、6~8 小时。$t_{1/2}$ 个体差异较大，肾功能正常者约为 30~60 分钟，无尿患者可延长至 75~155 分钟，肝肾功能同时严重受损者可达 11~20 小时。新生儿由于肝肾廓清能力较差，$t_{1/2}$ 约 4~8 小时。大部分以原形经肾脏排泄，约 10%~35% 经肝脏代谢由胆汁排泄。本药可泌入乳汁中，不被透析清除。

【药理作用与作用机制】

1. 利尿作用　呋塞米可与肾小管髓袢升支细胞膜 Na^+-K^+-$2Cl^-$ 同向转运体结合，抑制对 Na^+-K^+-$2Cl^-$ 的同向转运。Na^+ 重吸收可由原来的 99.4% 下降为 70%~80%。尿液的稀释功能下降，间质液渗透压随之降低，进而降低尿液浓缩功能，排出大量近似等渗的尿液。在水与电解质平衡保持正常水平情况下，持续给予大剂量呋塞米可使成人 24 小时内排尿 50~60L。由于髓袢部 Na^+ 重吸收减少，流入远端小管 Na^+ 浓度升高，促进 Na^+-K^+ 和 Na^+-H^+ 交换增加，使 K^+ 和 H^+ 排出增多，同时 Ca^{2+}、Mg^{2+} 的排泄也增加。由于 Cl^- 的排出量往往超过 Na^+，故可出现低氯碱血症。短期用药能增加尿酸排泄，而长期用药则可引起高尿酸血症。

呋塞米用于利尿时剂量范围较宽，剂量 - 效应关系明显，随着剂量加大，利尿效果明显增强。

2. 对血流动力学的影响　呋塞米能抑制前列腺素分解酶的活性，使 PGE_2 含量升高，产生扩张血管作用。

(1) 降低肾血管阻力：使肾血流量尤其是肾皮质深部血流量增加，此作用参与了利尿作用，也是其用于预防急性肾衰竭的理论基础。

(2) 扩张肺静脉，降低肺毛细血管通透性：减少回心血量，左心室舒张末期压力降低，有助于急性左心衰竭的治疗。

【临床应用】

1. 水肿性疾病　可用于充血性心衰、肝硬化、肾脏疾病（肾炎、肾病及各种原因所致的急、慢性肾衰竭）等多种原因引起的中、重度水肿。尤其在肾小球滤过率明显降低，其他利尿药效果不佳时，应用本药物仍可能有效。

紧急情况或不能口服者，可静脉注射，开始 20~40mg，必要时每 2 小时追加剂量，直至出现满意疗效。维持用药阶段可分次给药。

2. 急性左心衰、肺水肿　用药后症状缓解早于利尿作用出现，目前认为早期作用机制是扩张血管产生的。

静脉滴注 200~400mg，滴注速度每分钟不超过 4mg。有效者可按原剂量重复应用或酌情调整剂量，每日总剂量不超过 1g。

3. 高血压　不作为常规用药。主要用于急进型高血压、高血压危象，在伴有肾功能障碍时尤为适用。

治疗高血压危象时，起始 40~80mg 静脉注射，伴急性左心衰竭或急性肾衰竭时，可酌情增加剂量。

4. 防治急性肾衰竭　用于失水、休克、中毒、麻醉意外以及循环功能不全等各种原因导致的肾血流减少，在纠正血容量不足的同时及时应用，可降低急性肾小管坏死的发生。

5. 高钾血症、高钙血症及抗利尿激素分泌过多症等。

6. 加速毒物排出　配合大量补液，通过增加尿量、减少重吸收等促进体内毒物排出。

【不良反应】

1. 水、电解质平衡紊乱　长期或大剂量应用易发生。主要表现为低钾、低钠、低钙血症，低氯性碱中毒，以及与此有关的口渴、乏力、肌肉酸痛、心律失常等。

2. 耳毒性　表现有耳鸣、听力障碍等。多发生于大剂量静脉推注（每分钟剂量大于 4~15mg），尤其与其他有耳毒性的药物同时应用时。一般为暂时性，少数不可逆。

3. 其他　可有消化系统、神经系统等多种症状出现。过敏反应，包括皮疹、间质性肾炎，甚至心搏骤停。粒细胞减少、血小板减少性紫癜和再生障碍性贫血、肝功能损害、血糖升高或原有糖尿病加重、高尿酸血症等。在高钙血症时，可引起肾结石。

老年人应用本药时易发生低血压、电解质紊乱、血栓形成和肾功能损害等不良反应。

【应用注意】

1. 严密监察离子平衡，尤其注意血 K^+ 浓度，注意补钾，维持血 K^+ 浓度在 3.0nmol/L 水平以上。严重肝功能损害者，因水、电解质紊乱可能诱发肝性脑病。对磺胺类药物和噻嗪类利尿药过敏者，对本药可能亦过敏。

2. 慎用于无尿或严重肾功能损害、糖尿病、高尿酸血症或有痛风病史等。

3. 应从最小有效量开始，根据利尿反应调整剂量，以减少水、电解质紊乱等不良反应的发生。

4. 不宜肌内注射。常规剂量静脉注射时间应超过 1~2 分钟，大剂量静脉注射时每分钟不超过 4mg。本药碱性较强，静脉用药应以氯化钠稀释，不宜用葡萄糖稀释。

5. 与降压药合用时，后者剂量应酌情调整。

6. 少尿或无尿患者应用最大剂量 24 小时仍无效时应停药。

7. 动物实验表明本品可致胎仔肾盂积水、流产和胎仔死亡率升高。孕妇，尤其是妊娠前 3 个月应尽量避免应用。哺乳期妇女慎用。

【药物相互作用】

1. 肾上腺皮质激素、促肾上腺皮质激素及雌激素能降低本药的利尿作用，并增加电解质紊乱尤其是低钾血症的发生机会。

2. 非甾体消炎镇痛药能降低本药的利尿作用，肾损害机会也增加，可能与前者抑制前列腺素合成，减少肾血流量有关。

3. 与拟交感神经药物及抗惊厥药物合用，利尿作用减弱。

4. 与多巴胺合用，利尿作用加强。

5. 本药可使尿酸排泄减少，血尿酸升高，故与治疗痛风的药物合用时，后者的剂量应作适当调整。

6. 降低降血糖药、抗凝药物和抗纤溶药物的作用。

7. 与氨基糖苷类、头孢菌素类、两性霉素、抗组胺药物等合用，增加耳毒性和肾毒性。与碳酸氢钠合用发生低氯性碱中毒机会增加。

8. 本药加强非去极化肌松药的作用，与血钾下降有关。

托 拉 塞 米

托拉塞米（torasemide）是 20 世纪 90 年代初问世的新一代磺酰脲类长效袢利尿药。

【体内过程】 托拉塞米口服极易吸收，生物利用度约 80%~90%，血浆蛋白结合率约 97%~99%，分布容积约 0.2L/kg。约 80% 经肝脏转化，仅 20% 以原形经肾脏排泄。T_{max} 约 1 小时。$t_{1/2}$ 约 3.5 小时，作用可持续近 24 小时。肝硬化、慢性心力衰竭、严重肾衰竭时 $t_{1/2}$ 可程度不等延长。

【药理作用特点及临床应用】 托拉塞米除能抑制髓袢升支 Na^+-K^+-$2Cl^-$ 共同转运外，还具有拮抗醛固酮作用。与呋塞米相比，利尿作用强（10~20mg 托拉塞米排钠量约与 40mg 呋塞米相当）且持久。托拉塞米还可抑制 TXA_2 的缩血管作用、对糖代谢和脂代谢无不良影响。

托拉塞米是治疗急性肾衰竭、肝硬化腹水及脑水肿的一线用药。治疗慢性心力衰竭总有效率高于呋塞米。也可用于原发性高血压等治疗。

临床研究显示，托拉塞米低剂量口服无明显不良反应，大剂量口服未出现严重不良反应报道。发生离子平衡紊乱、耳毒性等不良反应几率均低于呋塞米，对尿酸排泄无影响，耐受性好。经肾消除量小，肾衰竭患者用药安全，无积累作用。

布 美 他 尼

布美他尼（bumetanide，丁苯氧酸）口服吸收迅速、完全，生物利用度可达 90%。血浆蛋白结合率94%~96%，作用产生快，持续时间较呋塞米长。本药经肝脏代谢者较少，77%~85%经尿排泄，其中45%为原形，15%~23%由胆汁和粪便排泄。药理作用、作用机制、临床用途均与呋塞米相似。特点是利尿作用约为呋塞米20~60倍。某些对呋塞米无效的病例仍可能有效。不良反应与呋塞米相似但较轻，排钾作用小于呋塞米。

依他尼酸

依他尼酸（ethacrynic acid）为较早应用的袢利尿药。药理作用、作用机制、临床用途均与呋塞米相似。利尿强度弱于呋塞米。胃肠道、耳毒性等不良反应较严重，目前已较少应用。

（二）中效利尿药

本类药物作用于远曲小管近端，产生中等强度利尿作用。常用药物有：

噻嗪类（thiazides）为临床常用中效利尿药。本类药物产生利尿作用的基本结构由杂环苯并噻二嗪与一个磺酰胺基（$—SO_2NH_2$）共同组成。其一系列衍生物是在2、3、6位代入不同基团而得。噻嗪类药物作用机制相同，效能相似，仅体内过程和效价强度各异。由于药物安全范围较宽，故有效剂量的大小在各药的实际应用中并无重要意义。

氯噻酮（chlortalidone）、吲哒帕胺（indapamide）、美托拉宗（metolazone）等虽无噻嗪环结构，但其药理作用与噻嗪类相似（又被称为类噻嗪类），同属中效利尿药（表24-1）。

表24-1　常用中效利尿药特点

药物	效价强度	口服吸收	$t_{1/2}$(h)	主要消除途径	用量(mg/d)
氢氯噻嗪	1	70%	2.5	原型尿排泄	50~100
氯噻嗪	0.1	9%~56%	1.5	原型尿排泄	1000~2000
苄氟噻嗪	10	99%	3~3.9	30%尿、70%代谢	2.5~10
氯噻酮	1	65%	35~50	65%尿、25%代谢、10%胆汁	50~100
吲哒帕胺	20	93%	14~17.8	体内广泛代谢，25%经粪排泄	2.5~10
美托拉宗	10	65%	8	80%尿、10%代谢、10%胆汁	2.5~10

氢氯噻嗪

氢氯噻嗪（hydrochlorothiazide，双氢克尿塞）为噻嗪类利尿药的代表药，也是目前临床应用最广泛的中效利尿药。

【体内过程】 口服吸收迅速但不完全，进食能增加吸收量，可能与药物在小肠的滞留时间延长有关。本药部分与血浆蛋白结合，另有部分进入红细胞内。口服1~2小时起效，T_{max}为4小时，作用持续时间6~12小时。肾功能受损者$t_{1/2}$延长。主要以原形由尿液排泄。

【药理作用及作用机制】

1. 利尿作用　抑制远曲小管近端对Na^+-Cl^-的共同转运，使Na^+、Cl^-的重吸收减少。管腔内升高的Na^+进入远曲小管远端和集合管时Na^+-K^+交换增多，K^+排泄增多，同时增加Mg^{2+}排泄。氢氯噻嗪可使尿Ca^{2+}排泄减少，可能是因为Na^+重吸收减少，降低了细胞内Na^+浓度，促使上皮细胞基膜侧Na^+-Ca^{2+}交换所致。本类药物都能不同程度地抑制碳酸酐酶活性，对近端小管Na^+-H^+交换有一定的抑制作用。应用后可增加水及Na^+、K^+、Cl^-、HCO_3^-、Mg^{2+}等排泄，增加尿量。

2. 对肾血流动力学和肾小球滤过功能的影响　由于肾小管对水、Na^+ 重吸收减少，小管腔内压力升高，以及流经远曲小管的水和 Na^+ 增多，刺激致密斑通过管 - 球反射，使肾内肾素、血管紧张素分泌增加，引起肾血管收缩，肾血流量下降，肾小球入球和出球小动脉收缩，肾小球滤过率也随之下降。肾功能降低时噻嗪类药物利尿作用降低，当肾小球滤过率低于 30ml/min，噻嗪类不发挥利尿作用，且能进一步损害肾功能。

3. 抗利尿作用　氢氯噻嗪能明显减少尿崩症患者尿量，机制尚不清，主要与药物降低血中 Na^+ 浓度，减轻对渴中枢渗透压感受器的刺激，减少饮水量相关。也有认为是抑制磷酸二酯酶，增加细胞内 cAMP 浓度，使远曲小管、集合管对水的重吸收增加，尿量减少。

4. 降压作用　用药早期因利尿作用使血容量减少降低血压，长期用药降压机制与降低血管平滑肌细胞内 Ca^{2+} 浓度，血管平滑肌张力下降有关。

【临床应用】

1. 治疗水肿性疾病　主要用于多种疾病引起的中等程度水肿，如慢性心衰、肝硬化腹水、肾病综合征、急慢性肾炎水肿、慢性肾衰竭早期、肾上腺皮质激素和雌激素治疗引起的的钠、水潴留等。可排除体内过多的钠和水，减少细胞外液容量，消除水肿。

2. 高血压　可单独或与其他降压药联合应用。

3. 中枢性或肾性尿崩症。

4. 肾结石　主要用于预防含钙盐成分形成的结石。

【不良反应及应用注意】 大多不良反应与用药剂量和疗程有关。

1. 水、电解质紊乱　较为常见。长期、大量应用易发生血 Na^+、K^+、Cl^-、Mg^{2+} 等离子降低。临床常见表现有口干、烦渴、肌肉痉挛、恶心、呕吐和疲乏无力等，严重时可有心律失常、可诱发肝硬化患者发生肝性脑病。

2. 高糖血症　本药可使糖耐量降低，血糖升高，此可能与抑制胰岛素释放有关。

3. 高尿酸血症　可与尿酸竞争泌酸孔道，干扰尿酸排泄，少数可诱发痛风发作。

4. 其他　过敏反应，如皮疹、荨麻疹等，与磺胺类药物、呋塞米、布美他尼、碳酸酐酶抑制剂有交叉过敏；白细胞减少或缺乏症、血小板减少性紫癜；胆囊炎、胰腺炎、性功能减退、光敏感、色觉障碍等，但较罕见。

5. 应用注意　无尿或严重肾衰竭、糖尿病、高尿酸血症或有痛风病史、严重肝功能损害、高钙血症、低钠血症、红斑狼疮、妊娠等应慎用。

哺乳期妇女不宜应用。老年患者应用本类药物较易发生低血压、电解质紊乱和肾功能损害。

【药物相互作用】

1. 肾上腺皮质激素、促肾上腺皮质激素、雌激素、拟交感胺类药物等能降低本药的利尿作用，增加发生电解质紊乱的机会，尤其是低钾血症。非甾体消炎镇痛药，尤其是吲哚美辛，能降低噻嗪类药物的利尿作用。

2. 考来烯胺能减少胃肠道对本药的吸收，故应在口服考来烯胺 1 小时前或 4 小时后服用本药。

3. 与多巴胺合用，利尿作用加强。与降压药合用时利尿、降压作用均加强。

4. 减弱降糖药、抗凝药的作用。

5. 与洋地黄类药物、胺碘酮等合用时，应慎防因低钾血症引起的不良反应。

6. 其他　可增强非去极化肌松药的作用，增加锂的肾毒性，与碳酸氢钠合用，发生低氯性碱中毒机会增加。

氯 噻 酮

氯噻酮(chlortalidone)为非噻嗪类中效利尿药。口服吸收不完全。主要与红细胞结合，血浆蛋白结合率低，严重贫血时与血浆蛋白(主要是清蛋白)的结合增多。口服2小时起效，作用持续时间为24~72小时。本药半衰期和作用持续时间显著长于噻嗪类药物的原因，是由于本药主要与红细胞碳酸酐酶结合，故排泄和代谢均较慢。适应证及不良反应与噻嗪类相似。也可用于尿崩症治疗。

吲 哒 帕 胺

吲哒帕胺(indapamide)利尿作用机制及特点与噻嗪类相似。同时该药还有钙通道阻滞和促进血管内皮细胞产生松弛因子(EDRF)作用，对血管平滑肌有扩张作用，低剂量(<2.5mg/d)降压作用明显，而利尿作用微弱。临床主要用于高血压治疗。

美 托 拉 宗

美托拉宗(metolazone)口服后1小时显效，作用可维持12~24小时。利尿作用与噻嗪类相似，无抑制碳酸酐酶作用，不影响肾血流量和肾小球滤过率。主要用于水肿治疗，也用于高血压治疗。肾小球滤过率<10ml/min时，利尿效果差。不良反应与氢氯噻嗪相似。

(三) 弱效利尿药

弱效利尿药主要指作用于远曲小管远端和集合管的利尿药，因此段小管重吸收的 Na^+ 量最少，药物利尿效应也最弱。常用有螺内酯、阿米洛利、氨苯蝶啶等。与前述利尿药不同的是，这些药物在增加 Na^+ 排出的同时减少了 K^+ 排泄，故又被称为留钾利尿药。另外，作用于近曲小管的乙酰唑胺(acetazolamide)通过抑制碳酸酐酶也产生弱效利尿作用。

螺 内 酯

螺内酯(spironolactone，安体舒通 antisterone)是人工合成的甾体化合物，化学结构与醛固酮相似。

【体内过程】 目前临床所用微粒制剂口服吸收好。生物利用度大于90%。T_{max} 约3小时。血浆蛋白结合率大于90%。$t_{1/2}$ 仅10分钟，产生利尿作用的是其活性代谢产物烯睾丙内酯(canrenone)，$t_{1/2}$ 约10~12小时，口服1天左右起效，2~3天达高峰，停药后作用可持续2~3天。约10%以原形经肾脏排泄，余以结合型无活性代谢产物形式经肾脏和胆道排泄。

【药理作用】 螺内酯利尿作用通过拮抗醛固酮产生。

醛固酮作用于远曲小管、集合管上皮细胞内受体，通过诱导特异蛋白质(醛固酮诱导蛋白)的合成，促进管腔膜 Na^+-K^+ 交换(保 Na^+ 排 K^+)。螺内酯可与醛固酮受体结合，拮抗醛固酮作用，产生排 Na^+ 留 K^+ 作用，增加尿量。大剂量螺内酯可干扰类固醇合成，尚无临床意义。

螺内酯的利尿作用与体内醛固酮的浓度相关。实验显示，切除动物肾上腺后螺内酯不产生利尿作用。

【临床应用】 因利尿作用弱，较少单独应用，常与高效利尿药或中效利尿药合用，以增强利尿效果并减少 K^+ 的排出。

1. 醛固酮升高的水肿 肝硬化腹水、肾病综合征水肿等。

2. 心力衰竭 除利尿、维持 K^+ 平衡外，尚有抑制、逆转组织重构作用(见第二十二章)。

3. 原发性醛固酮增多症的诊断和治疗。

【不良反应及应用注意】

1. 高钾血症 久用可引起血 K^+ 升高，肾功能损害、少尿、无尿时易发生。常以心律失常为首发表现，用药期间应注意监测血 K^+ 和心电图。

2. 其他 可有胃肠道反应，有报道可致消化性溃疡。少见的不良反应有：低钠血症；性激素样作用，长期应用可致男性乳房发育、性功能低下，女性乳房胀痛、声音变粗、多毛症、月经失调等。长期或大剂量服用本药可发生中枢神经系统表现，行走不协调、头痛等。

3. 肾功能不良者禁用 老年人对本药较敏感，应由小剂量开始用。

【药物相互作用】

1. 与含钾药物、血管紧张素转换酶抑制剂、血管紧张素Ⅱ受体拮抗剂和环孢素、库存血等合用时，增加高钾血症发生的机会。与氯化铵合用易发生代谢性酸中毒。增加有肾毒性药物对肾脏的损害。

2. 能延长地高辛半衰期。

依普利酮

依普利酮(eplerenone)是选择性醛固酮受体拮抗剂，有研究显示其对醛固酮受体拮抗作用为螺内酯的两倍(效价强度)。因其对醛固酮受体选择性高，故性激素样不良反应明显低于螺内酯。用于高血压及心力衰竭治疗，除通过排 Na^+、利尿、消除水肿外，更有意义的是通过抗血管、心肌重塑，改善疾病发展过程，提高患者生命质量。

氨苯蝶啶

氨苯蝶啶(triamterene)为非固醇类药物，作用不受体内醛固酮水平影响。

【体内过程】 口服吸收迅速，吸收率 30%~70%，个体差异较大。口服后 2~4 小时起效，T_{max} 为 6 小时，$t_{1/2}$ 为 1.5~2 小时，作用可持续 7~9 小时。主要由肝脏代谢，大部分代谢产物仍具有与母体相似的药理活性，经肾脏排泄，少量经胆汁排泄。

【药理作用及临床应用】 氨苯蝶啶作用不同于螺内酯。

远曲小管远端和集合管上皮细胞基膜面 Na^+ 泵将细胞内 Na^+ 转移至间质而降低细胞内 Na^+ 浓度，使管腔内 Na^+ 顺浓度梯度经管腔膜 Na^+ 通道进入细胞内，完成重吸收，同时形成的管腔内负电位又成为促进 K^+ 排泄的原动力。氨苯蝶啶可阻断管腔膜 Na^+ 通道，抑制管腔液中 Na^+ 重吸收，减少 K^+ 排泄，同时减少 H^+、Ca^{2+}、Mg^{2+} 的排泄。

因利尿作用弱，多与强效、中效利尿药合用，以增强利尿效应，维持 K^+ 平衡。

【不良反应及应用注意】 主要为高钾血症。其他可有低钠血症、胃肠道反应、头晕、头痛、光敏感等，均较少见。因代谢产物仍具有药理活性，故肝、肾功能不良者均应慎用或禁用。高钾血症禁用。

阿米洛利

阿米洛利(amiloride)口服吸收率 15%~25%，$t_{1/2}$ 约 6 小时，利尿作用出现于口服后 2 小时，可持续 10~24 小时。主要以原形从肾脏排泄。

本药化学结构不同于氨苯蝶啶，但作用机制相同。留 K^+、利尿作用均强于氨苯蝶啶和螺内酯。临床应用与氨苯蝶啶相似。

乙酰唑胺

与前述弱效利尿药不同，乙酰唑胺（acetazolamide，醋唑磺胺 diamox）是一种可逆的强效碳酸酐酶抑制剂，作用部位广泛。利尿作用部位主要在近曲小管，通过减少 HCO_3^- 和 H^+ 生成，降低 H^+-Na^+ 交换，抑制 Na^+ 重吸收。利尿作用弱。

乙酰唑胺还可抑制房水生成，有降低眼内压作用。

临床主要用于青光眼和某些水肿性疾病辅助治疗；纠正代谢性碱中毒；预防和治疗急性高山病引起的肺水肿及脑水肿等。

第二节　脱　水　药

脱水药（dehydrant agents）又称渗透性利尿药（osmotic diuretics），是一类非电解物质，具有增加血浆渗透压，能在肾小球自由滤过，但不易被肾小管重吸收的特性。临床常用药物有甘露醇、山梨醇、高渗葡萄糖等。

甘　露　醇

甘露醇（mannitol）属于多醇糖。是临床最常用的脱水药。

【体内过程】 甘露醇口服不吸收，临床采用静脉内给药，可在血管内存留，极少向组织分布，主要以原形随尿液排泄，仅不到 20% 可进入肝脏，转变为糖原或经胆道排泄。

T_{max} 为 30~60 分钟，$t_{1/2}$ 约 100 分钟，急性肾衰竭时可延长至 6 小时。降低眼内压和颅内压作用于静脉注射后 15 分钟内出现，维持 3~8 小时。利尿作用于静脉注射后 0.5~1 小时出现，维持 3 小时。

【药理作用】 甘露醇药理作用与其不易通过毛细血管壁向组织间转移，提高血浆渗透压直接相关。

1. 组织脱水作用　因血浆渗透压提高，导致组织内水分进入血管内，减轻组织水肿，可降低眼内压、颅内压、脑脊液容量及压力。1g 甘露醇可产生渗透浓度 5.5mOsm/L，注射 100g 甘露醇可使 2000ml 细胞内水转移至细胞外，尿钠排泄 50g。

2. 利尿作用　甘露醇静脉注射后，首先通过组织脱水增加血容量，并可促进 PGI_2 分泌，扩张肾血管，增加肾血流，肾小球毛细血管压升高，肾小球滤过率增加。其次因滤入肾小管中的甘露醇极少被重吸收，又增加了小管腔内渗透压，减少了水的重吸收。另外，甘露醇还可干扰髓袢升支粗段 Na^+、Cl^-、K^+、Ca^{2+}、Mg^{2+} 的重吸收，除增加这些离子排泄外，还破坏髓质高渗状态，进一步减少水的重吸收，产生明显利尿作用。

3. 其他　增加水分进入血管，降低血液黏滞度。口服可增加肠内渗透压，产生渗透性腹泻等。

【临床应用】

1. 治疗多种原因引起的脑水肿的首选药。

2. 青光眼急性发作和术前准备。

3. 急性肾衰竭时与强效利尿药合用，可维持有效肾小球滤过率，并保护肾小管功能。

4. 由于肾小管液流量增加，可稀释管腔内药物、毒物，使其对肾脏毒性减小，排泄加快。

【不良反应及应用注意】

1. 水和电解质紊乱　为甘露醇最常见的不良反应。快速大量静脉注射可因血容量骤增而导致心力衰竭，稀释性低钠血症，偶可致高钾血症。

2. 渗透性肾病（或称甘露醇肾病）　主要见于大剂量快速静脉滴注时。表现为肾小管上皮细胞肿胀，空泡形成，尿量减少，甚至急性肾衰竭。

3. 其他　注入过快可引起头痛、视物模糊、眩晕、畏寒。可有接触性皮炎、皮疹、急性肾衰竭。对于肾功能不全的患者，会造成低钠血症和结肠内氢离子浓度过高。

4. 静脉滴注外漏，可发生局部组织肿胀，严重可坏死。低温时可析出结晶，注意温热（<80℃）充分溶解后用。

5. 禁用于心力衰竭、活动性颅内出血患者。

山　梨　醇

山梨醇（sorbitol）是甘露醇的异构体。药理作用及应用均与甘露醇相似，因可在体内转变为糖，使其高渗作用弱，且持续时间短。应用 25% 浓度，价廉，临床常用。

高渗葡萄糖

50% 高渗葡萄糖（hypertonic glucose）亦可产生脱水作用。因其易于向组织分布及代谢，故作用弱而短暂，多与甘露醇交替应用，适应证及注意事项同甘露醇。

近来发现，在脑供血障碍情况下，应用高渗葡萄糖降颅内压，易引起乳酸增加，加重脑组织损伤，停药后颅内压“反跳”明显，可能加剧病情。目前已较少应用。

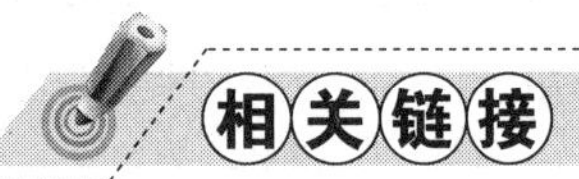

利尿药耐受与对策

利尿药用于水肿治疗，能产生耐受性，可分为短期耐受和长期耐受两种形式。

短期耐受是指首次给药出现利尿效应后，再次给药利尿效应降低的现象。此种耐受可通过补充体液容量而获纠正。短期耐受的发生机制可能与利尿后血容量降低，激活血管紧张素Ⅱ或交感神经兴奋有关，但应用 ACEI 和（或）肾上腺素受体阻断药不能阻断其发生。

长期耐受多发生于袢利尿药的长期使用。长期耐受的发生机制被认为是药物抑制髓袢吸收钠离子，使到达远端肾单位的钠离子增多，远端肾小管可因长期接触含高浓度钠离子管腔液的刺激而肥大，增加了对钠重吸收的能力，削弱了袢利尿药的利尿效应。研究发现，噻嗪类利尿药可阻断肾单位远端肥大，因而建议将噻嗪类利尿药和袢利尿药联合使用。

此外，各种原因使肾血流减少、肾小球滤过率降低，造成到达作用部位的药物浓度降低；小管液中含较多蛋白，与药物结合，阻碍药物发挥作用；用药期间未注意盐、水的摄入限制等因素都可使利尿药作用降低，呈现耐受现象。

为避免利尿药耐受性的产生，在药物应用过程中应注意调整盐、水的摄入量；血浆蛋白低者要同时补充清蛋白；避免长期使用同一种利尿药；根据病情需要调整用药方案，采用间歇用药法；联合应用作用机制不同的利尿药等。

学习小结

1. 利尿药是一类主要作用于肾小管，干扰不同部位肾小管离子转运通路影响离子和水的重吸收增加尿量的药物。根据药物利尿作用强度可分为强效、中效和弱效利尿药。

2. 强效利尿药以呋塞米为代表。通过抑制肾小管髓袢升支粗段 Na^+-K^+-$2Cl^-$ 同向转运体，增加 Na^+、K^+、Cl^-、Ca^{2+}、Mg^{2+} 的排泄抑制，肾脏的稀释和浓缩功能，排出大量近似等渗的尿液。本类药物主要用于急性肺水肿、其他严重水肿、急慢性肾衰竭、加速毒物排泄等治疗。

3. 中效利尿药包括噻嗪类及非噻嗪类。抑制远曲小管近端对 Na^+-Cl^- 的共同转运，增加 Na^+、K^+、Cl^-、Mg^{2+} 排泄。药理作用包括利尿、降压、抗利尿等。临床主要用于中等程度水肿、高血压、中枢性尿崩症等治疗。

4. 弱效利尿药据作用机制不同分为醛固酮拮抗药、Na^+ 通道抑制药和碳酸苷酶抑制药。临床主要应用前两类，主要作用是增加 Na^+ 排泄，减少 K^+ 排泄（排 Na^+ 保 K^+）。临床主要与强、中效利尿药合用以增强疗效，改善离子平衡紊乱。醛固酮拮抗药除利尿作用外尚有抑制组织重塑作用，在慢性心衰治疗中有特殊意义。

5. 各类利尿药不良反应有差别，可造成离子平衡紊乱为共有的不良反应。

6. 脱水药主要通过增加血浆和肾小管液渗透压产生循环血量和肾小球滤过率增加，同时肾小管对水重吸收减少。临床主要用于脑水肿、急性肾衰竭等治疗。

复习参考题

1. 试述呋塞米、噻嗪类、螺内酯药理作用、机制及临床应用。
2. 试述常用利尿药主要不良反应。
3. 简述甘露醇作用机制及临床应用。

（李卫平）

第二十五章

作用于血液及造血器官的药物

学习目标

掌握 肝素、香豆素类的抗凝血作用特点、抗凝血作用机制、临床应用、不良反应及禁忌证；链激酶、尿激酶、阿尼普酶的作用特点；铁制剂、叶酸类、维生素 B_{12} 的药理作用和临床适应证。

熟悉 抗血小板药的种类、代表药及其药理作用和临床应用；促纤溶药的溶栓作用和临床应用；维生素 K、氨甲苯酸、氨甲环酸的促凝血作用和临床适应证；影响铁制剂吸收的因素、铁制剂的不良反应；血容量扩充药的药理作用、临床应用、不良反应及禁忌证。

了解 肝素、香豆素类的体内过程及药物相互作用；枸橼酸钠的抗凝血作用；促红细胞生长素、促白细胞生成药的临床适应证及主要不良反应。

机体的血液系统执行着多种重要的生理功能，如物质运输和营养贮备等，这些功能是在循环系统中的血液处于流动状态下才能实现的。机体内的血液凝固系统与抗凝系统和纤维蛋白溶解系统之间维持动态平衡是保证血液系统执行其重要功能的前提条件，一旦失去平衡，就会导致血栓栓塞性疾病或出血性疾病。造血系统包括血液、骨髓、脾、淋巴结以及分布在全身各处的淋巴和单核 - 巨噬细胞组织。周围血细胞成分、数量、功能异常以及出、凝血机制障碍统称为血液病，治疗该类疾病的药物称为作用于血液及造血器官的药物。

第一节 抗凝血药

抗凝血药（anticoagulants）是指一类通过干扰机体的生理性凝血过程而阻止血液凝固的药物，具有防止血栓形成、阻止已经形成的血栓进一步发展的作用，临床主要用于血栓栓塞性疾病的防治。

血液凝固是由多种凝血因子参与的一系列蛋白酶有限水解的活化过程（图 25-1）。已知的凝血因子除 Ca^{2+} 外均为蛋白质，激活后的凝血因子大部分具有丝氨酸蛋白激酶活性。这些凝血因子多数在肝脏合成，其中，凝血因子Ⅱ、Ⅶ、Ⅸ、Ⅹ的活化需要维生素 K 的存在。参与血液凝固过程的因素还有前激肽释放酶、激肽释放酶、高分子激肽原、血小板磷脂等。

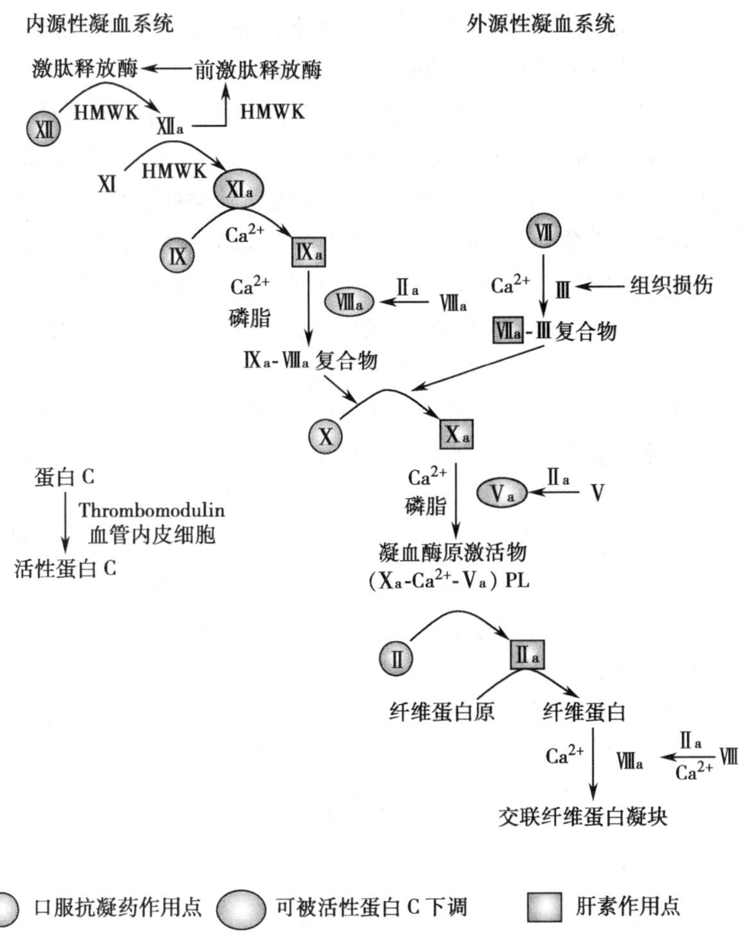

图 25-1　凝血过程及抗凝血药的作用靶点

肝　　素

肝素(heparin)因最初来源于肝脏而得名，是一种黏多糖，为高度硫酸化的葡糖胺聚糖，临床常用的肝素是一种未分组分肝素，由分子量不一(分子量为 3~30kDa)的成分组成的混合物。药用肝素多由猪、牛中提取而得。肝素结构中有大量的硫酸基和羧基，故呈强酸性，带有大量阴电荷，该特性与其抗凝作用有关。

【体内过程】 肝素极性高，不易通过生物膜。口服不吸收，常采用静脉给药。肝素静脉注射后，大部分(约 80%)与血浆蛋白结合，表观分布容积小(约 0.06L/kg)。肝素主要在肝脏被肝素酶分解代谢为尿肝素，其抗凝活性低，与部分肝素原型(高剂量时)经肾脏排泄。低剂量肝素可被单核 - 巨噬细胞系统摄取清除。肝素的生物半衰期个体差异较大，一般 $t_{1/2}$ 为 1~2 小时，随剂量增加而延长。肝、肾功能严重障碍的患者对肝素的敏感性增加，肝素 $t_{1/2}$ 明显延长。

【药理作用】

1. 抗凝作用　肝素在体内、外均有抗凝作用，其作用迅速、强大，静脉注射后，抗凝作用立即发生，凝血时间、凝血酶时间及凝血酶原时间均明显延长，作用维持 3~4 小时。

2. 降血脂作用　近年来发现，肝素能促进血管内皮细胞释放脂蛋白酯酶并使之活化，水解血中的乳糜微粒和极低密度脂蛋白的甘油三酯，使其转化为甘油及游离脂肪酸，降低脂血症。但降低脂血症的作用在停用肝素后立即消失。

3. 抑制血小板聚集 高剂量的肝素还能抑制血小板聚集，这是肝素抑制凝血酶的继发作用。由于凝血酶有促进血小板聚集的作用，肝素抑制了凝血酶，也就抑制了凝血酶的这一作用。

4. 抗动脉粥样硬化作用 可通过以下作用产生抗动脉粥样硬化效应：①保护动脉内皮细胞：肝素，尤其是低分子量肝素组分与血管内皮的亲和力较高，使血管内皮细胞表面负电荷增多，阻止血小板及其他物质黏附于血管内皮，产生保护动脉内皮细胞的作用；②抑制血管内膜增生：肝素在较低浓度时即能抑制平滑肌细胞增殖，减轻血管内膜增生。这一作用与其抗凝活性无关。

5. 抗炎作用 肝素能抑制炎症细胞的趋化、游走、黏附等活动，减弱炎症介质活性，并能通过灭活多种与炎症反应相关的酶、减少氧自由基生成等作用减轻炎症反应。

【作用机制】 肝素的抗凝生物活性依赖于血浆中的一种丝氨酸蛋白酶抑制物——抗凝血酶Ⅲ(antithrombin Ⅲ，ATⅢ)。

1. 抗凝血酶Ⅲ的抗凝作用机制 抗凝血酶Ⅲ是一种 α_2- 球蛋白，含有精氨酸 - 丝氨酸肽活性部位，能与多种凝血因子（如凝血酶、凝血因子$Ⅸ_a$、$Ⅹ_a$、$Ⅺ_a$、$Ⅻ_a$）及纤维蛋白溶酶的丝氨酸活性中心相结合，形成稳定的复合物，抑制这些因子，产生抗凝作用。

2. 肝素增强抗凝血酶Ⅲ的作用 带负电荷的肝素可与抗凝血酶Ⅲ带正电荷的赖氨酸残基相结合，形成可逆性复合物，改变抗凝血酶Ⅲ的构型，充分暴露抗凝血酶Ⅲ的精氨酸活性位点，使之与凝血因子活性中心的丝氨酸残基迅速结合，因而可显著加快抗凝血酶Ⅲ对凝血因子$Ⅸ_a$、$Ⅹ_a$、$Ⅺ_a$、$Ⅻ_a$的灭活，并抑制$Ⅹ_a$对凝血酶原的激活作用。肝素可使 ATⅢ对凝血因子的灭活过程加快 1000 倍以上。

【临床应用】

1. 血栓栓塞性疾病 ①可用于防治深部静脉血栓、肺栓塞、周围动脉血栓栓塞以及脑梗死、心肌梗死、心血管手术及外周静脉术后血栓形成等；②尤其适用于急性动、静脉血栓形成；③心肌梗死后用肝素可预防高危患者静脉血栓栓塞性疾病的发生，并能预防大面积前壁性心肌梗死患者发生动脉栓塞。

2. 弥散性血管内凝血(DIC) 肝素可用于各种原因如胎盘早期剥离、脓毒血症、恶性肿瘤溶解等所致的 DIC 早期，这是肝素的主要适应证。早期应用肝素治疗 DIC，可避免因纤维蛋白和其他凝血因子耗竭而引起继发性出血。

3. 体外抗凝 可用于血液透析、体外循环、心血管手术及心导管检查等。

【不良反应】

1. 出血 是肝素最常见的不良反应，表现有各种黏膜出血、关节腔积血、伤口出血等，发生率为 5%~10%，严重时可导致致命性出血（发生率约 4.6%）。如出血严重，则需缓慢静脉注射硫酸鱼精蛋白加以解救，1.0mg 的硫酸鱼精蛋白可使 100U 的肝素失活。硫酸鱼精蛋白是一种强碱性、带强阳电荷的蛋白质，可与酸性的肝素结合，形成稳定的复合物而使肝素失活。

2. 血小板减少症 发生率可高达 5%~6%。可发生两种类型的血小板减少性紫癜：一种为轻型，血小板计数常中度减少，不出血血栓或出血症状，一般发生在用药后 2~4 日，继续用药可自行恢复；另一种为重症，产生了肝素依赖性的抗血小板抗体，使血小板大量聚集而血中显著减少，一般发生于用药后第 8 日，需立即停药，否则会因继续应用产生脏器梗死。应用肝素需监测血小板计数。

3. 其他 妊娠期长期使用肝素可引起骨质疏松、自发性骨折以及脱发等，分娩一年后可恢复正常。偶见过敏反应，表现有皮疹、发热、荨麻疹、结膜炎及哮喘等。

【禁忌证】 肝素禁用于有出血倾向、血友病、紫癜、血小板功能不全、血小板减少症、严重肝肾功能不全、严重高血压、感染性心内膜炎、消化性溃疡、活动性肺结核、内脏肿瘤、妊娠、先兆流产、产后、颅内出血、近期外伤及手术后、胃肠持续导管引流、腰椎留置导管等患者及对肝素过敏者。

【药物相互作用】 ①肝素与阿司匹林等非甾体抗炎药、右旋糖酐、双嘧达莫、依他尼酸、组织纤溶酶原激活物、尿激酶、链激酶等合用可增加出血危险性；②与肾上腺皮质激素等合用，可引起胃肠道出血；③与胰岛素或磺酰脲类口服降血糖药合用可致低血糖；④与血管紧张素转化酶抑制药合用可引起血钾增高；⑤静脉同时应用硝酸甘油或碱性药可降低肝素的药效作用。

低分子量肝素

低分子量肝素（low molecular weight heparin，LMWH）是指分子量小于 7kDa 的肝素，是肝素中分子量较低的部分，可从普通肝素中分离或降解后分离而得。其药效学和药动学的特性均优于普通肝素。目前临床常用的低分子量肝素有伊诺肝素（enoxaparin）、达替肝素（dalteparin）、那曲肝素（nadroparin）等。

与普通肝素比较，低分子量肝素具有以下几个特点：

1. 具有强大而选择性抗血栓形成作用　低分子量肝素选择性地抑制凝血因子 X_a 的活性，对凝血酶及其他凝血因子影响较小，其抗因子 X_a/II_a 活性比值为 2∶1~4∶1，普通肝素则为 1∶1。肝素的分子量越低，抗凝血因子 X_a 的活性就越强，使其抗血栓作用与导致出血作用分离，从而保持了肝素的抗血栓作用，同时也降低了出血的危险性。

2. 抗凝血作用持久　低分子量肝素生物利用度高，在体内不易被清除，抗凝血因子 X_a 活性的半衰期较长。

3. 不易导致血小板减少　体内激活血小板释放的血小板释放因子 4（PF_4）可抑制普通肝素的作用，但低分子量肝素分子量小，较少受 PF_4 的抑制，抗凝作用强，也不易导致血小板减少。

4. 较少引起出血并发症　一般皮下注射一日一次或两次，无需监测凝血时间和凝血酶时间等。

香 豆 素 类

香豆素类（coumarins）口服有效，故又称口服抗凝血药，是一类具有 4- 羟基香豆素基本结构的药物。临床常用的有华法林（warfarin，苄丙酮香豆素）、双香豆素（dicoumarol）、醋硝香豆素（acenocoumarol，新抗凝）。它们的药理作用与临床应用基本相同。

【体内过程】 华法林和醋硝香豆素吸收快而完全，生物利用度可达 100%。双香豆素的吸收慢而不规则，易受食物的影响。本类药物的血浆蛋白结合率均高，华法林的血浆蛋白结合率为 98.11%~99.56%，双香豆素的血浆蛋白结合率为 99% 以上。华法林主要经肝脏代谢，经肾脏排泄，$t_{1/2}$ 为 10~60 小时。双香豆素在肝脏经肝药酶羟基化而失活后自尿中排出，$t_{1/2}$ 为 10~30 小时。醋硝香豆素大部分以原形经肾排出，$t_{1/2}$ 约为 8 小时。三药均能透过胎盘屏障，双香豆素和醋硝香豆素还可经母乳分泌。

【药理作用】 香豆素类是一类口服有效的间接抗凝血药，只在体内有抗凝作用，体外无效，作用缓慢而持久。一般口服后至少需经 12~24 小时才能出现作用，1~3 天作用可达高峰，作用持续 3~5 天。

【作用机制】 本类药物是通过拮抗维生素 K 而发挥抗凝作用的。

1. 维生素K促进凝血因子活化　肝脏合成的凝血因子Ⅱ、Ⅶ、Ⅸ、Ⅹ的前体需在氢醌型维生素K存在的条件下，经羧化酶的作用，使这些凝血因子前体的谷氨酸残基被γ-羧化后才能具有活性。经过羧化反应，氢醌型维生素K转变为环氧型维生素K，后者可经环氧还原酶的作用再还原为氢醌型，继续参与羧化反应，使凝血因子活化。

2. 香豆素类药物抑制维生素K的循环利用　香豆素类能抑制肝脏的维生素K环氧还原酶，阻止维生素K由环氧型转变为氢醌型，阻断维生素K以辅因子形式参与羧化酶的催化反应，阻碍了上述凝血因子的羧化活化过程，从而产生抗凝血作用。

肝脏存在有两种维生素K的环氧还原酶，香豆素类只能抑制其中一种，因此，如果给予大剂量的维生素K，可使维生素K的转化继续进行，使香豆素类药物的作用被逆转。另外，本类药物只能阻止凝血因子前体的活化过程，对已形成的凝血因子无抑制作用，其抗凝效应需在血液循环中已有的凝血因子耗竭后才能出现，故作用缓慢。

【临床应用】 本类药物的临床应用与肝素相似。

1. 主要用于防治血栓栓塞性疾病，可接替肝素，仅用于需长期持续抗凝者。

2. 对外科大手术、风湿性心脏病、人工瓣膜置换术、骨关节手术患者，如合用本类药物与抗血小板药，可减少静脉血栓的发生率。

【不良反应】

1. 自发性出血　应用过量将引起自发性出血，发生率高达9%~10%，是最主要的不良反应。对中、重度出血患者，应给予维生素K_1治疗，同时输注新鲜血、血浆或凝血酶原复合物，有助于迅速恢复凝血因子的功能，促进血液凝固而止血。

2. 其他不良反应　胃肠道反应、过敏反应等。口服抗凝药可通过胎盘屏障，可致胎儿畸形。华法林还可引起胆汁淤滞性肝脏损害，停药后可逐渐消失。

【禁忌证】 本类药物的禁忌证同肝素。

【药物相互作用】

1. 肝药酶抑制剂甲硝唑、西咪替丁、异烟肼、氯霉素等抑制香豆素类药物的代谢而增强香豆素类药物的抗凝作用；而肝药酶诱导剂巴比妥类、苯妥英钠、利福平等则相反。

2. 阿司匹林、保泰松、胺碘酮、氯贝丁酯等可通过竞争血浆蛋白使香豆素类药物作用增强。

3. 其他增强抗凝作用的药物还有如各种广谱抗生素、奎尼丁、甲状腺素、苯乙双胍、水杨酸类、前列腺素合成酶抑制药、口服降糖药等。

枸橼酸钠

枸橼酸钠（sodium citrate）为体外抗凝药，仅适用于体外抗凝。其抗凝作用是通过其酸根与Ca^{2+}形成难以解离的可溶性络合物，使血中Ca^{2+}浓度降低而产生的。

第二节　抗血小板药

抗血小板药（platelet inhibitors）是能抑制血小板的黏附、聚集、释放等功能，防止血栓形成和已形成的血栓扩大，保障血液流畅，用于防治心、脑缺血性疾病及外周血栓栓塞性疾病的药物。根据药物的作用机制可分为：①抑制血小板代谢酶的药物；②特异性抑制ADP介导血小板活化的药物；③凝血酶抑制药物；④血小板膜受体阻断药。

一、抑制血小板代谢酶的药物

（一）环氧酶抑制药

阿司匹林

阿司匹林（aspirin）是花生四烯酸代谢过程中的环氧酶抑制药，能使前列腺素合成受到影响，特别是血栓素 A_2（TXA_2）合成减少，对胶原、ADP、抗原抗体复合物及某些病毒、细菌等诱导的血小板聚集均有显著的抑制作用，可阻止血栓形成。用于动脉硬化性疾病预防血栓形成，如：①急性心肌梗死、心绞痛、冠状动脉介入治疗搭桥术、透析用动静脉分流；②预防心肌梗死后、脑卒中后、一过性脑缺血后的再发；③预防心房颤动、人工心脏瓣膜置换术后的血栓形成；④预防外周动脉闭塞性疾病、深静脉等血栓形成；⑤有心脑血管病危险的患者（高血压、糖尿病）的一级预防。详见第十六章。

（二）TXA_2 合成酶抑制药和 TXA_2 受体阻断药

利多格雷

利多格雷（ridogrel）为强大的 TXA_2 合成酶抑制药，能直接减少 TXA_2 的合成，同时具有中度 TXA_2 受体阻断作用，并能使前列环素（PGI_2）生成增加，对抗 TXA_2 的促进血小板聚集和促进血栓形成作用。利多格雷可用于血栓病的防治，尤其对新形成的血栓具有较好疗效。该药不良反应较轻，可表现为轻度胃肠道反应，未见出血。

（三）磷酸二酯酶抑制药

双嘧达莫

双嘧达莫（dipyridamole）又名潘生丁（persantin），为环核苷酸二磷脂酶抑制药。双嘧达莫口服吸收较缓慢，个体差异大，口服后血药浓度达峰时间约 75 分钟，生物利用度 37%~66%，血浆蛋白结合率为 99%。双嘧达莫能抑制血小板聚集和黏附，具有抗血栓形成的作用。其作用机制有以下几方面：①抑制磷酸二酯酶活性，减少 cAMP 被降解为 5′-AMP，增加血小板内 cAMP 的含量；②抑制腺苷脱氢酶，减少腺苷的分解，并抑制腺苷的再摄取，增加 cAMP 含量；③激活腺苷酸环化酶的活性，促使血小板内 cAMP 生成增多；④刺激血管内皮细胞生成前列环素，增强前列环素的活性；⑤轻度抑制血小板的环氧酶，使血栓素（TXA_2）合成减少，降低其促进血小板聚集的作用。该药一般与口服抗凝药香豆素类合用于血栓栓塞性疾病和人工心脏瓣膜置换术后抗血栓治疗。

二、抑制血小板活化的药物

噻氯匹定

噻氯匹定（ticlopidine）又称氯苄噻唑啶，是噻烯吡啶类药物。该药口服吸收好，生物利用度达 80% 以上，进餐时服药可促进吸收，血浆蛋白结合率高达 98%，血药浓度于药后 1~3 小时达峰值。噻氯匹定经肝脏代谢，60% 经肾脏排泄，25% 由胆汁经粪便排出，$t_{1/2}$ 为 12~22 小时。

噻氯匹定为特异性抗血小板药，对 ADP 诱导的血小板活化有强大的、特异性的、不可逆的抑制作用，阻止血小板膜糖蛋白（GPⅡ$_b$/Ⅲ$_a$）受体的暴露，阻碍纤维蛋白原与 GPⅡ$_b$/Ⅲ$_a$ 受体相结合，并抑制 ADP 诱导的 α- 颗粒分泌，从而产生抗血小板聚集及促进血小板解聚作用。用药后起效缓慢，作用持久。一般于口服后 3~5 天开始起效，但停药后其抗血小板作用可持续达 1~2 周之久。

噻氯匹定主要用于防治动脉血栓栓塞性疾病，尤其适用于不宜使用阿司匹林治疗的患者。不良反应有出血、腹泻、中性粒细胞减少等。

三、凝血酶抑制剂

凝血酶是最强的血小板激活物，抑制凝血酶可抑制血小板聚集和分泌，发挥抗血栓形成作用。

阿加曲班

阿加曲班（argatroban）为精氨酸衍生物，能结合于凝血酶的催化部位，阻碍凝血酶发挥其蛋白水解作用，抑制纤维蛋白原的裂解，使纤维蛋白凝块不能形成，同时可使某些凝血因子不能活化或使其活性降低，抑制凝血酶诱导的血小板聚集及分泌作用，最终导致纤维蛋白不能交联，加快纤维蛋白溶解，阻止血栓形成。阿加曲班的 $t_{1/2}$ 极为短暂，安全范围小，如过量引起出血无对抗药，因此，在应用中需监测部分凝血活酶时间（activated partial thrombin time，APTT），并使之保持在 55~85 秒之间较为适宜。临床应用中常与阿司匹林合用治疗血栓栓塞性疾病。通常应用能使 APTT 平均延长 1.6 倍的剂量时出血时间不延长，无不良反应，患者易于接受，但应用中仍需监控。阿加曲班还可局部应用于移植物上，以防止血栓形成。

水蛭素

水蛭素（hirudin）为多肽类化合物，是目前作用最强的凝血酶特异性抑制药，口服不吸收，常采用静脉给药。水蛭素能特异性地与凝血酶结合，形成 1∶1 的复合物，使凝血酶被灭活，抑制凝血酶的蛋白水解功能及其诱导的血小板聚集和分泌作用，阻止纤维蛋白原转化为纤维蛋白凝块，产生强大的抗凝血、抗血栓形成等作用，体内、体外均有效。

水蛭素主要用于 DIC 以及心脑血管疾病如急性冠状动脉综合征等的治疗，还可预防经皮冠状动脉成形术（PTCA）术后冠状动脉再狭窄、血液透析中的血栓形成等，在急性心肌梗死后溶栓治疗中也可用作辅助治疗。主要不良反应表现为大剂量时可引起出血、血压降低、有颅内出血危险，目前尚无有效的水蛭素对抗药。

四、血小板膜糖蛋白受体阻断药

血小板被 ADP、凝血酶、TXA_2 等诱导剂激活时，其膜表面糖蛋白Ⅱ$_b$/Ⅲ$_a$（GPⅡ$_b$/Ⅲ$_a$）受体数目增加，并转变为具有高亲和力状态，暴露出新的配体结合位点。纤维蛋白原是 GPⅡ$_b$/Ⅲ$_a$ 受体的特异性配体之一。GPII_b/III_a受体阻断药能阻止血小板与纤维蛋白原相结合，抑制血小板聚集。

阿昔单抗(abciximab，阿伯西马)是血小板GPII_b/III_a的人/鼠嵌合单克隆抗体，能特异性地与GPII_b/III_a受体结合，竞争性地阻断纤维蛋白原与该受体结合，产生抗血小板聚集、抗血栓形成的作用。临床试用于不稳定型心绞痛、心肌梗死及经皮冠状动脉成形术后的溶栓治疗。主要不良反应有出血危险性，使用中需要严格控制用药剂量。

第三节　纤维蛋白溶解药

纤维蛋白溶解药(fibrinolytics)是一类能使纤维蛋白溶酶原(纤溶酶原)转变为纤维蛋白溶酶(纤溶酶)，发挥迅速水解纤维蛋白和纤维蛋白原的作用，溶解血栓(图25-2)，又称血栓溶解药(thrombolytics)，临床主要用于治疗血栓栓塞性疾病。该类药物有链激酶(streptokinase)、尿激酶(urokinase)、阿尼普酶(anistreplase)、组织型纤维蛋白溶酶原激活剂(tissue-type plasminogen activator，t-PA)等。

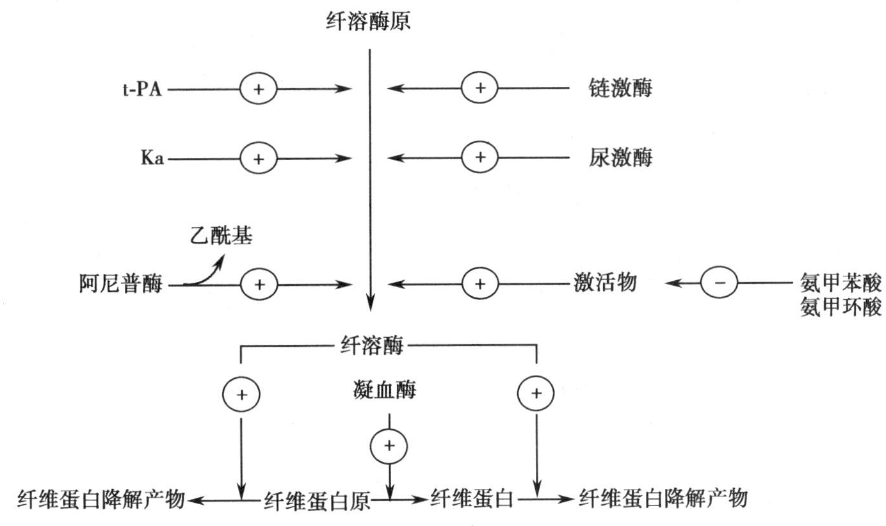

图25-2　纤维蛋白溶解系统及纤维蛋白溶解药的作用机制

链　激　酶

链激酶(streptokinase)属于天然的第一代溶栓药，是由C组β-溶血性链球菌培养液中提取的一种非酶性蛋白质，分子量约为47kDa，现已有用基因工程技术制备出的重组链激酶(recombinant streptokinase，r-SK)供临床应用。

【药理作用和作用机制】 链激酶对多种原因所生成的血管内新形成的血栓具有溶解作用，但其作用选择性差，表现为全身纤溶状态。链激酶是一种间接纤溶酶原激活剂，本身无溶解纤维蛋白的作用，能与纤溶酶原结合形成复合物，使纤溶酶原被激活成纤溶酶，从血栓外部发挥溶解血栓作用，还可以渗入新形成的血栓内部发挥溶栓作用。但当血栓机化后，链激酶难以渗入血栓内部发挥溶栓作用，且易被血液循环中存在的大量纤溶酶抑制因子所中和。

【临床应用】 链激酶主要用于治疗各种急性栓塞,如肺栓塞、急性心肌梗死和动静脉血栓形成等血栓栓塞性疾病。在血栓形成早期给药,疗效较佳。急性心肌梗死早期2~4小时内,静脉或冠状动脉内注射链激酶可缩小心肌梗死的面积,使病变血管重建血流。但在血栓形成24小时后给药则不能显示该疗效。

【不良反应】

1. 出血 链激酶由于特异性低,易引起全身性纤维蛋白溶解反应而导致出血,表现为注射局部可出现血肿,局部加压止血后可继续用药。如有严重出血如颅内出血等,应立即停药,并注射氨甲苯酸对抗,或补充纤维蛋白原、输全血或输红细胞。

2. 过敏反应 链激酶有抗原性,引起发热、寒战、头痛等过敏反应表现,可用抗组胺药和(或)皮质激素对抗。严重过敏反应如支气管痉挛和血管神经水肿偶见,一旦发生应立即停药,静脉注射肾上腺素、抗组胺药和(或)皮质激素治疗。

【禁忌证】 活动性出血、出血倾向、有脑出血或近期手术史者、消化性溃疡、严重高血压、急慢性肾功能不全等患者。

尿激酶

尿激酶(urokinase)是从健康人新鲜尿中或胚胎肾细胞培养液中提取而得的一种糖蛋白,现也可用基因重组技术制备而得。尿激酶为一内源性纤溶物质,能直接激活纤溶酶原,使纤溶酶原转变为活化型的纤溶酶,发挥溶栓作用。尿激酶的临床应用、不良反应、禁忌证同链激酶。尿激酶无抗原性,不引起过敏反应,可用于对链激酶过敏的患者。

阿尼普酶

阿尼普酶(anistreplase)是将链激酶改良后的第二代溶栓药,分子量为131kDa。阿尼普酶进入血液后,逐渐去除乙酰基而发挥作用,能使纤维蛋白表面的纤溶酶原被激活为纤溶酶,溶解血栓。与链激酶相比较,阿尼普酶的特点有:①起效较慢,其作用产生有潜伏期,应短时间内一次静脉注射给予全部剂量,不需静脉滴注给药;②作用时间长,血浆 $t_{1/2}$ 为90~105分钟;③溶栓作用具有选择性,容易进入凝血块中与纤维蛋白结合,很少引起全身性纤溶活性增强,引起的出血并发症较少见。临床常用于急性心肌梗死和其他血栓性疾病的溶栓治疗。阿尼普酶的不良反应与链激酶相似,可致出血和过敏反应。

组织型纤维蛋白溶酶原激活剂

组织型纤维蛋白溶酶原激活剂(tissue-type plasminogen activator,t-PA)存在于血管壁、心脏等组织中,为一内源性纤溶酶原激活剂,含有526个氨基酸,分子量约为70kDa,临床应用的为采用基因工程技术制备的重组组织型纤维蛋白溶酶原激活剂(recombinant tissue-type plasminogen activator,rt-PA)。t-PA(rt-PA)主要在肝中代谢,血浆 $t_{1/2}$ 约5分钟。t-PA对血栓具有强大的选择性溶解作用,作用迅速。t-PA激活血栓中的纤溶酶原比激活血液中游离型的纤溶酶原快数百倍,因此,引起全身纤溶作用较弱,较少引起出血。临床用于治疗肺栓塞和急性心肌梗死,疗效优于链激酶。禁用于活动性出血、有出血倾向或两个月内有外伤或手术史者。

第四节　促凝血药

维生素 K

维生素 K（vitamin K）广泛存在于自然界，其基本结构为甲萘醌。

【体内过程】 维生素 K_1 存在于绿色植物性食物如苜蓿中，维生素 K_2 为人体肠道细菌的代谢产物，也可由腐败鱼粉而得，两者均为脂溶性维生素，口服后需胆汁参与才能被吸收。维生素 K_3 为亚硫酸氢钠甲萘醌，维生素 K_4 为醋酸甲萘氢醌，此两者是人工合成的水溶性维生素，口服可直接被吸收，不需要胆汁协助。维生素 K 均在肝脏被代谢和利用，大部分以原形经胆汁或尿排出，有肝肠循环。

【药理作用和作用机制】 维生素 K 是 γ- 羧化酶的辅因子，在肝脏参与凝血因子Ⅱ、Ⅶ、Ⅸ、Ⅹ以及抗凝血蛋白 C 和抗凝血蛋白 S 的合成和活化过程。维生素 K 缺乏时，肝脏仅能合成无凝血活性的凝血因子Ⅱ、Ⅶ、Ⅸ、Ⅹ的前体蛋白，使凝血功能障碍，凝血酶原时间延长而导致出血。

【临床应用】 维生素 K 主要用于因为维生素 K 缺乏而引起的出血。

1. 梗阻性黄疸、胆瘘、慢性腹泻、胃肠大部切除术后、早产儿及新生儿出血、继发于吸收或利用障碍所致的低凝血酶原血症等患者。

2. 口服过量华法林等香豆素类抗凝药、水杨酸类药物等所致出血。

3. 可用于预防长期应用广谱抗菌药物所继发的维生素 K 缺乏症。但维生素 K 对严重肝病性或先天性低凝血酶原血症无效。

【不良反应】 维生素 K 类药物不良反应少。

1. 维生素 K_1 不良反应最少，但应注意，如静脉注射偶可发生过敏样反应，快速静脉注射，可引起面红、胸闷、出汗、血压下降，甚至导致虚脱或致死，因此常宜采用肌内注射。

2. 维生素 K_3、维生素 K_4 常见的不良反应为胃肠道反应，可引起恶心、呕吐等症状。

3. 维生素 K_3 在较大剂量时可引起新生儿、早产儿以及红细胞缺乏葡萄糖 -6- 磷酸脱氢酶的患者出现溶血性贫血和高铁血红蛋白血症。

氨甲苯酸和氨甲环酸

氨甲苯酸（aminomethylbenzoic acid，PAMBA）又称对羧基苄胺，氨甲环酸（tranexamic acid，AMCHA）又称凝血酸，为抗纤维蛋白溶解药。两者的化学结构与赖氨酸相似，能竞争性地阻断纤溶酶原与纤维蛋白结合，阻止纤溶酶原被激活，抑制纤维蛋白溶解，产生止血效果。氨甲环酸的作用比氨甲苯酸强 7~10 倍。

氨甲环酸、氨甲苯酸在临床主要用于防治由于纤溶亢进所引起的出血，如前列腺、甲状腺、肾上腺、肺、肝、胰、脑、子宫、尿道等富含纤溶酶原激活因子的脏器和组织手术或外伤所致的出血，对慢性渗血的止血效果好。但应注意，该类药物对癌症出血、创伤出血等非纤维蛋白溶解引起的出血无效。还可用作溶栓药如 t-PA、链激酶、尿激酶等的拮抗物；对血友病患者发生活动性出血也有止血效果。

常见不良反应有胃肠道反应以及视物模糊、头痛、头晕、疲乏等中枢神经系统症状，过量可引起血栓，严重时为全身性，可能诱发心肌梗死。服用避孕药或雌激素的妇女使用该类药物更易出现血栓倾向，应慎用。

凝血因子制剂

包含凝血因子的生物制剂主要用于替代疗法，以补充遗传性或获得性的凝血因子缺乏，并治疗各种原因引起的凝血因子损耗过多所导致的出血。目前临床应用的凝血因子制剂有多种，既有特异性补充单一凝血因子的浓缩剂，如第Ⅷ因子浓缩剂、重组第Ⅸ、Ⅹ因子浓缩剂、纤维蛋白原浓缩剂等；也有包含多种凝血因子的浓缩剂，如人凝血酶原复合物就包含凝血因子Ⅱ、Ⅶ、Ⅸ、Ⅹ，可用于乙型血友病、严重肝病及弥散性血管内凝血（DIC）等，以及逆转抗凝剂如香豆素类等诱导的出血。

第五节 抗贫血药

循环血液中红细胞数量或血红蛋白含量低于正常时称为贫血。按照发病原因及发病机制的不同可将贫血分为缺铁性贫血、巨幼红细胞性贫血和再生障碍性贫血。再生障碍性贫血的病因为骨髓造血功能降低，临床难以治疗。缺铁性贫血是由缺乏铁而使血红蛋白、红细胞生成障碍而引起，补充铁剂可加以治疗；巨幼红细胞性贫血是由于叶酸或维生素 B_{12} 缺乏引起 DNA 合成障碍的一种贫血，治疗时常采用补充叶酸或维生素 B_{12}。

铁 制 剂

常用于治疗缺铁性贫血的铁制剂有口服铁剂和注射用铁剂两大类，口服铁剂有硫酸亚铁（ferrous sulfate）、枸橼酸铁铵（ferric ammonium citrate）、富马酸亚铁（ferrous fumarate）。注射用铁剂有右旋糖酐铁（iron dextran）及山梨醇铁（iron sorbitex）。

【体内过程】 铁主要以 Fe^{2+} 形式在十二指肠和空肠上段的肠黏膜细胞被吸收。食物中的高价铁（Fe^{3+}）或有机铁难以被吸收利用。铁剂的吸收率与体内铁贮存量有关，铁贮存量正常时吸收率为 10%，发生缺铁性贫血时铁剂的吸收率可提高到 30%。

胃酸、食物中的果糖、半胱氨酸和维生素 C 等可使高价铁（Fe^{3+}）还原为二价铁（Fe^{2+}），促进吸收；胃酸缺乏、植物中的磷酸盐、草酸盐、鞣酸、钙等物质可减少铁的吸收，同时服用抗酸药、四环素类药物可妨碍铁的吸收。

吸收进入肠黏膜细胞中的 Fe^{2+}，一部分转变为 Fe^{3+}，与去铁蛋白结合为铁蛋白后贮存在肠黏膜细胞中；另一部分则以 Fe^{2+} 进入血浆，以 Fe^{3+} 的形式与转铁蛋白相结合，转运至骨髓和幼红细胞，参与合成血红蛋白。去铁后的转铁蛋白被释放出细胞外，供循环使用。

铁的消除主要是通过肠黏膜、皮肤等含铁细胞脱落而排泄，每日约 1mg。

【药理作用和作用机制】 铁是红细胞成熟阶段合成血红素所必需的物质，铁进入到骨髓和幼红细胞内的线粒体中，与原卟啉结合后形成血红素，再与珠蛋白结合而形成血红蛋白，因此，各种原因造成机体铁缺乏时均可减少血红蛋白的合成而导致贫血。铁剂则可起到补充铁、促进血红蛋白合成的作用。

【临床应用】 铁制剂用于治疗缺铁性贫血有良好的疗效。对营养不良、儿童生长发育期、妊娠期和慢性失血(如月经过多、子宫肌瘤、痔疮出血等)等所引起的贫血,在病因治疗的基础上选用铁剂有较好的疗效。用药后能迅速改善一般症状,网织红细胞数于用药后5~11天可增加达到高峰,血红蛋白约4~12周接近正常。体内贮存铁(正常成年男性体内铁的总量约为46mg/kg,女性约为35mg/kg)恢复正常一般需在血红蛋白值恢复正常后继续用药2~3个月。

【不良反应】

1. 口服铁制剂　最常见的不良反应表现为胃肠道刺激症状,可引起恶心、呕吐、上腹部不适、腹泻等,反应程度与剂量有关,给药剂量减小或餐后服用可减轻。由于铁结合了刺激肠蠕动的生理性物质硫化氢,使肠蠕动减弱,故可引起便秘。

2. 注射用铁制剂　可引起注射局部刺激症状,可见皮肤潮红、发热、头昏、荨麻疹、关节痛等过敏反应,严重者可发生心悸、胸闷、血压下降等。

3. 急性中毒　小儿误服1g以上铁剂可发生急性中毒,临床表现有急性循环衰竭、休克、胃黏膜凝固性坏死,甚至发生死亡。急救时可用1%~2%碳酸氢钠洗胃,同时应用特殊解毒剂去铁胺(deferoxamine)灌胃或作肌内注射,以结合残存的铁。

叶　酸　类

叶酸(folic acid)广泛存在于动、植物中,人体所需的叶酸必须从食物中获得。

【药理作用和作用机制】 叶酸进入机体内后,在二氢叶酸还原酶的作用下,转化为四氢叶酸,四氢叶酸是体内一碳单位(如—CH_3、—CHO、=CH_2等)的传递体,参与机体多种物质的合成,如嘌呤、嘧啶等核苷酸的合成以及某些氨基酸的互换(图25-3)。

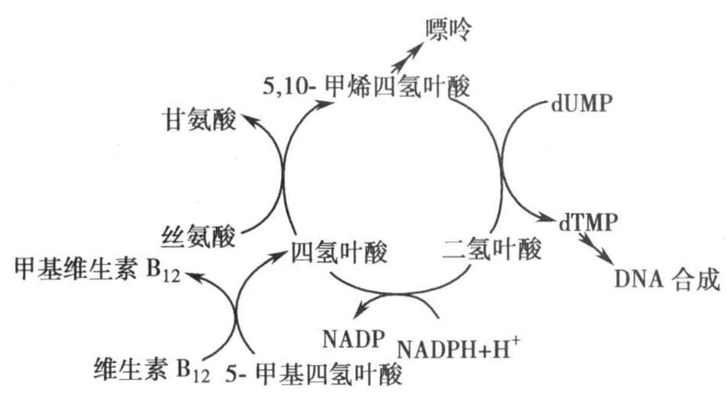

图25-3　叶酸的代谢

当叶酸缺乏时,由其介导的一碳单位代谢障碍,使核苷酸的合成,尤其是脱氧胸腺嘧啶核苷酸(dTMP)合成受阻,阻碍DNA的合成,使骨髓幼红细胞内DNA合成减少,细胞分裂速度减慢,血细胞发育停滞,出现细胞增大、胞质丰富、细胞核中染色质疏松分散,从而造成巨幼红细胞性贫血。缺乏叶酸,也使消化道上皮细胞的增殖受到抑制,出现舌炎和腹泻。

【临床应用】 叶酸可用于治疗各种原因所致的巨幼红细胞性贫血。

1. 对婴儿期、妊娠期或营养不良所致的巨幼红细胞性贫血有较好的疗效。治疗时一般可选用口服制剂,以叶酸为主,维生素B_{12}为辅。

2. 由于叶酸对抗药甲氨蝶呤、乙胺嘧啶、甲氧苄啶以及肝脏疾病等造成二氢叶酸还原酶功能抑制或生成障碍所引起的巨幼红细胞性贫血,需直接使用亚叶酸钙(甲酰四氢叶酸钙)来治疗。

3. 大剂量的叶酸可用于改善维生素B_{12}缺乏导致的“恶性贫血”的异常血象,但不能改善神经损害症状。治疗时应以维生素B_{12}为主,叶酸为辅。

维生素 B_{12}

维生素 B_{12}(Vitamin B_{12})是一类含钴的水溶性B族维生素，主要来源于动物性食品如心、肝、肾及乳类、蛋类食品。根据其结构中钴原子所带的基团不同，有氰钴胺、羟钴胺、甲基钴胺、5′-脱氧腺苷钴胺等，药理作用均相同。后两者是维生素 B_{12} 的活化型，药用的维生素 B_{12} 主要是性质稳定的氰钴胺和羟钴胺。

【体内过程】 维生素 B_{12} 口服后，必须与胃黏膜壁细胞分泌的内因子(一种分子量为5万的糖蛋白)相结合，才能避免被胃液消化而进入回肠被吸收。胃黏膜萎缩可引起内因子缺乏，造成肠道吸收维生素 B_{12} 发生障碍，导致恶性贫血。

【药理作用和作用机制】 维生素 B_{12} 在体内参与核酸、胆碱、蛋氨酸等的合成以及脂肪和糖的代谢过程，是细胞分裂和维持神经组织髓鞘完整所必需的。

维生素 B_{12} 作为 N^5- 甲基四氢叶酸转甲基酶的辅酶，通过从 N^5- 甲基四氢叶酸获得甲基，促进叶酸的活化和循环利用。当维生素 B_{12} 缺乏时可致叶酸代谢障碍，导致叶酸缺乏症。

5′- 脱氧腺苷 B_{12} 具有辅酶活性，使甲基丙二酰辅酶A代谢为琥珀酰辅酶A，参与脂肪酸代谢。当缺乏维生素 B_{12} 时，甲基丙二酰辅酶A将蓄积而导致异常的脂肪酸合成，进入中枢神经系统，抑制正常神经髓鞘磷脂的合成，破坏神经髓鞘的完整性，出现神经症状。故恶性贫血的神经症状必须用维生素 B_{12} 治疗。

【临床应用】 维生素 B_{12} 主要用于恶性贫血和巨幼红细胞性贫血的治疗。治疗恶性贫血应以维生素 B_{12} 为主，叶酸为辅。

红细胞生成素

红细胞生成素(erythropoietin，EPO)是由肾皮质近曲小管管周间质细胞分泌的一种糖蛋白，分子量为34kDa。当贫血或低氧血症时，肾脏合成和分泌红细胞生成素迅速增加并释放入血，刺激红系干细胞生成，促进红细胞成熟，使网织红细胞从骨髓中释放出来，并提高红细胞的抗氧化功能，使红细胞数量增加，血红蛋白含量提高。

红细胞生成素临床主要用于肾功能不全合并的贫血，还可用于恶性肿瘤以及肿瘤化疗、艾滋病本身及药物治疗等引起的贫血，对造血功能低下所致的贫血疗效更好。

红细胞生成素的不良反应主要有流感样症状，对慢性肾功能不全者可因红细胞比容上升过快而导致血压升高、心动过速、头痛、胸痛、骨痛等，某些患者可见血栓形成。

第六节　其他作用于血液和造血系统疾病的药物

一、促白细胞生成药

粒细胞 - 巨噬细胞集落刺激因子

粒细胞 - 巨噬细胞集落刺激因子(granulocyte-macrophage colony stimulating factor，GM-CSF)

又称生白能、沙格司亭(sargramostim),由基因重组技术制备而得,对骨髓细胞有广泛刺激作用,能刺激多种细胞如粒细胞、单核细胞、巨噬细胞和巨核细胞等的集落生成和增生。临床主要用于预防恶性肿瘤放疗、化疗等骨髓抑制疗法所引起的白细胞减少症;也用于再生障碍性贫血等骨髓衰竭性疾患及严重感染并发的白细胞减少的治疗;也可用于艾滋病本身或因药物治疗所引起的中性粒细胞减少。常见不良反应有发热、皮疹、骨及关节肌肉痛等。首次静脉滴注时可出现皮肤潮红、出汗、血压降低、呕吐和呼吸急促等症状。

粒细胞集落刺激因子

粒细胞集落刺激因子(granulocyte colony stimulating factor,G-CSF)是由基因重组所获得的人粒细胞集落刺激因子,又称非格司亭(filgrastim),是含有175个氨基酸的蛋白。其主要作用是促进粒细胞集落生成,使造血干细胞向中性粒细胞增殖、分化,促进骨髓释放成熟的粒细胞,同时具有增强中性粒细胞趋化及吞噬功能等作用。临床用于治疗各种原因引起的中性粒细胞减少症,如恶性肿瘤和白血病化疗、放疗引起的骨髓抑制以及自体骨髓移植,骨髓增生异常综合征、再生障碍性贫血、各种严重感染(如艾滋病及其并发的感染)、抗艾滋病药物引起的中性粒细胞减少等。不良反应有胃肠道刺激症状、肝功能损害、骨痛等。长期静脉滴注可致静脉炎,有时见脾大。慎用于有药物过敏史以及肝、肾、心功能严重障碍的患者。

二、血容量扩充药

本类药物主要用于因大量失血或大面积烧伤所致的血容量降低、休克等急症,可迅速扩充血容量,维持重要器官的血液灌注量。其共同特点有:具有一定的胶体渗透压、体内消除慢、作用持久、不具有抗原性及热原性、无毒性等。

右旋糖酐

右旋糖酐(dextran)为高分子葡萄糖聚合物,可分为中分子量的右旋糖酐70(平均分子量为70kDa)、低分子量的右旋糖酐40(平均分子量为40kDa)、小分子量的右旋糖酐10(平均分子量为10kDa)等,临床常用的为前两种。

【药理作用和作用机制】 ①右旋糖酐分子量大,可提高血浆胶体渗透压而扩充血容量,其作用强度、持续时间与分子量呈正相关,中分子量右旋糖酐作用最强,持续时间最长,可达12小时;低分子量右旋糖酐次之,小分子量右旋糖酐最差。②低分子和小分子右旋糖酐可抑制红细胞、血小板集聚及纤维蛋白聚合,从而降低血液黏滞度,改善微循环。③小分子右旋糖酐因分子量较小,容易自肾小球滤过,产生强大的渗透性利尿作用。低分子右旋糖酐利尿作用较弱,中分子右旋糖酐则无利尿作用。

【临床应用】 ①右旋糖酐主要用于低血容量性休克(如失血、创伤、烧伤、中毒性休克)的抢救,以中分子、低分子右旋糖酐疗效较好;②用于预防外科手术后的血栓形成以及某些血栓栓塞性疾病如心肌梗死和脑血栓形成等的治疗,以小分子右旋糖酐最为适宜。

【不良反应】

1. 少数患者使用右旋糖酐后可出现过敏反应,极少数可发生过敏性休克。
2. 连续应用时或输注药量过大可致凝血障碍和出血。

禁用于出血性疾病、血小板减少症、血浆纤维蛋白原减少等。慎用于心、肾功能不全患者。

相关链接

不稳定型心绞痛(UA)/非ST段抬高型心肌梗死(NSTEMI)与ST段抬高型心肌梗死(STEMI)有着相同的病理基础，均有抗凝治疗的必要性，低分子量肝素(伊诺肝素)在急性冠状动脉综合征(ACS)的抗凝应用建议如下：

1. 伊诺肝素在UA/NSTEMI保守治疗中的应用 建议：除非计划24小时内行冠脉搭桥术，接受保守治疗的UA/NSTEMI患者，伊诺肝素代替未分组分肝素(UFH)作为辅助抗凝治疗药物，抗凝持续时间不超过8天，不建议延长使用时间。

2. 伊诺肝素在STEMI溶栓治疗中的应用 建议：伊诺肝素代替UFH用于STEMI溶栓和未溶栓患者的辅助抗凝治疗，疗程至少48小时，建议抗凝治疗持续时间最多8天。

3. 伊诺肝素在冠脉介入(PCI)治疗中的应用 建议：

(1) 接受介入治疗的NSTEMI和STEMI患者以及接受复杂PCI或PCI术后有并发症的UA患者，伊诺肝素代替UFH作为辅助抗凝治疗药物，抗凝持续时间8天，不建议延长使用时间。

(2) 伊诺肝素可代替UFH用于UA/NSTEMI未接受伊诺肝素抗凝治疗患者的择期或急诊PCI术中抗凝。一般患者可单次给予伊诺肝素0.5mg/kg静脉注射，首次剂量后90分钟，静脉追加0.3mg/kg的伊诺肝素，或病变复杂预计手术时间长的患者单次给予0.75mg/kg静脉注射。

(3) 对于已经接受伊诺肝素抗凝治疗的ACS患者，包括STEMI，建议在PCI术中继续应用伊诺肝素。术中抗凝采用8小时为补充抗凝药物剂量的时间点：接受过2次标准剂量伊诺肝素皮下注射8小时内，无需追加伊诺肝素；PCI前8小时内接受过1次标准剂量伊诺肝素皮下注射，或PCI术前8~12小时接受过标准剂量伊诺肝素皮下注射，于PCI前静脉追加0.3mg/kg的伊诺肝素；如果在PCI术前最后一次使用伊诺肝素的时间>12小时，建议在PCI过程中按常规抗凝治疗。应注意保持导管内充满造影剂，防止鞘管内血栓形成，必要时增加抗凝药物的使用。

学习小结

1. 抗凝血药常用的有肝素和香豆素类，临床主要用于血栓栓塞性疾病的防治。肝素主要通过增强抗凝血酶Ⅲ(ATⅢ)的作用，加速其对凝血因子$Ⅱ_a$、$Ⅶ_a$、$Ⅸ_a$、$Ⅹ_a$等的灭活而发挥抗凝血作用。肝素常采用静脉给药，在体内、外均有抗凝作用，作用迅速、强大、短暂。肝素过量引起自发性出血时可采用硫酸鱼精蛋白解救。低分子量肝素与肝素相比具有选择性抑制凝血因子$Ⅹ_a$的活性，出血危险及其他不良反应少，促进组织型纤溶酶原激活因子释放，抗血栓作用强，半衰期长等特点。香豆素类常用药有华法林、双香豆素、醋硝香豆素，为维生素K拮抗剂，通过抑制维生素K环氧还原酶，阻止凝血因子Ⅱ、Ⅶ、Ⅸ、Ⅹ的活化，但对已合成的有正常功能的凝血因子无拮抗作用。该类药物可口服给药，只在体内有抗凝作用，体外无效，作用缓慢而持久。如过量致自发性出血，可用维生素 K_1 拮抗或输新鲜血。

2. 抗血小板药指具有抑制血小板聚集、黏附和释放的药物，临床用于防治心、脑缺血性疾病及外周血栓栓塞性疾病。按作用机制可分为抑制血小板代谢酶药物（阿司匹林、双嘧达莫等）、抑制血小板活化的药物（噻氯匹定）、凝血酶抑制剂（阿加曲班、水蛭素）、血小板膜糖蛋白受体阻断药（阿昔单抗）等。

3. 纤维蛋白溶解药主要有链激酶、尿激酶、阿尼普酶、组织型纤溶酶原激活剂，临床用于溶栓治疗。

4. 促凝血药有维生素 K、氨甲苯酸和氨甲环酸及一些凝血因子制剂，分别用于维生素 K 缺乏、纤溶亢进、凝血因子缺乏所致的出血。

5. 抗贫血药有铁制剂（常用于缺铁性贫血）、叶酸类和维生素 B_{12}（治疗巨幼红细胞性贫血和恶性贫血）以及促红细胞生长素（对造血功能低下所致的贫血疗效好）。

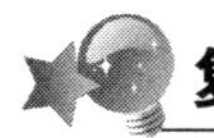

复习参考题

1. 防治血栓栓塞性疾病的药物有几类？每类常用药物有哪些？
2. 简述贫血的主要类型及相应的治疗药物。
3. 简述链激酶、尿激酶的作用特点及临床应用。

（张轩萍）

第二十六章

作用于呼吸系统的药物

学习目标

掌握 平喘药的分类及各类药物的药理作用、作用机制和主要不良反应。

熟悉 祛痰药的分类和应用。

了解 镇咳药的作用特点和应用。

用于治疗呼吸系统疾病的药物包括两大类，一类是针对病因治疗的药物，包括抗菌药物、抗结核药物、抗恶性肿瘤药物、抗病毒药物和抗寄生虫药物；第二类是对症治疗药物，用于消除或缓解呼吸道疾病的喘息、咳嗽、咳痰等常见症状，包括平喘药、镇咳药和祛痰药，应用此类药物时必须注重病因的治疗。

第一节 平 喘 药

支气管哮喘（简称哮喘）为临床常见的一种慢性呼吸道疾病，其主要特征是气道对刺激物（冷空气、强烈异味、烟尘等）的高反应性、气道炎症和可逆性气道阻塞，表现为喘息、呼吸困难、胸闷或咳嗽等症状。能够缓解哮喘喘息症状的药物称为平喘药（antiasthmatic drugs）。因此，抑制气道炎症和炎症介质，控制气道阻塞症状是平喘药的主要应用目的。平喘药根据其作用机制不同可分为3类：抗炎性平喘药、支气管扩张药和抗过敏平喘药。

一、抗炎性平喘药

目前认为，支气管哮喘的发病机制与Ⅰ型变态反应和多种炎症细胞释放的炎症介质、细胞因子有关。当变应原刺激机体后，可激活肥大细胞合成并释放特异性抗体IgE，IgE抗体结合于肥大细胞、嗜酸性粒细胞、嗜碱性粒细胞和血小板等细胞表面，当过敏原再次进入体内，则与结合在这些细胞表面的IgE抗体结合，使细胞合成并释放多种炎症介质，导致支气管平滑肌收缩、黏液分泌增加、血管通透性增高和炎症细胞浸润等炎症反应。肥大细胞的激活可促进嗜酸性粒细胞、中性粒细胞、单核细胞、淋巴细胞和血小板活化，这些细胞可释放大量炎症介质如嗜酸性粒细胞趋化因子（ECF-A）、中性粒细胞趋化因子、白三烯（LTs）等，引起支气管平滑肌痉挛、微血管通透性增加、黏膜水肿、黏液分泌增加；某些炎症因子使气道上皮细胞损伤和C-纤维末梢暴露，导致患者的气道反应性增高。因此，抑制炎症细胞和免疫细胞合成与释放炎症介质和细胞因子，有利于防治哮喘。

糖皮质激素类药物

糖皮质激素(glucocorticoids)是目前治疗哮喘最强、最有效的抗炎药物。全身应用该类药物作用广泛，不良反应多。近年来，主要以吸入方式在呼吸道局部应用该类药物，可发挥强大的局部抗炎作用，而全身性不良反应轻微。

【体内过程】 吸入性糖皮质激素吸入给药后仅10%~20%被吸入气道，80%~90%沉积在咽部和被吞咽至胃肠道，在胃肠道部分经首关消除灭活，吸收的药物经肝脏代谢。

几种常用的吸入性糖皮质激素见表26-1。

表26-1 吸入性糖皮质激素的药效学和药动学比较

药物	水溶性(μg/ml)	药物溶解时间	$t_{1/2}$(h)	口服生物利用度(%)	成人吸入剂量(mg/d)	儿童吸入剂量(mg/d)
倍氯米松(beclomethasone)	0.1	>5小时	3.0	20~40	0.4~1.6	0.1~0.4
布地奈德(budesonide)	14.0	6分钟	2.0	11.0	0.4~1.4	0.1~0.4
氟替卡松(fluticasone)	0.04	>8小时	3.1	21.0	0.2~0.6	0.05~0.2

【作用机制】 糖皮质激素在治疗哮喘中的作用机制与其多种抗炎作用和免疫抑制作用有关。

1. 抗炎作用 糖皮质激素与细胞内的糖皮质激素受体结合后转入细胞核，启动DNA转录，合成有活性的特殊蛋白质，发挥多种抗炎效应。①糖皮质激素可抑制气道炎症黏膜中的肥大细胞、嗜酸性粒细胞活化，抑制血小板的聚集，减少炎症介质释放，并有稳定溶酶体膜作用；②抑制磷脂酶A_2(PLA_2)的活性，使细胞膜磷脂转变为花生四烯酸减少，从而减少白三烯、前列腺素和血小板活化因子(PAF)的合成，减轻组织损伤；③增加血管对儿茶酚胺的敏感性，使小血管收缩，减少血管渗出，缓解局部黏膜水肿。

2. 免疫抑制作用 糖皮质激素可抑制巨噬细胞对抗原的吞噬和处理，抑制T淋巴细胞的活化和淋巴细胞因子(IL-3、IL-4、IL-5)的合成，抑制抗体和补体的合成，从而减轻免疫性损伤。

【临床应用】 用于支气管扩张药不能有效控制病情的慢性哮喘患者，长期应用可以减少或终止发作，但不能缓解急性症状。气雾吸入糖皮质激素，可减少口服激素制剂用量或逐步替代口服激素。对于哮喘持续状态，因不能吸入足够的气雾量，往往不能发挥其作用，故不宜应用。

【不良反应】 糖皮质激素长期或大剂量用药可引起多种不良反应。吸入性糖皮质激素在常用量下不良反应少，由于药物给药时在口咽部留存，可引起声带萎缩变形，声音嘶哑。长期吸入给药可发生口、咽部白念珠菌感染，成人约占10%。用药后漱口可减少局部不良反应的发生。

【药物相互作用】 糖皮质激素与β_2受体激动药联合给药有协同平喘作用。作用机制在于：①β_2受体激动药可使支气管平滑肌细胞中的糖皮质激素受体预激活，因而可促进糖皮质激素与受体结合后的活化，加速抗炎因子的转录；②糖皮质激素在促使抗炎因子转录的过程中，同时促进β受体蛋白的合成和β受体的功能上调,增强了β_2受体激动药的舒张支气管作用。临床应用的长效糖皮质激素与长效β_2受体激动药的复方制剂有沙美特罗/氟替卡松、福莫特罗/布地奈德。联合用药可有效地改善哮喘患者的肺功能,控制哮喘的症状,减少β_2受体激动药的用量,主要用于吸入激素治疗不能完全控制的中、重度哮喘患者。

二、支气管扩张药

支气管扩张药是常用的平喘药,包括:β肾上腺素受体激动药、茶碱类和M受体阻断药三类。

(一) β受体激动药

本类药物的主要作用机制是兴奋支气管平滑肌β_2受体,激活腺苷酸环化酶,使细胞内cAMP含量增加,进而激活cAMP依赖的蛋白激酶,导致肌球蛋白磷酸化,细胞内钙离子浓度降低,使支气管平滑肌松弛。此外,β_2受体兴奋还可抑制肥大细胞、嗜碱性粒细胞脱颗粒,减少炎症介质的释放,降低毛细血管通透性,促进黏液-纤毛系统的清除功能,这些均可加强平喘功能。

用于平喘的β肾上腺素受体激动药分为选择性和非选择性β_2受体激动药,选择性β_2受体激动药包括沙丁胺醇(salbutamol)、特布他林(terbutaline)、克仑特罗(clenbuterol)、沙美特罗(salmeterol)和福莫特罗(formoterol)。这些药物对呼吸道的选择性高,对β_2受体的激动作用远强于对心脏β_1受体的兴奋作用(表26-2)。用药后引起心悸、心动过速等不良反应较少见,是控制哮喘状态的首选药;非选择性β_2受体激动药包括肾上腺素、异丙肾上腺素,这些药物除了平喘作用外,对心血管有副作用,应慎用。

表26-2 β_2受体激动药作用

药物	给药途径	对β受体的选择性		药效维持时间(h)
		β_1	β_2	
沙丁胺醇(salbutamol)	吸入或口服	+	+++	4~6
特布他林(terbutaline)	吸入、口服或注射	+	+++	4~8
氯丙那林(clorprenaline)	吸入或口服	++	+++	4~6
非诺特罗(fenoterol)	吸入或口服	++	+++	4~6
克仑特罗(clenbuterol)	吸入或口服	±~+	+++	6~8
环仑特罗(cycloclenbuterol)	口服	±~+	+++	5~7
妥洛特罗(tulobuterol)	口服	±~+	+++	10
丙卡特罗(procaterol)	口服	±~+	+++	6~8
沙美特罗(salmeterol)	吸入	±~+	+++	12
福莫特罗(formoterol)	吸入	±~+	+++	12

沙丁胺醇

【药理作用和临床应用】 沙丁胺醇(salbutamol)的主要特点是对呼吸道有高选择性,对支气管平滑肌β_2受体的作用远大于对心脏β_1受体的作用,对α受体基本无作用。平喘作用强度与异丙肾上腺素相似,但较持久。半衰期较短,一次给药维持4~6小时,主要用于缓解哮喘的急性发作。

【不良反应和注意事项】沙丁胺醇的主要不良反应有头痛、心悸、手指震颤等，对心脏的不良反应发生程度与给药剂量和与其他药物联合用药有关，当大剂量吸入或全身给药时心动过速较常见。心血管系统疾病和甲亢患者慎用。

长期有规律地应用 β_2 受体激动药可导致患者 β_2 受体脱敏，与受体向下调节有关，使其疗效降低，增加哮喘发作次数。因此，不宜规律地长期应用 β_2 受体激动药。目前多主张间断使用，在必须长期应用时，宜与糖皮质激素或异丙托溴铵联合用药，以预防 β_2 受体向下调节。

特布他林（terbutaline）作用与沙丁胺醇相似，但作用强度较沙丁胺醇弱，可口服或气雾吸入，皮下注射给药可替代肾上腺素控制哮喘的急性发作。

克仑特罗（clenbuterol）本品为强效制品，用微量即有明显平喘作用，在治疗量时不良反应较轻。可气雾吸入、口服、直肠内给药。

福莫特罗（formoterol）为长效选择性 β_2 受体激动药，作用强而持久，一次吸入给药后可持续 12 小时。除了支气管平滑肌扩张作用外，本品还有明显的抗炎作用。用于慢性哮喘与慢性阻塞性肺病的维持治疗与预防发作。

沙美特罗（salmeterol）为另一类长效选择性 β_2 受体激动药，起效比福莫特罗慢，但作用持续时间更长，其他特点与福莫特罗相似。

非选择性 β_2 受体激动药

肾上腺素、麻黄碱和异丙肾上腺素可同时兴奋 β_1 和 β_2 受体，在治疗哮喘时由于激动 β_1 而易发生心血管系统的不良反应。

肾上腺素对 α 受体和 β 受体均有强大的激动作用，其 α 受体激动作用可使支气管黏膜血管收缩，减轻血管渗出，减轻水肿，有利于平喘作用，皮下注射给药用于缓解支气管哮喘的急性发作。

麻黄碱的作用与肾上腺素相似，但作用缓慢、温和、持久，可用于轻症哮喘和预防哮喘发作。

异丙肾上腺素选择性作用于 β 受体，对 β_1 和 β_2 受体无选择性，舒张支气管作用强大，起效快，舌下给药 2~5 分钟起效，吸入给药在 1 分钟内起效。适用于哮喘的急性发作，亦可皮下注射给药。长期用药后，支气管平滑肌的 β_2 受体可对异丙肾上腺素产生耐受性，使疗效降低，加大剂量易引起心律失常，应注意调节剂量。

（二）茶碱类

茶碱是一类甲基黄嘌呤类衍生物，具有松弛支气管平滑肌、兴奋心脏、兴奋中枢神经系统和利尿等作用。由于茶碱难溶于水，为了增加其水溶性，将茶碱与乙二胺或胆碱等制成复盐，相应的制剂有氨茶碱、胆茶碱、二羟丙茶碱等（表 26-3）。这些药物进入体内后释放出茶碱发挥药理作用，主要适用于治疗支气管哮喘和心源性哮喘。

表 26-3 常用的茶碱制剂和相当茶碱的含量

制剂	相当于茶碱的含量（%）	不良反应特点
茶碱（theophylline）	100	
氨茶碱（aminophylline）	80	胃肠道刺激性较大
二羟丙茶碱（diprophylline）	75	胃肠道刺激性弱于氨茶碱
胆茶碱（choline theophylline）	60~64	对胃肠道刺激性小

见：乔国芬主编《药理学》（第一版）第 250 页表 26-4

【体内过程】 茶碱吸收后迅速分布于全身组织，血浆药物浓度达峰时间为1~2小时，血浆蛋白结合率为60%，分布容积(V_d)为0.5L/kg。其半衰期有较大的个体差异，成人为3~9小时。茶碱大部分经肝脏代谢后经肾脏排泄，约10%~15%以原型排泄，肾功能减退时对茶碱的清除率无明显影响，一般不需调整剂量。肝药酶诱导剂苯妥英钠、利福平、卡马西平、异烟肼可增加茶碱的清除率。

【作用机制】 目前认为茶碱的平喘作用机制为：①抑制磷酸二酯酶(PDE)的活性，使平滑肌细胞内cAMP含量升高，支气管平滑肌松弛；②刺激内源性儿茶酚胺释放和拮抗腺苷的作用：低浓度茶碱可抑制腺苷受体mRNA的表达，减少因腺苷受体活化引起的炎症介质释放。茶碱也可增加血中肾上腺素和去甲肾上腺素的含量，发挥舒张支气管作用；③抑制肌醇磷酸的代谢，降低细胞内Ca^{2+}浓度，使支气管平滑肌松弛；④抗炎和免疫调节作用：抑制单核细胞和淋巴细胞腺苷受体激活导致的炎症细胞因子(IL-6、IL-8)合成与释放，从而抑制支气管炎症反应。

【不良反应】 由于茶碱有心脏兴奋和中枢兴奋作用，静脉注射过快易引起心律失常、肌肉颤动或癫痫，患有心血管系统疾病者慎用。口服给药对胃肠道有刺激性，慎用于活动性消化性溃疡或有溃疡病史者。

茶碱的治疗范围较窄，治疗剂量有较大的个体差异，其有效血浆浓度范围在5~10μg/ml，血浆浓度>15μg/ml可出现毒性反应，>20μg/ml为中毒浓度。应定期进行血浆浓度监测，根据病情和血浆药物浓度调整剂量。茶碱的缓释制剂可以使血浆茶碱浓度较平稳，可减少茶碱血浆浓度波动所致的不良反应。

同类药物多索茶碱(doxofylline)是一种新型茶碱类平喘药物，用于治疗支气管哮喘和伴有喘息的慢性支气管炎。

(三) M胆碱受体阻断药

胆碱能神经(主要指迷走神经)对维持支气管平滑肌的张力起重要作用。支气管哮喘患者常反射性使胆碱能神经冲动增多而致支气管平滑肌痉挛，抗胆碱药可对抗迷走神经对支气管的痉挛作用，使气道舒张，同时能增加β_2受体激动药的作用，减少β_2受体的下调现象，而使β_2受体激动药的效应增加。阿托品、山莨菪碱、东莨菪碱等阿托品生物碱类虽有舒张支气管和平喘作用，但由于对M受体缺乏选择性，用药后可引起痰液黏稠、心动过速、口干等副作用，限制了其临床应用。呼吸道M胆碱受体有M_1、M_2和M_3三种亚型。M_1胆碱受体阻断药可抑制副交感神经节的神经传递，从而使气道松弛，但作用弱；M_2胆碱受体为自身调节受体，对胆碱能神经释放ACh起负反馈调节作用，兴奋时减少ACh的释放。哮喘患者的M_2胆碱受体功能失调，抑制性反馈调节作用明显减弱，胆碱能节后纤维末梢释放乙酰胆碱增加，从而促使气道收缩加剧；M_3胆碱受体则广泛分布于气道平滑肌和黏膜下腺体等部位。M_3胆碱受体兴奋时，激活鸟苷酸环化酶(GC)，使三磷酸鸟苷(GTP)转化为环磷酸鸟苷(cGMP)，导致肥大细胞释放各种炎症介质，引起哮喘发作。故对M_3受体阻断作用选择性高的药物副作用少。常用药物有异丙托溴铵、泰乌托平(tiotropine)。

异丙托溴铵

异丙托溴铵(ipratropium bromide)。

【药理作用】 主要药理作用为阻断气道平滑肌上的M_3受体，抑制胆碱能神经对支气管平滑肌的兴奋作用。其舒张支气管作用比β_2受体激动药弱，起效慢，长期用药不易产生耐受性，适用于预防哮喘发作和喘息型慢性支气管炎。异丙托溴铵与 β_2 受体激动药联合吸入给药，可起到协同平喘作用。

【不良反应】 口服给药不吸收，常以气雾剂吸入性给药，气道黏膜对药物吸收少，故不良反应少见。少数患者出现口干、口苦感。

三、抗过敏平喘药

气道炎症反应是由于炎症细胞被激活后，释放组胺、前列腺素（PGs）、白三烯（LTs）、血小板活化因子（PAF）、腺苷等一系列炎症介质，同时炎症介质促进中性粒细胞释放氧自由基及各种蛋白水解酶，导致血管通透性增加，充血水肿并使气道对刺激的反应性增强。因此，减少炎症介质释放，消除非特异性炎症并降低气道高反应性，有益于哮喘的治疗。

（一）减少炎症介质释放的药物

此类药物有酮替芬（ketotifen）、曲尼司特（tranilast）、色甘酸钠（disodium cromoglycate），分别通过不同的作用机制抑制肥大细胞、巨噬细胞、嗜碱性粒细胞释放过敏性物质。

酮替芬为组胺 H_1 受体阻断药，可减少肥大细胞、嗜碱性粒细胞 Ca^{2+} 介导的白三烯和组胺释放。

曲尼司特和色甘酸钠可稳定肥大细胞膜，抑制肥大细胞释放过敏性物质。

此类药物对已释放的过敏性物质无对抗作用，也无舒张支气管的作用，因此主要用于预防哮喘发作。

（二）白三烯受体阻断药

扎鲁司特（zafirlukast）、孟鲁司特（montelukast）能竞争性地抑制 LTD_4、LTE_4 与白三烯受体结合，降低支气管黏液分泌，增加支气管纤毛功能，降低气道微血管通透性及嗜酸性粒细胞和淋巴细胞在炎症部位的浸润。

【临床应用】 用于哮喘的预防发作和长期治疗，也可用于阿司匹林哮喘或伴有过敏性鼻炎、激素抵抗型哮喘患者。严重哮喘者可减少激素、β_2 受体激动药的应用剂量。

第二节　镇　咳　药

咳嗽是一种保护性反射活动，可将呼吸道内的分泌物和异物及时排出，保持呼吸道通畅。在应用镇咳药前应消除病因，如控制感染、消除炎症等。但频繁而剧烈咳嗽，针对病因治疗后咳嗽仍未减轻者，不仅给患者带来痛苦，而且易引起其他并发症，应该采用镇咳药物进行治疗。若咳嗽伴有咳痰困难，则应使用祛痰药，慎用镇咳药，否则积痰不易排出，阻塞呼吸道甚至于加重感染。

咳嗽反射过程包括四个环节：①末梢感受器接受刺激；②传入神经传递刺激信息；③延髓咳嗽中枢兴奋性增强；④传出神经（主要是迷走神经）下传咳嗽信息作用于肋间肌、膈肌和声门等引起咳嗽。药物抑制上述任一环节，都可发挥镇咳作用。根据作用部位，常用的镇咳药分为中枢性镇咳药和外周性镇咳药，前者包括可待因（codeine）、右美沙芬（dextromethorphan）和喷托维林（pentoxyverine），后者有苯佐那酯（benzonatate）和苯丙哌林（benproperin）。

可　待　因

可待因(codeine)又称为甲基吗啡,属于阿片生物碱类。

【药理作用】 药理作用与吗啡相似,有中等程度的镇痛作用,其镇痛强度为吗啡的1/10~1/7。可待因选择性地抑制咳嗽中枢,镇咳作用强而迅速,其镇咳强度为吗啡的1/10。临床用于各种原因引起的剧烈干咳,尤适用于胸膜炎干咳伴胸痛者。

【不良反应】 治疗量不良反应少见,大剂量可抑制呼吸中枢,反复用药可引起依赖性,小儿剂量过大可致惊厥。

右美沙芬

右美沙芬(dextromethorphan)抑制延髓咳嗽中枢。镇咳作用与可待因相当或略强,无镇痛作用,亦无依赖性和耐受性,治疗量对呼吸中枢无抑制作用。用于咽喉炎、肺结核引起的咳嗽和无痰性干咳,作用可持续3~6小时。用药过量可引起中枢兴奋或呼吸抑制。

喷托维林

喷托维林(pentoxyverine)具有中枢和外周镇咳作用。对咳嗽中枢有直接抑制作用,镇咳作用强度为可待因的1/3,无依赖性,兼有轻度阿托品样作用和局部麻醉作用,对支气管内感受器和传入神经末梢有轻度抑制作用,可减弱咳嗽反射,并解除支气管平滑肌痉挛,降低呼吸道阻力。适用于上呼吸道炎症引起的干咳、阵咳。

不良反应轻,偶有口干、便秘、头痛等。前列腺肥大、心功能不全、青光眼者慎用。

苯佐那酯

苯佐那酯(benzonatate)的作用部位在外周,有较强的局部麻醉作用,能选择性地抑制肺牵张感受器,阻断咳嗽冲动向中枢的传入而发挥镇咳作用。镇咳作用较可待因差,主要用于胸膜炎、支气管炎等引起的干咳和阵咳。常见不良反应有轻度嗜睡、头痛、鼻塞及眩晕。

第三节　祛　痰　药

祛痰药是一类能增加呼吸道分泌、稀释痰液或降低其黏稠度,使痰液易于咳出的药物。

祛痰药可排除呼吸道内积痰,减少对呼吸道黏膜的刺激,间接起到镇咳、平喘作用,有利于控制继发感染。祛痰药主要分为两大类:①痰液稀释药,增加痰液中水分含量,使痰液稀释,包括恶心性祛痰药和刺激性祛痰药;②黏痰溶解药,通过裂解痰液中的黏蛋白和DNA,降低痰液黏度;或调节黏液成分,加速痰液排出,包括黏痰溶解剂及黏液调节剂。

一、痰液稀释药

(一) 恶心性祛痰药

常用药物有氯化铵(ammonium chloride)、碘化钾;中药桔梗、远志中含有皂苷,这些药物口服后刺激胃黏膜引起轻微恶心感，反射性增加了迷走神经的活性，促使呼吸道腺体分泌，使痰液稀薄易于咳出，有利于黏痰的清除。

（二）刺激性祛痰药

此类药物有愈创甘油醚（guaifenesin），吸入其蒸气后，对呼吸道有轻微的刺激作用，使腺体分泌增加，也有一定的抗菌防腐作用。单用或配成复方用于慢性气管炎支气管扩张的多痰患者。

二、黏痰溶解药

（一）黏痰溶解剂

1. 蛋白酶类　痰液的黏度与其中所含酸性糖蛋白的含量有关。胰蛋白酶（trypsin）、糜蛋白酶（chymotrypsin）、溶菌酶（lysozyme）、中性蛋白酶（neutral protease）、菠萝蛋白酶（bromelains）等能使糖蛋白裂解，使痰液的黏度降低。适用于含有大量 DNA 的脓性痰液者。

2. 乙酰半胱氨酸（acetylcystein）、半胱氨酸甲酯（mecysteine）、半胱氨酸乙酯（ethylcysteine）、羧甲基半胱氨酸等药物的化学结构中含有巯基（—SH），能将黏蛋白分子间的二硫键（—S—S—）断裂，使痰液的黏稠度降低，痰液易于咳出。

乙酰半胱氨酸喷雾吸入给药，1 分钟内起效，最大作用时间 5~10 分钟，吸收后在体内经肝脏代谢。吸入给药对呼吸道黏膜有刺激作用，可引起呛咳，部分病例引起支气管痉挛，对严重支气管哮喘患者需在严密监测下使用。

（二）黏液调节剂

溴己新（bromhexine）有较强的黏痰溶解作用，可使痰液中的多糖纤维素裂解，并抑制黏液腺合成糖蛋白，降低痰液黏度，使之易于咳出。用于支气管炎、肺气肿、慢性肺部炎症等，感染伴有浓痰者与抗菌药合用。

氨溴索（ambroxol）是溴己新在体内的代谢产物。具有黏痰溶解和促进黏液排出的作用，并能增加呼吸道黏膜浆液腺的分泌，减少黏液腺分泌，从而降低痰液黏度。氨溴索可促进肺表面活性物质的分泌，增加支气管纤毛运动，使痰液易于咳出。祛痰作用优于溴己新。适用于急性和慢性支气管炎、支气管哮喘等疾病的祛痰治疗。氨溴索能明显提高抗菌药物在痰液中的浓度，从而增加气道中抗菌药物的活性，增强抗菌治疗效果，可作为急性肺损伤和急性呼吸窘迫综合征患者的辅助治疗药物。不良反应少，有轻度胃肠道反应。

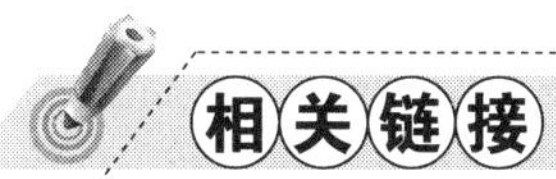

呼吸系统疾病为常见病、多发病，其主要症状有喘息、咳嗽、咳痰。引起这些症状的原因各不相同，应针对病因治疗。但药物的对症治疗对于缓解症状是十分重要的治疗手段。平喘药、镇咳药和祛痰药是呼吸系统疾病常用的对症治疗药物。

支气管哮喘是一种慢性炎症性疾病，是由多种炎症细胞，包括肥大细胞、嗜酸性粒细胞、巨噬细胞、淋巴细胞、中性粒细胞等释放组胺、白三烯、激肽类等炎症介质引起气道炎症、对多种刺激的反应性增高，发作时有喘息、气促、咳嗽等症状。故药物抑制气道炎症、抑制炎症介质的释放和扩张支气管是其主要作用。

咳嗽是机体清除呼吸道分泌物、保持呼吸道清洁和通畅、防止感染形成的一种重要防御机制，但剧烈咳嗽可导致多种并发症，应使用镇咳药物对症治疗，主要用于无痰性干咳。

对于痰液较多、痰液黏稠时咳嗽主要应用祛痰药，以免痰液滞留而阻塞呼吸道甚至于加重感染。祛痰药的作用方式是：稀释痰液、促进黏膜纤毛运动，加速痰液排出和裂解痰液中的黏蛋白和DNA，降低痰液黏度，使痰易于咳出。

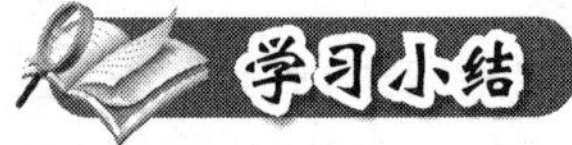

平　喘　药

能够缓解喘息症状，主要用于治疗支气管哮喘。因支气管哮喘与过敏反应和支气管痉挛有关，故治疗药物的基本作用是抗炎、减少炎症介质（组胺、LTs、PGs、PAF、嗜酸性粒细胞趋化因子等）、细胞因子的合成和释放；或阻断炎症介质的受体（H_1受体、LTs受体）发挥平喘或预防哮喘发作的作用。平喘药分为：抗炎性平喘药、支气管扩张药、抗过敏平喘药。

1. 抗炎性平喘药即糖皮质激素类，是目前治疗哮喘最有效的抗炎药物，可以全身给药或经支气管吸入给药。常用二丙酸倍氯米松、布地奈德和丙酸氟替卡松。

2. 支气管扩张药　支气管扩张药是常用的平喘药，包括：β肾上腺素受体激动药、茶碱类和M受体阻断药三类。

(1) β肾上腺素受体激动药：代表药物有沙丁胺醇、特布他林、克仑特罗、沙美特罗和福莫特罗。

(2) 茶碱类：代表药物有氨茶碱、胆茶碱、二羟丙茶碱等。

(3) M受体阻断药：代表药物有异丙托溴铵、泰乌托平。

3. 抗过敏平喘药　目的在于减少炎症介质释放，消除非特异性炎症并降低气道高反应性，有益于哮喘的治疗。包括两类：

(1) 减少炎症介质释放的药物：代表药物有药物有酮替芬、曲尼司特和色甘酸钠。

(2) 白三烯受体阻断药：代表药物有扎鲁司特和孟鲁司特。

镇　咳　药

咳嗽是呼吸系统受到刺激时机体所产生的一种防御性反射活动。镇咳药分为中枢性镇咳药和外周性镇咳药。

1. 中枢性镇咳药　代表药物有可待因、右美沙芬和喷托维林。

2. 外周性镇咳药　代表药物有苯佐那酯和苯丙哌林。

祛　痰　药

对于痰液较多、痰液黏稠时咳嗽主要应用祛痰药，以免痰液滞留而阻塞呼吸道甚至于加重感染。祛痰药主要分为两大类：痰液稀释药和黏痰溶解药。

1. 痰液稀释药

(1) 恶心性祛痰药：代表药物有氯化铵、碘化钾；中药桔梗、远志。

(2) 刺激性祛痰药：代表药物有愈创甘油醚。

2. 黏痰溶解药

(1) 黏痰溶解剂：代表药物有胰蛋白酶、糜蛋白酶、溶菌酶、乙酰半胱氨酸、半胱氨酸甲酯、半胱氨酸乙酯、羧甲基半胱氨酸等。

(2) 黏液调节剂：代表药物有溴己新、氨溴索。

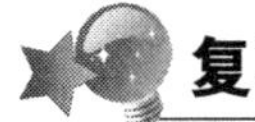

复习参考题

1. 简述氨茶碱的作用机制。
2. 简述 β_2 受体激动药治疗哮喘的作用机制。
3. 吸入性糖皮质激素平喘的作用特点和优点是什么？

（陈正爱）

第二十七章

作用于消化系统的药物

学习目标

掌握 各类胃酸分泌抑制药的作用机制和临床应用。
熟悉 常用的抗酸药及其作用特点；各类止吐药的作用机制和应用。
了解 助消化药、泻药和止泻药的药理作用和临床应用。

消化系统包括胃肠道、肝、胰腺等，在人体食物摄取、消化、营养吸收及残渣排泄方面起着重要作用，针对消化系统常见疾病，临床常用的作用于消化系统的药物包括抗消化性溃疡药、助消化药、止吐药、泻药、止泻药和利胆药等。

第一节 抗消化性溃疡药

消化性溃疡(pepticulcer)是消化系统常见的慢性病之一，可发生在与酸性胃液接触的任何部位，其中以胃和十二指肠溃疡最常见，目前认为消化性溃疡的发病机制与胃肠黏膜的保护因子与黏膜损伤因子失衡有关。

胃和十二指肠黏膜处于高浓度胃酸环境中，并受到胃蛋白酶、胆盐、药物、微生物等有害物质的侵袭。在正常情况下胃肠黏膜具有一系列防御机制，可以预防或减轻损伤因子对黏膜的损伤作用并促进黏膜损伤后的快速修复，维护黏膜的完整性。防御因子包括：①黏液-碳酸氢盐屏障：胃腺和黏液上皮细胞分泌黏液和 HCO_3^-，形成黏稠的黏液凝胶层并形成跨黏液层的 pH 梯度；②胃肠激素：前列腺素和生长抑素等胃肠激素有调节胃黏膜血流量和胃酸分泌、促进黏膜修复等多种作用，对胃黏膜起保护作用。当侵袭因素对黏膜的损害作用与黏膜自身防御功能之间失去平衡时，黏膜会受到损伤引起消化性溃疡。

目前多数学者认为，消化性溃疡较明确的病因与胃酸分泌过多、幽门螺杆菌感染和药物等刺激因素密切相关。药物治疗主要通过减少胃酸、增加黏液和 HCO_3^- 分泌、增强胃黏膜保护作用、根除幽门螺杆菌感染等作用，降低损伤因子的作用和增强防御因子的作用或两者兼而有之，以达到止痛、促进溃疡愈合和防止复发的目的。目前临床常用的抗消化性溃疡药有抗酸药、抑制胃酸分泌药、胃黏膜保护药及抗幽门螺杆菌药。

一、抗 酸 药

抗酸药(antacids)是一类弱碱性化合物。口服后能中和胃酸,缓解胃酸对胃、十二指肠黏膜溃疡面的刺激,并降低胃蛋白酶的活性,杀灭幽门螺杆菌等作用,缓解疼痛并促进溃疡愈合,抗酸药在餐后服药可延长药物的作用时间。随着 H_2 受体阻断药、胃壁细胞 H^+ 泵抑制剂的广泛应用,抗酸药临床应用已逐渐减少。常用的抗酸药有氢氧化铝、三硅酸镁和氧化镁。

氢氧化铝

氢氧化铝(aluminium hydroxide)白色无晶形粉末,直接中和胃酸而不被肠道吸收,抗酸作用缓慢而持久,与胃液混合后形成凝胶,在溃疡面形成一层保护膜发挥保护溃疡面作用。氢氧化铝与胃酸作用产生的氧化铝有收敛作用,可局部止血。铝离子大部分以磷酸铝、碳酸铝等盐类形式自粪便排出,少量在胃内转化为可溶性的氯化铝自肠道吸收,经肾脏排泄,临床用于胃酸过多、胃及十二指肠溃疡、反流性食管炎等。常见不良反应为便秘,故常与镁盐制成复方制剂合用。肾功能不全和长期便秘者应慎用。

三硅酸镁

三硅酸镁(magnesium trisilicate)中和胃酸的作用弱而持久,在胃内中和胃酸形成胶状的二氧化硅,具有保护胃黏膜作用。镁离子能将水分积聚在肠腔,促进肠蠕动产生缓泻作用,故用药后常见腹泻。与氢氧化铝配伍应用可减少该副作用。

氧 化 镁

氧化镁(magnesium oxide)中和胃酸的作用强于三硅酸镁。不产生 CO_2,肠道难吸收,从肾脏排泄。肾功能不全者可能引起高镁血症,可用钙盐对抗,产生的氯化镁可引起腹泻。

二、胃酸分泌抑制药

胃壁细胞膜上存在调节胃酸分泌的三种受体,即 H_2、M、促胃液素受体,三种受体中任何一个受体活化,均可分别激活胃壁细胞的 H^+-K^+-ATP 酶,将 H^+ 分泌到胃腔中。药物阻断 H_2、M、促胃液素受体或抑制 H^+-K^+-ATP 酶,将抑制胃酸分泌,有利于溃疡愈合(图 27-1)。

(一) H_2 受体阻断药

H_2 受体阻断药见第二十九章组胺和抗组胺药。

(二) H^+-K^+-ATP 酶抑制药

H^+-K^+-ATP 酶抑制药又称为质子泵抑制剂(proton pump inhibitor,PPI)。H^+-K^+-ATP 酶位于壁细胞的管状囊泡和分泌管上,其功能将胃壁细胞中 H^+ 转运到胃腔内,同时将 K^+ 从胃腔转运到壁细胞中(H^+-K^+ 交换)。此酶是组胺 H_2 受体、M 受体和促胃液素受体兴奋后 H^+ 分泌的最后通路。PPI 能使 H^+-K^+-ATP 酶失活从而抑制胃酸分泌,对十二指肠溃疡的镇痛和促进愈合疗效优于 H_2 受体阻断药。本类药物与某些抗菌药物合用,可以提高抗幽门螺杆菌的作用。

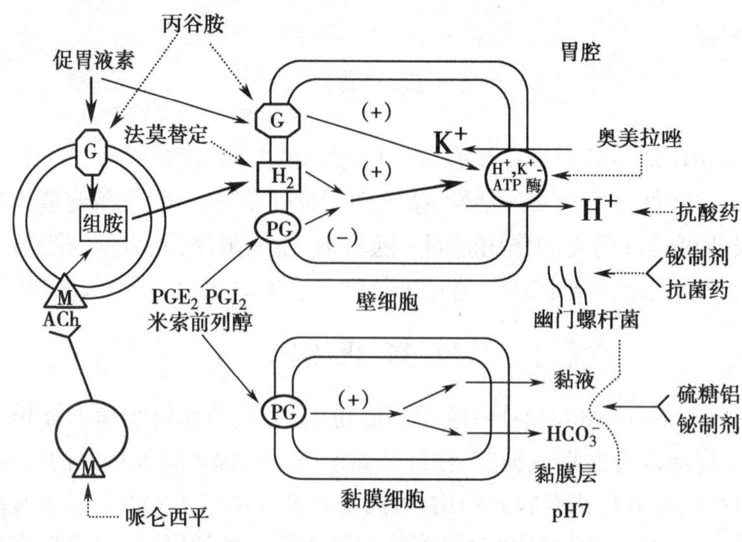

图 27-1 胃酸的分泌机制和抗消化性溃疡的作用

奥美拉唑

奥美拉唑(omeprazole)是第一个问世的质子泵抑制剂,在体内转化为有活性的代谢产物亚磺酰胺衍生物。

【体内过程】 口服后经小肠迅速吸收,1 小时内起效,0.5~3 小时血药浓度达到高峰。血浆蛋白结合率 95%~96%,不易通过血 - 脑屏障,但易通过胎盘。主要经肝脏代谢,80% 的代谢产物由尿排出。$t_{1/2}$ 约 0.5~1 小时,慢性肝病患者 $t_{1/2}$ 延长。

【药理作用和作用机制】 ①抑制胃酸分泌作用:奥美拉唑可使正常人及溃疡患者的基础胃酸分泌和各种刺激引起的胃酸分泌均有很强的抑制作用。其机制为奥美拉唑特异性地与胃壁细胞的 H^+-K^+-ATP 酶形成共价键结合,不可逆的抑制该酶的活性,从而抑制 H^+ 分泌。奥美拉唑由于对酶的抑制作用是不可逆的,须待新的 H^+-K^+-ATP 酶生成后才能发挥泌酸作用,故一次用药 20mg 能抑制 24 小时胃酸分泌量的 90% 以上。②胃黏膜保护作用:动物实验证明奥美拉唑对阿司匹林、乙醇、应激所致的胃黏膜损伤有保护作用,机制尚不清楚。③体内试验证明奥美拉唑具有抗幽门螺杆菌的作用。其机制可能为奥美拉唑通过抑制细菌 ATP 酶活性而抑制细菌生长。

【临床应用】 临床用于消化性溃疡、反流性食管炎、卓 - 艾综合征,静脉注射可用于消化性溃疡急性出血的治疗,以缓解 H^+ 对黏膜的刺激,减少出血。奥美拉唑每日 20mg 连续用药 4 周,可使十二指肠溃疡愈合达 90%,6~8 周几乎全部溃疡愈合。对胃溃疡的作用弱于十二指肠溃疡,8 周愈合率 95%~98%。奥美拉唑是治疗卓 - 艾(Zollinger-Ellison)综合征的首选药物,每日 60~80mg,能使症状迅速减轻,每日 120mg,90% 的患者症状可得到明显控制。

【不良反应】 轻度恶心、呕吐、腹胀、便秘、腹痛等消化道症状,血清丙氨酸氨基转移酶(ALT)、天门冬氨酸氨基转移酶(AST)轻微升高,偶有皮疹、外周神经炎、男性乳腺发育,但均较轻。长期用药可能致胃内细菌过度生长。

【药物相互作用】 奥美拉唑部分抑制细胞色素 P_{450} 酶系统对药物的氧化代谢,可延长苯妥英钠、地西泮、华法林的消除。

同类药物有兰索拉唑(lansoprazole)、泮托拉唑(pantoprazole),雷贝拉唑(rabeprazole),作用机制和临床应用同奥美拉唑。

(三) M 受体阻断药

M 受体阻断药可减少空腹胃酸分泌,降低胃肠运动并延迟胃排空,从而减轻疼痛并增强抗酸药对胃酸的中和作用,由于非选择性 M 受体阻断药丙胺太林、阿托品等在治疗量下对胃酸分泌的抑制作用较弱、副作用多,不宜单独应用。选择性 M_1 受体阻断药哌仑西平副作用较少。

哌仑西平

哌仑西平(pirenzepine)选择性阻断 M_1 胆碱受体,阻断 M_1 受体 >M_2 受体约 40 倍。

【体内过程】 口服吸收不完全,生物利用度约 25%,血药浓度达峰时间为 2~3 分钟,与食物同服可以减少哌仑西平吸收。不易通过血 - 脑屏障,较少经体内代谢,约 85% 以原形从粪便和尿排出,$t_{1/2}$ 约 10~11 小时。肌内注射吸收良好,达峰时间为 20 分钟。

【药理作用】 可能是通过阻断介导胃酸分泌的副交感神经节上的 M_1 受体,从而阻断了迷走神经冲动的传导而抑制胃酸分泌,同时对胃蛋白酶分泌也有抑制作用。对胃肠运动、心率、腺体分泌和眼睛调节的作用较弱。临床常与 H_2 受体阻断药合用以增强疗效。

【临床应用和不良反应】 主要用于胃和十二指肠溃疡的治疗。此外,对应激性溃疡、急性胃黏膜出血和胃泌素瘤也有一定治疗作用。溃疡愈合率与 H_2 受体阻断药相近,但缓解症状不如 H_2 受体阻断药迅速。

治疗量时不良反应较轻,大剂量时仍可引起阿托品样副作用,表现为口干、视物模糊。

同类药物有替仑西平(telenzepine),M 受体阻断作用强于哌仑西平。

三、胃黏膜保护药

胃黏膜保护作用的减弱是溃疡形成的重要因素,加强胃黏膜保护作用,促进黏膜修复是治疗消化性溃疡的重要环节之一。胃黏膜保护药有:硫糖铝、铋制剂、前列腺素衍生物和麦滋林 -S。

硫糖铝

硫糖铝(sucralfate)是一种含 8 个硫酸根的蔗糖酸酯铝盐,pH 在 4 以下时,在胃中解离为 $Al_2(OH)^{5+}$ 和八硫酸蔗糖。硫酸蔗糖在酸性胃液中凝聚成糊状黏稠物,附着于胃和十二指肠黏膜表面,保护黏膜免受胃酸和胃蛋白酶的侵袭,有利于黏膜上皮细胞的再生,促进溃疡面愈合。硫酸蔗糖与胃黏膜的附着力在 pH2~3 时最强,故不宜与抗酸药、抑制胃酸分泌药和碱性药物同时应用。

硫糖铝在肠道内可与磷结合,长期用药可引起低磷血症。口服剂量的铝约 0.5%~2.2% 吸收入体内,经肾脏排泄,肾功能不良者不宜久用,偶有便秘、口干、恶心或腹泻等。

铋制剂

常用枸橼酸铋钾(bismuth potassium citrate)。

【体内过程】 枸橼酸铋钾口服后 99% 以上留存于胃肠道在局部发挥作用,仅有约 0.2%

在小肠吸收,吸收后的铋可从肾排泄,肾功能减退者可使血清铋浓度轻度升高。

【药理作用和作用机制】 铋制剂治疗消化性溃疡的机制为:①在酸性条件下生成枸橼酸铋和氯氧化铋(BiOCl)沉淀物,沉淀物与溃疡面的蛋白质结合形成保护层,防止胃酸和胃蛋白酶的侵蚀,促进溃疡黏膜再生和溃疡愈合;②促进黏液和碳酸氢盐的分泌,增强胃黏膜屏障功能;③促进 PGs 的释放,增加胃黏膜的血流量;④具有杀灭幽门螺杆菌作用。

【临床应用】 铋制剂适用于多种消化性溃疡和慢性萎缩性胃炎。治疗消化性溃疡的疗效与 H_2 受体阻断药相似,尤其适用于 H_2 受体阻断药无效的溃疡患者,复发率较低。对慢性活动性胃炎需与抗菌药合用,联合用药有协同杀灭幽门螺杆菌的作用。

【不良反应】 不良反应轻,主要为粪便发黑;重金属铋具有神经系统毒性,可引起急性可逆性脑病,表现为精神紊乱、肌肉痉挛性收缩、运动失调、步履艰难。避免长期用药,肾功能不良者禁用。

米索前列醇

前列腺素有促进胃黏液、碳酸氢盐分泌和抑制胃酸分泌的作用,能增加胃黏膜血流量,改善微循环。胃黏膜合成 PGE 和 PGI_2 主要在局部发挥作用。但天然前列腺素半衰期很短,不宜作为药物应用,临床应用的是前列腺素的衍生物。

米索前列醇(misoprostol)是人工合成的 PGE_1 的衍生物,性质稳定,$t_{1/2}$ 为 1.6~1.8 小时,大部分代谢产物经肾脏排泄。对胃和十二指肠溃疡的治愈率与 H_2 受体阻断药相似,对非甾体抗炎药物引起的消化性溃疡有防治作用。

不良反应主要表现为食欲缺乏、恶心、上腹不适、腹痛、腹泻等消化道症状,因前列腺素可引起子宫收缩,孕妇忌用。

恩前列素(enprostil)是 PGE_2 的衍生物,临床应用与米索前列醇相同。

麦滋林-S

麦滋林-S(marzulene)的主要成分是 99% 谷氨酰胺和 1% 水溶性奥组成。谷氨酰胺能促进胃黏膜中己糖胺和黏液蛋白的生物合成,水溶性奥可抑制胃蛋白酶的活性并有抑制组胺释放、促进上皮细胞增殖的作用。用药后可以缓解消化性溃疡的疼痛,增加胃黏膜组织中 PGE_2 的含量,加强内源性胃黏膜的防御功能。不良反应低,偶有轻微的恶心、便秘或腹泻。

四、抗幽门螺杆菌药

幽门螺杆菌(helicobacter pylori,Hp)为革兰阴性厌氧菌,寄生于胃黏膜上皮细胞表面的皱褶中,在生长过程中可产生尿素酶等多种酶和细胞毒素,损伤胃黏膜。Hp 感染与胃炎关系密切,也是胃和十二指肠溃疡发病的重要因素,根治 Hp 可显著增加消化性溃疡的愈合率,并可减少复发率。对 Hp 有抗菌作用的药物有:甲硝唑、替硝唑、阿莫西林、大环内酯类(克拉霉素、克林霉素、罗红霉素)、四环素和铋制剂。但 Hp 易对抗菌药物产生耐药性,目前临床上多主张采用联合用药方案,将铋制剂或抑制胃酸分泌的药物(质子泵抑制药或 H_2 受体阻断药)与抗菌药物联合用药,可提高对 Hp 的清除率并减少 Hp 对药物产生耐药性的发生率。

第二节 助消化药

助消化药能改善胃肠的消化功能,用于治疗消化不良。助消化药可分为两类,一类为消化液中的正常成分,作为替代治疗用于消化道分泌功能减弱所致的消化不良;另一类为可以促进消化液的分泌或抑制肠内物质发酵而治疗消化不良。

胃蛋白酶

胃蛋白酶(pepsin)是从动物的胃黏膜中提取的蛋白水解酶,能将蛋白质初步分解为多肽。胃蛋白酶在酸性胃液中活化(pH1.5~2.5),pH6以上时不稳定,故常与稀盐酸合用。用于慢性萎缩性胃炎、食欲减退等消化酶分泌不足的辅助治疗,不能与碱性药物配伍。

胰酶

胰酶(pancreatin)是从动物的胰腺中提取的混合物,含有胰蛋白酶、胰淀粉酶和胰脂肪酶等,分别将蛋白质、淀粉和脂肪进行分解,在中性或弱碱性环境下活性强,临床主要用于各种原因引起的胰腺外分泌不足的替代治疗,或用于胃肠疾病、肝胆疾病引起的消化酶不足的补充治疗。为了避免胰酶在酸性胃液中失活,将其制备为肠溶制剂。

乳酶生

乳酶生(lactasin biofermin)为干燥的活乳酸杆菌制剂,在肠内可将糖类分解产生乳酸,降低肠内的pH,起到抑制腐败菌繁殖、减少肠内发酵和产气作用。不宜与抗菌药合用。用于消化不良、腹胀和小儿消化不良性腹泻。

第三节 泻药和止泻药

便秘和腹泻是消化系统疾病的常见症状。泻药是一类能增加肠内水分、软化粪便或润滑肠道,促进肠蠕动,利于排便的药物,临床上用于缓解功能性便秘和肠镜检查等术前准备。

止泻药是一类能抑制肠蠕动或减轻对结肠黏膜的刺激,减少排便次数的药物。

对剧烈腹泻或长期慢性腹泻在进行对因治疗的同时,适当给予止泻药进行对症治疗,可防止机体发生过度脱水、水盐代谢失调和营养障碍。

一、泻药

根据作用机制将泻药分为:①容积性泻药:硫酸镁、硫酸钠、纤维素类、聚乙二醇4000;②刺激性泻药:比沙可啶、蒽醌类;③润滑性泻药:液状石蜡、甘油。

硫 酸 镁

硫酸镁(magnesium sulfate)。

【药理作用和临床应用】

1. 口服后在肠腔内解离成为 Mg^{2+} 和 SO_3^-,两种离子均不易被肠道吸收而增加小肠的渗透压,阻止肠腔内水分吸收,使肠腔内容积增加,刺激肠蠕动而排便,常将其称为容积性泻药,导泻作用强。临床用于排除肠内毒物和驱肠虫后的导泻。

2. 口服 33% 浓度的硫酸镁或用十二指肠导管直接注入十二指肠,可刺激十二指肠黏膜,反射性引起胆囊排空而起利胆作用。可用于阻塞性黄疸、慢性胆囊炎。

【不良反应】 硫酸镁服用浓度过高或剂量过大,可因肠黏膜吸收水分减少,同时组织内的水分分泌入肠腔并从肠腔排出,易引起脱水。硫酸镁的导泻作用较剧烈,在刺激肠壁同时可反射性引起盆腔充血,故肠梗阻、急腹症患者、妊娠及月经期妇女禁用。

聚乙二醇 4000

聚乙二醇 4000(macrogol 4000)为高分子量的长链聚合物,口服后不吸收,在肠道内不被降解,通过分子中的氢键固定水分子,使水分保留在结肠的肠腔内,因而使粪便软化并促进肠道蠕动,对肠道的正常菌群无影响。适用于高血压、心脏病、肾功能不全等合并便秘患者,以及用于糖尿病、老年患者和痔疮术后、肛裂、肛周脓肿、长期卧床患者以及产后排便不规律的便秘患者。

比 沙 可 啶

比沙可啶(bisacodyl)为刺激性缓泻药,作用于结肠,刺激肠黏膜的感觉神经末梢,引起反射性肠蠕动增加,并可抑制结肠内的钠、氯和水分吸收,增加肠内容积而促进排便。比沙可啶经肠内细菌分解的产物对肠壁也有较强的刺激肠蠕动作用。临床上用于急、慢性便秘,也可用于分娩前、手术前、腹部 X 线检查或内镜检查前的肠道排空。

服药后可引起腹痛,偶可发生剧烈的腹部痉挛。急腹症、痉挛性便秘、重症硬结便、肛门破裂或痔疮溃疡患者禁用,孕妇慎用。

蒽 醌 类

植物药如大黄、番泻叶、芦荟、决明子中含有蒽醌苷类成分,在结肠内被细菌分解为蒽醌类物质(大黄酸、大黄素、大黄酚等),具有刺激结肠的推进性蠕动作用和减少结肠对水分的吸收作用,用于急、慢性便秘。长期应用蒽醌类刺激性泻药可损害肠神经系统。

液状石蜡和甘油

液状石蜡为肠道不吸收的矿物油,具有润滑肠壁和软化粪便作用,适用于老年人和儿童便秘患者。在推荐剂量下应用较安全,无耐受性,但口服给药可干扰脂溶性维生素 A、D、K 及钙、磷的吸收,对吞咽异常者有吸入肺部的危险。

甘油是无色透明的糖浆状液体,50% 的甘油溶液经直肠给药后,可因其高渗透压作用而刺激肠壁,反射性引起排便,甘油溶液亦有润滑肠壁作用,用于轻度便秘。

二、止　泻　药

常用的止泻药物可分为两类：①吸附药和收敛药：蒙脱石、鞣酸蛋白、碱式碳酸铋、药用炭等。本类药物给药后不吸收，口服后分布在肠黏膜表面，能吸附细菌和减少结肠黏膜刺激，保护肠黏膜。②抑制肠蠕动的止泻药：地芬诺酯、洛哌丁胺，此类药物可选择性兴奋外周的阿片受体，减少胃肠蠕动而止泻，长期用药可能引起依赖性。

（一）吸附药和收敛药

双八面体蒙脱石

双八面体蒙脱石（smecta）是由氧化硅和氧化铝组成的多层结构，其粉末粒度为 1~3μm，口服后不被肠道吸收。2 小时后可均匀地覆盖在肠腔表面，能在肠腔吸附多种病原体，将其固定在肠腔表面并随肠蠕动排出体外。临床用于急、慢性腹泻、肠易激综合征、肠道菌群失调等。

鞣 酸 蛋 白

鞣酸蛋白（tannalbin）能与蛋白质形成沉淀，在肠黏膜表面形成保护膜，起到减轻刺激和收敛止泻作用。用于急性胃肠炎或非细菌性腹泻。口服给药有刺激性，可引起恶心、呕吐。

同类药物有药用炭，可吸附肠内气体和有害物质，减少肠蠕动而止泻。药用炭作用弱，用于胃肠胀气、食物中毒和腹泻。因对多种药物有吸附作用，不宜与抗菌药物、消化酶类、维生素类合用。

碱式碳酸铋口服后在胃肠道黏膜表面形成一层保护膜，发挥收敛、减少炎症渗出、减轻肠刺激作用。大剂量久服可引起便秘。

（二）抑制肠蠕动的止泻药

地 芬 诺 酯

地芬诺酯（diphenoxylate）是阿片受体激动药，为人工合成的哌替啶的同类物，对肠道的作用与阿片类药物相似而无中枢镇痛作用，能减少肠蠕动，使肠内容物的推进减慢，从而增加肠道的水分吸收。用于急、慢性功能性腹泻。

长期大剂量服用可产生欣快感，并可能引起依赖性。与阿托品合用可以减少依赖性产生，在复方制剂中每片含有地芬诺酯 2.5mg 和阿托品 0.025mg。

洛 哌 丁 胺

洛哌丁胺（loperamide）的化学结构与地芬诺酯相似，作用强而迅速，可降低胃肠分泌，增加肛门括约肌的张力，还可减少肠壁神经末梢释放乙酰胆碱。用于急、慢性腹泻，对肠功能紊乱引起的腹泻有较好疗效。若用药后 48 小时症状无改善，应停药改换其他治疗。

第四节　止吐药和胃肠动力促进药

呕吐是一种复杂的反射性活动。在大脑皮质、小脑、延髓的催吐化学感受区（CTZ）、孤束核均有传入神经与呕吐中枢相连。各种原因(多种疾病、妊娠、某些药物、放疗等)的刺激通过神经递质作用于中枢或外周的 D_2、5-HT_3、M 受体和前庭的 M_1、H_1 受体都可引起呕吐,药物即通过阻断这些受体而缓解或预防呕吐。

止吐药物包括:① H_1 受体阻断药:对前庭功能有抑制作用,对内耳眩晕症、晕动症止吐效果好;②中枢 D_2 受体阻断药:氯丙嗪、舒必利等 D 受体阻断药有强大的止吐作用,小剂量即可阻断 CTZ 的多巴胺受体,大剂量也可直接抑制呕吐中枢,同时有中枢镇静作用;③ 5-HT_3 受体阻断药:对肿瘤的化疗、放疗引起的恶心呕吐有效。第一类和第二类药物已在相关章节中叙述,本节主要介绍 5-HT_3 受体阻断药。

胃肠道的运动受神经递质多巴胺、乙酰胆碱及胃肠激素的调节。外周 D 受体阻断药和 5-HT_4 受体激动药有促进胃肠动力作用。

一、5-HT_3 受体阻断药

5- 羟色胺(5-hydroxytryptamine,5-HT)又名血清素,是一种重要的肠神经递质。作为自体活性物质,5-HT 在肠道的嗜铬细胞和肠神经中大量合成并储存,参与调节消化道的运动。5-HT 受体分为多种亚型,其中 5- 羟色胺 3 受体(5-HT_3)和 5-HT_4 受体兴奋与胃肠平滑肌的收缩功能密切相关。5-HT_3 受体位于延髓的催吐化学感受区和外周迷走神经末梢,兴奋时,可诱发呕吐反射,阻断 5-HT_3 受体可有效地缓解恶心与呕吐。

昂丹司琼

昂丹司琼(ondansetron)。

【药理作用和临床应用】 选择性阻断肠道迷走神经传入纤维和延髓催吐化学感受区的 5-HT_3 受体,对恶性肿瘤的化疗和放疗引起的呕吐有较强的止吐作用,作为预防性用药的作用比发生呕吐后再用药的效果好,也可用于防治术后的恶心和呕吐,但对晕动症引起的呕吐无效。

【不良反应】 不良反应轻,可有头痛、腹泻、便秘。哺乳期妇女慎用。

同类药物有格雷司琼(granisetron)和托烷司琼(tropisetron),药理作用、作用机制与昂丹司琼相同。

二、胃肠动力促进药

胃肠运动功能障碍可导致胃食管反流、功能性消化不良、假性肠梗阻等多种症状。外周 D_2 受体兴奋对乙酰胆碱的释放形成负向调节。阻断外周 D_2 受体,即相对增强了乙酰胆碱对胃肠平滑肌的兴奋作用,因而可促进胃肠蠕动,加速胃排空,发挥抑制食物反流和止吐作用。

肠壁肌间神经丛的 5-HT_4 受体兴奋,可促进内源性乙酰胆碱的释放,增加食管下部括约肌的张力,增强胃收缩力并且增加胃十二指肠的协调性。

(一)外周 D_2 受体阻断药

甲氧氯普胺

甲氧氯普胺(metoclopramide)。

【药理作用】 为多巴胺受体阻断药，对中枢 CTZ 的多巴胺受体和胃肠道的多巴胺受体都有阻断作用，但阻断外周 D_2 受体强于中枢。阻断中枢的 D_2 受体发挥止吐作用；阻断外周的 D_2 受体，可促进食管和胃的蠕动，促进肠内容物的推进性运动，加速胃排空。

【临床应用】 适用于胃肠功能失调所致的恶心、呕吐及肿瘤的化疗和放疗引起的呕吐。

【不良反应】 有嗜睡、困倦、口干、便秘等。能增加催乳素的分泌，与阻断中枢多巴胺受体有关，禁用于乳腺癌患者化疗引起的呕吐，长期用药或剂量过大可引起锥体外系反应。

多潘立酮

多潘立酮(domperidone)。

【药理作用和临床应用】 本品脂溶性低，属外周 D_2 受体阻断剂，不易通过血 - 脑屏障。能促进胃排空，增加胃和十二指肠运动，调节幽门的收缩和舒张，防止胃食管反流及胆汁反流，对结肠的作用弱。临床用于治疗反流性食管炎、胆汁反流性胃炎、慢性胃炎，化疗药物引起的呕吐；对糖尿病性胃轻瘫及各种原因引起的胃肠运动功能失调也有一定的疗效。

【不良反应】 不良反应较轻，偶有口干、便秘、腹泻、轻度腹部痉挛。偶可提高催乳素的水平，较大剂量可引起女性月经失调、男性乳房发育、阳痿等。

(二) 5-HT_4 受体激动药

胃肠壁肌间神经丛节后神经末梢的 5-HT_4 受体激动可促进乙酰胆碱的释放，增加胃肠运动。

西沙必利

西沙必利(cisapride)。

【药理作用和作用机制】 选择性激动胃肠壁肌间神经丛节后神经末梢的 5-HT_4 受体，增加食管括约肌的压力，促进小肠、结肠和胆囊收缩，协调胃、十二指肠、幽门的运动，对全胃肠动力有促进作用。促进胃排空和胆囊排空作用强于甲氧氯普胺 10~100 倍。对胃肠黏膜的分泌及 D 受体无影响，亦无止吐作用。

【临床应用】 治疗胃肠运动障碍性疾病如胃食管反流、胃十二指肠反流、功能性消化不良、假性肠梗阻、胃手术后和糖尿病引起的胃轻瘫等。

【不良反应】 可引起心电图 Q-T 间期延长，药物剂量过大可引起心律失常，还可致腹部痉挛或腹泻，心脏疾病、妊娠妇女禁用。

【药物相互作用】 西沙必利可与多种药物发生相互作用。该药主要在肝脏经肝药酶 CYP3A4 代谢，当与抑制 CYP3A4 的药物合用时，如与抗病毒药利托那韦、抗真菌药酮康唑、伊曲康唑、大环内酯类红霉素、克拉霉素等合用时，可因抑制西沙必利的代谢，增加其血浆药物浓度而诱发严重的心律失常。胆碱受体阻断药也可降低其疗效。

同类药物有莫沙必利(mosapride)。

第五节 利胆药

胆结石分为以胆固醇为主和胆色素为主的两大类结石。在正常胆汁中，胆固醇和胆色素呈溶解状态，当炎症、胆道括约肌功能失调时，胆汁排出障碍，胆汁内固体成分沉淀而易形成结石。利胆药是能促进胆汁分泌和排出的药物，分为胆汁分泌促进药和胆汁排出促进药，主要作为胆石症的辅助治疗。

（一）胆汁分泌促进药

本类药物作用于肝细胞促进胆汁的分泌，增加胆汁排出量，有机械性冲洗胆道的作用，有助于排出胆道内的泥沙样结石和胆结石术后的少量残留结石。常用药物有去氢胆酸、熊去氧胆酸、苯丙醇等。

熊去氧胆酸

在胆汁中，胆固醇溶解在由胆汁酸和磷脂酰胆碱所形成的微胶粒中，胆汁酸减少或胆固醇增加，可使胆固醇过饱和而析出结晶，形成胆固醇结石。熊去氧胆酸（ursodeoxycholic acid）能增加胆汁酸的分泌，降低胆汁中胆固醇的含量，长期应用有利于胆结石中胆固醇的逐渐溶解。用于不宜手术治疗的胆固醇结石，对胆色素结石和混合结石无效。常见不良反应有腹泻，胆道完全性阻塞者禁用。

去 氢 胆 酸

去氢胆酸（dehydrocholic acid）为胆酸的合成衍生物，可促进肝脏分泌大量黏度较低的胆汁，增加胆汁容量，具有稀释胆汁和冲洗胆道的作用，对脂肪的消化吸收也有促进作用。用于胆石症、胆道功能失调、慢性胆囊炎等，对胆道完全梗阻及严重肝肾功能减退者禁用。

苯 丙 醇

苯丙醇（phenylpropanol）促进胆汁分泌，并有促消化、增加食欲和降低胆固醇作用。用于胆囊炎、胆道感染、胆石症和高胆固醇血症等，不良反应少。

（二）胆汁排出促进药

本类药物能刺激十二指肠黏膜，反射性引起胆囊收缩及胆道括约肌松弛而促进胆汁排出，代表药物硫酸镁（见本章第三节）。

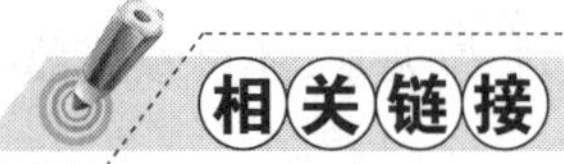

抗消化性溃疡药物应用注意事项

抗酸药具有价格低廉和不良反应少的优点。因抗酸药中和胃酸，可迅速缓解溃疡疼痛，并能促进溃疡愈合。在应用时宜在餐后1~2小时服药或在睡前服药，可以更有效地对抗食物引起的胃酸分泌。

H^+-K^+-ATP酶抑制药奥美拉唑和兰索拉唑对细胞色素P_{450}氧化酶有抑制作用，可抑制泼尼松在肝脏转化为活性形式，降低泼尼松的药效。泮托拉唑较少引起有临床意义的药物相互作用。

因H^+-K^+-ATP酶抑制药降低胃内的pH，可使四环素类、酮康唑、伊曲康唑的口服吸收减少，应避免同时应用。

学习小结

消化系统疾病包括食管、胃、肠、肝、胆、胰腺等器质性和功能性疾病，作用于消化系统的药物包括多种类型。

1. 助消化药　多为消化液中的成分如胃蛋白酶、胰酶、乳酶生等，用于消化功能减弱、消化不良，起替代治疗作用。

2. 抗消化性溃疡药物　常用药物包括：①抗酸药：氢氧化铝、三硅酸镁、碳酸钙等；②胃酸分泌抑制药：H_2 受体阻断药、H^+-K^+-ATP 酶抑制药、M 受体阻断药；③胃黏膜保护药：硫糖铝、铋制剂、前列腺素衍生物和麦滋林-S；④抗菌药物：甲硝唑、替硝唑、阿莫西林、克拉霉素、克林霉素、罗红霉素、四环素和铋制剂。

3. 止吐药　M 受体阻断药如东莨菪碱和 H_1 受体阻断药苯海拉明、茶苯海明、异丙嗪等可用于预防和治疗晕动病、内耳性眩晕病等引起的呕吐。

5-HT_3 受体阻断药昂丹司琼选择性阻断肠道迷走神经传入纤维和延髓催吐化学感受区的 5-HT_3 受体，对恶性肿瘤的化疗和放疗引起的严重呕吐有较强的止吐作用，但对晕动症引起的呕吐无效。

D_2 受体阻断药舒必利、氯丙嗪、甲氧氯普胺、多潘立酮等有强大的止吐作用。

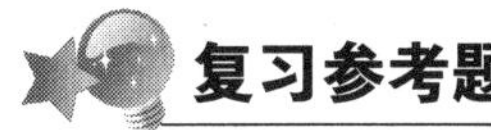

复习参考题

1. 简述硫酸镁的药理作用和临床应用。
2. 抗消化性溃疡药物包括哪几类？各类药物的作用机制是什么？
3. 泻药分几类？阐述其各类药物的作用机制。

（陈正爱）

第二十八章

子宫平滑肌兴奋药和抑制药

学习目标

掌握 缩宫素、麦角新碱和前列腺素对子宫平滑肌的药理作用特点和临床应用。

熟悉 米非司酮、利托君的作用机制和临床应用。

了解 其他药物的应用。

第一节 子宫平滑肌兴奋药

子宫平滑肌兴奋药能选择性地作用于子宫平滑肌，使子宫收缩增强。临床应用的有缩宫素、麦角制剂、前列腺素的衍生物及中药制剂等。它们对子宫的作用强度可因子宫的生理状态、药物制剂以及药物剂量的不同而有差异，表现为使子宫产生近似生理分娩的节律性收缩或产生强直性收缩。前一作用可用于催产或引产；药物引起的强直性收缩则用于产后止血或子宫复原。若选药不当或用药剂量不当，可能造成子宫破裂和胎儿窒息。因此，必须掌握各药的特点，选择适当的剂量，合理用药。

缩 宫 素

缩宫素（oxytocin）又称为催产素，为含有 9 个氨基酸的多肽。缩宫素的前体物质（前激素）由下丘脑生成后，沿下丘脑 - 垂体束运送至神经垂体。在转运过程中，前激素转化为两个含有二硫键的 9 肽激素——缩宫素和抗利尿激素，贮存于神经末梢，当神经冲动到达时即被释放。释放的激素通过毛细血管进入血液循环，到达远离的靶器官发挥作用。缩宫素和抗利尿激素的区别在于其 3 位和 8 位的氨基酸不同，因此，它们的作用既有各自的特点，又有一定的交叉，即缩宫素有较弱的抗利尿和升高血压的作用，而抗利尿激素也有轻微的兴奋子宫作用。

临床应用的缩宫素是人工合成品或从牛、猪的神经垂体中提取分离而得。我国药典规定缩宫素的效价以单位计算，每一单位相当于 2μg 的缩宫素。

【体内过程】 缩宫素口服后极易被蛋白酶分解而失效，能经鼻腔、口腔黏膜吸收。肌内注射吸收良好，3~5 分钟起效，维持时间为 20~30 分钟。静脉注射给药维持时间短，临床上以持续性静脉滴注维持药效。大部分经肝及肾破坏。$t_{1/2}$ 约为 10~15 分钟，但个体差异大。在妊娠期间血浆中出现一种氨肽酶，能使缩宫素和抗利尿激素的肽键断裂失活。

【药理作用】

1. 兴奋子宫平滑肌作用　缩宫素增强子宫平滑肌的兴奋作用与用药剂量和体内雌激素和孕激素的水平密切相关。

小剂量缩宫素加强子宫特别是妊娠末期子宫的节律性收缩，使收缩的振幅加大，张力稍增加。收缩的性质与正常分娩相似，即使子宫底部肌肉发生节律性收缩，又使子宫颈平滑肌松弛，以促进胎儿娩出。随着剂量加大，引起子宫肌张力持续增高，甚至引起强直性收缩，不利于胎儿娩出，并可致胎儿窒息。

子宫平滑肌对缩宫素的敏感性与体内雌激素和孕激素的水平密切相关。雌激素可提高其敏感性，孕激素则降低其敏感性。在不同的妊娠期，子宫平滑肌细胞膜的特异性缩宫素受体密度亦不相同，故不同妊娠期子宫对缩宫素的敏感性有区别。在妊娠早期，孕激素水平高，子宫的敏感性低，以保证胎儿的正常发育；在妊娠后期雌激素水平逐渐增高，使子宫的敏感性逐渐增强。在妊娠 20~39 周，敏感性可增加 8 倍，因此只需小剂量的缩宫素就能使子宫收缩活动增强，从而达到催产、引产的目的。

2. 其他作用　缩宫素能使乳腺腺泡周围的肌上皮细胞收缩，促进排乳。能促进前列腺素的分泌。大剂量松弛血管平滑肌，引起血压下降和反射性心率加快。

【作用机制】 缩宫素通过与子宫平滑肌的缩宫素受体结合发挥作用。妊娠期间缩宫素受体数量增加。钙通道的开放引起 Ca^{2+} 的内流也参与缩宫素的作用机制。也有人认为缩宫素作用于蜕膜的受体，促进前列腺素 $PGF_{2\alpha}$ 和 PGFM 的合成，PGFM 是 $PGF_{2\alpha}$ 的代谢物，能兴奋子宫并使子宫颈变软及扩张。研究发现在缩宫素引产成功的孕妇血浆中 $PGF_{2\alpha}$ 和 PGFM 含量明显升高。

【临床应用】

1. 催产和引产　对于胎位正常、无头盆不相称及产道障碍的产妇，在分娩过程中出现宫缩无力时，可用小剂量缩宫素加强子宫的收缩性能，促进分娩。对于死胎、过期妊娠、或因患严重疾病如心脏病、肺结核等，孕妇需提前终止妊娠者，可用缩宫素引产。子宫对缩宫素的敏感性有很大的个体差异，应从小剂量、低浓度开始，循序增加剂量。一般每次 2~5U 用 5% 葡萄糖溶液 500ml 稀释后，先以 8~10 滴 / 分的速度静脉滴注，尔后根据子宫收缩和胎心情况调整滴注速度，最快不超过 40 滴 / 分。

2. 产后止血　产后出血时，立即皮下或肌内注射较大剂量缩宫素（5~10U），可迅速引起子宫的强直性收缩，压迫子宫肌层内血管而达到止血的目的，但缩宫素的维持时间短，需要加用麦角制剂使子宫维持收缩状态。

【不良反应及注意事项】 缩宫素的剂量过大引起子宫的持续性强直收缩，易致胎儿窒息或子宫破裂，因此作催产或引产时，必须注意严格掌握剂量和禁忌证。凡产道异常、胎位不正、头盆不称、前置胎盘以及三次妊娠以上的产妇或有剖宫产史者禁用。

麦角生物碱

麦角是寄生在黑麦及其他禾本科植物上的一种麦角菌的干燥菌核，因在麦穗上突出如角状，故名麦角，现可人工培养生产。麦角中含有多种生物碱，这些生物碱类在化学结构上都是麦角酸的衍生物，按化学结构分为以下两类：

1. 氨基酸麦角碱类　以麦角胺（ergotamine）和麦角毒碱（ergotoxine）为代表。麦角胺对 5-HT 受体有部分激动作用。难溶于水，口服吸收不规则，作用缓慢、持久。

2. 氨基麦角碱类　有麦角新碱（ergometrine）、甲麦角新碱（methylergometrine）。以麦角新碱为代表。麦角新碱易溶于水，对子宫的兴奋作用迅速而短暂。口服后 60~90 分钟血浆药物浓度达峰值，分娩后口服约 10 分钟、肌内注射约 5 分钟出现子宫收缩作用。主要在肝脏代谢，经胆道排泄（图 28-1）。

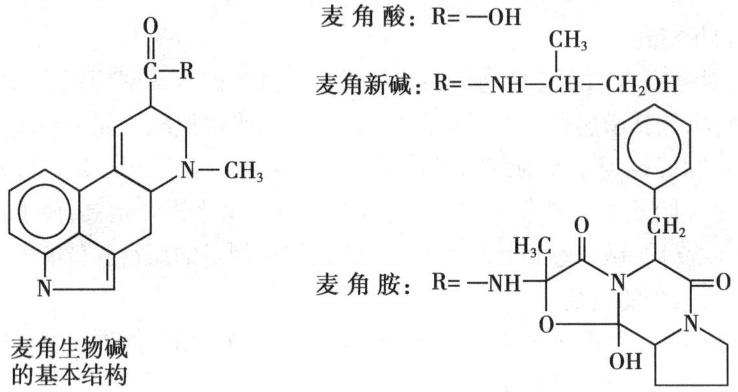

麦角生物碱的基本结构

麦角酸：R= —OH

麦角新碱：R= —NH—CH(CH_3)—CH_2OH

麦角胺：R= —NH—

图 28-1　麦角酸、麦角胺和麦角新碱的化学结构

【药理作用】

1. 兴奋子宫平滑肌　麦角碱类均有选择性兴奋子宫平滑肌的作用，其中麦角新碱的作用最强，作用与子宫的功能状态有关。妊娠子宫比未妊娠子宫敏感，妊娠末期的子宫尤为敏感。与缩宫素比较，麦角碱类的作用强而持久，剂量稍大即引起子宫强直性收缩，且对子宫体和子宫颈的兴奋作用无明显差别，因此，不宜用于催产和引产，只适用于产后止血和子宫复原。

2. 收缩血管　麦角胺和麦角毒碱能直接收缩末梢血管，损伤血管内皮细胞，反复用药引起血栓和肢端坏疽。

3. 阻断 α 受体　有阻断 α 肾上腺素受体的作用，能使肾上腺素的升压作用翻转。

【临床应用】

1. 治疗子宫出血　麦角新碱用于产后子宫收缩无力或其他原因引起的子宫出血的止血治疗，利用其对子宫平滑肌的强直性收缩作用，机械地压迫肌纤维间的血管而止血。麦角新碱口服给药每次极量为 1mg。也可用甲麦角新碱口服或肌内注射，甲麦角新碱的用法、不良反应与麦角新碱基本相同。

2. 产后子宫复原　产后子宫复原过程进行缓慢时，易发生出血过多或感染，可应用麦角新碱加速子宫复原。

3. 治疗偏头痛　偏头痛可能是因为脑动脉舒张和搏动幅度增大所引起。麦角胺能收缩脑血管，减少动脉搏动的幅度，减轻头痛。咖啡因也有同样作用，而且咖啡因可使麦角胺的吸收速率和血浆药物峰浓度增加，故麦角胺与咖啡因合用有协同止头痛作用。

4. 中枢抑制作用　麦角毒碱的氢化物称为双氢麦角碱（dihydroergotoxine）具有中枢抑制和舒张血管、降低血压的作用，可与异丙嗪、哌替啶组成冬眠合剂。

【不良反应和注意事项】 麦角新碱注射给药可致血压升高，妊娠高血压综合征、冠心病、血管硬化者禁用。不能与收缩血管的药物合用。麦角碱类禁用于催产和引产。麦角流浸膏中含有麦角毒碱和麦角胺，长期应用可损害血管内皮细胞，特别是肝脏病或外周血管疾病者更为敏感。此外，麦角新碱偶致过敏反应。

前列腺素

前列腺素（prostaglandins，PGs）是一类具有广泛生理活性的自体活性物质。由于化学结构不同分为前列腺素 A、B、C、D、E、F、G、H、I、J 等十余种，分别对心血管、呼吸、消化以及生殖系统等发挥不同的生理调节作用。人体各种细胞均能产生 PGs，与生殖系统相关的前列腺素主要有 PGE_2 和 $PGF_{2\alpha}$。两者对妊娠子宫、特别是妊娠中晚期子宫有强大的兴奋作用。但天然 PGs 在体内代谢灭活快，使在临床应用受到限制。20 世纪 70 年代以来，陆续研制成功 PGs 的衍生物。临床应用 PGE_2 衍生物有：地诺前列酮（dinoprostone，PGE_2）、硫前列酮（sulprostone）；PGE_1 衍生物吉美前列素（gemeprost）和米索前列醇（misoprostol）；$PGF_{2\alpha}$ 的衍生物有地诺前列素（dinoprost）、卡前列甲酯（carboprost methylate）。

【药理作用】

1. PGE_2 和 $PGF_{2\alpha}$ 及其衍生物对各期子宫都有兴奋作用，对妊娠初期和中期的子宫兴奋作用强于缩宫素；对分娩前的子宫最敏感。

2. 在增强子宫平滑肌节律性收缩的同时，能使子宫颈部肌肉松弛。宫腔手术操作前 3 小时阴道给予吉美前列素栓剂用于软化和扩张宫颈。

3. 增强子宫收缩力及收缩频率，迅速引起子宫强直性收缩，压迫子宫肌层血管而止血。

【作用机制】 外源性 PG 作用于 PG 受体引起子宫平滑肌收缩，致使宫腔内压力增高，蜕膜绒毛内血管收缩，局部缺氧，绒毛蜕膜变性坏死，进而刺激内源性 PG 大量释放。此外，PG 使宫颈结缔组织胶原酶的活性增加，分解胶原纤维，使宫颈变软，易于扩张。

【临床应用】

1. 终止妊娠　用于早期、中期和足月引产。单用前列腺素类药物用于早期妊娠的作用较差，如米索前列醇单用流产率仅 20%。孕激素受体阻断药米非司酮可提高子宫平滑肌对前列腺素的敏感性，将米索前列醇与米非司酮序贯给药用于终止早期妊娠，可使完全流产率达到 90% 以上。

2. 防止产后子宫出血　子宫收缩乏力是产后出血的重要原因，可能导致产妇死亡，其处理原则为增强子宫收缩。由于前列腺素类药物增强子宫收缩，可减少出血量和预防产后出血。硫前列酮、卡前列素可用于对缩宫素不敏感或对麦角新碱有禁忌证的产妇。

3. 宫腔手术前软化和扩张宫颈　前列腺素在增强子宫平滑肌节律性收缩的同时并能使子宫颈松弛。宫腔手术操作前阴道给予吉美前列素栓剂可软化和扩张宫颈。

【不良反应】 使胃肠道、呼吸道平滑肌收缩，引起腹痛、腹泻等。

米非司酮

米非司酮（mifepristone）为炔诺酮的衍生物（图 28-2），作用于孕激素受体拮抗孕激素的作用。米非司酮与孕酮受体的亲和力是孕酮的 3~5 倍，与糖皮质激素受体也有较高的亲和力，故有较强抗糖皮质激素作用。

【体内过程】 米非司酮口服给药吸收迅速，有较高的首过效应，生物利用度 40%，血浆蛋白结合率 98%。服药后平均血浆药物浓度达峰值时间在 1~2 小时以内。$t_{1/2}$ 有较大个体差异，为 20~34 小时。米非司酮的主要代谢产物为单去甲米非司酮、双去甲米非司酮和丙炔醇米非司酮，其中单去甲米非司酮也可与孕激素受体结合，抗早孕作用为米非司酮的 1/3 左右，因米非司酮在不同个体的代谢速率不同，故其抗早孕作用有一定个体差异。

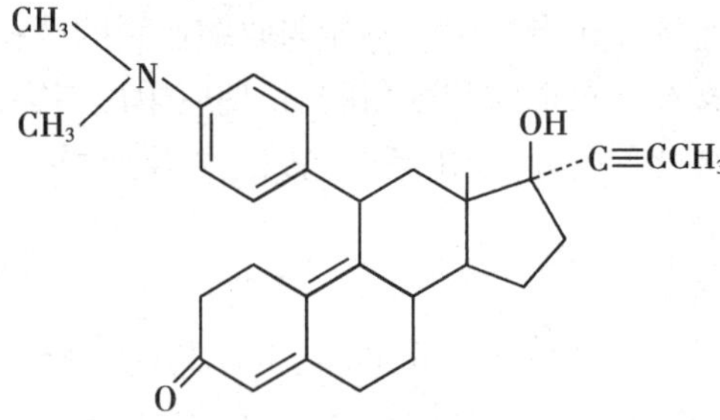

图 28-2　米非司酮的化学结构

【药理作用和作用机制】

1. 抗孕激素作用　通过与内源性孕激素竞争子宫内膜的孕激素受体，发挥抗孕激素作用，使子宫内膜缺乏孕激素维持而发生坏死脱落，影响胚胎发育。

2. 减少促卵泡素和黄体生成素释放　作用于下丘脑 - 腺垂体，使促卵泡素（follicle stimulating hormone，FSH）、黄体生成素（luteinizing hormone，LH）释放减少，进而雌激素和孕激素水平降低，使依赖于黄体维持的妊娠不能继续。

3. 软化子宫颈　能促进宫颈成熟，使子宫颈软化扩张，有利于胚囊及蜕膜排出。

【临床应用】 用于停经时间≤49 天的健康妇女抗早孕，由于米非司酮不能引起足够的宫缩，单用时完全流产率不高。但米非司酮能增加子宫对 PGs 的敏感性，故与小剂量前列腺素类药物联合序贯应用，可使完全流产率达 90% 以上。在使用米非司酮与前列腺素配伍给药后，80% 以上孕妇在留院观察当日胚囊排出，约 70% 左右在 2~3 周内排清。部分孕妇可在一个月内排清，约 1% 失败。与个体敏感性有关。

【不良反应和禁忌证】 常见恶心、呕吐、下腹部疼痛，严重的不良反应是可能导致子宫大出血。米非司酮必须在具有急诊、刮宫手术和输液、输血的条件下使用。因抗早孕必须与前列腺素类药物序贯用药，有前列腺素类药物禁忌证者（如青光眼、哮喘）不宜使用。

益　母　草

益母草（leonurus）为唇形科植物，有效成分为生物碱（如益母草碱 leonurine 等）。动物实验显示益母草能兴奋子宫平滑肌，增加子宫收缩频率，也能提高其张力，但作用较弱。临床用于产后止血和促使产后子宫复原。

第二节　子宫平滑肌松弛药

子宫平滑肌松弛药可使子宫的收缩力减弱，收缩节律减慢，临床用于防治早产和胎儿宫内窒息。此类药物包括选择性 β_2 肾上腺素受体激动药和硫酸镁。

选择性 β_2 肾上腺素受体激动药因激动子宫平滑肌细胞膜上肾上腺素 β_2 受体而抑制子宫的自发性收缩，也是有效的平喘药物，特布他林和沙丁胺醇有抑制子宫平滑肌收缩作用。本节介绍利托君和硫酸镁。

利　托　君

利托君（ritodrine）的化学结构式见图 28-3。

【体内过程】 静脉滴注利托君的分布半衰期为6~9分钟，消除半衰期为1.7~2.6小时，90%以上在24小时内由肾脏排出。药物能通过胎盘屏障进入胎儿体内。

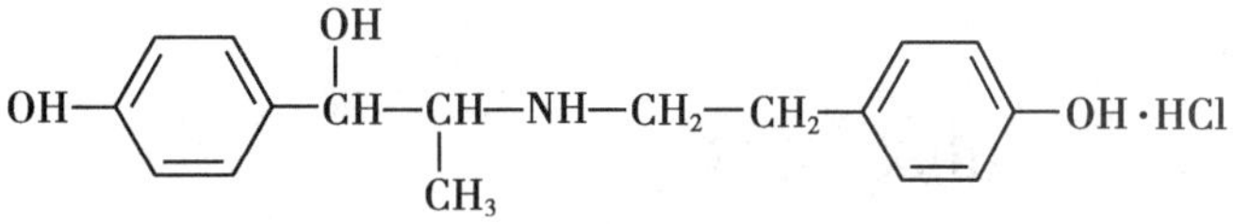

图 28-3　利托君的化学结构式

【药理作用】 是肾上腺素β受体激动药。对 β_2 受体的选择性强于 β_1 受体。子宫平滑肌的细胞膜上 β_2 受体兴奋可抑制子宫平滑肌的收缩频率和强度，并可舒张胎盘血管，改善胎盘的血液循环，有利于胎儿在子宫内生长发育。对先兆流产和先兆早产的孕妇作保胎治疗，有效率达90%以上。利托君有较弱激动 β_1 受体作用。在用药早期，利托君使孕妇和胎儿心率明显增加，使每分钟心排出量增加，此与剂量相关，但继续用药，对心率的影响可以减弱。

【作用机制】 利托君与子宫平滑肌细胞膜上的 β_2 受体结合，激活细胞膜的腺苷酸环化酶，增加细胞内cAMP浓度，降低肌球蛋白轻链激酶的活性，从而降低子宫收缩的强度和频率，延缓分娩。

利托君抑制子宫平滑肌的收缩的作用可以被肾上腺素 β_2 受体阻断药所对抗。

【临床应用】 用于预防妊娠20周以上的早产。先给予150mg，持续静脉滴注48小时，尔后口服给药维持。需严格控制静脉滴注速度，根据母亲的心率、血压、宫缩情况和胎儿的心率调整剂量，宜从小剂量开始逐渐增加剂量，一般有效剂量为0.15~0.35mg/min。

【不良反应】 可引起骨骼肌震颤、心悸、收缩压升高和舒张压下降，与激动 β_1 和 β_2 受体有关，严重心血管疾病、糖尿病患者慎用。约10%~15%用药者有头痛、恶心和呕吐。偶有过敏性休克、皮疹。因能通过胎盘屏障，母亲和胎儿出现与剂量相关的心率加快，应严格控制静脉滴注速度。禁用于妊娠不足20周和分娩进行期的孕妇。

动物实验表明利托君未显示具有致畸胎作用。

硫　酸　镁

硫酸镁（magnesium sulfate）。

【药理作用和临床应用】 注射给予硫酸镁对中枢神经系统有抑制作用，并抑制神经-肌肉接头部位ACh的释放，松弛骨骼肌，可用于抗惊厥；能舒张血管平滑肌，使痉挛的血管舒张，常用于妊娠期间防治妊娠高血压综合征及子痫发作。硫酸镁也可抑制子宫平滑肌收缩，适用于不宜用 β_2 肾上腺素受体激动药的孕妇防治早产。

硫酸镁防治早产的有效血镁浓度为2.1~2.9mmol/L，个体差异较大。首剂缓慢静脉注射2.5~5.0g，以后以每小时1.5~2.0g静脉滴注维持，直至宫缩停止。

【不良反应和注意事项】 静脉注射硫酸镁引起潮热、出汗、口干等症状，血镁浓度达5.0mmol/L时可引起反应迟钝、腱反射消失和呼吸抑制。

血镁浓度达6.0mmol/L时可抑制呼吸和引起心律失常。镁离子可通过胎盘屏障，引起胎儿高镁血症，出现胎儿肌张力降低、吸吮力差等。可用钙制剂对抗。镁离子由肾脏排泄，肾功能不全者应慎用，应减少用药剂量。作保胎治疗不宜与利托君合用，以免引起心血管不良反应。

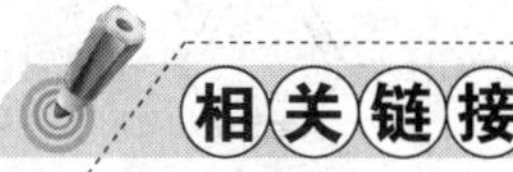

相关链接

前列腺素是存在于动物和人体中的具有20个碳原子的不饱和脂肪酸。不同类型的前列腺素对多种组织器官发挥调节作用。

1. 血管平滑肌　PGE_2和PGI_2舒张小动脉平滑肌，使血管舒张。

2. 胃肠道　PGE_2增加胃黏膜的血流量，抑制胃酸分泌，具有胃黏膜的保护作用，该作用可用于治疗消化性溃疡，特别是对因长期服用解热镇痛抗炎药（又称为非甾体抗炎药）引起的消化性溃疡有良好的保护作用，如米索前列醇与双氯芬酸制成复方制剂用于治疗类风湿关节炎等慢性炎症性疾病。

3. 支气管　PGE_2和$PGF_{2\alpha}$对人支气管平滑肌的作用相反，PGE_2使支气管舒张，降低气道阻力；$PGF_{2\alpha}$引起支气管收缩，增加气道阻力，两者互相配合调节支气管平滑肌张力。故$PGF_{2\alpha}$的衍生物可能引起支气管收缩的副作用。

4. 子宫平滑肌　PGE_2使未妊娠子宫松弛，而使妊娠子宫收缩，$PGF_{2\alpha}$则使妊娠和非妊娠子宫均收缩。阿司匹林、吲哚美辛等PG合成抑制剂对孕妇可延缓分娩。前列腺素用于事后避孕。

5. 肾脏　PGE_2和PGI_2舒张肾血管、增加肾血流量，有利尿作用。对高血压伴有肾功能不良的患者，服用前列腺素合成抑制药（如非甾体抗炎药）可降低某些抗高血压药物的降压作用。

6. 下丘脑　PGE_2和PGE_1为致热源，引起机体发热。

PGs类药物在治疗消化性溃疡、妊娠的人工流产、引产和避孕等方面，已证明有较好的效果。同时，前列腺素也在某些疾病的发生、发展中起病理作用，可在用药过程中出现相应的不良反应。

学习小结

1. 子宫平滑肌兴奋药是一类直接兴奋子宫平滑肌，使子宫产生节律性收缩增强或产生强直性收缩的药物。常用的有缩宫素、麦角新碱、前列腺素衍生物、米非司酮及益母草制剂等。

(1) 缩宫素：缩宫素作用于子宫平滑肌的缩宫素受体，引起子宫平滑肌收缩。缩宫素的作用特点是：①小剂量加强子宫的节律性收缩，同时使子宫颈松弛，以促进胎儿娩出，用于催产或引产。②剂量增大引起子宫强直性收缩，可压迫子宫肌层内的血管而起产后止血作用。因缩宫素的维持时间短，做产后止血需加用麦角新碱，以使子宫维持收缩状态，增强止血效果。③子宫平滑肌对缩宫素的敏感性与体内雌激素和孕激素的水平密切相关。雌激素增加其敏感性，孕激素则降低敏感性。不同妊娠期的子宫对缩宫素的敏感性有区别，在不同的妊娠期作催产或引产时所应用的缩宫素剂量亦不相同。在妊娠后期雌激素水平高，使子宫的敏感性增强，所用缩宫素的剂量小。缩宫素用于催产或引产时，必须严格掌握剂量和禁忌证，否则易致胎儿窒息或子宫破裂。凡产道异常、胎位不正、头盆不称、前置胎盘以及三次妊娠以上的产妇或有剖宫产史者禁用。

(2) 麦角生物碱类：麦角生物碱类均有选择性地兴奋子宫平滑肌作用，其中麦角新碱的作用最强。与缩宫素比较，麦角新碱的作用强而持久，剂量稍大即引起子宫强直性收缩，且对子宫体和子宫颈的兴奋作用无明显差别，因此，麦角碱类禁用于催产和引产，只适用于产后止血和子宫复原。

(3) 前列腺素类及其衍生物：①PGE_2 和 $PGF_{2\alpha}$ 对各期妊娠子宫都有兴奋作用，对妊娠初期和中期子宫的兴奋作用强于缩宫素；分娩前的子宫最敏感，可用于妊娠各期终止妊娠。由于单用前列腺素类药物对早期妊娠的流产率较低，米非司酮可提高子宫平滑肌对前列腺素的敏感性，将米索前列醇与米非司酮联合序贯给药用于终止早期妊娠，可使完全流产率达到90%以上。②前列腺素类药物在增强子宫平滑肌节律性收缩的同时，能使子宫颈松弛。宫腔手术操作前阴道给予吉美前列素栓剂可软化和扩张宫颈。③引起子宫强直性收缩，压迫子宫肌层血管而止血。可减少出血量和预防产后出血。适用于对缩宫素不敏感或对麦角新碱有禁忌证的产妇。

(4) 米非司酮：米非司酮为孕激素受体的拮抗剂，选择性阻断孕激素的作用，可口服给药。临床用于抗早期和中期妊娠。由于米非司酮不能引起足够的宫缩，单用时完全流产率不高，但米非司酮能增加子宫对PGs的敏感性，与小剂量前列腺素类药物联合序贯应用于早期流产。严重的不良反应可能导致子宫大出血，需在医师监护下使用。

2. 子宫平滑肌抑制药减弱子宫的收缩力，并降低子宫的收缩节律，延长妊娠时间，主要用于先兆流产或早产的保胎治疗。常用药物有利托君和硫酸镁。

复习参考题

1. 缩宫素、麦角新碱和前列腺素兴奋子宫平滑肌的作用特点和临床用途有何异同点？
2. 简述缩宫素的不良反应和注意事项。
3. 利托君松弛子宫平滑肌的药理作用和作用机制是什么？

（闫燕艳）

第二十九章

组胺和抗组胺药

学习目标

掌握 H_1受体阻断药和H_2受体阻断药的药理作用、临床应用和不良反应。

熟悉 组胺对组胺受体的激动效应。

了解 第二代H_1受体阻断药的药物相互作用和对心脏的不良反应。

组胺是广泛存在于生物体内的自体活性物质，也是引起Ⅰ型变态反应性疾病的主要炎症介质。它由组胺酸经组胺酸脱羧酶的作用脱羧生成，合成后的组胺与蛋白质、肝素结合，以复合物的形式贮存于所在部位。当有物理或化学刺激时引起组胺释放。释放的组胺与靶细胞膜上的组胺受体结合产生强大的生物效应。

抗组胺药又称为组胺受体阻断药。能竞争性拮抗组胺对受体的激动作用。根据对受体的选择性不同，将抗组胺药分为三类：①H_1受体阻断药；②H_2受体阻断药；③H_3受体阻断药。

一、组　　胺

组胺(histamine)存在于人体多种组织细胞内，其中以心肌、肥大细胞、嗜碱性粒细胞、皮肤和胃肠道等部位含量较多。组胺释放后作用于细胞膜上相应的组胺受体而发挥效应。组胺受体分为H_1、H_2和H_3受体三种亚型。H_1受体主要分布在支气管平滑肌、心房、房室结和皮肤黏膜的血管平滑肌；H_2受体主要分布在胃肠黏膜、胃壁细胞和血管平滑肌；H_3受体分布在中枢和外周神经末梢的突触前膜。

1. H_1受体兴奋效应

(1) 促进腺体分泌：组胺激动H_1受体，小剂量即有很强的促进胃酸和胃蛋白酶分泌作用，也有较弱的促进唾液腺、支气管腺体分泌作用。

(2) 促进支气管和胃肠道平滑肌兴奋：激动平滑肌的H_1受体，使支气管平滑肌收缩，引起呼吸困难，支气管哮喘者尤为敏感。兴奋胃肠平滑肌使胃肠道蠕动增强和引起痉挛性腹痛。

(3) 扩张血管：组胺激动血管平滑肌的H_1和H_2受体，使小动脉、小静脉舒张，使毛细血管舒张和通透性增加，血管渗出增加，引起局部水肿。严重时可导致循环血量减少，血压下降甚至休克。

(4) 神经末梢刺激作用：引起痛和痒的感觉。

2. H_2受体兴奋导致胃酸分泌增加、部分血管扩张、心率增加。

3. H_3受体参与组胺合成与释放的负反馈性调节，发挥抑制组胺合成和释放的作用。

组胺本身的临床应用少，但组胺受体阻断药有重要的临床用途。

二、抗组胺药

抗组胺药(antihistamines)又称为组胺受体阻断药。此类药物与组胺受体结合，竞争性拮抗组胺对受体的激动作用。根据对受体的选择性不同，将抗组胺药分为三类：①H_1受体阻断药，是治疗皮肤、黏膜变态反应性疾病的主要药物；②H_2受体阻断药可减少胃酸分泌，是治疗消化性溃疡的重要药物；③H_3受体阻断药目前主要作为实验研究的工具药物。

(一) H_1受体阻断药

H_1受体阻断药与组胺受体结合，竞争性的拮抗组胺的作用。本类药物目前已发展至第三代。部分H_1受体阻断药的药代动力学参数见表29-1。

表29-1 部分H_1受体阻断药的药代动力学参数

药物名称	血浆浓度达峰时间(h)	血浆半衰期$t_{1/2}$(h)	维持时间(h)	血浆蛋白结合率(%)	主要排泄途径
氯苯那敏(chlorphenamine)	0.5~1.0	12~15	4~6	72.0	肝代谢，经尿、粪排泄
苯海拉明(diphenhydramine)	1.0~4.0	4~7	3~6	98.0	肝代谢，经尿、粪、乳汁、汗排泄
异丙嗪(promethazine)	0.5~1.0	18~20	6~12	96.7	肝代谢后从尿排泄
阿司咪唑(astemizole)	2.0~4.5	20~25	1~2	97	肝代谢，由胆汁排泄
特非那定(terfenadine)	3.0~4.0	8.6~11	24	12~24	肝代谢，由胆汁和肾排泄
西替利嗪(cetirizine)	0.5~1.0	8.6~11	18~24	93	70%原形经尿排泄
氯雷他定(loratadine)	1.0~1.6	3~20	8~12	97~99	尿40%、粪便42%
阿伐斯汀(acrivastine)	1.4~2.0	25	2~4	99	原形及代谢产物尿排泄 尿24%、粪便75%
氮革斯汀(azelastine)	4.0~5.0	14.4	12	77~78	80%经粪便排泄
非索非那定(fexofenadine)	1.5~3.0	14~15	24	60~70	尿液
地氯雷他定(desloratadine)	1.5~3.0	8.8~92		83~87	尿40%、粪便42%

【药理作用和不良反应】

1. H_1受体阻断作用 H_1受体阻断药对组胺引起的胃肠道、支气管、子宫平滑肌的收缩效应均有拮抗作用,对组胺所致的血管扩张、毛细血管通透性增加和局限性水肿有一定的拮抗作用,对胃酸分泌无影响。第二代和第三代药物对 H_1 受体的阻断作用强于第一代,有的第二代药物同时有抑制白三烯、血小板活化因子、缓激肽等其他炎症介质的作用。

常用 H_1 受体阻断药及其作用见表 29-2。

表 29-2 常用 H_1 受体阻断药的作用比较

药物	中枢镇静	抗晕止吐	抗胆碱	口服维持时间(h)	剂量(mg/次)
第一代					
苯海拉明	+++	++	+++	4~7	25.0~50.0
异丙嗪	+++	++	+++	6~12	12.5~25.0
氯苯那敏	+	+	++	4~6	4.0~8.0
赛庚啶	++	+	++	6~8	2.0~4.0
布可利嗪	+	+++	+	16~18	25.0~50.0
第二代					
西替利嗪	±	–	+	10.0	10.0
氯雷他定	–	–	±	24.0	10.0
阿司咪唑	–	–	–	>24	3.0
氯马斯汀	++		++	12.0	1.34

2. M 受体阻断作用和中枢抑制作用　分布于中枢的组胺 H_1 受体和 M 胆碱受体与人的警觉、觉醒功能有关。第一代 H_1 受体阻断药氯苯那敏、苯海拉明、异丙嗪等具有中枢抑制作用和 M 受体阻断作用。表现为在治疗量时即引起镇静、嗜睡、反应能力降低和儿童的认知能力、学习能力降低。M 受体阻断作用表现为口干、青光眼者的眼压增高,前列腺增生者有尿潴留等副作用。与乙醇或巴比妥类药物等中枢抑制药合用,有协同中枢抑制作用,使不良反应增加,因此不宜与中枢抑制药和胆碱受体阻断药合用。

第二代 H_1 受体阻断药阿司咪唑(astemizole)、特非那定(terfenadine)、氯雷他定(loratadine)、阿伐斯汀(acrivastine)、西替利嗪(cetirizine)的脂溶性降低,难以通过血 - 脑屏障,其阻断中枢 M 胆碱能受体的作用弱,中枢抑制作用较弱或几无中枢镇静作用。

第三代 H_1 受体阻断药多是第二代药物在体内的活性代谢产物,有非索非那定(fexofenadine)、地氯雷他定(desloratadine)、去甲阿司咪唑(norastemizole),也有的是第二代 H_1 受体阻断药的活性光学异构体,如左西替利嗪(1evocetirizine)和左卡巴斯汀(1evocabastine)。第三代药物均不易通过血 - 脑屏障,中枢镇静副作用少。

3. 心脏不良反应　第二代 H_1 受体阻断药包括特非那定、阿司咪唑、氯雷他定、西替利嗪、依巴斯汀可能诱发各种心律失常,包括室上性心动过速、阵发性室性心动过速、心脏停搏等,重者可引起心电图 Q-T 间期明显延长,导致尖端扭转型室性心动过速(torsades de pointes,TDP)可导致死亡。特非那定和阿司咪唑、氯雷他定的发生率高于西替利嗪。给实验动物静脉给药后观察心电图,证明特非那定、阿司咪唑、依巴斯汀可发生剂量依赖性 Q-T 间期延长。

H_1 受体阻断药对心脏不良反应的发生机制可能是药物阻断了心肌的延迟整流钾电流(I_k),影响了心肌复极化过程有关。第三代 H_1 受体阻断药对心脏的毒性低于第二代,但仍应警惕对心脏有潜在的危险。诱发心脏毒性较多的是特非那定，其次是阿司咪唑、氯雷他定和西替利嗪，虽发生率不高，但后果严重，应予以警惕。

H_1受体阻断药对心脏的毒性与血浆药物浓度增加有关。在以下情况下易致心律失常：①超过推荐剂量或用药过久；②肝功能不良者和老年人，因药物代谢减慢，血浆药物浓度增加所致；③H_1受体阻断药大多数由CYP_{450}代谢，当与CYP3A4抑制剂合用时，H_1受体阻断药的代谢减慢；④与其他阻断K^+通道的药物如奎尼丁、胺碘酮、索他洛尔合用时；⑤患有冠心病、甲状腺功能减退症、电解质紊乱（低钾血症、低镁血症）者。

由于第三代H_1受体阻断药多是第二代药物的体内活性代谢产物，与肝药酶CYP_{450}代谢的药物之间很少发生竞争性抑制作用，使因为药物相互作用发生心脏不良反应的发生率显著降低。

4. 体重增加　有些H_1受体阻断药（赛庚啶、酮替芬、阿司咪唑）长期大剂量应用使食欲增加而增加体重。

5. 其他　具有局部麻醉和奎尼丁样作用。

【临床应用】

1. 变态反应性疾病　本类药物抑制组胺增加毛细血管通透性和对神经末梢的刺激作用，治疗荨麻疹、过敏性鼻炎、过敏性结膜炎、昆虫咬伤引起的皮炎、药疹和接触性皮炎，能减轻症状。

2. 晕动症和呕吐　用于防治晕动病、梅尼埃病、迷路炎症引起的眩晕、呕吐，或用于放射病、手术后、药物引起的呕吐。因可增加胎儿畸形发生率，不宜用于妊娠呕吐。

3. 镇静催眠　苯海拉明、氯苯那敏、异丙嗪等中枢镇静作用较强的药物可用于治疗失眠。

4. 缓解过敏性支气管哮喘　阿扎他定、依巴斯汀、西替利嗪同时具有拮抗白三烯、血小板活化因子、5-羟色胺、缓激肽等炎症介质释放作用，用于缓解过敏性支气管哮喘。

【不良反应和注意事项】 常见胃肠道不适、便秘、腹泻、视物模糊、嗜睡、乏力，局部外敷可能引起接触性皮炎。严重不良反应为诱发心律失常，包括室性心动过速、心室颤动、心搏骤停、Q-T间期延长致尖端扭转型室性心动过速，虽然发生率不高，但后果严重。应严格掌握适应证，不宜超量应用。老年人或有心脏疾患的患者应慎用。

（二）H_2受体阻断药

组胺兴奋H_2受体，激活腺苷酸环化酶，增加胃壁细胞的cAMP浓度，cAMP通过蛋白激酶激活碳酸酐酶，催化CO_2和H_2O生成H_2CO_3，并进一步解离出H^+，H^+分泌至胃腔使胃酸分泌增加。H_2受体阻断药特异性地阻断胃壁细胞的H_2受体，抑制胃酸分泌，是治疗消化性溃疡的重要药物（图29-1）。常用药物有西咪替丁（cimetidine）、雷尼替丁（ranitidine）、法莫替丁（famotidine）、尼扎替丁（nizatidine）、罗沙替丁（roxatidine）。

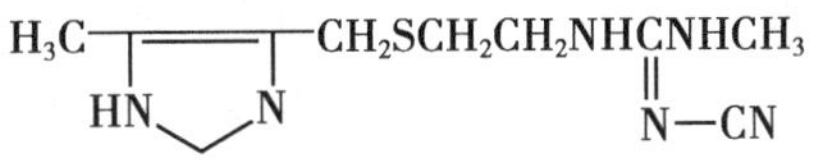

西咪替丁(cimetidine)

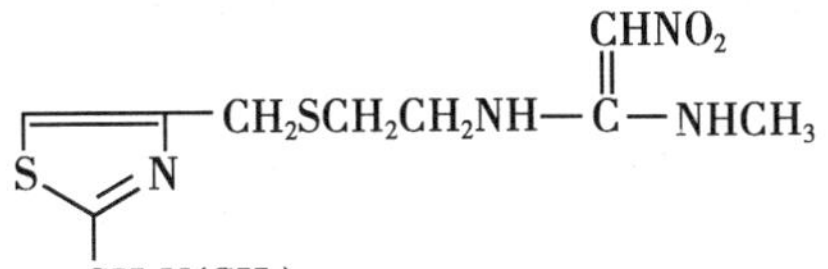

雷尼替丁(ranitidine)

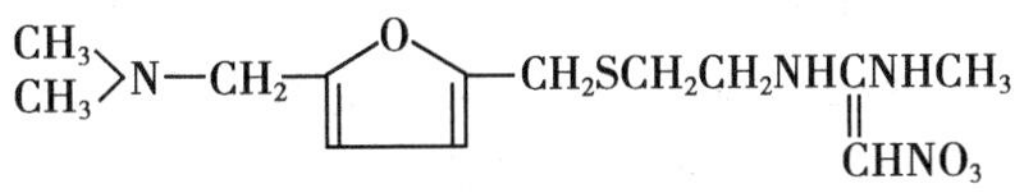

尼扎替丁(nizatidine)

图29-1　几种H_2受体阻断药的化学结构

【体内过程】 H_2受体阻断药口服易吸收，

生物利用度在 50%~90% 之间，药物大部分以原形经肾脏排泄，部分肝脏代谢后经肾排泄。

【药理作用】

1. 抑制胃酸分泌作用　H_2 受体阻断药竞争性抑制组胺促进胃酸分泌的作用，对食物、五肽促胃液素、M 受体激动药、咖啡因等引起的胃酸分泌也有抑制作用，其中法莫替丁为西咪替丁的 20~30 倍，雷尼替丁和尼扎替丁的作用强度相等，是西咪替丁的 5~12 倍，罗沙替丁是西咪替丁的 3~6 倍。

2. 抗雄激素作用和肝药酶抑制作用　西咪替丁具有轻度抗雄激素作用，长期用药可引起男性乳房发育、胀痛和女性泌乳，用药剂量较大（1.6g/d 以上）可引起阳痿、性欲减退、精子数量减少，但停药后可恢复。

西咪替丁是 CYP_{450} 药物代谢酶抑制剂，同时可以减少肝血流量，因此西咪替丁降低多种药物的肝脏代谢。西咪替丁与普萘洛尔、苯妥英钠、卡马西平、环孢素、奎尼丁、地高辛、利多卡因等药物合用时，可增加这些药物的血浆药物浓度，合用时应调整药物剂量，以免发生严重的不良反应。法莫替丁无肝药酶抑制和抗雄激素作用；雷尼替丁、尼扎替丁和罗沙替丁对药酶的抑制少。

【临床应用】 用于治疗胃溃疡和十二指肠溃疡以及其他胃酸分泌过多的疾病如反流性食管炎、卓 - 艾综合征（Zollinger-Ellison syndrome）等。一般消化性溃疡疗程 6~8 周。对急性消化性溃疡患者为避免治愈后复发，宜进行长期治疗方案（不少于 1 年）。通常采用夜间顿服，可避免溃疡愈合后复发。静脉注射用于急性上消化道出血。

对肝肾功能不良者和老年人应慎用。本类药物能通过胎盘屏障，并能进入乳汁，故孕妇和哺乳期妇女禁用。

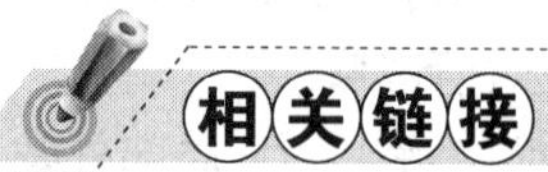

第二代 H_1 受体阻断药导致心律失常的主要原因是其阻断心肌细胞膜的 K^+ 通道，对心脏不良反应的发生程度与对 K^+ 通道的阻断程度有关。参与心肌细胞动作电位复极的 K^+ 通道有 iK、iK_1 和 iK_0 钾离子通道，其中 iK 是呈时间依赖性的 K^+ 外流，由 ikr（快）和 iks（慢）两部分组成，主要决定动作电位的持续时间。特非那定、阿司咪唑、依巴斯汀均有阻断 ikr 离子通道作用，导致心肌细胞（希氏束、浦肯野纤维细胞、心室肌细胞）动作电位持续时间延长，复极时间的延长使心肌细胞在动作电位后易于产生除极活动而引起折返激动，形成多形性的室性心律失常。

第二代 H_1 受体阻断药应用时，应注意以下几点：

1. 禁用或慎用于先天性 Q-T 间期延长、低钾血症和低镁血症、缺血性心脏病、充血性心力衰竭、肥厚性心肌病、心肌炎等患者。地氯雷他定、咪唑斯汀心脏毒性低。

2. 减少合并用药　避免与其他易诱发心律失常的药物合用。如氨力农、米力农、抗心律失常药物、钙拮抗药（硝苯地平、氨氯地平）等；避免与肝药酶抑制药合用，如酮康唑、伊曲康唑、红霉素、竹桃霉素、克拉霉素、环丙沙星、西咪替丁等。

3. 严格掌握剂量和用法　不宜超量或长期应用（连续应用一般不超过 3 天）。

学习小结

1. H_1 受体阻断药目前已发展了三代。第一代常用药物有氯苯那敏、苯海拉明、异丙嗪等，此类药物兼有不同程度的 M 受体阻断作用和中枢抑制作用，在治疗量时即引起嗜睡、反应能力降低和儿童的认知能力、学习能力降低等副作用；M 受体阻断作用表现为口干、青光眼者的眼内压增高，前列腺增生的老年人有尿潴留等副作用。不宜与中枢抑制药和胆碱受体阻断药合用。第二代 H_1 受体阻断药有阿司咪唑、特非那定、氯雷他定、阿伐斯汀、西替利嗪等，因其脂溶性低，难以通过血 - 脑屏障，中枢抑制作用较弱或几无中枢镇静作用。但第二代药物特别是阿司咪唑和特非那定和氯雷他定可剂量依赖性地延长心电图 Q-T 间期，可能诱发各种心律失常。该作用与药物阻断心肌的延迟整流钾电流（Ik），延长了心肌复极化过程有关。应注意其用药剂量、药物相互作用和禁忌证。第三代 H_1 受体阻断药多是第二代药物在体内的活性代谢产物或是第二代药物的活性光学异构体，无中枢镇静作用，对心脏的不良反应低。

H_1 受体阻断药主要用于治疗皮肤、黏膜变态反应性疾病，有中枢抑制作用的药物可用于镇静催眠和防治晕动症和止吐，但不能用于妊娠呕吐。有的药物有拮抗白三烯、血小板活化因子、缓激肽的作用和抑制炎症细胞释放炎症介质作用，用于缓解过敏性支气管哮喘。

2. H_2 受体阻断药特异性地阻断胃壁细胞的 H_2 受体，主要发挥抑制胃酸分泌的作用，用于治疗消化性溃疡。西咪替丁是第一个用于临床的 H_2 受体阻断药，该药有轻度抗雄激素作用和抑制 CYPP450 的作用。长期用药可引起男性乳房发育、阳痿、性欲减退、精子数量减少等副作用。第二代药物法莫替丁无此作用。雷尼替丁、尼扎替丁和罗沙替丁对药酶的抑制作用弱。

复习参考题

1. 试述 H_1 受体阻断药的药理作用和临床应用。
2. 简述 H_2 受体阻断药的药理作用和临床应用。

（闫燕艳）

第三十章

性激素类药及避孕药

学习目标

熟悉 天然与人工合成雌激素、孕激素、雄激素的作用特点;临床应用及不良反应;同化激素概念及其药物作用特点;避孕药的分类及作用特点。

了解 性激素分泌的调节。

性激素(sex hormones)为性腺分泌的激素,包括雌激素、孕激素和雄激素。目前临床应用的性激素类药物是人工合成品及其衍生物。常用的避孕药(contraceptives)大多属于性激素制剂。

【性激素分泌的调节】 雌激素和孕激素的分泌受下丘脑-腺垂体的调节。下丘脑分泌促性腺激素释放激素(gonadotropin-releasing hormone,GnRH),促进腺垂体分泌促卵泡素(follicle stimulating hormone,FSH)和黄体生成素(luteinizing hormone,LH)。FSH 促进卵巢的卵泡生长发育,并在 FSH 和 LH 共同作用下,使成熟的卵泡分泌雌激素和孕激素。

性激素对腺垂体的分泌功能具有正反馈和负反馈两方面的调节作用,这取决于药物剂量和机体性周期。例如在排卵前,雌激素水平较高可直接或间接通过下丘脑促进垂体分泌 LH,导致排卵,为正反馈调节。在月经周期的黄体期,由于血中雌激素、孕激素水平都高,可通过负反馈作用减少 GnRH 的分泌,抑制排卵。常用的甾体避孕药就是根据这一负反馈作用机制而设计的。以上的反馈途径称"长反馈"。"短反馈"是指垂体促性腺激素的分泌达到一定水平后可作用于下丘脑,反馈抑制下丘脑 GnRH 的释放。

在成年男性,腺垂体所分泌的 LH 可促进睾丸间质细胞分泌雄激素。雄激素也有反馈性抑制促性腺激素释放的作用。

【作用机制】 性激素受体位于细胞核内,性激素进入细胞后,作用于细胞核受体,诱导功能不同的蛋白质的合成,产生不同效应。如雌激素诱导的蛋白质可使子宫肥大、代谢增强。

第一节　雌激素类及抗雌激素类药

一、雌激素类药

天然雌激素主要是雌二醇(estradiol)、雌酮(estrone)、雌三醇(estriol)等,多为雌激素的肝脏代谢产物。天然雌激素活性较低,目前临床上常用的雌激素类药物多是以雌二醇为母体,人工合成的衍生物,如炔雌醇(ethinyl estradiol)、炔雌醚(quinestrol)等。此外,还合成了一些结构较简单的具有雌激素样作用的制剂,如己烯雌酚(diaethylstilbestrol),它虽非甾体,但据其立体结构也可将它看作为断裂的甾体结构。

【化学结构】 性激素属甾体(steroids)激素,其基本结构是甾体核(图 30-1)。

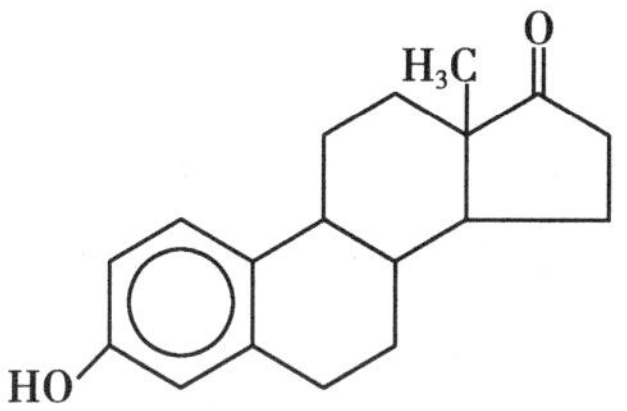

雌酮 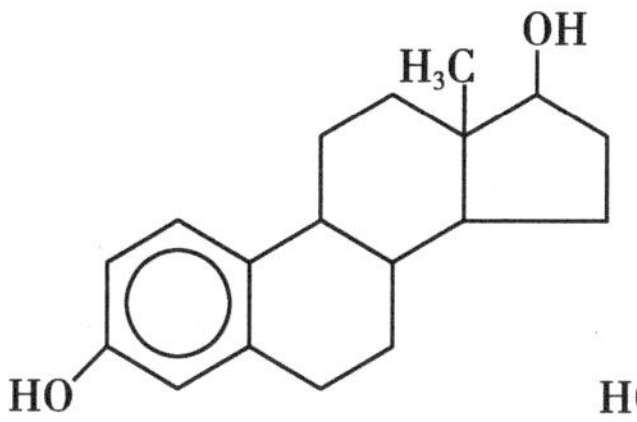　　雌二醇 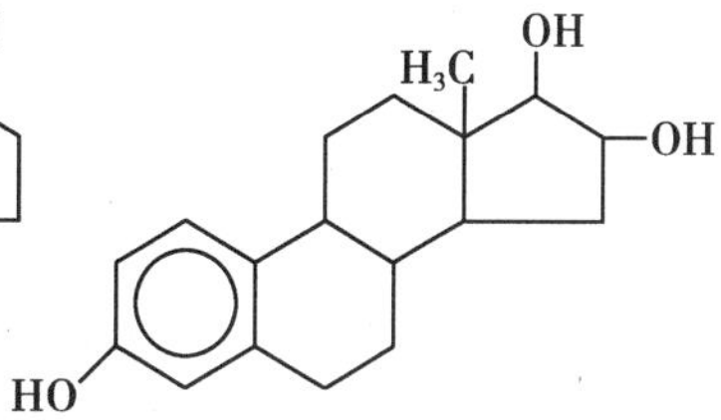　　雌三醇

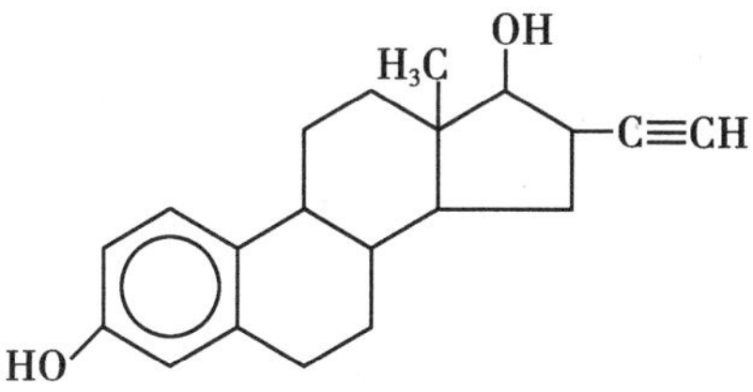

炔雌醇
(17β-乙炔雌二醇)

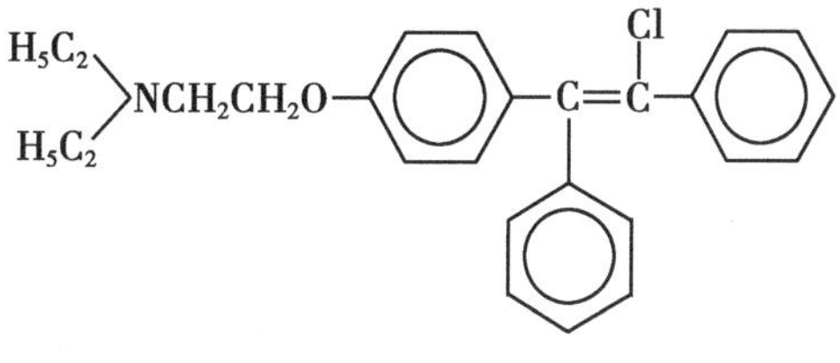

氯米芬

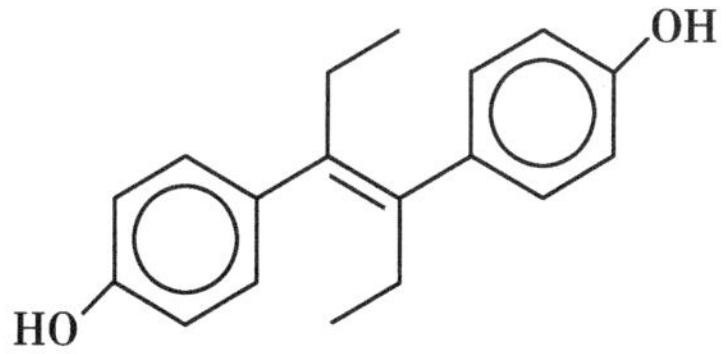

己烯雌酚分子的立体结构

图 30-1　雌激素类及抗雌激素类的化学结构

【体内过程】 天然雌激素口服生物利用度低,需注射给药。在血液中大部分与性激素结合球蛋白结合,也可与血浆清蛋白非特异性地结合。大部分以葡萄糖醛酸及硫酸酯的形式从肾脏排出,也有部分经胆汁排泄并形成肝肠循环。人工合成的炔雌醇、炔雌醚、己烯雌酚等在肝内代谢较慢,口服效果好,炔雌醇、炔雌醚在体内可贮存于脂肪组织中,作用较持久。油溶液制剂或与脂肪酸化合成酯,作肌内注射,可以延缓吸收,延长其作用时间。

【生理及药理作用】

1. 对未成年女性，雌激素能促进女性第二性征和性器官的发育成熟。

2. 对成年妇女，除维持女性性征外，还参与形成月经周期。可使子宫内膜增殖变厚(增殖期变化)，并在黄体酮的协同作用下，使子宫内膜转变为分泌期状态，同时提高子宫平滑肌对缩宫素的敏感性。也可使阴道上皮增生，浅表层细胞发生角化。

3. 较大剂量的雌激素可作用于下丘脑 - 垂体系统，抑制 GnRH 的分泌而抑制排卵。并可在乳腺水平干扰催乳素的作用抑制乳汁分泌。此外，还有对抗雄激素的作用。

4. 在水盐代谢方面，雌激素有轻度水、钠潴留作用，并能增加骨骼钙盐沉积，加速骨骺闭合。此外，大剂量雌激素可降低低密度脂蛋白，升高高密度脂蛋白，降低胆固醇。也可使糖耐量降低，并有促凝血作用。

【临床应用】

1. 绝经期综合征　绝经期综合征是指更年期妇女因雌激素分泌减少，而垂体促性腺激素分泌增多，造成内分泌平衡失调的现象。表现为面颈红热、恶心、失眠、情绪不安等，也称为更年期综合征。雌激素可抑制垂体促性腺激素的分泌从而减轻各种症状。绝经期和老年性骨质疏松症可用雌激素与雄激素合并治疗。

2. 卵巢功能不全和闭经　原发性或继发性卵巢功能低下患者用雌激素替代治疗，可促进外生殖器、子宫及第二性征的发育。与孕激素类合用，可产生人工月经周期。

3. 功能性子宫出血　雌激素可促进子宫内膜增生、修复出血创面而止血，也可适当配伍孕激素，以调整月经周期。

4. 乳房胀痛　部分妇女停止授乳后可发生乳房胀痛，大剂量雌激素可干扰催乳素的作用，抑制乳汁分泌，缓解胀痛，俗称回奶。

5. 晚期乳腺癌　有研究表明，乳腺癌的发病与内源性雌酮产生有关，大剂量雌激素可抑制垂体分泌促性腺激素，减少雌酮的产生。绝经五年以上的晚期乳腺癌患者用雌激素治疗，缓解率可达 40% 左右。但绝经期以前的患者禁用，因这时雌激素反可能促进肿瘤的生长。

6. 前列腺癌　大剂量雌激素可抑制垂体促性腺激素的分泌，使睾丸萎缩，雄激素的分泌减少，故能使肿瘤病灶退化，症状得到改善。

7. 痤疮　青春期痤疮是由于雄激素分泌过多所致，雌激素类药可抑制雄激素分泌，并可拮抗雄激素的作用，故可用雌激素类药物治疗。

8. 避孕　见本章第四节。

【不良反应及应用注意】

1. 常见恶心、畏食、呕吐，早晨较多见，口服给药发生率高。如减少剂量或从小剂量开始逐渐增加剂量可减轻反应。

2. 长期大量应用可引起子宫内膜过度增生及子宫出血，故有子宫出血倾向者及子宫内膜炎患者慎用。

3. 除前列腺癌和绝经期后乳腺癌外，其他肿瘤患者禁用。本药在肝脏内灭活，并可能引起胆汁淤积性黄疸，故肝功能不良者慎用。

4. 大剂量雌激素可致水钠潴留，引起高血压、水肿，并加重心力衰竭，应予注意。

二、抗雌激素类药

本类药物能与雌激素受体结合，发挥竞争性拮抗雌激素的作用。目前临床上应用的有氯米芬(clomiphene)、他莫昔芬(tamoxifen)、雷洛昔芬(raloxifene)等。

氯　米　芬

氯米芬(clomiphene；氯酰酚胺)为三苯乙烯衍生物，与己烯雌酚的化学结构相似。

本品有较弱的雌激素活性和中等程度的抗雌激素作用，它能促进腺垂体分泌促性腺激素，诱发排卵。这可能与其阻断下丘脑的雌激素受体，消除雌二醇的负反馈性抑制作用有关。临床上用于功能性不孕症、功能性子宫出血、月经不调、晚期乳腺癌和长期应用避孕药所引起的闭经等的治疗。长期大剂量应用可引起卵巢肥大，卵巢囊肿患者禁用。

第二节　孕激素类药

孕激素(progestogens)主要由卵巢黄体分泌，妊娠3~4个月后，黄体逐渐萎缩而由胎盘分泌，直至分娩。自黄体分离出的天然孕激素为黄体酮(孕酮，progesterone)，含量很低，且口服无效。临床上应用的是孕激素的人工合成品及其衍生物。

孕激素类按化学结构可分为两大类：

1. 17α-羟孕酮类　从黄体酮衍生而得。如甲羟孕酮(medroxyprogesterone acetate，醋酸甲孕酮)、甲地孕酮(megestrol)、氯地孕酮(chlormadinone)和羟孕酮己酸酯(17α-hydroxyprogesterone caproate)。

2. 19-去甲睾酮类　从炔孕酮衍生而得。如炔诺酮(norethisterone)、双醋炔诺醇(ethynodiol diacetate)、炔诺孕酮(norgestrel；18-甲基炔诺酮)等。

【化学结构】见图30-2。

【体内过程】黄体酮口服后在胃肠道及肝脏迅速破坏，故需注射给药。黄体酮血浆蛋白结合率高，达90%以上，其代谢产物主要与葡萄糖醛酸结合，从肾排出。人工合成的炔诺酮、甲地孕酮等作用较强，在肝脏破坏较慢，可口服给药，是避孕药的主要成分。油溶液肌内注射可发挥长效作用。

【生理及药理作用】

1. 生殖系统

(1) 月经后期，孕激素在雌激素作用的基础上，可促使子宫内膜继续增厚、充血，腺体增生并分支，进而由增殖期转为分泌期，有利于孕卵的着床和胚胎发育。

(2) 抑制子宫的收缩，并降低子宫对缩宫素的敏感性。

(3) 一定剂量可抑制腺垂体LH的分泌，从而抑制排卵。

(4) 可促使乳腺腺泡发育，为哺乳作准备。

2. 代谢　竞争性地对抗醛固酮，从而促进Na^+和Cl^-的排泄并利尿。

3. 升温作用　有轻度升高体温作用，可使月经周期的黄体相基础体温较高。

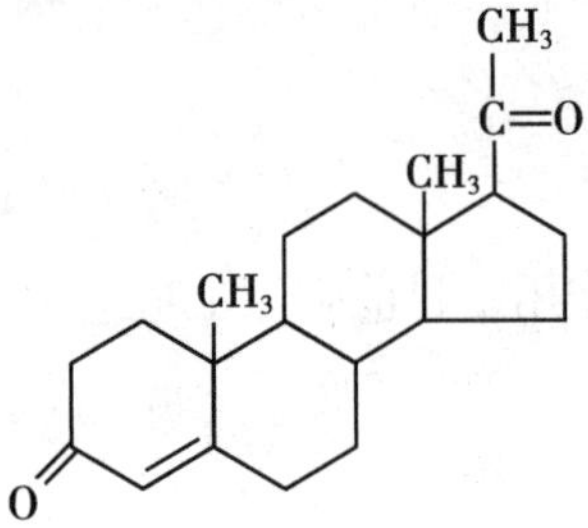

黄体酮(孕酮)

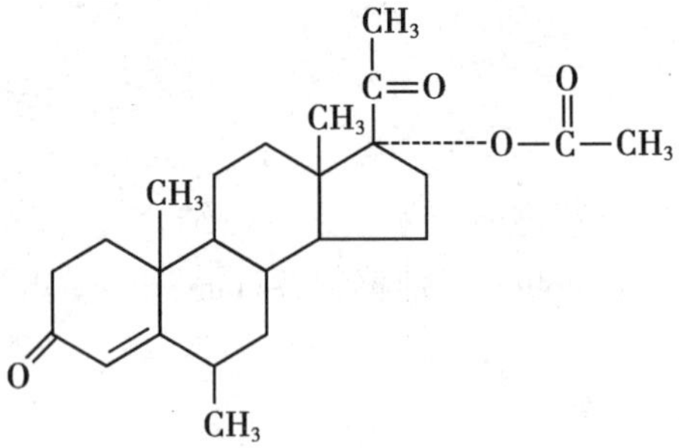

甲羟孕酮

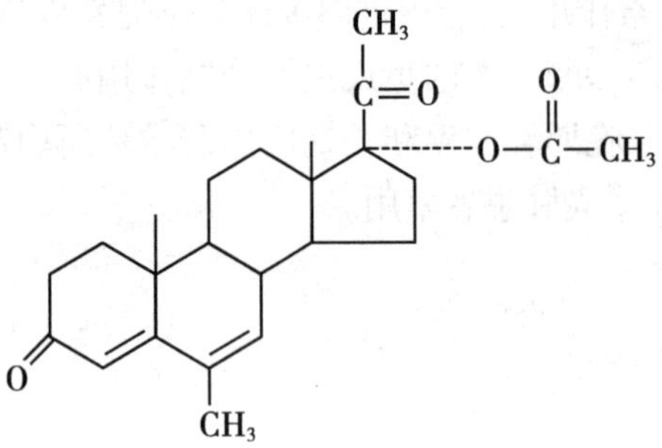

甲地孕酮

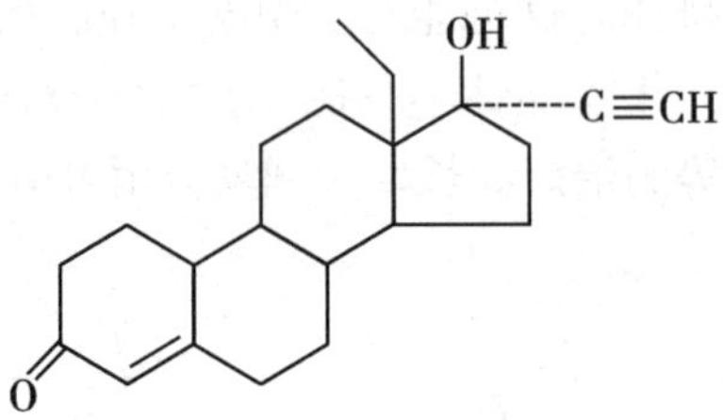

炔诺孕酮

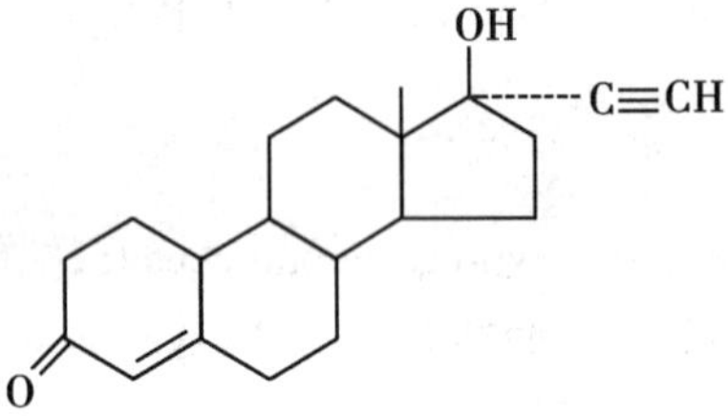

炔诺酮

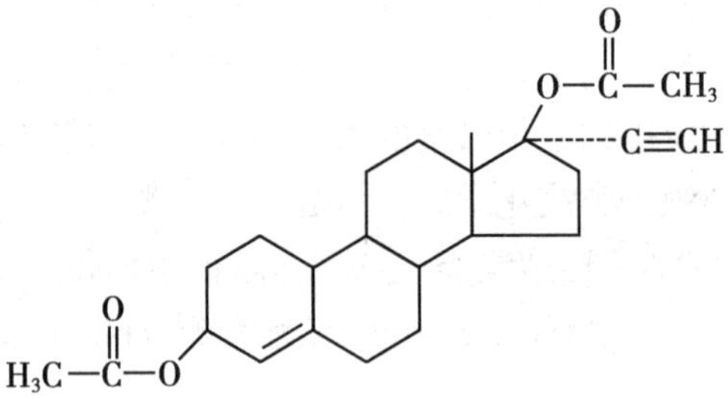

双醋炔诺酮

图 30-2　孕激素类的化学结构

【临床应用】

1. 功能性子宫出血　因黄体功能不足导致子宫内膜不规则地成熟与脱落而引起子宫持续性地出血时，应用孕激素可使子宫内膜同步地转为分泌期，有助于维持正常的月经。

2. 痛经和子宫内膜异位症　孕激素可抑制子宫痉挛性收缩而止痛，也可使异位的子宫内膜退化。与雌激素制剂合用，疗效更好。

3. 先兆流产与习惯性流产　由于黄体功能不足所致的流产，可用大剂量孕激素安胎，但对习惯性流产，疗效不确实。19- 去甲睾酮类有雄激素样作用，可使女性胎儿男性化，故不宜采用。

4. 子宫内膜腺癌、前列腺肥大和前列腺癌　大剂量孕激素可使子宫内膜瘤体萎缩；也可通过作用于垂体减少睾酮分泌，促进前列腺细胞萎缩退化。

【不良反应】 较少，偶见头晕、恶心及乳房胀痛等。长期应用可引起子宫内膜萎缩，月经量减少，并易发阴道真菌感染。黄体酮有时可引起生殖性畸形，须注意。19- 去甲睾酮类大剂量时可致肝功能损害。

第三节　雄激素类药和同化激素类药

一、雄激素类药

天然雄激素(androgens)是指由睾丸间质细胞分泌的睾酮(testosterone;睾丸素),临床上常用的为人工合成的睾酮衍生物,如甲睾酮(methyltestosterone;甲基睾丸素)、丙酸睾酮(testosterone propionate;丙酸睾丸素)和苯乙酸睾酮(testosterone phenylacetate;苯乙酸睾丸素)。

【化学结构】 见图30-3。

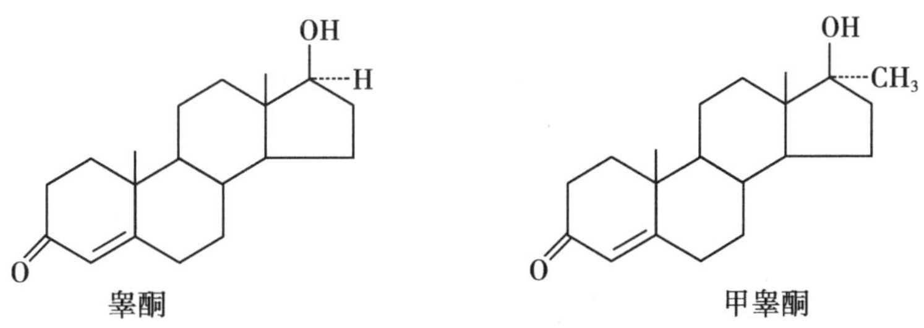

图30-3　雄激素类的化学结构

【体内过程】 睾酮口服因易被肝脏迅速破坏,故生物利用度极低,一般用其油溶液肌内注射,吸收缓慢,持续时间长。也可做成片剂植于皮下,吸收缓慢,作用可长达6周。其代谢物与葡萄糖醛酸或硫酸结合,随尿排出。甲睾酮不易被肝脏破坏,口服有效,也可舌下给药。

【生理及药理作用】

1. 生殖系统　促进男性性器官的发育及第二性征形成,并保持其成熟状态。睾酮还可反馈性抑制腺垂体分泌促性腺激素(负反馈),对女性可减少雌激素分泌,尚有抗雌激素作用。

2. 同化作用　雄激素能明显地促进蛋白质合成(同化作用),减少蛋白质分解(异化作用),促进肌肉增长,体重增加,减少尿氮排泄,同时出现水、钠、钙、磷潴留现象。

3. 骨髓造血功能　在骨髓功能低下时,大剂量雄激素可促进红细胞生成。这与雄激素促进肾脏分泌红细胞生成素以及直接刺激骨髓造血功能有关。

【临床应用】

1. 睾丸功能不全　无睾症或类无睾症(睾丸功能不全)时,可用雄激素作替代疗法。

2. 功能性子宫出血　利用其抗雌激素作用,使子宫平滑肌及其血管收缩,内膜萎缩而止血,对更年期患者更适用。对严重出血病例,可用己烯雌酚、黄体酮和丙酸睾酮等三种混合物作注射,可达止血目的,停药后则出现撤退性出血。

3. 晚期乳腺癌　采用雄激素治疗晚期乳腺癌,可使部分病例的病情得到缓解。这可能与其抗雌激素作用及抑制垂体促性腺激素的分泌,从而减少卵巢分泌雌激素有关。此外,雄激素尚有抗催乳素作用,可减少催乳素对癌组织的刺激。治疗效果与癌细胞中雌激素受体含量有关,受体含量高者,疗效较好。

4. 贫血　用丙酸睾酮或甲睾酮可显著改善骨髓造血功能,可用于再生障碍性贫血及其他贫血的治疗。

5. 其他　小剂量雄激素可使患者食欲增加，体质恢复加快，可用于治疗各种消耗性疾病、骨质疏松、生长延缓及长期卧床、放疗等所致体质虚弱者。

【不良反应】

1. 女性男性化　女性患者长期应用雄激素可引起痤疮、多毛、声音变粗、闭经、乳腺退化、性欲改变等男性化现象。男性患者也可出现女性化，与雄激素在性腺外组织转化为雌激素有关。发现此类现象应立即停药。

2. 黄疸　多数雄激素类药物均能干扰肝内毛细胆管的排泄功能，引起胆汁淤积性黄疸。用药过程中若发现黄疸或肝功能损害应立即停药。

【禁忌证及应用注意】 孕妇及前列腺癌患者禁用。因有水、钠潴留作用，对肾炎、肾病综合征、肝功能不良、高血压及心力衰竭患者也应慎用。

二、同化激素类药

临床应用的雄激素类药虽有较强的同化作用，但雄激素样作用也较强，用于女性患者可出现男性化现象，从而限制了它的临床应用。同化激素（anabolic steroids）则是一类以同化作用为主，而雄激素样作用较弱的睾酮衍生物，如苯丙酸诺龙（nandrolone phenylpropionate）、司坦唑醇（stanozolol；康力龙）及去氢甲睾酮（metandienone；去氢甲基睾丸素、甲睾酮）等。

本类药物主要用于蛋白质同化或吸收不足，以及蛋白质分解亢进或损失过多等情况，如营养不良、严重烧伤、手术后恢复期、老年骨质疏松和恶性肿瘤晚期等患者。服用时应同时增加食物中的蛋白质成分。这类药物能增强肌肉的“爆发力”，是体育竞赛的违禁药。

长期应用可引起水钠潴留及女性患者轻微男性化现象。偶见肝内毛细胆管胆汁淤积而发生黄疸。肾炎、心力衰竭和肝功能不良者慎用，孕妇及前列腺癌患者禁用。

【化学结构】 见图 30-4。

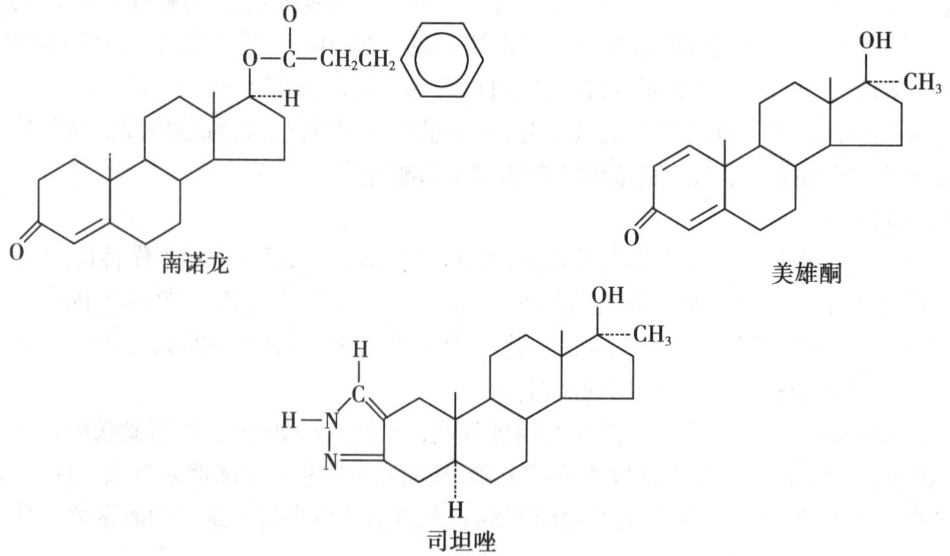

O
O—C—CH_2CH_2
H
O
南诺龙

OH
CH_3
O
美雄酮

OH
CH_3
H
C
H—N
N
H
司坦唑

图 30-4　同化激素类的化学结构

第四节　避　孕　药

生殖过程是一个复杂的生理过程，包括精子和卵子的形成、成熟、排放、受精、着床以及胚胎发育等多个环节，阻断其中任何一个环节均可达到避孕和终止妊娠的目的，这些环节多发生在女性体内。因此，女性避孕药应用较为广泛。

避孕药是指能阻碍受孕和终止妊娠的药物。与其他药物比较，避孕药有应用广、服药时间长、安全性要求高及有效率要求达到或超过 99% 等特点。目前临床上应用的避孕药主要有抑制排卵的避孕药、抗着床避孕药、男性避孕药、外用避孕药等。

一、主要抑制排卵的避孕药

【药理作用】 女性避孕药以此类为主。它们由不同类型的雌激素和孕激素组成，主要作用是抑制排卵。

1. 抑制排卵　一般认为雌激素通过负反馈机制抑制下丘脑 GnRH 的释放，从而减少 FSH 分泌，使卵泡的生长成熟过程受到抑制，同时孕激素又抑制 LH 释放，两者协同作用而抑制排卵。如按规定用药，用药期间避孕效果可达 99% 以上。停药后，腺垂体分泌 FSH、LH 功能以及卵巢排卵功能都可以很快恢复正常。

2. 干扰生殖过程的其他环节　①可使子宫内膜的正常增殖受到抑制而使内膜萎缩，因此不利于受精卵着床；②影响子宫和输卵管平滑肌的正常活动，使受精卵在输卵管的运行受到影响，以致受精卵不能适时地到达子宫；③使宫颈黏液黏稠度增加，使精子不易进入子宫腔。

【分类及用法】

1. 短效口服避孕药　如复方炔诺酮片、复方甲地孕酮片及复方炔诺孕酮片等。用法是：从月经周期第 5 天开始，每晚服药 1 片，连服 22 天，不能间断。一般于停药后 2~4 天就可以发生撤退性出血，形成人工月经周期。下次服药仍从月经来潮第 5 天开始。如停药 7 天仍未来月经，则应立即开始服下一周期的药物。偶尔漏服时，应于 24 小时内补服一片。

2. 长效口服避孕药　是以长效雌激素类药物炔雌醚与不同孕激素类如炔诺孕酮或氯地孕酮等配伍而成的复方片剂。用法是：从月经来潮当天算起，第 5 天服 1 片，最初两次间隔 20 天，以后每月服一次，每次一片。

3. 长效注射避孕药　如复方己酸孕酮注射液（即避孕针 1 号）和复方甲地孕酮注射液。用法是：于月经周期的第 5 天深部肌内注射 2 支，以后每隔 28 天或于每次月经周期的第 11~12 天注射一次，每次 1 支。注射后一般于 14 天左右月经来潮。如发生闭经，仍应按期给药，不能间断。

4. 其他　包括埋植剂、多相片剂等，前者以己内酮小管装入炔诺孕酮，形成棒状物，植入臂内侧或左肩胛部皮下缓慢释放发挥作用；后者根据人体内源性激素变化规律，将避孕药制成多相片剂，分段服用，使激素水平更接近月经周期水平，效果更好。

表 30-1 给出了几种甾体避孕制剂的成分，供参考。

表 30-1　几种甾体避孕制剂的成分

制剂名称	雌激素(mg)	孕激素(mg)
短效口服避孕药		
复方炔诺酮片(口服避孕药片Ⅰ号)	炔诺酮 0.6	炔雌醇 0.035
复方甲地孕酮片(口服避孕药片Ⅱ号)	甲地孕酮 1.0	炔雌醇 0.035
复方炔诺孕酮甲片	炔诺孕酮 0.3	炔雌醇 0.03
长效口服避孕药		
复方炔诺孕酮乙片(长效避孕片)	炔诺孕酮 12.0	炔雌醚 3.0
复方氯地孕酮片	氯地孕酮 12.0	炔雌醚 3.0
复方次甲氯地孕酮片	16- 次甲氯地孕酮 12.0	炔雌醚 3.0
长效注射避孕药		
复方己酸孕酮注射液(避孕针 1 号)	己酸孕酮 250.0	戊酸雌二醇 5.0
复方甲地孕酮注射液	甲地孕酮 25.0	雌二醇 3.5
探亲避孕药		
甲地孕酮片(探亲避孕 1 号片)	甲地孕酮 2.0	
炔诺酮片(探亲避孕片)	炔诺酮 5.0	
双炔失碳酯片(53 号避孕片)	双炔失碳酯 7.5	

【不良反应】

1. 类早孕反应　少数妇女在用药初期可出现恶心、呕吐、挑食等类早孕反应，一般坚持用药 2~3 个月后可减轻或消失。

2. 子宫不规则出血　常见于用药后最初几个周期中，可加服炔雌醇。

3. 闭经　约有 1%~2% 妇女服药后发生闭经，有不正常月经史者较易发生。如连续两个月闭经，应予停药。

4. 乳汁减少　少数哺乳妇女用药可使乳汁减少。

5. 凝血功能亢进　国外报道本类药物可诱发血栓性静脉炎、肺栓塞或脑血管栓塞等。国内尚未见报道，但应引起注意。

6. 其他　可能出现痤疮、皮肤色素沉着，个别人可出现血压升高、轻度肝功能损害等。

【禁忌证及应用注意】充血性心力衰竭患者或有其他水肿倾向者慎用。急、慢性肝病及糖尿病需用胰岛素治疗者不宜使用。长期用药过程中出现乳房肿块，应立即停药，宫颈癌患者禁用。肝药酶诱导剂，如苯巴比妥、苯妥英钠等可加速本类避孕药在肝内代谢，影响避孕效果，应避免合用。

二、抗着床避孕药

此类药物也称探亲避孕药，可使子宫内膜发生不利于孕卵着床的功能和形态变化。我国多用大剂量炔诺酮(5mg/ 次)或甲地孕酮(2mg/ 次)；此外还研制成一种新型抗着床避孕药双炔失碳酯(anordrin；53 号避孕片)。本类药物主要优点是应用不受月经周期的限制，无论在排卵前、排卵期或排卵后服用，都可影响孕卵着床。一般于同居当晚或房事后服用。同居 14 天以内必须连服 14 片，如超过 14 天，应接服Ⅰ号或Ⅱ号口服避孕药。

三、男性避孕药

棉酚（gossypol）是棉花根、茎和种子中所含的一种黄色酚类物质。研究表明，棉酚可作用于睾丸细精管的生精上皮，使精子数量减少，直至无精子。停药后可逐渐恢复。经健康男子试用，每天 20mg，连服两个月即可达节育标准，有效率达 99% 以上。

不良反应有食欲减退、恶心、呕吐、乏力、心悸及肝功能改变等。服药后如发生低血钾肌无力症状，应补钾治疗。

四、外用避孕药

目前常用的外用避孕药多是一些具有杀精作用的药物，使用简便，不影响人体内分泌功能，可制成药膜放入阴道深部，溶解后发挥杀精作用。如孟苯醇醚（menfegol）及烷苯醇醚（alfenoxynol）。但外用避孕药避孕效果不及其他屏障避孕法。

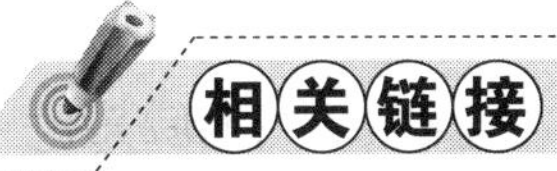

避孕药的长期安全性评价

避孕药的长期安全性是人们关注的问题，国内外都进行了大量的随访，其安全性基本得到肯定。但应注意以下几点：①对凝血的影响，少数人使用复合型甾体激素避孕药后可发生血栓性静脉炎、肺栓塞或脑血管栓塞等，制剂的雌激素含量与血栓症的发生率有密切关系；②对心血管的影响，可引起轻度高血压，可使缺血性心脏病和心肌梗死的发生率增加；③对代谢的影响，部分用药者对胰岛素的耐受性增高，糖耐量降低，但并不增加糖尿病的发病率；④虽未发现本类药物可促进灵长类动物组织产生肿瘤，但为慎重起见，对服药妇女每年应做防癌检查，对有癌前病变者禁用。

学习小结

1. 性激素为性腺分泌的激素，包括雌激素、孕激素和雄激素。目前临床应用的性激素类药物是人工合成品及其衍生物。常用的避孕药大多属于性激素制剂。性激素的分泌受下丘脑 - 腺垂体的调节。性激素的作用机制与性激素作用于细胞核受体，诱导功能不同的蛋白质的合成有关。

2. 雌激素类药物多是以雌二醇为母体人工合成的衍生物，如炔雌醇、炔雌醚等。雌激素能促进女性第二性征和性器官的发育成熟。还参与形成月经周期。较大剂量的雌激素可抑制排卵，抑制乳汁分泌，并有对抗雄激素的作用。主要用于绝经期综合征、卵巢功能不全和闭经、功能性子宫出血等。临床上常用的孕激素类药是孕激素的人工合成品及其衍生物。可分为17α-羟孕酮类及19-去甲睾酮类两类，主要用于功能性子宫出血、痛经和子宫内膜异位症等。

3. 雄激素类药为人工合成的睾酮衍生物，如甲睾酮、丙酸睾酮和苯乙酸睾酮等，具有促进男性性器官的发育、同化作用、刺激骨髓造血功能等作用。主要用于睾丸功能不全、功能性子宫出血等。同化激素类药是一类以同化作用为主而雄激素样作用较弱的睾酮衍生物，如苯丙酸诺龙、司坦唑醇、美雄酮等。避孕药是指能阻碍受孕和终止妊娠的药物。阻断生殖过程中任何一个环节均可达到避孕和终止妊娠的目的。目前临床上应用的避孕药主要有抑制排卵的避孕药、抗着床避孕药、男性避孕药、外用避孕药等。

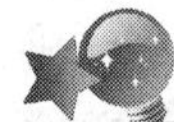

复习参考题

1. 简述雌激素及孕激素的临床应用。
2. 用于治疗功能性子宫出血的性激素有哪几类？作用机制是什么？
3. 试述常用避孕药的分类及作用特点。

（宋晓亮）

第三十一章

肾上腺皮质激素类药物

学习目标

掌握 糖皮质激素的药理作用、作用机制、临床应用、不良反应及禁忌证。

熟悉 糖皮质激素的生理作用、常用糖皮质激素制剂及用法。

了解 肾上腺皮质激素类药物的分类、构效关系及盐皮质激素、促肾上腺皮质激素的临床应用。

肾上腺皮质激素(adrenocortical hormones)是肾上腺皮质所分泌的激素的总称,属甾体类化合物。其合成与分泌受促皮质素(ACTH)调节。根据作用性质的不同可分为三类:①盐皮质激素(mineralocorticoids),如醛固酮(aldosterone)、去氧皮质酮(desoxycorticosterone)等,由肾上腺皮质球状带合成和分泌;②糖皮质激素(glucocorticoids),如氢化可的松(hydrocortisone)、可的松(cortisone)等,由肾上腺皮质束状带合成和分泌;③性激素,由肾上腺皮质网状带所分泌。通常所指肾上腺皮质激素,不包括后者。临床上常用的皮质激素是指糖皮质激素。

【化学结构及构效关系】 肾上腺皮质激素的基本结构为甾核(图 31-1),构效关系非常密切:①C_3 位上的酮基、C_{20} 位上的羰基及 C_{4-5} 之间的双键是其共同结构特点,为保持其生理功能所必需;②糖皮质激素的 C_{17} 位上有羟基;C_{11} 位上有氧或羟基;③盐皮质激素的 C_{17} 位上无羟基;C_{11} 位上无氧或虽有氧但与 C_{18} 相连;④C_{1-2} 为双键以及 C_6 引入—CH_3 则抗炎作用增强、水盐代谢作用减弱;⑤C_9 引入—F,C_{16} 引入—CH_3 或—OH 则抗炎作用更强、水盐代谢作用更弱。

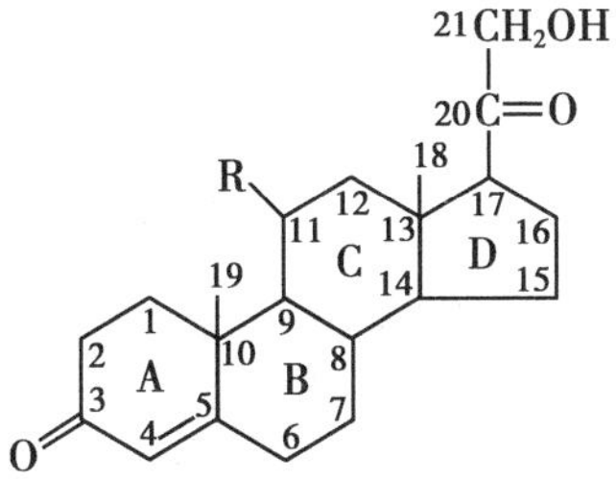

图 31-1 肾上腺皮质激素的基本结构

为了提高皮质激素的临床疗效,对它们的结构进行改造,合成了一系列皮质激素类新型药物(图 31-2)。

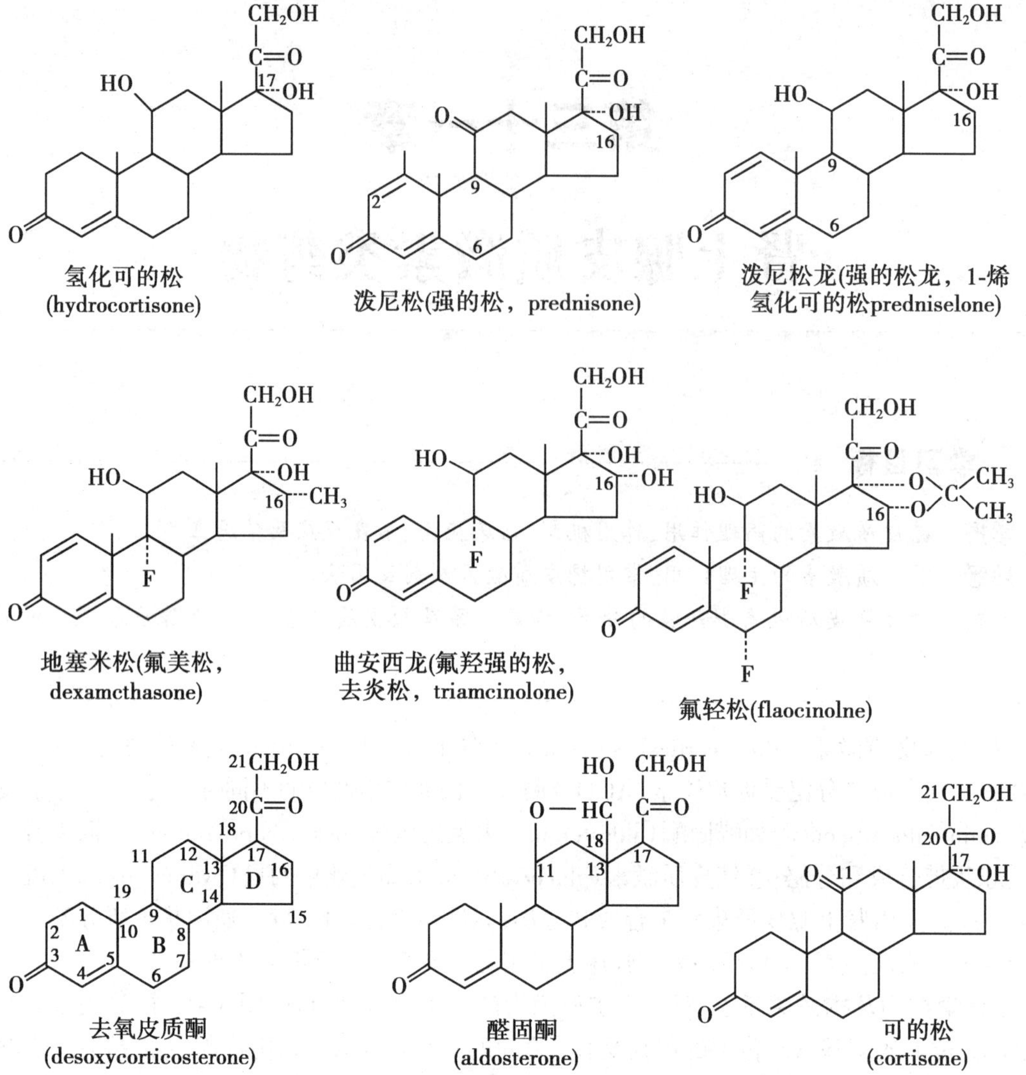

图 31-2 肾上腺皮质激素类药物的基本结构

第一节 糖皮质激素

糖皮质激素作用广泛，临床应用随剂量变化而异。生理情况下所分泌的糖皮质激素主要影响正常物质代谢过程，超生理剂量的糖皮质激素则还有抗炎、免疫抑制和抗休克等药理作用。

【体内过程】 口服、注射均可吸收。口服可的松或氢化可的松后 1~2 小时血药浓度可达高峰。一次给药作用可持续 8~12 小时。氢化可的松在血液中约有 90% 与血浆蛋白结合，其中 80% 与皮质激素运载蛋白(transcortin，corticosteroid binding globulin，CBG)结合，10% 与白蛋白结合，结合型无生物活性。约 10% 为具有活性的游离型。CBG 在肝中合成，雌激素可促进其合成，妊娠期间或雌激素治疗时，血中 CBG 浓度增高可使药物的结合型增多，游离型减少。

但通过反馈调节，可使 ACTH 释放增加，促使游离型恢复到正常水平。肝、肾病时 CBG 合成减少，可使游离型增多。

氢化可的松吸收后，在肝分布较多，主要在肝中代谢，与葡萄糖醛酸或硫酸结合，由尿排出。氢化可的松的血浆 $t_{1/2}$ 为 80~144 分钟，但在 2~8 小时后仍具有生物活性，剂量大或肝、肾功能不全者可使 $t_{1/2}$ 延长；甲状腺功能亢进时，肝灭活皮质激素加速，使 $t_{1/2}$ 缩短。泼尼松龙因不易被灭活，$t_{1/2}$ 可达 200 分钟。

可的松和泼尼松在肝内分别转化为氢化可的松和泼尼松龙方有活性，故严重肝功能不全的患者只宜应用氢化可的松或泼尼松龙。皮质激素与苯巴比妥、苯妥英钠等肝药酶诱导剂合用时，因代谢加快，需加大皮质激素的用量。

常用糖皮质激素类药物的比较见表 31-1。

表 31-1　常用糖皮质激素类药物的比较

类别	药物	对受体的亲和力*	水盐代谢（比值）	糖代谢（比值）	抗炎（比值）	等效剂量（mg）	半衰期（min）	半效期（h）	一次口服常用量（mg）
短效	氢化可的松	1	1.0	1.0	1.0	20	90	8~12	10~20
	可的松	0.01	0.8	0.8	0.8	25	90	8~12	12.5~25
中效	泼尼松	0.05	0.6	3.5	3.5	5	>200	12~36	2.5~10
	泼尼松龙	2.2	0.6	4.0	4.0	5	>200	12~36	2.5~10
	甲泼尼龙	11.9	0.5	5.0	5.0	4	>200	12~36	2.0~8
	曲安西龙（去炎松）	1.9	0	5.0	5.0	4	>200	12~36	2.0~8
长效	地塞米松	7.1	0	30	30	0.75	>300	36~54	0.75~1.5
	倍他米松	5.4	0	30~35	25~35	0.60	>300	36~54	0.6~1.2
外用	氟氢可的松	3.5	125		12				
	氟轻松	1			40				

* 胎儿肺细胞

【生理效应】

1. 糖代谢　糖皮质激素能增加肝糖原、肌糖原含量并升高血糖，在维持血糖的正常水平方面发挥着重要作用。其机制为：①促进糖原异生；②减慢葡萄糖氧化速度；③减少机体组织对葡萄糖的利用。

2. 蛋白质代谢　糖皮质激素能促进淋巴、肌肉、皮肤和骨等组织的蛋白质分解，抑制蛋白质的合成，久用可致生长减慢、肌肉消瘦、皮肤变薄、骨质疏松、淋巴组织萎缩和伤口愈合延缓等。

3. 脂肪代谢　糖皮质激素能促进脂肪分解，抑制脂肪合成。长期大剂量使用能增高血浆胆固醇含量，激活四肢皮下的脂酶，促使皮下脂肪分解，并使脂肪重新分布于面部、胸部、颈背部、腹部及臀部，形成向心性肥胖，表现为“水牛背、满月脸”。

4. 水和电解质代谢　糖皮质激素也有较弱的盐皮质激素样作用，能保钠排钾。此外，还有增加肾小球滤过率和拮抗抗利尿激素的作用，因此有利尿作用。剂量过大或长期应用可抑制肾小管对钙的重吸收,引起低钙血症,可致骨质脱钙。

5. 允许作用 指糖皮质激素对某些组织细胞虽无直接活性,但可为其他激素发挥作用创造有利条件,称为允许作用。

【药理作用和作用机制】

1. 抗炎作用 糖皮质激素有强大的抗炎作用,能对抗多种原因如物理、化学、细菌、免疫等因素所引起的炎症。在炎症早期可降低毛细血管通透性,减轻渗出,抑制白细胞浸润及吞噬反应,改善红、肿、热、痛等症状;在炎症后期可抑制毛细血管和成纤维细胞的增生,延缓肉芽组织生成,防止粘连及瘢痕形成,减轻后遗症。但应注意,炎症反应是机体的一种防御反应,炎症后期的反应更是组织修复的重要过程。因此,糖皮质激素在抑制炎症、减轻症状的同时,也降低机体的防御功能,可致感染扩散、创口愈合延缓。

糖皮质激素抗炎作用的主要机制:糖皮质激素的靶细胞广泛分布于肝、肺、脑、骨、胃肠平滑肌、骨骼肌、淋巴组织、成纤维细胞、胸腺等处。各类细胞中受体的密度也各不相同。糖皮质激素易于透过细胞膜进入细胞,与细胞质内的糖皮质激素受体(glucocorticoid receptor,GR)相结合,经过复杂的信号转导,影响靶基因的表达而发挥作用。

GR 约由 800 个氨基酸组成,GR 在胞质内与热休克蛋白 90(heat shock protein 90,HSP90)等结合成复合体,处于非活化状态。当糖皮质激素与 GR 结合后,HSP90 等立即解离,激素受体复合物被激活,易位进入细胞核,在细胞核内与靶基因的启动子(promoter)序列的糖皮质激素反应成分(glucocorticoid response element,GRE)或负性糖皮质激素反应成分(negative glucocorticoid response element,nGRE)相结合,相应地使基因转录增加或减少,继而通过 mRNA 影响介质蛋白合成,产生特定的抗炎效应。

糖皮质激素主要通过以下环节发挥抗炎作用:

(1) 抑制细胞因子(cytokine)的产生:与炎症有关的细胞因子有白介素 -1(IL-1)、肿瘤坏死因子 -α(TNF-α)、粒细胞巨噬细胞集落刺激因子(GM-CSF)、白介素 -2(IL-2)、白介素 -3(IL-3)、白介素 -4(IL-4)、白介素 -5(IL-5)、白介素 -6(IL-6)及白介素 -8(IL-8)等,这些细胞因子在慢性细胞炎症过程中具有重要作用,能决定炎症的性质和持续时间。糖皮质激素通过与 GR 结合可抑制这些细胞因子基因的转录,从而抑制细胞因子介导的炎症。

(2) 抑制炎症介质的产生与释放:白三烯(LT)、前列腺素(PG)等是主要的炎性介质,前者具有较强的白细胞趋化作用和增加血管通透性的作用,后者可引起红、肿、热、痛等炎症反应。糖皮质激素可通过增加脂皮素 -1(lipocortin-1)的合成及释放,抑制磷脂酶 A_2(PLA_2),继之影响花生四烯酸代谢的连锁反应,使白三烯(LT)、前列腺素(PG)及血小板活化因子(PAF)的生成减少,产生抗炎作用。糖皮质激素还可通过诱导血管紧张素转化酶(ACE)促进缓激肽降解,减少炎性渗出,缓解炎性疼痛。

(3) 减少一氧化氮(NO)的生成:糖皮质激素通过抑制一氧化氮合酶(NO synthase,NOS),减少一氧化氮的生成发挥抗炎作用。因为各种细胞因子均可诱导 NOS,使 NO 生成增多而增加炎性部位的炎性渗出、水肿形成及组织损伤,加重炎症症状。

2. 免疫抑制作用 对免疫过程的许多环节均有抑制作用。小剂量主要抑制细胞免疫;大剂量则能抑制体液免疫。其机制为:①抑制巨噬细胞对抗原的吞噬和处理。②动物实验表明糖皮质激素可加速淋巴细胞的破坏和解体,使血中淋巴细胞减少;但在人体所引起的暂时性淋巴细胞减少主要与淋巴细胞移行至血液以外的组织有关。③抑制由 B 细胞转化成浆细胞的过程，使抗体生成减少，但在人体尚未证实糖皮质激素在治疗剂量时能抑制抗体产生。

3. 抗休克　超大剂量的糖皮质激素已广泛应用于各种严重休克，特别是感染中毒性休克的治疗，其抗休克作用与下列因素有关：①抑制某些炎性因子的产生，减轻炎症反应及组织损伤，降低血管对某些缩血管活性物质的敏感性，使微循环血流动力学恢复正常，改善休克状态；②扩张痉挛收缩的血管并增强心肌收缩力；③稳定溶酶体膜，减少心肌抑制因子（myocardial depressant factor，MDF）的形成；④提高机体对细菌内毒素的耐受力。

4. 其他作用

（1）血液与造血系统：糖皮质激素能刺激骨髓造血功能，使红细胞和血红蛋白含量增加，大剂量可使血小板增多、纤维蛋白原浓度增高，缩短凝血时间；可使中性粒细胞数增多，但却降低其游走、吞噬、消化及糖酵解等功能，因而减弱对炎症区的浸润与吞噬活动。对淋巴组织也有明显影响，在肾上腺皮质功能减退者，淋巴组织增生，淋巴细胞增多；而在肾上腺皮质功能亢进者，淋巴组织萎缩，淋巴细胞减少。

（2）中枢神经系统：能提高中枢神经系统的兴奋性，长期大量应用可出现欣快、激动、失眠等，偶可诱发精神失常。大剂量对儿童可致惊厥。

（3）消化系统：糖皮质激素可使胃酸和胃蛋白酶分泌增多，增进食欲，促进消化，但大剂量应用可诱发或加重溃疡病。

（4）骨骼：长期大量应用糖皮质激素可致骨质疏松，甚至发生压缩性骨折、骨坏死等，其机制可能与本类药物抑制成骨细胞的活力，减少骨中胶原合成，促进胶原和骨基质分解有关。

【临床应用】

1. 严重感染或炎症

（1）严重急性感染：如中毒性菌痢、暴发型流行性脑膜炎、中毒性肺炎、重症伤寒、急性粟粒性肺结核、猩红热及败血症等，在应用有效的抗菌药物治疗感染的同时，可用糖皮质激素作辅助治疗，有利于缓解中毒症状，防止心、脑、肾等重要脏器损害，帮助患者度过危险期。因缺乏有效抗病毒药物，病毒性感染一般不用激素，以防降低机体的防御能力使感染扩散而加剧病情。但对严重传染性肝炎、流行性腮腺炎、麻疹和乙型脑炎等，为缓解症状、防止并发症，可采用突击疗法短期应用。

（2）防止某些炎症后遗症：在结核性脑膜炎、脑炎、心包炎、风湿性心瓣膜炎、损伤性关节炎、睾丸炎以及烧伤后瘢痕挛缩等情况下，为防止炎症损害及愈合过程中粘连和瘢痕形成，早期应用皮质激素可减少后遗症发生。对虹膜炎、角膜炎、视网膜炎和视神经炎等非特异性眼炎，应用后可迅速消炎止痛、防止角膜混浊和瘢痕粘连的发生。

2. 自身免疫性疾病及过敏性疾病

（1）自身免疫性疾病：风湿热、风湿性心肌炎、风湿性及类风湿关节炎、全身性红斑狼疮、结节性动脉周围炎、皮肌炎、重症肌无力、溃疡性结肠炎、自身免疫性贫血和肾病综合征等应用糖皮质激素后可缓解症状。对多发性皮肌炎，糖皮质激素可作为首选药，一般采用综合疗法，不宜单用，以免引起不良反应。对异体器官移植手术后所产生的排斥反应也可应用糖皮质激素预防和治疗。

（2）过敏性疾病：荨麻疹、花粉症、血清热、血管神经性水肿、过敏性鼻炎、支气管哮喘和过敏性休克等，应用肾上腺素受体激动药和抗组胺药治疗，病情严重或无效时，可用糖皮质激素进行辅助治疗，以抑制炎症过程，减少抗原 - 抗体反应所引起的组织损害。

3. 抗休克治疗　对感染中毒性休克，在有效的抗菌药物治疗前提下，及早、短时间突击使用大剂量皮质激素，有利于改善微循环、缓解毒血症状，见效后应停药；对过敏性休克，糖皮质激素为次选药，可与首选药肾上腺素合用；对心源性休克，须结合病因治疗；对低血容量性休克，在补液、补电解质或输血后效果不佳者，可合用超大剂量的糖皮质激素。

4. 血液病　糖皮质激素可用于急性淋巴细胞性白血病的治疗，特别是对儿童急性淋巴细胞性白血病有较好疗效，可与抗肿瘤药物联合应用。还可用于再生障碍性贫血、粒细胞减少症、血小板减少症和过敏性紫癜等的治疗，但停药后易复发。

5. 局部应用　对接触性皮炎、湿疹、肛门瘙痒、牛皮癣等都有疗效。宜用氢化可的松、泼尼松龙或氟轻松等外用制剂。对天疱疮及剥脱性皮炎等严重病例仍需全身用药。

6. 替代疗法　用于急、慢性肾上腺皮质功能减退症（包括肾上腺危象）、脑腺垂体功能减退及肾上腺次全切除术后等。

【不良反应】

1. 长期大量应用引起的不良反应

(1) 类肾上腺皮质功能亢进综合征：又称医源性肾上腺皮质功能亢进，是由脂质代谢和水盐代谢紊乱所致，表现为向心性肥胖、满月脸、水牛背、皮肤变薄、痤疮、多毛、水肿、低钾血症、高血压、糖尿等。停药后可自行消退，必要时采取对症治疗，如应用降压药、降糖药、氯化钾、低盐、低糖、高蛋白饮食等。

(2) 诱发或加重感染：因糖皮质激素降低机体防御能力，所以长期应用常可诱发感染或使体内潜在病灶扩散，特别是在原有疾病已使抵抗力降低的情况下更易发生，如肾病综合征、白血病、再生障碍性贫血等。还可使原来静止的结核病灶扩散、恶化，故结核病患者应合用抗结核药。

(3) 消化系统并发症：因本类药物可刺激胃酸、胃蛋白酶分泌并抑制胃黏液分泌，降低胃肠黏膜的抵抗力，故可诱发或加剧胃、十二指肠溃疡，甚至造成消化道出血或穿孔。对少数患者可诱发胰腺炎或脂肪肝。

(4) 心血管系统并发症：长期应用糖皮质激素可致钠、水潴留及血脂升高，可引起高血压和动脉粥样硬化。

(5) 骨质疏松、骨坏死、肌肉萎缩、伤口愈合迟缓等：这与糖皮质激素促进蛋白质分解、抑制蛋白质合成及增加钙、磷排泄有关。骨质疏松多见于儿童、老年人和绝经妇女，严重者可出现自发性骨折甚至骨坏死。因抑制生长激素分泌，形成负氮平衡，故可影响生长发育。对孕妇偶可引起畸胎。

(6) 其他：偶可引起精神失常及癫痫发作，有精神病或癫痫病史者禁用或慎用。

2. 停药引起的不良反应

(1) 医源性肾上腺皮质功能不全：长期应用尤其是连日给药的患者，体内糖皮质激素超过正常水平，通过下丘脑 - 腺垂体 - 肾上腺皮质轴的负反馈作用机制，抑制脑腺垂体对 ACTH 的分泌，使内源性肾上腺皮质分泌功能减退，甚至出现肾上腺皮质萎缩。如减量过快或突然停药，由于内源性肾上腺皮质激素不能及时补充（肾上腺皮质功能恢复需 6~9 个月时间，甚至更长），可引起肾上腺皮质功能不全或肾上腺危象，特别是在某些应激情况下更易发生，如感染、创伤、手术等情况，表现为恶心、呕吐、乏力、低血压和休克等，需及时抢救。因此不可骤然停药。需停药时应缓慢减量,停药后应连续应用ACTH 7天左右。在停药1年内如遇应激情况,应及时给予足量的糖皮质激素。

(2)反跳现象及停药反应:因长期用药,患者对药物产生了依赖性或在病情尚未完全控制的情况下,突然停药或减量过快可致原病复发或恶化称为反跳现象,常需加大剂量再行治疗,待症状缓解后再逐渐减量、停药,长期用药减量太快或突然停药,有些患者出现了原来疾病没有的症状如肌痛、肌僵直、关节痛、情绪低落等,称为停药反应。

【禁忌证】 有严重的精神病和癫痫病史、活动性消化性溃疡病、新近胃肠吻合术、骨折、创伤修复期、角膜溃疡、肾上腺皮质功能亢进症、严重高血压、糖尿病、孕妇、抗菌药不能控制的感染如水痘、麻疹、真菌感染等都是皮质激素的禁忌证。当适应证与禁忌证并存时,应全面分析,慎重决定。一般来说,病情危重的适应证,虽有禁忌证存在,仍不得不用,待危急情况过去后,尽早停药或减量。

【用法及疗程】 宜根据患者、病情、药物的作用和不良反应特点确定制剂、剂量、用药方法及疗程:

1. 大剂量突击疗法 用于严重中毒性感染及各种休克等危及生命的疾病的抢救。常用氢化可的松静脉滴注,首剂200~300mg,一日量可达1g以上,疗程3~5天。对于休克有人主张用超大剂量,每次静脉注射1g,一日4~6次。

2. 一般剂量长期疗法 用于结缔组织病、肾病综合征、顽固性支气管哮喘、中心性视网膜炎、各种恶性淋巴瘤、淋巴细胞性白血病等。常用泼尼松口服,一般开始剂量为10~30mg,每日3次,产生临床疗效后,逐渐减量至最小维持量,持续数月。

3. 小剂量替代疗法 适用于急、慢性肾上腺皮质功能不全症(包括肾上腺危象、艾迪生病)、腺垂体功能减退及肾上腺皮质次全切除术后。一般维持量,可的松每日12.5~25mg,或氢化可的松每日10~20mg。

4. 隔日疗法 糖皮质激素的分泌具有昼夜节律性,每日上午8~10时为分泌高峰,随后逐渐下降,午夜12时为低潮,这是由ACTH昼夜分泌节律所决定。临床上可根据这种节律性确定用药方案,以减少对肾上腺皮质功能的影响。慢性病采用隔日一次给药法,将一日或两日的总药量在隔日早晨一次给予,此时正值激素正常分泌高峰,对肾上腺皮质功能的抑制较小。隔日给药以用泼尼松、泼尼松龙等中效制剂较好。

5. 局部用药 用于治疗皮肤病及眼部炎症如结膜炎、虹膜炎等,可选用氢化可的松、氟轻松、泼尼松龙等外用制剂。

第二节 盐皮质激素

盐皮质激素(mineralocorticoids)包括醛固酮(aldosterone)和去氧皮质酮(desoxycortone),它们对维持机体正常的水、电解质代谢起着重要作用。主要作用于肾脏的远曲小管,能促进肾远曲小管对Na^+、Cl^-的重吸收和K^+、H^+的排出,具有明显的潴钠排钾作用。在增加细胞外液容积及其Na^+浓度的同时,还降低细胞外液K^+浓度。其糖皮质激素样作用较弱,仅为可的松的1/3。主要用于慢性肾上腺皮质功能减退症,以纠正患者水、电解质紊乱,恢复水、电解质的平衡。过量可致高钠血症、低钾血症、高血压、心力衰竭等。

第三节 促皮质素及皮质激素抑制药

一、促皮质素

促皮质素(adrenocorticotropic hormone，ACTH)是在腺垂体嗜碱细胞内合成的一种由39个氨基酸组成的多肽，对维持肾上腺正常形态和功能的具有重要作用。其合成与分泌受下丘脑促皮质素释放激素(corticotropin releasing hormone，CRH)调节，糖皮质激素对下丘脑及腺垂体起着长负反馈调节作用，可抑制CRH及ACTH的分泌。在生理情况下，下丘脑、垂体和肾上腺三者处于相对的动态平衡中，ACTH缺乏，将引起肾上腺皮质萎缩、分泌功能减退。ACTH还具有控制本身释放的短负反馈调节功能。

ACTH口服后在胃内被胃蛋白酶破坏而失效，只能注射给药。血浆$t_{1/2}$为10分钟。其主要作用是促进糖皮质激素分泌，但作用前提是皮质功能正常。一般在给药后2小时，皮质才开始分泌氢化可的松。临床用于诊断脑腺垂体-肾上腺皮质功能水平及长期使用皮质激素停药前后的皮质功能水平，以防止发生皮质功能不全。由于ACTH易引起过敏反应(因临床所用制剂多来自牛、羊、猪垂体)，现已少用。人工合成的ACTH免疫原性明显降低，过敏反应显著减少。

二、皮质激素抑制药

皮质激素抑制药可代替外科的肾上腺皮质切除术，临床常用的有米托坦和美替拉酮。

米托坦(mitotane；双氯苯二氯乙烷)为杀虫剂滴滴涕(DDT)一类化合物(图31-3)，能选择性地使肾上腺皮质束状带及网状带细胞萎缩、坏死，但不影响球状带，故醛固酮分泌不受影响。它对碳链裂解酶系、11β-羟化酶、21-羟化酶均有较强抑制作用，能抑制皮质激素生物合成的多个环节。用药后血、尿中氢化可的松及其代谢物迅速减少。主要用于不可切除的皮质癌、切除后复发癌以及皮质癌术后辅助治疗。不良反应有厌食、恶心、腹泻、皮疹、嗜睡、头痛、眩晕、乏力、中枢抑制及运动失调等，过量可引起肾上腺皮质功能不全。

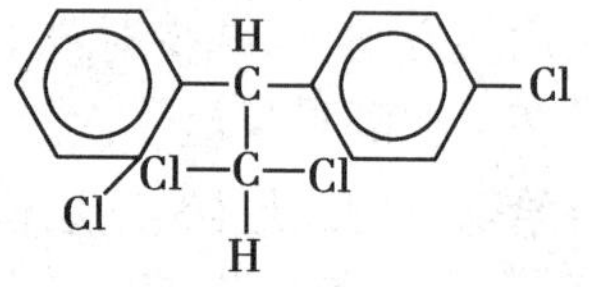

图31-3 米托坦的化学结构

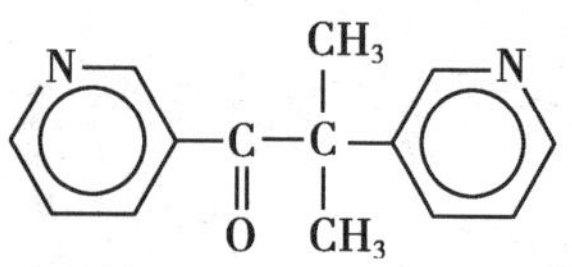

美替拉酮(metyrapone；甲吡酮)为11β-羟化酶抑制剂(图31-4)，能抑制11β-羟化反应，干扰11-去氧皮质酮转化为皮质酮及11-去氧氢化可的松转化为氢化可的松，而降低它们的血浆水平，但通过反馈性地促进ACTH分泌导致11-去氧皮质酮和11-去氧氢化可的松代偿性增加，故尿中17-羟类固醇排泄也相应增加。临床用于治疗肾上腺皮质肿瘤和产生ACTH的肿瘤所引起的氢化可的松过多症和皮质癌。还可用于垂体释放ACTH功能试验。不良反应较少，可有眩晕、消化道反应、嗜睡、皮疹等。

图31-4 美替拉酮的化学结构

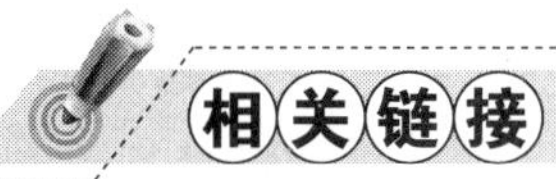

1. 时间药理学(chronopharmacology)是研究药物与生物周期相互关系的一门科学。主要研究内容包括机体的昼夜节律对药物作用或体内过程的影响,药物对机体昼夜节律的影响。

2. 在实际药物治疗中应用时间药理学的知识来提高疗效,减少不良反应的治疗方法称为时间治疗(chronotherapy),这个研究领域叫时间治疗学(chronotherapeutics)。

3. 肾上腺皮质激素在体内的分泌具有明显的昼夜节律性,如果在用药过程中扰乱或消除了体内皮质激素的自然昼夜节律,违反了时间药理学的原理,将严重影响治疗效果,并引起机体功能紊乱,产生不良反应。如在血浆皮质激素的自然峰值时(早晨7~8时)一次给药,则对脑下垂体促皮质素释放的抑制程度最轻,可使不良反应减少到最小限度。如果在远离峰值的夜间给药,则严重抑制促皮质素的释放。如长期每日3次均分给药,则垂体-肾上腺轴可处于持久的抑制状态,可导致肾上腺皮质萎缩,皮质功能低下,而产生一系列不良反应。

学习小结

1. 肾上腺皮质激素是肾上腺皮质所分泌的激素的总称,属甾体类化合物,基本结构为甾核,构效关系非常密切。其合成与分泌受促皮质素(ACTH)调节。可分为盐皮质激素、糖皮质激素、性激素等三类。根据作用时间又可分为短效类、中效类、长效类及外用类。

2. 糖皮质激素的药理作用主要为抗炎、免疫抑制、抗休克、刺激骨髓造血功能、提高中枢神经系统兴奋性等。抗炎作用的主要机制为:糖皮质激素与细胞浆内的糖皮质激素受体相结合,经过复杂的信号转导,影响靶基因的表达而发挥作用。抗休克作用主要与抑制某些炎性因子的产生、扩张痉挛收缩的血管、稳定溶酶体膜并减少心肌抑制因子(MDF)的形成、提高机体对细菌内毒素的耐受力等有关。

3. 在临床上,对中毒性菌痢、暴发型流行性脑膜炎等严重急性感染,在应用有效的抗菌药物治疗感染的同时,可用糖皮质激素作辅助治疗;对结核性脑膜炎、心包炎等疾病,早期应用糖皮质激素可防止产生炎症后遗症,减少粘连和瘢痕形成;对自身免疫性疾病及过敏性疾病应用糖皮质激素可缓解症状;对感染中毒性休克,在有效的抗菌药物治疗前提下,早期、大剂量、短时间突击使用糖皮质激素,有利于改善微循环、缓解毒血症状。

4. 长期大量应用糖皮质激素可产生严重的不良反应,如:类肾上腺皮质功能亢进综合征、诱发或加重感染、诱发或加剧胃、十二指肠溃疡、高血压和动脉粥样硬化、骨质疏松、骨坏死等。因此,应严格掌握适应证和禁忌证,并根据患者病情特点确定用药方案,停药需逐渐减量。

5. 盐皮质激素包括醛固酮和去氧皮质酮,对维持机体正常的水、电解质代谢起着重要作用,主要用于慢性肾上腺皮质功能减退症。促皮质素(ACTH)主要用于诊断腺垂体-肾上腺皮质功能水平及长期使用皮质激素停药前后的皮质功能水平。临床常用的皮质激素抑制药有米托坦和美替拉酮,可用于代替外科的肾上腺皮质切除术。

复习参考题

1. 简述糖皮质激素抗休克作用机制。
2. 简述糖皮质激素抗炎作用机制。
3. 试述糖皮质激素的临床应用及不良反应。
4. 试述糖皮质激素的禁忌证。

（宋晓亮）

第三十二章

甲状腺激素及抗甲状腺药

学习目标

掌握 抗甲状腺药物的分类、作用及作用机制、临床应用、不良反应。

熟悉 甲状腺激素的临床应用和不良反应。

了解 甲状腺激素 T_3、T_4 的合成、贮存、分泌与调节机制；甲状腺激素的作用。

甲状腺激素为维持机体正常代谢、促进生长发育所必需，由甲状腺合成和分泌，包括甲状腺素（thyroxine；T_4）和三碘甲状腺原氨酸（triiodothyronine；T_3）。正常人每日释放 T_4 与 T_3 量分别为 75μg 及 25μg。体内的甲状腺激素水平过高或过低，均可引起疾病。当甲状腺功能亢进时，甲状腺合成和分泌甲状腺激素增多，可致机体代谢紊乱，并可引起慢性弥漫性甲状腺肿等症状，需用抗甲状腺药治疗；甲状腺功能低下时，甲状腺合成和分泌甲状腺激素减少，可引起呆小病及黏液性水肿等病症，需用甲状腺制剂治疗。

第一节 甲状腺激素

【化学结构】 见图 32-1。

【甲状腺激素的合成、贮存、分泌与调节】

1. 碘的摄取和活化 甲状腺腺泡细胞通过碘泵主动摄取血液循环中的碘，并在过氧化物酶的作用下被氧化成活性碘（I^+）。

2. 酪氨酸碘化 活性碘与甲状腺球蛋白（thyroglobulin，TG）上的酪氨酸残基结合，生成一碘酪氨酸（MIT）和二碘酪氨酸（DIT）。

3. 合成与贮存 在过氧化物酶作用下，一分子 MIT 和一分子 DIT 耦联生成 T_3，二分子 DIT 耦联生成 T_4。合成的 T_3、T_4 贮存于甲状腺腺泡腔内的胶质中。

4. 分泌与调节 在蛋白水解酶作用下，TG 分解并释放出 T_3、T_4 进入血液。其中 T_4 约占分泌总量的 90% 以上，约 36% 的 T_4 在外周组织脱碘酶作用下转化为 T_3。T_3、T_4 的合成与分泌受垂体分泌的促甲状腺激素（TSH）的调节，而 TSH 的分泌又受下丘脑分泌的促甲状腺激素释放激素（TRH）的调节；T_3、T_4 浓度增高时对 TSH 和 TRH 具有负反馈调节作用。

【体内过程】 口服易吸收，T_3 及 T_4 的生物利用度分别为 50%~70% 及 90%~95%，两者的

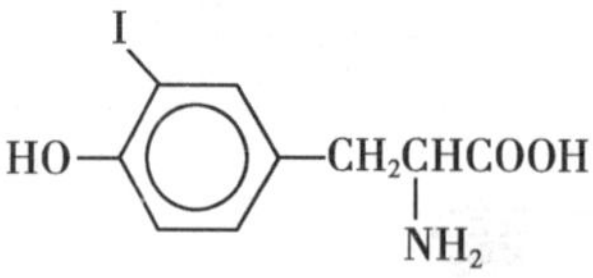

一碘酪氨酸(MIT) 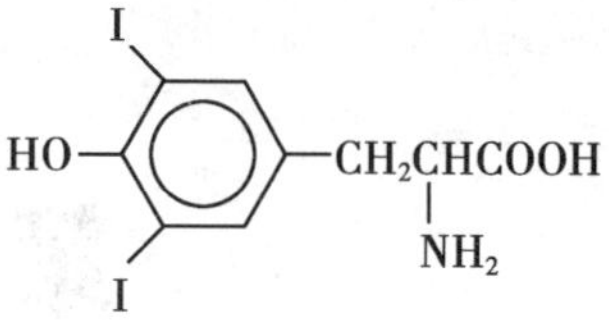　　二碘酪氨酸(DIT)

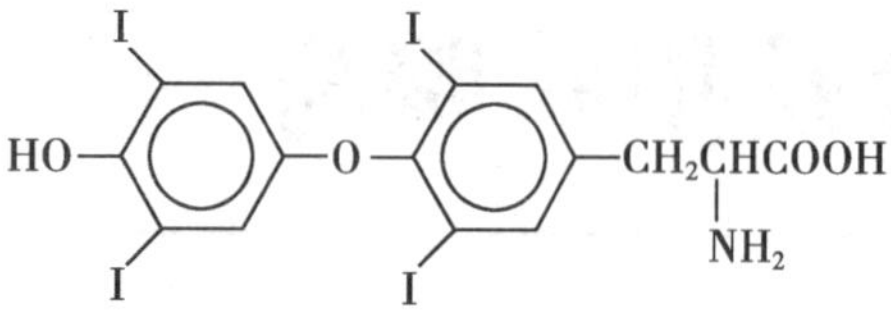

四碘甲状腺原氨酸(T_4) 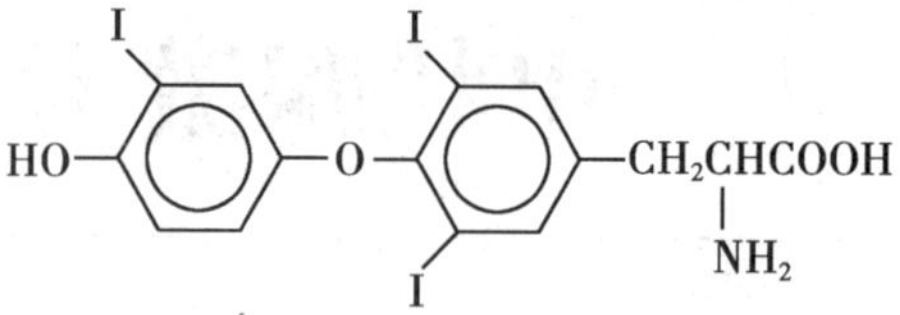　　3′,3,5-三碘甲状腺原氨酸(T_3)

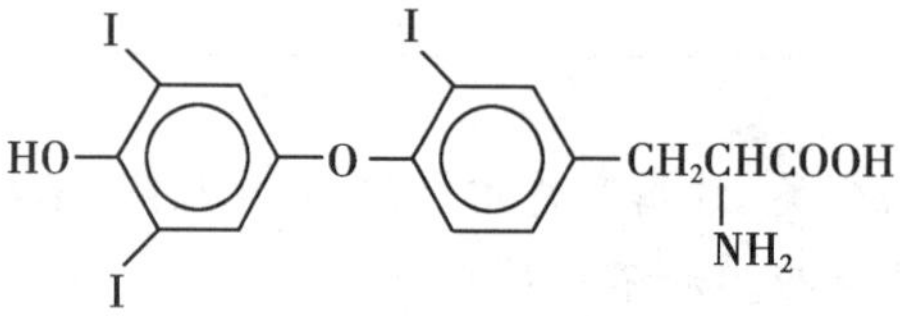

3,3′,5′-三碘甲状腺原氨酸(rT_3)

图 32-1　甲状腺激素的化学结构

血浆蛋白结合率均在99%以上,但 T_3 与血浆蛋白的亲和力低于 T_4,其游离量可为 T_4 的10倍。T_3 作用快而强,维持时间短,$t_{1/2}$ 为2天;T_4 作用慢而弱,维持时间长,$t_{1/2}$ 为5天。主要在肝、肾线粒体内脱碘,并与葡萄糖醛酸或硫酸结合而经肾排泄。甲状腺激素可通过胎盘影响胎儿,也可经乳汁影响新生儿,妊娠期和哺乳期妇女应慎用。

【药理作用】

1. 维持正常生长发育　甲状腺激素为人体正常生长发育所必需。甲状腺功能不足时,骨骼与中枢神经系统发育均受影响,可致呆小病(克汀病),表现为智力低下、身材矮小。成人甲状腺功能不全时,则可引起黏液性水肿,表现为中枢神经系统兴奋性降低、记忆力减退等。

2. 促进代谢　甲状腺激素能促进物质氧化,增加氧耗,提高基础代谢率,使产热增多。甲状腺功能亢进时有怕热、多汗等症状。

3. 提高交感神经系统的敏感性　甲状腺激素可增强机体对儿茶酚胺的敏感性。甲状腺功能亢进时可出现神经过敏、急躁易怒、失眠、震颤、心率加快、血压升高等症状。

【作用机制】 甲状腺激素是通过作用于甲状腺激素受体而发挥作用的。垂体、心、肝、肾、骨骼肌、肺、肠组织的细胞均含有甲状腺激素受体。T_3、T_4 可与膜上受体结合进入胞内,也可被动进入胞内,与胞浆结合蛋白(cytosol binding protein,CBP)结合并与游离的 T_3、T_4 形成动态平衡。甲状腺激素的作用主要通过核受体来介导,甲状腺激素与核受体结合后启动基因转录,促进 mRNA 形成,加速新蛋白质和各种酶的生成,从而产生生理效应。

【临床应用】 甲状腺激素主要用于甲状腺功能低下的替代补充疗法。

1. 呆小病　甲状腺功能减退始于胎儿或新生儿,若及早诊治,则发育仍可正常。若治疗过晚,虽躯体发育可正常,但智力仍然低下。治疗应从小剂量开始,逐渐增量,并终身用药。

2. 黏液性水肿　一般服用甲状腺片,从小量开始,逐渐增大至足量。剂量不宜过大,以免增加心脏负担诱发或加重心脏疾患。垂体功能低下的患者宜先用糖皮质激素再给予甲状腺激素，以防发生急性肾上腺皮质功能不全。黏液性水肿昏迷患者必须立即静脉注射大量 T_3，待患者苏醒后改为口服。

3. 单纯性甲状腺肿　其治疗取决于病因。由于缺碘所致者应补碘。无明显原因者可给予适量甲状腺激素，以补充内源性激素的不足，并可抑制 TSH 过多分泌，以缓解甲状腺组织代偿性增生肥大。

4. T_3 抑制试验　对摄碘率高的患者，可进行鉴别诊断。服用 T_3 后摄碘率较用药前对照值下降 50% 以上为单纯性甲状腺肿，摄碘率下降小于 50% 为甲亢。

【不良反应】 甲状腺激素过量可引起心悸、手震颤、失眠、多汗、体重减轻等甲状腺功能亢进的症状，重者出现腹泻、呕吐、发热、心律失常等。在老人和心脏病患者甚至可诱发心绞痛和心肌梗死，应立即停用甲状腺激素，并用 β 受体阻断药对抗。

第二节　抗甲状腺药

目前常用的抗甲状腺药有硫脲类、碘化物、放射性碘及 β 受体阻断药等四类。

一、硫　脲　类

硫脲类可分为两类：①硫氧嘧啶类，包括甲硫氧嘧啶（methylthiouracil；MTU）、丙硫氧嘧啶（propylthiouracil；PTU）；②咪唑类，包括甲巯咪唑（thiamazole；他巴唑）、卡比马唑（carbimazole；甲亢平）。化学结构如下（图 32-2）：

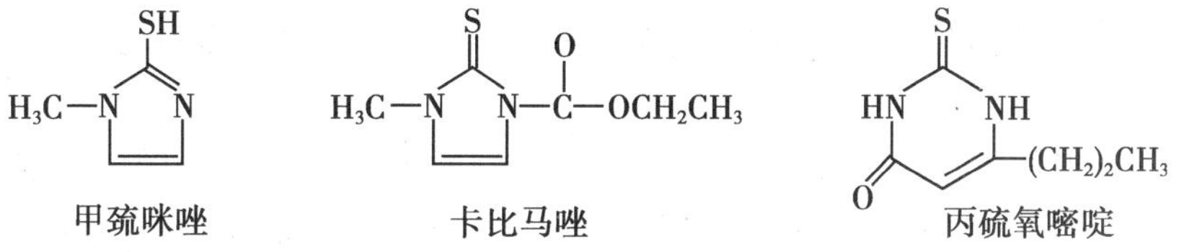

甲巯咪唑　　卡比马唑　　丙硫氧嘧啶

图 32-2　硫脲类药物化学结构

【体内过程】 硫氧嘧啶类药物口服吸收迅速，2 小时血药浓度达高峰，生物利用度约为 80%。血浆蛋白结合率约为 75%，在体内分布广泛而以甲状腺浓集较多，易进入乳汁和通过胎盘。主要在肝脏代谢，$t_{1/2}$ 为 2 小时。

甲巯咪唑的血浆 $t_{1/2}$ 约为 6~13 小时，但在甲状腺组织中药物浓度可维持 16~24 小时，其疗效与甲状腺内药物浓度有关，而后者的高低又与每日给药量呈正相关。卡比马唑为甲巯咪唑的衍化物，在体内转化成甲巯咪唑而发挥作用。

【药理作用和作用机制】

1. 抑制甲状腺激素的生物合成　硫脲类的基本作用是抑制甲状腺过氧化物酶所介导的酪氨酸的碘化及耦联，而药物本身则作为过氧化物酶的底物被碘化，使氧化碘不能结合到甲状腺球蛋白上，从而抑制甲状腺激素的生物合成。硫脲类药物对已合成的甲状腺激素无效，须待已合成的激素被消耗到一定程度后才能生效。一般用药 2~3 周甲亢症状开始减轻，基础代谢率恢复正常需1~3个月。

2. 抑制外周组织的T_4转化为T_3 丙硫氧嘧啶可抑制外周组织的T_4转化为T_3，能迅速控制血清中生物活性较强的T_3水平，在重症甲亢、甲亢危象时可列为首选药。

3. 免疫抑制作用 硫脲类药物能轻度抑制免疫球蛋白的生成，使血液循环中甲状腺刺激性免疫球蛋白（thyroid stimulating immunoglobulin，TSI）下降。因甲亢的发病与自身免疫功能异常有关，因此，本类药物对甲亢患者还有一定的病因治疗作用。

【临床应用】

1. 甲亢的内科治疗 适用于轻症、不宜手术或不宜用放射性碘治疗的甲亢患者，开始治疗时可给予较大剂量，以对甲状腺激素合成产生最大抑制作用。通常经1~3个月治疗，症状可明显改善。当基础代谢率接近正常时，药量可递减至维持量，疗程1~2年。

2. 甲状腺手术前准备 为减少甲状腺次全切除手术患者在麻醉和手术后的并发症，防止术后发生甲状腺危象，在手术前应先服用硫脲类药物，使甲状腺功能恢复或接近正常。因硫脲类药物可致TSH分泌增多，使腺体增生、组织充血，因此应于术前两周加服碘剂，以利手术进行及减少出血。

3. 甲状腺危象的治疗 在感染、外伤、手术、情绪激动等诱因作用下，甲状腺激素可突然大量释放入血，发生甲状腺危象，患者可因高热、虚脱、心力衰竭、肺水肿、电解质紊乱而死亡。对此，除消除诱因、对症治疗外，主要应用大剂量碘剂抑制甲状腺激素的释放，大剂量硫脲类作为辅助治疗用药，可以阻断甲状腺激素的合成，疗程一般不超过1周。

【不良反应】

1. 过敏反应 最常见，可有皮肤瘙痒、药疹等，一般不需停药。

2. 胃肠反应 可有畏食、呕吐、腹痛、腹泻等。

3. 粒细胞缺乏症 为最严重的不良反应，发生率约0.3%~0.6%，一般发生在治疗后的2~3个月内，故应定期检查血象，若用药期间出现咽痛、发热、肌痛、乏力等反应，应立即停药。应注意与甲亢本身所引起的粒细胞总数偏低相区别。

4. 甲状腺肿及甲状腺功能减退症 长期应用本类药物可使血清甲状腺激素水平显著下降，反馈性增加TSH分泌而引起腺体代偿性增生，腺体增大、充血，甲状腺功能减退，及时停药常可恢复。

孕妇慎用或禁用，哺乳期妇女、结节性甲状腺肿合并甲亢及甲状腺癌患者禁用。

【药物相互作用】 磺胺类、对氨基水杨酸钠、对氨基苯甲酸、保泰松、巴比妥类、酚妥拉明、磺酰脲类、维生素B_{12}等药物可不同程度地抑制甲状腺功能，如与硫脲类药物合用，可能使抗甲状腺效应增强。碘剂可明显延缓硫脲类作用时间，一般不应合用。

二、碘及碘化物

碘（iodine）和碘化物（iodide）是治疗甲状腺疾病最古老的药物，不同剂量的碘化物对甲状腺功能可产生不同的影响。临床上常用的制剂有复方碘溶液（compound iodine solution），又称卢戈液（Lugol's solution），以及碘化钾（potassium iodide）、碘化钠（sodium iodide）等。

【药理作用与机制】

1. 小剂量碘促进甲状腺激素的合成 小剂量的碘是合成甲状腺激素的原料，正常人日需量约为 100~150μg，摄入不足可致甲状腺激素合成减少、甲状腺功能减退、甲状腺组织代偿性增生肿大。

2. 大剂量碘产生抗甲状腺作用 主要与下列因素有关：①抑制甲状腺激素的释放，可能是抑制了蛋白水解酶，使 T_3、T_4 不能和甲状腺球蛋白解离所致；②抑制过氧化物酶，影响酪氨酸碘化及碘化酪氨酸的缩合，减少甲状腺激素的合成；③抑制垂体分泌 TSH，影响甲状腺激素的合成与分泌，并可使甲状腺组织退化缩小。大剂量碘的抗甲状腺作用快而强，用药 1~2 天起效，10~15 天达最大效应。此时若继续用药，反使碘的摄取受抑制、胞内碘离子浓度下降，因此失去抑制激素合成的效应，甲亢的症状又可复发。故碘化物不能单独用于甲亢的内科治疗。

【临床应用】

1. 小剂量的碘用于治疗单纯性甲状腺肿，在食盐中按 1∶100 000~1∶10 000 的比例加入碘化钾或碘化钠可有效地防止发病。疾病早期效果显著，对压迫症状明显的患者应考虑手术治疗。

2. 大剂量碘用于以下情况：①甲状腺功能亢进的手术前准备，一般在术前 2 周给予复方碘溶液，通过抑制 TSH 可使甲状腺组织退化、血管减少，腺体缩小变韧，有利于手术进行及减少出血；②甲状腺危象的治疗，可将碘化物加到 10% 葡萄糖溶液中静脉滴注，也可服用复方碘溶液，并在 2 周内逐渐停服，需同时配合服用硫脲类药物。

【不良反应】

1. 过敏反应 可于用药后立即或几小时后发生，主要表现为发热、皮疹、血管神经性水肿、上呼吸道水肿，甚至出现严重喉头水肿。一般停药可消退，必要时给予抗过敏治疗。

2. 慢性碘中毒 表现为口内金属味、口腔及咽喉烧灼感、唾液分泌增多、眼刺激症状等。

3. 诱发甲状腺功能紊乱 长期或过量服用碘化物可诱发甲亢，也可诱发甲状腺功能减退和甲状腺肿。碘还可透过胎盘影响胎儿或进入乳汁引起新生儿甲状腺肿，故孕妇及哺乳期妇女应慎用。

三、放射性碘

临床应用的放射性碘为 ^{131}I，其 $t_{1/2}$ 为 8 天。用药后 30 天放射性衰减 90%，用药后 56 天放射性衰减 99% 以上。

【药理作用】 利用甲状腺高度摄碘能力，^{131}I 被甲状腺摄取，并产生 β 射线（占 99%），由于 β 射线在组织内的射程仅约 2mm，因此其辐射作用仅限于甲状腺内，而很少波及周围组织。增生组织对射线较敏感，故 β 射线主要破坏甲状腺实质，起到类似手术切除部分甲状腺的作用。^{131}I 还产生 γ 射线（占 1%），可在体外测得，故可用作甲状腺摄碘功能的测定。

【临床应用】

1. 甲状腺功能亢进的治疗 ^{131}I 适用于不宜手术、手术后复发、硫脲类抗甲状腺药无效或过敏的患者，一般用药后 1 个月见效，3~4 个月后甲状腺功能恢复正常。

2. 甲状腺功能检查 小量 ^{131}I 可用于检查甲状腺功能。甲状腺功能亢进时，摄碘率高，摄碘高峰时间前移。反之，摄碘率低，摄碘高峰时间后延。

【不良反应】 ^{131}I 剂量过大易致甲状腺功能低下，故应严格掌握剂量和密切观察有无不良反应，一旦发生甲状腺功能低下可补充甲状腺激素对抗之。放射性碘可能对遗传产生影响，因此，年龄小于20岁的患者、妊娠或哺乳的妇女、严重肝肾功能不全、粒细胞减少及重度甲亢患者不宜用 ^{131}I 治疗。

四、β 受体阻断药

普萘洛尔等β受体阻断药是甲亢及甲状腺危象的辅助治疗药，适用于不宜用抗甲状腺药、不宜手术及 ^{131}I 治疗的甲亢患者。这类药物主要通过阻断β受体而发挥作用，可改善甲亢引起的焦虑、震颤及窦性心动过速等症状。此外还能抑制外周 T_4 脱碘成为 T_3，也有助于控制甲亢。β受体阻断药不干扰硫脲类药物对甲状腺的作用是其优点，若与硫脲类药物合用则疗效迅速而显著。

应用大剂量β受体阻断药做甲状腺术前准备，可避免腺体增大、充血、变脆，有利于手术进行。甲状腺危象时，静脉注射给药能帮助患者度过危险期。

1. TSH 试验　用于鉴别甲状腺功能减退患者的病变部位。每日肌内注射 TSH 两次，每次 10U，连用三日。分别测定注射前后甲状腺摄碘率或血浆蛋白结合碘。如果注射 TSH 后上述两项指标增高，说明病变在腺垂体；如不增高说明病变在甲状腺。

2. TRH 兴奋试验　是测定甲状腺功能和鉴别甲状腺疾病的病变部位的可靠方法，也可用来监测甲状腺疾病的治疗效果。甲亢患者血中 T_3、T_4 水平高，反馈抑制 TRH，TRH 兴奋试验反应减弱，可据此鉴别诊断隐匿型甲亢与神经症。在甲状腺功能低下患者如 TSH 呈过敏反应，说明病变在甲状腺本身；呈弱反应或无反应，说明病变在腺垂体；呈延迟性反应，则说明病变在下丘脑。

学习小结

1. 甲状腺激素（T_3、T_4）为维持机体正常代谢、促进生长发育所必需，由甲状腺合成和分泌。当甲状腺功能亢进时，甲状腺合成和分泌甲状腺激素增多，可致机体代谢紊乱，并可引起慢性弥漫性甲状腺肿等症状，需用抗甲状腺药治疗；甲状腺功能低下时，甲状腺合成和分泌甲状腺激素减少，需用甲状腺制剂治疗。

甲状腺激素的合成需经碘的摄取与活化、酪氨酸碘化及耦联等过程，其合成与分泌受垂体分泌的促甲状腺激素（TSH）的调节。甲状腺激素主要用于甲状腺功能低下的替代补充疗法，可用于呆小病、黏液性水肿、单纯性甲状腺肿等。

常用的抗甲状腺药有硫脲类、碘及碘化物、放射性碘及β受体阻断药等四类。

2. 硫脲类可分为硫氧嘧啶类及咪唑类。药理作用为抑制甲状腺激素的生物合成、抑制外周组织的 T_4 转化为 T_3 及免疫抑制作用等。主要用于甲亢的内科治疗、甲状腺手术前准备及甲状腺危象的治疗。硫脲类最常见的不良反应为过敏反应，最严重的不良反应为粒细胞缺乏症。应注意掌握适应证及禁忌证。

3. 碘及碘化物制剂有复方碘溶液(又称卢戈液)、碘化钾、碘化钠等。小剂量碘促进甲状腺激素的合成,用于治疗单纯性甲状腺肿;大剂量碘产生抗甲状腺作用,用于甲状腺功能亢进的手术前准备及甲状腺危象的治疗。

4. 临床上应用的放射性碘为 ^{131}I。^{131}I 可被甲状腺摄取,并产生β射线(占99%),主要破坏甲状腺实质,很少波及周围组织。主要用于甲状腺功能亢进的治疗及甲状腺功能检查。应注意掌握剂量及适应证。

5. 普萘洛尔等β受体阻断药是甲亢及甲状腺危象的辅助治疗药,适用于不宜用抗甲状腺药、不宜手术及 ^{131}I 治疗的甲亢患者。

复习参考题

1. 简述甲状腺激素的临床应用。
2. 不同剂量碘化物临床应用有何不同?
3. 试述硫脲类的药理作用与作用机制。

(宋晓亮)

第三十三章

胰岛素及口服降血糖药

学习目标

掌握 胰岛素的临床应用及不良反应；口服降血糖药的分类、作用特点、临床应用及不良反应。

熟悉 胰岛素的分类、药理作用及作用机制。

了解 胰岛素的来源与体内过程。

糖尿病是由于胰岛素分泌绝对或相对不足引起的代谢紊乱性疾病，可分为胰岛素依赖型糖尿病（1 型）和非胰岛素依赖型糖尿病（2 型）两型。1 型糖尿病胰岛素分泌绝对缺乏，多见于青少年，常发生酮症，必须用胰岛素治疗；2 型糖尿病胰岛素相对缺乏，发病人数占患者总数的 90% 以上，可通过控制饮食或口服降血糖药控制病情，少数患者需用胰岛素治疗。

第一节 胰 岛 素

胰岛素（insulin）是一个分子量为 56kDa 的酸性蛋白质，由两条多肽链组成（A、B 链），其间通过两个二硫键以共价键相连。A 链含 21 个氨基酸残基，B 链含 30 个氨基酸残基。药用胰岛素一般多从猪、牛胰腺提取。目前可通过 DNA 重组技术利用大肠埃希菌、酵母菌等人工合成胰岛素，还可将猪胰岛素 B 链第 30 位的丙氨酸用苏氨酸替代而获得人工胰岛素。

【体内过程】 胰岛素因易被消化酶破坏，口服无效，必须注射给药，皮下注射吸收快，$t_{1/2}$ 约为 9~10 分钟，但作用可维持数小时。因其分布于组织后，与组织结合而在其中发挥作用。主要在肝、肾灭活，经谷胱甘肽转氨酶还原二硫键，再由蛋白水解酶水解成短肽或氨基酸，也可被肾胰岛素酶直接水解。10% 以原形由尿液排出。严重肝肾功能不良将影响其灭活。为延长胰岛素的作用时间，可用碱性蛋白质与之结合，使等电点提高到接近体液 pH，再加入微量锌使之稳定，制成中效及长效制剂。这类制剂经皮下及肌内注射后，在注射部位发生沉淀，再缓慢释放、吸收，作用维持时间延长。所有中、长效制剂均为混悬剂，不可静脉注射(表 33-1)。

表 33-1 胰岛素制剂及其作用时间

分类	药物	注射途径	作用时间(h) 开始	高峰	维持	给药时间
短效	普通胰岛素(regular insulin)	静脉	立即	0.5	2	急救
		皮下	0.5~1	2~3	6~8	餐前 0.5h,一日 3~4 次。
中效	低精蛋白锌胰岛素(isophane insulin)	皮下	2~4	8~12	18~24	早餐或晚餐前 1h,一日 1~2 次
	珠蛋白锌胰岛素(globin zinc insulin)	皮下	2~4	6~10	12~18	
长效	精蛋白锌胰岛素(protamine zinc insulin)	皮下	3~6	16~18	24~36	早餐或晚餐前 1h,一日 1 次

【药理作用】 胰岛素对糖代谢、脂肪代谢、蛋白质代谢过程具有广泛的影响。

1. 糖代谢 胰岛素可增加葡萄糖的转运,加速葡萄糖的氧化和酵解,促进糖原的合成和贮存,抑制糖原分解和异生而降低血糖。

2. 脂肪代谢 胰岛素能增加脂肪酸的转运,促进脂肪合成,抑制脂肪分解,减少游离脂肪酸和酮体的生成。

3. 蛋白质代谢 胰岛素可增加氨基酸的转运,促进核酸、蛋白质的合成,抑制蛋白质的分解。

【作用机制】 胰岛素受体为一糖蛋白,是由两个 13kDa 的 α- 亚单位及两个 90kDa 的 β- 亚单位组成的大分子蛋白复合物。α- 亚单位在胞外,含胰岛素结合部位,β- 亚单位为跨膜蛋白,其胞内部分含酪氨酸蛋白激酶,胰岛素与靶细胞膜胰岛素受体 α- 亚单位结合后,迅速引起 β- 亚单位的自身磷酸化,并激活 β- 亚单位上的酪氨酸蛋白激酶,引起胞内其他蛋白的酪氨酸残基磷酸化,进而启动了磷酸化的连锁反应(phosphorylation cascade),产生降血糖等一系列生物效应。

【临床应用】 胰岛素对各型糖尿病均有效。主要用于下列情况:① 1 型糖尿病(胰岛素依赖型糖尿病,insulin dependent diabetes mellitus,IDDM),胰岛素是最重要的药物;② 2 型糖尿病(非胰岛素依赖型糖尿病,noninsulin dependent diabetes mellitus,NIDDM)经饮食控制或用口服降血糖药未能控制者;③糖尿病发生各种急性或严重并发症者,如酮症酸中毒及非酮症高渗性糖尿病昏迷;④合并重度感染、消耗性疾病、高热、妊娠、手术以及创伤的各型糖尿病;⑤细胞内缺钾的患者,胰岛素与葡萄糖、氯化钾合用可促进钾内流。

【不良反应】

1. 低血糖症 为胰岛素过量所致,是最常见也是最重要的不良反应,表现为饥饿感、出汗、心跳加快、焦虑、震颤等症状,严重者可引起昏迷、惊厥及休克,甚至脑损伤及死亡。

为防止低血糖症的严重后果,应教会患者了解低血糖症的有关知识,以便及早发现并采取有效措施。轻者可饮用糖水或摄食,严重者应立即静脉注射 50% 葡萄糖。应注意鉴别低血糖昏迷、酮症酸中毒性昏迷及非酮症性糖尿病昏迷。

2. 过敏反应 一般反应轻微而短暂,偶可引起过敏性休克,多为使用牛胰岛素所致,动物与人的胰岛素结构差异及制剂纯度较低是产生过敏反应的主要因素。可用猪胰岛素或人胰岛素代替。

3. 胰岛素抵抗 ①急性抵抗性的产生多由并发感染、创伤、手术、情绪激动等应激状态所致。此时血中拮抗胰岛素的物质增多，或因酮症酸中毒时，血中大量的游离脂肪酸和酮体妨碍了葡萄糖的摄取和利用，致使胰岛素作用锐减。出现急性抵抗时，需短时间内增加胰岛素剂量达数百乃至数千单位。②慢性抵抗性系指每日胰岛素用量在200U以上，且无并发症者。产生原因较为复杂，可能与体内产生了抗胰岛素受体抗体，或靶细胞膜上胰岛素受体数目减少（如高胰岛素血症时）以及靶细胞膜上葡萄糖转运系统及某些酶系统失常有关。此时换用其他动物胰岛素或改用高纯度胰岛素，并适当调整剂量常可有效。

4. 脂肪萎缩　胰岛素应用过程中，可出现注射部位皮下脂肪萎缩，女性多于男性。应用高纯度胰岛素制剂可减少此反应。

第二节　口服降血糖药

常用的口服降血糖药包括：磺酰脲类、双胍类、胰岛素增敏药、α-葡萄糖苷酶抑制药等。

一、磺酰脲类

常用的有甲苯磺丁脲（tolbutamide；甲糖宁）、氯磺丙脲（chlorpropamide），格列本脲（glibenclamide；优降糖），格列吡嗪（glipizide；吡磺环己脲），格列美脲（glimepiride），格列齐特（gliclazide；达美康）等，化学结构如下（表33-2）：

表33-2　磺酰脲类药物的化学结构

制剂名	R_1	母核	R_2
甲苯磺丁脲	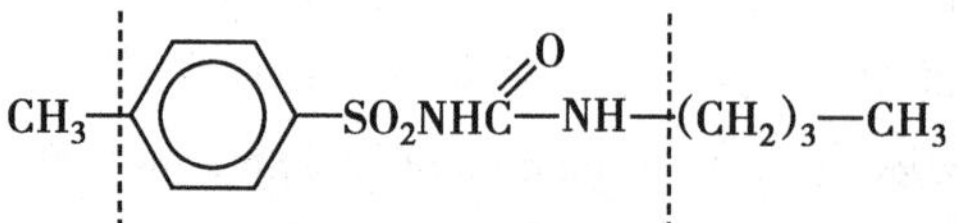 CH_3	苯环—$SO_2NHC(=O)$—NH—	$(CH_2)_3$—CH_3
氯磺丙脲	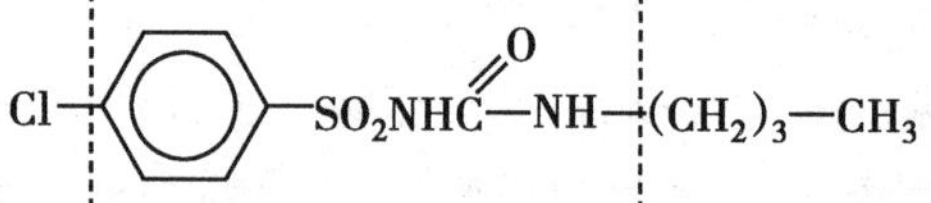 Cl	苯环—$SO_2NHC(=O)$—NH—	$(CH_2)_3$—CH_3
格列本脲	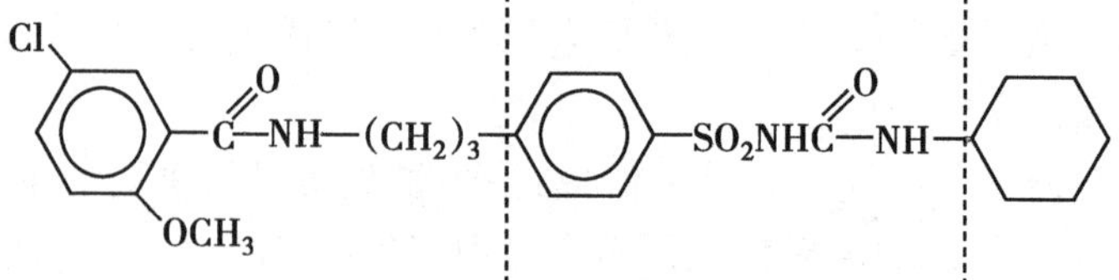 5-Cl-2-OCH_3-苯环—C(=O)—NH—$(CH_2)_3$	苯环—$SO_2NHC(=O)$—NH—	环己烷
格列吡嗪	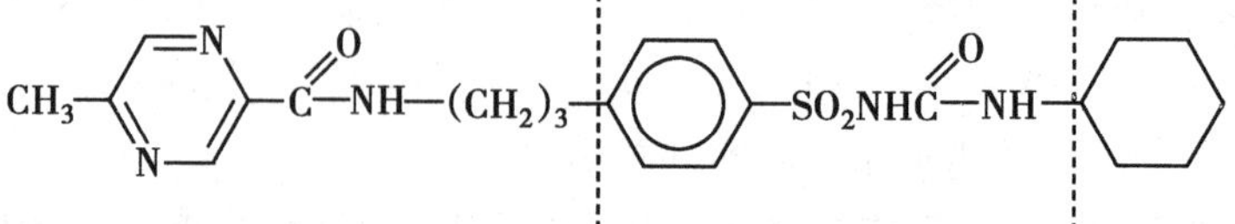 CH_3-吡嗪环—C(=O)—NH—$(CH_2)_3$	苯环—$SO_2NHC(=O)$—NH—	环己烷
格列齐特	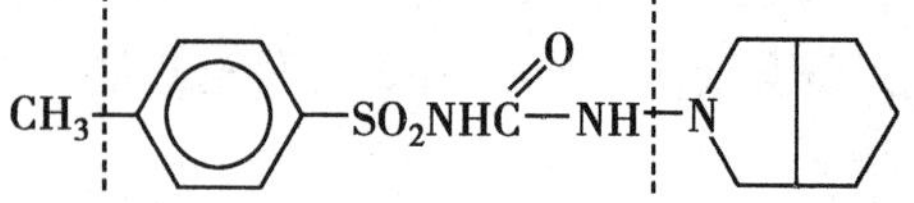 CH_3	苯环—$SO_2NHC(=O)$—NH—	N-双环

【体内过程】 磺酰脲类药物口服吸收迅速而完全，血浆蛋白结合率高。其中多数药物在肝内氧化成羟基化合物，并迅速从尿中排出。磺酰脲类药物的药代动力学见表 33-3。

甲苯磺丁脲作用最弱、维持时间最短，而氯磺丙脲作用维持时间最长，因排泄慢，每日只需给药一次。新型磺酰脲类作用较强，可维持 24 小时，每日只需给药 1~2 次。

表 33-3　磺酰脲类药物的药代动力学特点

药物	达峰时间(h)	作用维持时间(h)	血浆蛋白结合率	$t_{1/2}$(h)
甲苯磺丁脲	3~5	6~12	>90%	4~6
氯磺丙脲	10	24~72	>90%	24~48
格列本脲	2~6	12~24	>90%	10~16
格列吡嗪	1~2	24	>90%	3~7
格列齐特	2~6	24	>90%	10~12

【药理作用和作用机制】

1. 降血糖作用　磺酰脲类对正常人及胰岛功能尚存的患者均有降血糖作用，但对胰岛功能丧失的 1 型糖尿病（胰岛素依赖型糖尿病）患者无效。作用机制为：①刺激胰岛 B 细胞释放胰岛素。当磺酰脲类药物与胰岛 B 细胞膜上的磺酰脲受体结合后，可阻滞与受体相耦联的 ATP 敏感的钾通道而抑制钾外流，致使细胞膜去极化，增强电压依赖性钙通道开放，促进胞外钙内流。胞内游离钙浓度增加后，触发胞吐作用及胰岛素的释放。②抑制胰高血糖素的分泌，提高靶细胞对胰岛素的敏感性。③增加靶细胞膜上胰岛素受体的数目和亲和力。

2. 抗利尿作用　格列本脲、氯磺丙脲能促进抗利尿激素的分泌并增强其作用，有抗利尿作用。

3. 影响凝血功能　格列齐特能降低血小板黏附力，刺激纤溶酶原的生成，对预防糖尿病患者的微血管并发症有一定作用。

【临床应用】

1. 糖尿病　用于胰岛功能尚存的 2 型糖尿病（非胰岛素依赖型糖尿病）且单用饮食控制无效者。对胰岛素产生耐受的患者，用后可刺激内源性胰岛素的分泌而减少胰岛素的用量。

2. 尿崩症　仅可选用氯磺丙脲。

【不良反应】

1. 胃肠反应　表现为胃肠不适、恶心、厌食、腹痛、腹泻等。

2. 持久性低糖血症　为较严重的不良反应，常因药物过量所致，尤以氯磺丙脲为甚。老年人及肝、肾功能不良者较易发生，故老年及肝、肾功能不良的糖尿病患者不宜用氯磺丙脲。新型磺酰脲类较少引起低血糖。

3. 中枢神经系统症状　大剂量氯磺丙脲可引起精神错乱、嗜睡、眩晕、共济失调。

4. 过敏反应　可引起皮疹、粒细胞减少、胆汁淤积性黄疸及肝损害等，一般在服药后 1~2 个月内发生，因此需定期检查肝功能和血象。

【药物相互作用】 由于磺酰脲类有较高的血浆蛋白结合率，因此在与血浆蛋白结合率高的药物如保泰松、水杨酸钠、吲哚美辛、青霉素、双香豆素等合用时可相互竞争结合部位，使游离型药物浓度上升而引起低血糖反应。另一方面，氯丙嗪、糖皮质激素、噻嗪类利尿药、口服避孕药等可降低磺酰脲类药物的降血糖作用，应用时应予注意。

二、双　胍　类

国内应用的有二甲双胍（metformin；甲福明）、苯乙双胍（phenformine；苯乙福明）。二甲双胍 $t_{1/2}$ 约为 1.5 小时，作用时间短，在体内不与蛋白结合，大部分以原形从尿中排出。苯乙双胍 $t_{1/2}$ 约为 3 小时，约 1/3 以原形从尿中排出，作用可维持 4~6 小时。本类药物可降低糖尿病患者的血糖，但对正常人血糖无明显影响。其作用机制可能与降低葡萄糖在肠的吸收及糖原异生、促进脂肪组织摄取葡萄糖、抑制胰高血糖素的释放等有关。主要用于轻度 2 型糖尿病患者，特别是伴有肥胖及单用饮食控制无效者。

不良反应：可出现口中金属味、口臭、食欲下降、恶心、腹部不适、腹泻等，也可出现低血糖，发生率较磺酰脲类为高。严重的不良反应为乳酸血症，尤以苯乙双胍的发生率高。因此，应严格掌握适应证。

三、胰岛素增敏药

胰岛素抵抗的产生是临床上治疗糖尿病所面临的难题之一，噻唑烷酮类胰岛素增敏药的出现使解决这一难题成为可能。噻唑烷酮类化合物（thiazolidinediones）为一类具有 2,4-二酮噻唑烷结构的化合物，包括：罗格列酮（rosiglitazone）、吡格列酮（pioglitazone）、环格列酮（ciglitazone）、恩格列酮（englitazone）、曲格列酮（troglitazone）等。其中罗格列酮、吡格列酮等已获准上市。这类药物能改善胰岛 B 细胞功能，显著改善胰岛素抵抗及相关代谢紊乱，对 2 型糖尿病及其心血管并发症均有明显疗效。

作用机制：可能与竞争性激活过氧化物酶增殖活化受体 γ（peroxisome proliferation activating receptor γ，PPARγ），调节胰岛素反应性基因的转录，进而控制葡萄糖的生成、转运和利用有关。

主要不良反应为嗜睡、头痛、肌肉和骨骼痛、胃肠刺激症状等。低血糖症发生率低。

四、其　他　类

α-葡萄糖苷酶抑制药

α-葡萄糖苷酶抑制药是一类新型口服降血糖药，其中阿卡波糖（acarbose）、伏格列波糖（voglibose）、米格列醇（miglitol）等已用于临床，其降血糖的机制是：在小肠上皮刷状缘与碳水化合物竞争水解碳水化合物的酶，减慢碳水化合物水解及产生葡萄糖的速度并延缓葡萄糖的吸收，从而降低血糖。主要副作用为胃肠道反应。服药期间应增加碳水化合物的比例，并限制单糖的摄入量，以提高药物的疗效。

餐时血糖调节药

瑞格列奈（repaglinide）为苯甲酸类衍生物，是第一个应用于临床的“餐时血糖调节药”。它可刺激胰岛分泌胰岛素，作用机制与磺酰脲类相似，可通过与胰岛B细胞膜上特异性受体结合，促进与受体相耦联的ATP敏感的钾通道关闭，抑制钾外流，致使细胞膜去极化，增强电压依赖性钙通道开放，促进钙内流，触发胰岛素分泌。

口服易吸收，15分钟起效，30分钟达峰值，$t_{1/2}$约为1小时，主要在肝代谢，92%经胆汁排泄，其余经肾排出。

主要用于2型糖尿病，低血糖反应少见，老年糖尿病患者也可服用，也适用于糖尿病肾病患者。因结构中不含硫，对磺酰脲类过敏者仍可使用。

胰高血糖素样肽-1受体激动剂

胰高血糖素样肽-1（GPL-1）是一种肠促胰素，由肠道L细胞分泌。具有促进胰岛素合成和分泌、增加胰岛B细胞数量、抑制胰高血糖素的分泌等作用。但是GPL-1在体内可迅速被二肽基肽酶Ⅳ（DPP-Ⅳ）降解而失去活性。

依克那肽（axenatide）为长效GPL-1受体激动剂，注射给药，主要用于双胍类、磺酰脲类口服降血糖药治疗效果不理想的2型糖尿病患者，不引起低血糖反应。最常见的不良反应为胃肠道反应。严重的胃肠道疾病及肾功能不全患者禁用。

二肽基肽酶Ⅳ抑制剂

Sitagliptin Phosphate为二肽基肽酶Ⅳ抑制剂，可使GPL-1降解减少，作用增强，产生降血糖作用。

胰淀粉样多肽类似物

醋酸普兰林肽（pramlintide acetate）为胰淀粉样多肽合成类似物，可产生与内源性胰淀粉样多肽相同的生物效应。可延缓葡萄糖的吸收，抑制胰高血糖素的分泌，减少肝糖生成与释放，从而降低血糖，稳定血糖水平。

主要用于1型和2型糖尿病患者胰岛素治疗的辅助治疗，但不能取代胰岛素。胰岛素治疗依从性差的患者禁用。治疗期间应注意监测血糖浓度，防止发生低血糖反应。其他不良反应有关节痛、咳嗽、头晕、头痛及咽炎等。

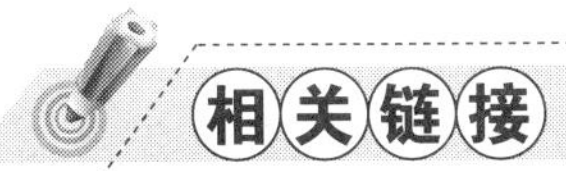

1. 胰岛素类似物（Insulin analog）　是指通过对胰岛素肽链的修饰改变胰岛素的生物学和理化特征，既可模拟正常胰岛素的分泌及生理作用，又在结构上与胰岛素相似的物质。目前已用于临床的有短效胰岛素类似物及长效胰岛素类似物。

短效胰岛素类似物主要有赖脯胰岛素（insulin lispro，IL）和门冬胰岛素（insulin aspart，IA），特点是皮下注射起效快，达峰时间与餐后血糖同步，可在餐前、餐时、餐后注射，控制餐后血糖效果好，维持时间短，不易发生低血糖反应。

长效胰岛素类似物主要有甘精胰岛素（insulin glargine，IG）和地特胰岛素（insulin determir，ID），皮下注射后吸收缓慢，血药浓度平稳，作用持续时间长，可于餐前注射，能有效控制空腹血糖，治疗依从性较好，夜间发生低血糖的几率较低。

2. 糖化血红蛋白及其意义 糖化血红蛋白是人体血液中红细胞内的血红蛋白与血糖结合的产物，与血糖浓度成正比，可保持120天左右，生成糖化血红蛋白的反应是不可逆反应，所以可以观测到120天之前的血糖水平。糖化血红蛋白的英文代号为HbA1c。糖化血红蛋白是国际公认的监测糖尿病的"金标准"。其检测意义在于：①评价血糖总体控制水平。进行糖化血红蛋白含量测试通常可以了解患者近8~12周的血糖控制情况。不受偶尔一次血糖升高或降低的影响，因此也不受饮食影响。美国糖尿病协会（ADA）建议糖化血红蛋白应控制在7%以下，国际糖尿病联盟（IDF）建议控制在6.5%以下，我国糖尿病指南建议控制在6.5%~7%。对于糖尿病患者来说，当糖化血红蛋白小于或等于7%时，表明血糖控制比较理想；如果大于8%，则提示应采取强化措施控制血糖。②指导治疗方案的调整。③有助于糖尿病慢性并发症的预测及防治。

学习小结

1. 糖尿病是胰岛素分泌绝对或相对不足引起的代谢紊乱性疾病，可分为胰岛素依赖型糖尿病（1型）和非胰岛素依赖型糖尿病（2型）两型。1型糖尿病胰岛素分泌绝对缺乏，必须用胰岛素治疗；2型糖尿病胰岛素分泌相对缺乏，发病人数占患者总数的90%以上，可通过控制饮食或口服降血糖药控制病情，少数患者需用胰岛素治疗。

2. 胰岛素可分为短效、中效、长效胰岛素三类。胰岛素对葡萄糖、脂肪、蛋白质代谢的影响是其发挥作用的基础。胰岛素与靶细胞膜胰岛素受体结合，启动磷酸化的连锁反应，产生降血糖等一系列生物效应。胰岛素对各型糖尿病均有效，主要用于1型糖尿病、经饮食控制或用口服降血糖药未能控制的2型糖尿病、糖尿病发生各种急性或严重并发症、糖尿病合并重度感染、消耗性疾病等。胰岛素过量所引起的最常见及最重要的不良反应为低血糖症。应注意用药过程中产生的胰岛素抵抗及其对策。

3. 口服降血糖药包括磺酰脲类、双胍类、胰岛素增敏药、α-葡萄糖苷酶抑制药等。

常用的磺酰脲类药物有甲苯磺丁脲、氯磺丙脲、格列本脲等。该类药物对胰岛功能丧失的1型糖尿病患者无效。主要用于胰岛功能尚存的2型糖尿病且单用饮食控制无效者。磺酰脲类较严重的不良反应为持久性低血糖症，常因药物过量所致，尤以氯磺丙脲为甚。

常用的双胍类药物有甲福明、苯乙福明。该类药物对正常人血糖无明显影响。主要用于轻度2型糖尿病患者，特别是伴有肥胖及单用饮食控制无效者。严重的不良反应为乳酸血症。

胰岛素增敏药对2型糖尿病及其心血管并发症均有明显疗效。常用药物有罗格列酮、吡格列酮等。

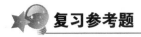

复习参考题

1. 试述胰岛素的药理作用及临床应用。
2. 磺酰脲类降糖药的临床应用及作用机制。
3. 简述口服降糖药的分类及作用特点。

（宋晓亮）

第三十四章

抗菌药物概述

学习目标

掌握 化学治疗及化学治疗药、抗生素及抗菌药物、抗菌谱、广谱抗菌药、抗菌活性、抑菌药、杀菌药、最低抑菌浓度、最低杀菌浓度、化疗指数、抗菌后效应、耐药性及二重感染等概念。

熟悉 抗菌药物合理使用的目的及基本原则。

了解 常用抗菌药物的作用机制。

病原体包括病原微生物(细菌、螺旋体、衣原体、支原体、立克次体、真菌、病毒等)、寄生虫和恶性肿瘤细胞。应用药物对病原体所致疾病进行的预防或治疗称化学治疗(chemotherapy),所用药物称化学治疗药,包括抗微生物药、抗寄生虫药和抗肿瘤药。抗微生物药包括抗菌药物(antibacterial drugs)、抗真菌药(antifungal drugs)和抗病毒药(antiviral drugs)。理想的抗微生物药应具备对病原微生物有高度的选择性、不易产生耐药性、体内分布良好以及化学性质稳定等优点。

第一节 常用术语

1. 抗菌药物和抗生素(antibiotics) 对细菌有抑制或杀灭作用的药物称为抗菌药物。由各种微生物(包括细菌、真菌和放线菌属)产生的、对其他微生物生长有抑制或杀灭作用的物质称为抗生素,抗生素包括天然抗生素(如青霉素)和对天然抗生素进行化学结构修饰得到的半合成抗生素(如氨苄西林)。因此,根据来源,抗菌药物可分为抗生素和人工合成抗菌药物,根据抗菌作用的特点和化学结构的不同,抗菌药物又可分为:①β-内酰胺类抗生素;②大环内酯类、林可霉素类及其他抗生素;③氨基糖苷类抗生素;④四环素类及氯霉素抗生素;⑤人工合成抗菌药物(包括喹诺酮类和磺胺类等);⑥抗结核病药及抗麻风病药。

2. 抗菌谱(antibacterial spectrum) 抗菌药物抑制或杀灭病原微生物的范围。根据抗菌谱的范围大小,抗菌药物可分为窄谱抗菌药物(如异烟肼)和广谱抗菌药物(如四环素)。抗菌谱是临床选择抗菌药物的基础。

3. 抗菌活性(antibacterial activity) 药物抑制或杀灭细菌的能力。可考虑以下指标评价抗菌药物的抗菌活性:①最低抑菌浓度(minimal inhibitory concentration,MIC),在体外试验中抑制培养基内细菌生长的最低浓度;②最低杀菌浓度(minimal bactericidal concentration,MBC),在体外试验中杀灭培养基内细菌的最低浓度。具有抑制病原菌生长繁殖能力的药物称为抑菌药,具有杀灭病原菌能力的药物称为杀菌药。

4. 化疗指数(chemotherapeutic index)　衡量化疗药物安全性和临床应用价值的参数,一般以动物实验的 LD_{50}/ED_{50} 或 LD_{5}/ED_{95} 的比值来表示。此比值越大,药物的临床价值越大,毒性越小。但化疗指数大者并非绝对安全,如化疗指数较大的青霉素却可发生过敏性休克。

5. 抗菌后效应(post-antibiotic effect,PAE)　抗菌药物与细菌接触一定时间,去除抗菌药物后,细菌生长繁殖仍受到明显抑制的效应。通常以时间表示。有体外抗菌后效应和体内抗菌后效应之分。β-内酰胺类抗生素、氨基糖苷类抗生素、大环内酯类和林可霉素类抗生素等都有明显的 PAE。联合使用不同的抗生素也可获得明显的 PAE。抗菌后效应对于指导临床合理用药、制订合理给药方案提供重要的参考依据。

6. 耐药性(resistance)　亦称抗药性,是指病原微生物、寄生虫和恶性肿瘤细胞对化疗药物产生了对抗性,敏感性降低甚至消失的现象。

7. 二重感染(superinfections)　指长期使用广谱抗生素时,敏感菌被抑制,不敏感菌趁机大量繁殖,使人体的正常微生态系统失衡,原来的劣势菌群变为优势菌群,造成新的感染。

第二节　抗菌药物的作用机制

抗菌药物可通过不同方式干扰细菌的生长繁殖过程,发挥其抗菌作用。

1. 抑制细菌细胞壁合成　细菌胞体外有一层坚韧的细胞壁,主要成分为肽聚糖(亦称粘肽),具有维持细菌形态和保护细菌不被菌体内的高渗透压破坏的作用。细菌胞壁肽聚糖的合成分为胞浆内、胞浆膜与胞浆外 3 个阶段。抗菌药物可干扰肽聚糖合成的不同阶段而发挥杀菌作用。如万古霉素可在胞浆内与肽聚糖前体物质 D-丙氨酰-D-丙氨酸结合而抑制肽聚糖的合成,β-内酰胺类抗生素在胞浆膜外抑制转肽酶活性,阻止肽聚糖肽链的交叉联结。分别通过在不同环节抑制细胞壁肽聚糖的合成,最终使细胞壁缺损,导致细菌菌体破裂、溶解死亡。

2. 影响细菌胞浆膜通透性　细菌胞浆膜位于细胞壁内侧,具有物质转运、生物合成、保护菌体等功能。细菌胞浆膜由脂质和蛋白质分子组成,多黏菌素能与细菌胞浆膜中的磷脂结合;真菌胞浆膜含有麦角固醇,制霉菌素及两性霉素 B 能与真菌胞浆膜的固醇类物质结合。药物与胞浆膜的成分选择性结合后,导致胞浆膜受损,膜通透性增加,菌体内重要物质外漏,导致细菌死亡。

3. 抑制蛋白质合成　哺乳动物的核糖体为 80S,由 40S 及 60S 亚基组成。而细菌的核糖体为 70S,由 30S 及 50S 亚基构成。抗生素对细菌核糖体有高度的选择性作用。如氨基糖苷类、四环素类抗生素作用于细菌核糖体 30S 亚基,而大环内酯类、氯霉素、林可霉素作用于细菌核糖体 50S 亚基,从而抑制细菌的蛋白质合成,产生抑菌或杀菌作用。

4. 抑制叶酸代谢　细菌生长繁殖需自身合成叶酸,磺胺类、甲氧苄啶分别抑制细菌叶酸合成过程中的二氢蝶酸合酶和二氢叶酸还原酶活性,阻止四氢叶酸的合成,从而阻碍核酸前体物质嘌呤、嘧啶的形成,细菌生长繁殖受到抑制。

5. 抑制核酸代谢 喹诺酮类抑制细菌的DNA螺旋酶，阻碍细菌DNA复制，利福平抑制细菌的DNA依赖性RNA多聚酶，阻止RNA的合成，从而杀灭细菌。

第三节 细菌耐药性

细菌耐药性根据其来源和表现可分为固有耐药性、获得耐药性、多重耐药性和交叉耐药性。固有耐药性是由细菌染色体基因所决定的、代代相传的天然耐药性；获得耐药性是指敏感菌株接触抗菌药物后，由于遗传基因的变化、代谢过程的改变而产生的耐药性；多重耐药性是指某种病原微生物对多种作用机制不同的抗菌药物产生的耐药性；交叉耐药性是指病原微生物对某一抗菌药物产生耐药性后，对其他作用机制相似的抗菌药物也产生了耐药性。

细菌产生耐药性的机制包括：

1. 产生灭活酶或钝化酶 包括β-内酰胺酶、氨基糖苷类钝化酶、氯霉素乙酰转移酶等。耐药菌可通过染色体或质粒介导产生β-内酰胺酶，革兰阳性菌、革兰阴性菌都可产生β-内酰胺酶，目前鉴定出的已有200多种。β-内酰胺酶可破坏β-内酰胺类抗生素中的β-内酰胺环，使β-内酰胺类药物失活。这是临床常见致病菌对β-内酰胺类抗生素产生耐药的主要机制；许多革兰阴性杆菌、金黄色葡萄球菌和肠球菌等可产生钝化酶，修饰氨基糖苷类抗生素的化学结构而产生耐药性。

2. 降低外膜的通透性 革兰阴性杆菌细胞外膜孔蛋白的量减少或孔径减小，均可导致细菌对药物的通透性降低。

3. 改变靶位结构 抗菌药物原始作用的靶位结构发生改变，导致靶位蛋白的数量减少以及与药物的亲和力下降。

4. 增加代谢物质 金黄色葡萄球菌可产生大量的对氨基苯甲酸，与磺胺药竞争二氢蝶酸合酶时占优势。

5. 加强主动外排系统 大肠埃希菌、金黄色葡萄球菌、铜绿假单胞菌等均有特殊的药物主动外排系统，使药物在菌体内的浓度降低。

6. 细菌生物被膜的形成 细菌生物被膜是指细菌黏附于固体或有机腔道表面，形成微菌落，并分泌细胞外多糖蛋白复合物将自身包裹其中而形成的膜状物。常见的形成细菌生物被膜的临床致病菌有铜绿假单胞菌、表皮葡萄球菌、大肠埃希菌等。细菌形成生物被膜后，往往对抗菌药物产生耐药性，原因有：①细菌生物被膜可减少抗菌药物渗透；②吸附抗菌药物钝化酶，促进抗菌药物水解；③细菌生物被膜下细菌代谢低下，对抗菌药物不敏感；④生物被膜的存在阻止了机体对细菌的免疫力，产生免疫逃逸现象．减弱机体免疫力与抗菌药物的协同杀菌作用。

这些耐药机制不是相互孤立存在的。两个或更多种不同的机制相互作用决定一种细菌对一种抗菌药物的耐药水平。

细菌耐药性已成为临床上使用抗菌药物常见的问题，减少或延缓细菌耐药性的措施有：①必须严格掌握抗菌药物应用指征，合理使用抗菌药物；②总体上控制抗菌药物的用量，并严格掌握抗菌药物的局部应用、预防应用和联合应用的指征，避免滥用；③严格执行消毒隔离制度，防止耐药菌交叉感染，避免或减少医源性交叉感染；④建立细菌耐药性的检测系统，掌握重要致病菌对抗菌药物敏感性的准确资料；⑤寻找和研制新的抗菌药物。

第四节　抗菌药物合理应用的基本原则

选择和使用抗菌药物应考虑“病原体 - 宿主 - 药物”三者的关系，既要考虑药物对病原体的作用特点及作用强度，也要考虑到病原体对药物产生的耐药性及预防、克服耐药性的措施和方法；既要考虑药物的体内过程特点、剂量及疗程是否符合患者个体情况，同时也要考虑药物对机体可能产生的不良反应。要正确合理应用抗菌药物应遵循以下原则。

一、明确应用指征及病原体

首先对感染进行定性，明确有无应用抗菌药物的指征。根据患者的症状、体征及血、尿常规等实验室检查结果，诊断为细菌性感染者以及经病原检查确诊为细菌性感染者方有指征应用抗菌药物。由真菌、结核分枝杆菌、非结核分枝杆菌、支原体、衣原体、螺旋体、立克次体等病原微生物所致的感染也有应用抗菌药物指征。缺乏细菌及上述病原微生物感染的证据，以及病毒性感染者，均无指征应用抗菌药物。通过细菌学诊断查明感染病原体后，才能选择对感染病原体有效的药物。临床经验用药虽然重要，但如有条件应在使用抗菌药物治疗前，先留取相应标本进行细菌培养，以尽早明确病原体和对药物的敏感性。危重患者在未知病原体及药敏结果前，可根据患者的发病情况推断最可能的病原体，先给予抗菌药物进行经验治疗，获知细菌培养及药敏结果后，改为针对性用药或调整给药方案。

其次，应对感染进行定位，明确感染的部位也是正确选择药物的基础。

二、根据抗菌作用及体内过程的特点选药

根据药物的抗菌谱、抗菌活性及细菌对其产生耐药性的情况，选择对病原体有独特抗菌作用的药物。如万古霉素类抗生素主要对革兰阳性菌，特别是革兰阳性球菌有强大的杀菌作用，包括对青霉素类耐药的金黄色葡萄球菌，故可用于对青霉素类耐药的革兰阳性菌所致的严重感染；又如第三代头孢菌素头孢他啶、头孢哌酮对铜绿假单胞菌作用最强，故可作为治疗铜绿假单胞菌所致感染的重要药物。抗菌药物的吸收、分布、代谢及排泄等体内过程，尤其是体内分布的情况，将直接影响到药物在感染部位的浓度及抗菌或杀菌作用的持续时间。选药时应选择在感染部位达到有效治疗浓度的品种，如中枢神经系统感染应选用能透过血 - 脑屏障的抗菌药物如青霉素、磺胺嘧啶、氨苄西林、氯霉素等；急、慢性骨髓炎应选用能渗入骨组织的抗菌药物如克林霉素、林可霉素等；泌尿系统感染宜选择原形从肾脏排泄的药物如青霉素类、氨基糖苷类、氟喹诺酮等。

三、根据患者的机体状态及肝肾功能选药

在选择抗菌药物时，应注意患者的生理、病理、免疫等状态以及肝、肾功能的变化。如老年人肾功能呈生理性减退，使用主要经肾排泄的抗菌药物时，由于肾排泄减少，药物易在体内积

蓄导致不良反应的发生。因此应根据轻度肾功能减退情况降低剂量,可考虑用正常治疗量的1/2~2/3。此外,老年患者宜选用毒性低并具杀菌作用的青霉素类、头孢菌素类等抗菌药物,对于毒性较大的氨基糖苷类、万古霉素等药物应尽可能避免使用,有明确应用指征时在严密观察下慎用,或有条件进行血药浓度监测,使给药方案个体化。新生儿由于肝脏酶系发育不全,血浆蛋白结合率和肾小球滤过率较低,应避免应用氨基糖苷类抗生素、氯霉素、磺胺药等;使用β-内酰胺类抗生素需减量以防药物在体内蓄积导致中枢神经系统毒性反应。由于药物可通过胎盘屏障或通过乳汁分泌影响到胎儿或婴儿,妊娠期和哺乳期应避免应用氨基糖苷类、万古霉素类、四环素类、喹诺酮类、氯霉素、磺胺药等。肝脏是大多数药物代谢的重要器官,肝脏功能不良时,肝脏对抗菌药物的代谢灭活能力下降,导致血药浓度升高,毒性增加。因此肝功能不良时,应避免选用主要经肝脏代谢和对肝脏有损害的抗菌药物,如四环素、红霉素、氯霉素等,必须选用时,应酌情减量。肾功能不全时,药物排泄过程受到影响,可导致蓄积中毒。因此肾功能不全时应慎用氨基糖苷类、多黏菌素等,或根据肾功能损害情况,调整给药间隔时间或确定新的给药方案。

四、制订适宜的抗菌药物治疗方案

制订适宜的抗菌药物治疗方案应考虑病原体、感染部位、感染严重程度等情况。对轻症感染可选用口服吸收完全的抗菌药物,重症感染、全身性感染患者可静脉给药,病情好转后再改为口服给药;治疗重症感染(如败血症、感染性心内膜炎等)和抗菌药物不易达到的部位的感染(如中枢神经系统感染等),剂量宜大些(可为治疗剂量范围高限),而治疗单纯性下尿路感染时,由于多数药物尿中浓度远高于血药浓度,则可应用较小剂量(可为治疗剂量范围低限);抗菌药物疗程因感染不同而异,败血症、感染性心内膜炎、化脓性脑膜炎、伤寒、布鲁菌病、骨髓炎、溶血性链球菌咽炎和扁桃体炎、深部真菌病、结核病等需较长的疗程,并防止复发。

五、抗菌药物的联合应用

根据抗菌药物作用性质,可分为:①繁殖期杀菌药(Ⅰ),如β-内酰胺类;②静止期杀菌药(Ⅱ),如氨基糖苷类;③速效抑菌药(Ⅲ),如四环素类、大环内酯类和氯霉素等;④慢效抑菌药(Ⅳ),如磺胺类。各类抗菌药物合用的可能结果是:Ⅰ+Ⅱ为协同;Ⅰ+Ⅲ为拮抗;Ⅱ+Ⅲ或Ⅱ+Ⅳ为累加或协同,Ⅲ+Ⅳ也可获累加作用。如青霉素类与氨基糖苷类的链霉素或庆大霉素联合用药;氨基糖苷类与四环素联合用药。

抗菌药物的联合应用要有明确指征,单一药物可有效治疗的感染,不需联合用药。对于多重细菌感染、严重感染,可联合使用不同的抗菌药物,以增强抗菌效果、减少不良反应和延缓耐药性。联合用药的指征有:①病原菌尚未查明的严重感染,包括免疫缺陷者的严重感染;②单一抗菌药物不能控制的需氧菌及厌氧菌混合感染,两种或两种以上病原菌感染;③单一抗菌药物不能有效控制的感染性心内膜炎或败血症等重症感染;④需长程治疗,但病原菌易对某些抗菌药物产生耐药性的感染,如结核病、深部真菌病。

抗菌药物联合用药的例子有:①对青霉素产生高度耐药的金黄色葡萄球菌所致的感染,可选用头孢唑林或氯唑西林或磷霉素+万古霉素,或利福平+万古霉素;②草绿色链球菌性心内膜炎,可用青霉素+链霉素(或庆大霉素);③肠杆菌科细菌感染可考虑选用氨基糖苷类(庆大霉素或阿米卡星）+ 氨苄西林或哌拉西林，氨基糖苷类 + 头孢呋辛或头孢噻肟，或β-内酰胺类与β-内酰胺酶抑制剂的复方制剂；④耐药肠球菌所致的严重感染可选用氨苄西林或万古霉素 + 链霉素（或庆大霉素）；⑤铜绿假单胞菌所致的严重感染如脑膜炎可考虑选用头孢他啶 + 氨基糖苷类；⑥深部真菌感染选用两性霉素 B+ 氟胞嘧啶。

药物联合应用时还要考虑是否存在毒性相加的可能性，如有肾毒性的万古霉素与氨基糖苷类抗生素合用，肾毒性作用增大。两性霉素 B 与氟胞嘧啶联合治疗隐球菌脑膜炎时，前者的剂量可适当减少，以减少其毒性反应。

六、严格控制抗菌药物的预防性应用和局部应用

不合理预防性应用有可能造成二重感染或促进细菌耐药性的形成。可考虑预防性应用抗菌药物的情形包括：①预防一种或两种特定病原菌入侵体内引起的感染；②预防手术后切口感染或术后可能发生的全身性感染；③预防外伤导致的气性坏疽；④预防风湿热复发或风湿病；⑤预防流行性脑脊髓膜炎、结核病、疟疾或破伤风等。对于普通感冒、麻疹、水痘等病毒性疾病、昏迷、休克、中毒、心力衰竭、肿瘤等患者以及正在应用肾上腺皮质激素的患者，不宜常规预防性应用抗菌药物。

抗菌药物的局部应用应尽量避免，皮肤黏膜局部应用抗菌药物后，吸收少，在感染部位不能达到有效浓度，反而易引起过敏反应或导致耐药现象，因此治疗全身性感染或脏器感染时应避免局部应用抗菌药物。抗菌药物的局部应用只限于少数情况，例如全身给药后在感染部位难以达到治疗浓度时可加用局部给药作为辅助治疗。此情况见于治疗中枢神经系统感染时某些药物可同时鞘内给药；包裹性厚壁脓肿脓腔内注入抗菌药物及眼科感染的局部用药等。某些皮肤表层及口腔、阴道等黏膜表面的感染可采用抗菌药物局部应用或外用。青霉素类、头孢菌素类等易产生过敏反应的药物不可局部应用。氨基糖苷类等具有耳毒性的药物不可局部滴耳。

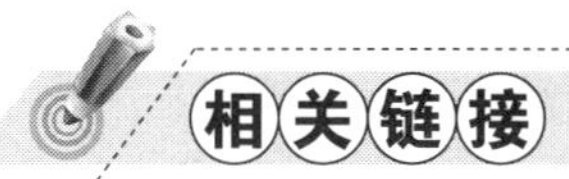

PAE 与合理用药

抗菌药物给药时希望血药浓度要高于 MIC 或 MBC 的传统给药模式受到 PAE 理论的挑战。对于 PAE 较长的抗菌药物，即使经过 4~5 个 $t_{1/2}$，但由于对细菌的抑制作用仍持续，故可根据血药浓度大于 MIC 或 MBC 时的 PAE，延长给药间隔时间，减少给药次数，这样既保证疗效又降低不良反应，如氨基糖苷类抗生素可采用一日剂量单次的给药方案。

学习小结

1. 基本概念　化学治疗、化学治疗药、抗菌药物、抗生素、抗菌谱、抗菌活性、广谱抗菌药、抑菌药、杀菌药、最低抑菌浓度（MIC）、最低杀菌浓度（MBC）、化疗指数、抗菌后效应

(PAE)、耐药性、二重感染等。

2. 抗菌药物作用机制包括 ①抑制细菌细胞壁合成，如β-内酰胺类抑制转肽酶活性，阻止肽聚糖肽链的交叉联结；②影响细菌胞浆膜通透性，如多黏菌素能与细菌胞浆膜中的磷脂结合，导致胞浆膜受损；③抑制蛋白质合成，如大环内酯类作用于细菌核蛋白体核糖体50S亚基，抑制细菌蛋白质合成；④抑制叶酸代谢，如磺胺类抑制二氢叶酸合成酶活性；⑤抑制核酸代谢，如喹诺酮类抑制细菌的DNA螺旋酶，阻碍细菌DNA复制。

3. 抗菌药物合理应用的基本原则有 ①应树立强烈的病原学观念，努力查明感染病原体，选择对感染病原体有效的药物；②根据药物的抗菌谱、细菌的耐药性以及体内过程，尤其是分布过程的特点选择药物；③根据患者的生理、病理、免疫等机体状态及肝肾功能选药；④应根据病原体、感染部位、感染严重程度等情况制订适宜的抗菌药物治疗方案；⑤明确抗菌药物的联合应用指征，单一药物可有效治疗的感染，不需联合用药；⑥控制抗菌药物的联合应用、预防性应用和局部应用。

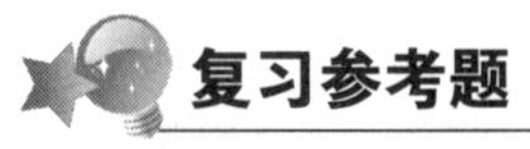

复习参考题

合理使用抗菌药物的基本原则有哪些？

（林　军）

第三十五章

β-内酰胺类抗生素

学习目标

掌握 青霉素类、头孢菌素类抗生素的抗菌作用、药理学特点、临床应用、不良反应及用药注意事项。

熟悉 碳青霉烯类抗生素的药理学特点；β-内酰胺酶抑制药及其复方制剂的特点。

了解 头霉素类、氧头孢烯类、单环β-内酰胺类抗生素的特点及其临床应用。

β-内酰胺类抗生素（β-lactam antibiotics）是临床最为常用的一类抗生素，其化学结构中都具有β-内酰胺环。本类抗生素品种多、抗菌活性强、PAE明显、毒性低、适应证广、临床疗效好。包括青霉素类、头孢菌素类、其他β-内酰胺类和β-内酰胺酶抑制剂及其复方制剂等。

第一节 青霉素类

本类抗生素的基本结构（图35-1）均由母核6-氨基青霉烷酸（6-APA）和侧链（CO-R）组成。母核6-氨基青霉烷酸（6-APA）由噻唑环（A）和β-内酰胺环（B）构成，为药物抗菌活性的必需部分，其中β-内酰胺环开环后，其抗菌活性即消失；侧链则主要与药物的抗菌谱、耐酸、耐酶等药理学特性有关。通过对侧链R进行化学结构修饰，接上不同的基团，可得到一系列药理学特性不同的半合成青霉素，因此青霉素类抗生素包括天然青霉素和人工半合成的青霉素。天然青霉素和人工半合成的青霉素均是通过抑制细菌细胞壁的合成发挥抗菌作用，为繁殖期杀菌

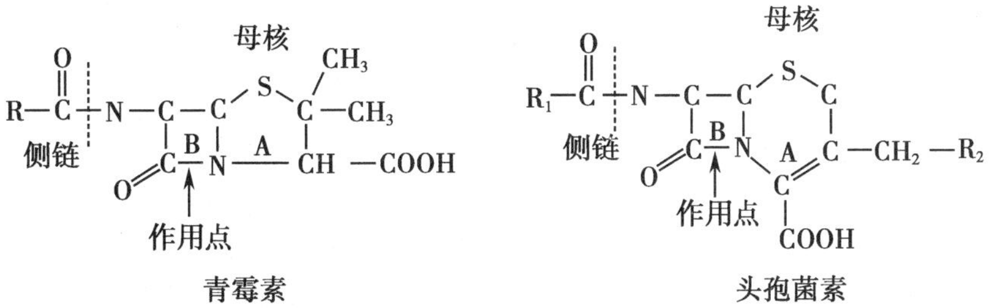

图35-1 青霉素类及头孢菌素类抗生素的基本化学结构

药，显效快而强，组织分布好，并具有对人体宿主细胞毒性小，同类药物间具有完全交叉过敏性反应等特点。

一、天然青霉素

青 霉 素

青霉素（penicillin G，苄青霉素），为青霉菌培养液中提取精制获得。青霉素的四元 β- 内酰胺环和五元的双氢噻唑环的张力较大，β- 内酰胺环的酰胺键易被酸、碱、醇、重金属离子等及 β- 内酰胺酶开环降解。青霉素为一有机弱酸，可用其钠盐、钾盐或普鲁卡因复盐，其干粉末在室温中稳定，极易溶于水，但水溶液中极不稳定，也不耐热，在室温中放置 24 小时大部分降解失效，并生成具有抗原性的降解产物，故必须现制现用。青霉素剂量用国际单位 U 表示，理论效价为青霉素钠 1670U≈1mg，青霉素钾 1598U≈1mg。其他青霉素类药物均以 mg 为剂量单位。

【体内过程】

1. 吸收　青霉素钠盐或钾盐口服后易被胃酸及消化酶破坏，故不宜口服给药。肌内注射吸收迅速完全，0.5 小时血药浓度达高峰。

2. 分布　因脂溶性低不易跨膜转运，因此宿主细胞内浓度低，主要分布在细胞外液，能广泛分布于肝、胆、肾、精液及淋巴液中，不易透入眼、无血供区域和脓腔中，可通过胎盘屏障，不易通过血 - 脑屏障，但脑膜炎时，透入量较多，可达到有效浓度。青霉素血浆蛋白结合率为 45%~65%。

3. 排泄　本品主要以原形由肾小管主动分泌排泄，也可以原形从乳汁排泄。青霉素 $t_{1/2}$ 约为 0.5~1 小时，PAE 比 $t_{1/2}$ 长，细菌受青霉素一次杀伤后恢复其繁殖能力一般要 6~12 小时。丙磺舒（probenecid）可竞争青霉素肾小管主动分泌的排泄过程，提高青霉素的血药浓度。

【抗菌作用】

1. 抗菌谱　青霉素的抗菌活性强，但抗菌谱较窄。对青霉素高度敏感的病原体包括：①大多数革兰阳性球菌（如溶血性链球菌、草绿色链球菌、肺炎球菌、不耐药的金黄色葡萄球菌和表皮葡萄球菌等）；②革兰阳性杆菌（如白喉棒状杆菌、破伤风梭菌、炭疽芽胞杆菌等）；③革兰阴性球菌（如脑膜炎奈瑟菌、不耐药的淋病奈瑟菌）；④螺旋体（如梅毒螺旋体、钩端螺旋体、回归热螺旋体）及放线菌。

青霉素对大多数革兰阴性杆菌作用弱，对肠球菌不敏感，对病毒、支原体、立克次体、真菌无效。金黄色葡萄球菌、淋病奈瑟菌、肺炎链球菌、脑膜炎奈瑟菌等对青霉素易产生耐药性。

2. 抗菌机制　细菌细胞壁上存在有能与青霉素类或头孢菌素类相结合的青霉素结合蛋白（penicillin-binding proteins，PBPs），PBPs 在细菌生长、繁殖中发挥重要作用，是 β- 内酰胺类抗生素作用的主要靶点。PBPs 具有细菌细胞壁合成所必需的转肽酶（transpeptidase）。细菌细胞壁的主要成分为肽聚糖，在 D- 丙氨酰 -D- 丙氨酸转肽酶的催化下进行交联反应，生成具有网状结构的糖多肽，完成细胞壁的合成。青霉素等 β- 内酰胺类抗生素的构象与肽聚糖的 D- 丙氨酰 -D- 丙氨酸相似（图 35-2），能与转肽酶的活性中心共价结合，竞争性抑制转肽酶的活性。由于缺乏转肽酶的催化，肽聚糖不能转变成网状结构的糖多肽而无法合成完整的细胞壁，细胞不能定型和承受细胞内的高渗透压，引起溶菌，细菌死亡。

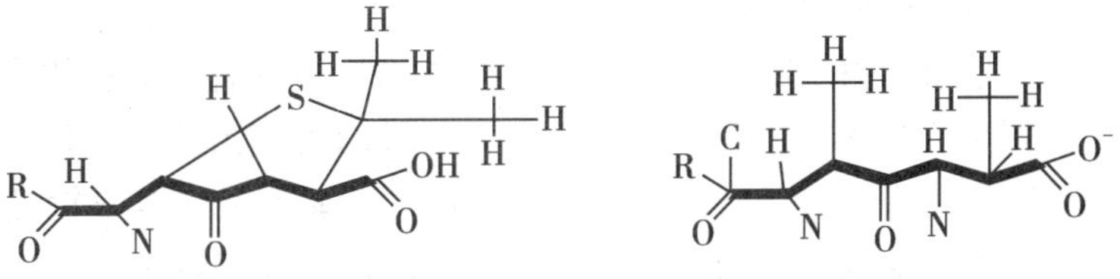

图 35-2 青霉素与 D- 丙氨酰 -D- 丙氨酸结构的相似性

各种细菌的细胞膜上 PBPs 数量不同，导致细菌对各种 β- 内酰胺类抗生素的敏感性不同。革兰阳性菌细胞壁肽聚糖含量高，占细胞壁的 50%~80%，因此青霉素对革兰阳性菌有强大的杀菌作用，革兰阴性杆菌肽聚糖含量低，占细胞壁的 1%~10%，故对青霉素敏感性低；青霉素对已合成的细胞壁无影响，故对繁殖期细菌的抗菌作用比静止期强；哺乳动物细胞没有细胞壁，没有青霉素的作用靶点，故青霉素对哺乳动物细胞的毒性很小。

3. 耐药性　细菌对 β- 内酰胺类抗生素产生耐药性的机制包括：①细菌产生 β- 内酰胺酶，为主要原因，也是革兰阴性杆菌对青霉素不敏感的原因之一；②靶位结构发生改变，PBPs 合成量增加或产生新的 PBPs，与药物的结合减少；③阴性杆菌细胞可通过改变外膜通道孔蛋白的结构性质，减少通道孔蛋白数量或减小孔径，使 β- 内酰胺类抗生素不易进入菌体内；④大肠埃希菌、铜绿假单胞菌等通过增强主动外排系统，降低药物在菌体内的浓度；⑤细菌染色体上天然就存在抗生素敏感基因；⑥缺乏自溶酶。有些细菌对 β- 内酰胺类抗生素杀菌作用下降、或者浓度较低时，本身自溶酶减少而耐药。

【临床应用】 本品肌内注射或静脉滴注，为治疗敏感的各种球菌、革兰阳性杆菌及螺旋体所致感染的首选药：①溶血性链球菌所致的蜂窝织炎、扁桃体炎、心内膜炎等以及草绿色链球菌所致的心内膜炎；②肺炎球菌所致的大叶性肺炎、支气管肺炎、脓胸等；③敏感的金黄色葡萄球菌所致的疮、痈、败血症等，淋病奈瑟菌所致的淋病；④脑膜炎球菌所致的流行性脑脊髓膜炎；⑤螺旋体引起的梅毒、钩端螺旋体病、回归热等；⑥还可用于革兰阳性杆菌感染引起的白喉、破伤风、炭疽、气性坏疽等。青霉素尚可用于预防对风湿性心脏病或先天性心脏病患者进行某些操作或手术时心内膜炎的发生。

【不良反应及注意事项】

1. 过敏反应　皮疹、药热、血管神经性水肿、血清病样反应等多见，严重者可出现过敏性休克，如不及时抢救，可危及生命。各种给药途径或各种制剂都可引起过敏性休克，但以注射给药的发生率最高。应注意过敏反应与剂量大小无关。青霉素的分解产物青霉噻唑酸可与蛋白质结合生成速发过敏原物质青霉噻唑酸蛋白，这是产生过敏反应的主要原因；另一分解产物青霉烯酸可与体内半胱氨酸结合生成迟发过敏原物质青霉烯酸蛋白，主要与血清病样反应有关。

如出现过敏性休克，必须就地抢救，立即肌内注射 0.1% 肾上腺素 0.5~1ml，必要时以 5% 葡萄糖注射液稀释静脉给药。可同时静脉滴注大剂量糖皮质激素，H_1 受体阻断药也可考虑使用。应用青霉素还应注意：①掌握适应证，避免不合理应用和局部应用。详细询问是否有 β- 内酰胺类抗生素过敏反应史或过敏疾病史，凡对青霉素类过敏者禁用；②注射前必须皮试，更换批号或停药 3 天以上时应重新皮试，反应阳性者禁用；③避免患者饥饿时用药，注射后应观察 30 分钟；④注射用药液必须现配现用。

由于青霉素在酸性或碱性的水溶液中极不稳定，并易生成具有抗原性的降解产物，应用时宜用中性的灭菌注射用水或等渗氯化钠注射液溶解配制，不宜用酸性的葡萄糖注射液溶解配制(半合成的具有耐酸特点的青霉素类如苯唑西林除外)。青霉素溶于葡萄糖液(pH3.5~5.5)后，2 小时分解 10%，环境温度高时分解加快。如进行静脉滴注，宜用氯化钠注射液溶解配制后，在 0.5~1 小时内滴完或间歇快速滴注。一则避免配制后放置时间过长导致药物分解并产生抗原性物质，二则可在短时间内达到较高的血药浓度而获得明显的 PAE。此外应避免将青霉素类药物溶于大量的液体中缓慢滴注。

2. 神经系统反应　大剂量或静脉滴注速度过快，青霉素对大脑皮质有直接刺激作用，可引起中枢神经系统反应(青霉素脑病)，出现知觉障碍、肌肉阵挛、抽搐、昏迷等，也可致短暂的精神失常。因此，静脉给药速度不能超过每分钟 50U。

3. 赫氏反应(Herxheimer reaction)　青霉素治疗梅毒、钩端螺旋体病、炭疽等感染时可有症状加剧现象。可能与大量病原体被杀灭后释放的物质有关。为避免赫氏反应，可加用泼尼松。

4. 水、电解质紊乱　青霉素钠盐或钾盐大剂量静脉滴注，易引起水、电解质紊乱，特别是肾功能不良时可引起高钠血症或高钾血症。

5. 二重感染及其他　青霉素治疗期间可出现耐药金黄色葡萄球菌、革兰阴性杆菌或白色念珠菌引起的感染。哺乳期使用青霉素可使婴儿致敏及引起腹泻、皮疹、白色念珠菌感染等反应。

【药物相互作用】

1. 丙磺舒、阿司匹林、吲哚美辛可减少青霉素类药物在肾小管的排泄，使青霉素类血药浓度升高，对青霉素有增效作用。大环内酯类、四环素、氯霉素等与青霉素合用，对繁殖期杀菌的青霉素有拮抗作用。

2. 青霉素类药物不能与重金属(尤其铜、锌、汞等)配伍，因后者可破坏青霉素结构。不能与碱性药物(如碳酸氢钠、氨茶碱等)配伍。

3. 青霉素输液中加入头孢噻吩、林可霉素、四环素、两性霉素 B、万古霉素、去甲肾上腺素、间羟胺、苯妥英钠、维生素 C 等将出现混浊。

4. 青霉素可增强华法林的作用。

5. 青霉素与氨基糖苷类抗生素混合后，两者的抗菌活性明显减弱，因此两药不能置同一容器内给药。

普鲁卡因青霉素、苄星青霉素

普鲁卡因青霉素(procaine benzylpenicillin，双效西林)、苄星青霉素(benzathine benzylpenicillin，长效西林)均为青霉素的长效制剂，吸收缓慢、血药浓度低。

普鲁卡因青霉素的抗菌谱与青霉素基本相同，肌内注射 80 万 U 后对敏感细菌的有效浓度可持续 24 小时，适用于敏感细菌所致的轻症感染。普鲁卡因青霉素肌内注射时注意不要误入血管，以免造成微血管栓塞所致的呼吸急促、高血压、幻觉、昏迷等反应，注意与过敏性休克区别。

苄星青霉素的抗菌谱与青霉素相似，肌内注射 120 万 U 后血中低浓度可维持 15 天。主要用于治疗溶血性链球菌咽炎及扁桃体炎，预防溶血性链球菌感染引起的风湿热。

二、半合成青霉素类

青霉素具有杀菌作用强、毒性低、疗效好等优点，但存在化学稳定性差等许多固有的缺点，为了克服其缺点，通过对其结构中侧链 R 进行化学修饰得到一系列具有耐酸、耐酶、广谱等特性的人工半合成青霉素类抗生素，但与青霉素仍有交叉过敏性。

1. 耐酸青霉素　青霉素 V（penicillin V）对酸稳定，可口服给药。抗菌谱与青霉素相似，但抗菌活性不如天然青霉素，也不耐 β- 内酰胺酶，不宜用于严重感染，临床少用。

2. 抗耐药金黄色葡萄球菌青霉素类　有苯唑西林（oxacillin）、氯唑西林（cloxacillin）、双氯西林（dicloxacillin）和氟氯西林（flucloxacillin）等。侧链 R 上为苯基异噁唑基团，此基团增大了空间位阻，使 β- 内酰胺环不易被水解破坏，故耐酸、耐酶。本类药物抗菌谱与青霉素相似，但抗菌作用较差，突出特点是耐酶（对 β- 内酰胺酶稳定）。对耐药金黄色葡萄球菌的作用强弱依次为：氟氯西林、双氯西林最好，氯唑西林次之，苯唑西林最弱。其他特点还有：①耐酸，可口服给药，口服给药吸收好，但宜饭前 1 小时服用。②血浆蛋白结合率可达 90% 以上，可渗入骨组织、脓液、关节腔积液中。苯唑西林、氯唑西林、双氯西林等不易通过正常血 - 脑屏障。本类药物主要以原形从肾排泄。③口服有胃肠道反应。本类药物主要用于耐药金黄色葡萄球菌所致的感染，如败血症、呼吸道感染、软组织感染等，氟氯西林还可用于耐药金黄色葡萄球菌所致的脑膜炎。严重感染时可采用肌内和静脉注射给药。

3. 氨基青霉素类　本类特点是抗菌谱广，对革兰阳性菌及革兰阴性菌都有杀菌作用，但对铜绿假单胞菌不敏感；不耐酶，对耐药金黄色葡萄球菌无效；耐酸，可口服。

（1）氨苄西林（ampicillin）：在青霉素侧链 R 导入氨基，得到氨苄西林，由于氨基的引入改变了分子的极性，使药物容易透过细菌细胞膜，故扩大了抗菌谱，对革兰阳性、阴性菌都有效。主要特点有：①口服吸收易受食物影响；②血浆蛋白结合率约为 20%，体内分布良好，主要以原形（80%）从肾排泄；③对革兰阳性菌的作用不如青霉素，对革兰阴性杆菌有较强的抗菌作用，如伤寒沙门菌、副伤寒沙门菌、流感嗜血杆菌、大肠埃希菌、奇异变形杆菌、百日咳鲍特菌等。主要用于治疗敏感菌所致的伤寒、副伤寒以及泌尿系统、呼吸系统、胆道、胃肠道感染和脑脊髓膜炎等。氨苄西林为肠球菌感染的首选用药。哌拉西林、阿洛西林和美洛西林对革兰阴性杆菌的抗菌谱较氨苄西林为广，抗菌作用也增强。除对部分肠杆菌科细菌敏感外，对铜绿假单胞菌亦有良好抗菌作用，适用于肠杆菌科细菌及铜绿假单胞菌所致的呼吸道感染、尿路感染、胆道感染、腹腔感染、皮肤软组织感染等。该类药物均可被细菌产生的青霉素酶水解失活。本品与氯唑西林组成的复方制剂称氨氯西林（ampicloxacillin），抗菌活性加强。本品可致过敏性休克，皮疹发生率较高。

（2）阿莫西林（amoxicillin）：主要特点有：①抗菌谱与氨苄西林相似，但由于在氨苄西林的氨基对位加入羟基，杀菌作用比氨苄西林强；②口服不易受食物影响，吸收良好，血药浓度约为口服等量氨苄西林的 2~3 倍。主要用于敏感菌所致的呼吸系统、泌尿系统、胆道、胃肠道感染及伤寒等，也可用于治疗幽门螺杆菌感染。本品不良反应以胃肠道反应、皮疹等为多见。

本类口服吸收良好的还有酞氨西林（talampicillin）、匹氨西林（pivampicillin）、巴氨西林（bacampicillin）等，它们本身无抗菌作用，需在体内分解出氨苄西林后而抗菌。可口服和注射用的有海他西林（hetacillin）、美坦西林（metampicillin）。

4. 抗铜绿假单胞菌广谱青霉素类　本类药物均为广谱抗生素，对铜绿假单胞菌有强大的抗菌活性。

(1) 羧苄西林(carbenicillin):在青霉素的侧链 R 导入羧基,对青霉素结合蛋白的亲和力增强,抗菌谱扩大。但不耐酸,不耐酶。抗菌谱与氨苄西林相似,但对革兰阴性杆菌作用强,对铜绿假单胞菌有特效,且不受病灶脓液的影响,常用于治疗烧伤继发铜绿假单胞菌感染,与庆大霉素合用可增效,但不能将两者置于同一容器中给药。可用于铜绿假单胞菌引起的尿道感染、脑脊髓膜炎、败血症、肺部感染等,也用于变形杆菌、大肠埃希菌引起的感染。

(2) 哌拉西林(piperacillin):对革兰阴性杆菌包括铜绿假单胞菌的抗菌活性比羧苄西林强,对厌氧菌也有效。对革兰阳性菌的抗菌作用与氨苄西林相似,但不耐酶,对耐药金黄色葡萄球菌无效。主要用于肠杆菌科细菌及铜绿假单胞菌所致的呼吸道感染、尿路感染、胆道感染、腹腔感染、皮肤软组织感染等。本品不良反应以腹泻为主的胃肠道反应、皮疹等为多见。

本类药物还有:①磺苄西林(sulbenicillin),在青霉素的侧链 R 导入磺酸基,扩大了抗菌谱,对青霉素结合蛋白的亲和力增强。抗菌谱与羧苄西林相似,抗铜绿假单胞菌作用比羧苄西林强,对 β- 内酰胺酶稳定。胆汁和尿中药物浓度较高。②呋布西林(furbenicillin),口服不易吸收,局部刺激性强,不宜口服和肌内注射给药。抗铜绿假单胞菌活性较羧苄西林强 6~10 倍。③替卡西林(ticarcillin),口服不易吸收,抗铜绿假单胞菌活性较羧苄西林强 2~4 倍。

5. 抗革兰阴性杆菌青霉素类 本类共同的特点是对革兰阴性杆菌的作用较氨苄西林强,但对铜绿假单胞菌无效;对革兰阳性菌作用弱。

本类药供口服用的有匹美西林(pivmecillinam),供注射用的有美西林(mecillinam)和替莫西林(temocillin)。其中,替莫西林对 β- 内酰胺酶较稳定,对大多数革兰阴性杆菌有较强的抗菌活性。

【药物相互作用】 羧苄西林、哌拉西林、替卡西林等与肝素等抗凝药、溶栓药、水杨酸类药物或血小板聚集抑制剂合用会增加出血危险。

第二节 头孢菌素类

头孢菌素类(cephalosporins)和青霉素类同属 β- 内酰胺类抗生素,其结构特点是具有共同的 β- 内酰胺环(图 35-1)。头孢菌素类化学结构特点是四元 β- 内酰胺和六元双氢噻嗪并环而成,由于双氢噻嗪环中的双键与 β- 内酰胺环中的氮原子未共用电子对形成共轭,使 β- 内酰胺环趋于稳定,β- 内酰胺环分子内张力较小,因此头孢菌素类抗生素对 β- 内酰胺酶的稳定性比青霉素类抗生素好。通过化学修饰,在 R_1 上引入不同的基团改变其抗菌活性,在 R_2 上引入不同的基团改变其药动学特性,从而半合成得到一系列具有抗菌谱广、对 PBPs 的亲和力强、杀菌力强、对革兰阴性菌外膜的渗透能力提高以及过敏反应少等特点的各种头孢菌素,是目前抗生素开发研究和临床应用最为活跃的领域。当常用抗菌药物对致病菌的抗菌作用差、疗效不佳,药敏结果表明耐药菌对头孢菌素呈高度敏感时,常将头孢菌素列为选用药物。

根据头孢菌素发展次序、抗菌特点和对 β- 内酰胺酶稳定性的不同,目前头孢菌素类可分为四代。

第一代头孢菌素:供注射用的有头孢唑林(cefazolin)、头孢噻吩(cefalotin)、头孢拉定(cefradine)、头孢乙腈(cefacetrile)、头孢匹林(cefapirin)、头孢硫脒(cefathiamidine)等。供口服的有头孢氨苄（cefalexin）、头孢拉定（cefradine）、头孢羟氨苄（cefadroxil）等。

第二代头孢菌素：供注射用的有头孢孟多（cefamandole）、头孢呋辛（cefuroxime）、头孢替安（cefotiam）、头孢尼西（cefonicid）、头孢雷特（ceforanide）等。供口服的有头孢克洛（cefaclor）、头孢呋辛酯（cefuroxime axetil）等。

第三代头孢菌素：供注射用的有头孢噻肟（cefotaxime）、头孢唑肟（ceftizoxime）、头孢曲松（ceftriaxone）、头孢哌酮（cefoperazone）、头孢他啶（ceftazidime）、头孢地秦（cefodizime）、头孢匹胺（cefpiramide）、头孢甲肟（cefmenoxime）等。供口服用的有头孢克肟（cefixime）、头孢布烯（ceftibuten）、头孢泊肟（cefpodoxime）等。

第四代头孢菌素：供注射的有头孢吡肟（cefepime）、头孢匹罗（cefpirome）、头孢克定（cefclidin）等。

【体内过程】 头孢菌素吸收后，分布广，能透入多种组织中，包括关节腔液及心包积液中，第三代头孢菌素分布更广，多能分布至前列腺、眼房水和胆汁中，并可透过血 - 脑屏障，在脑脊液中达到有效浓度。主要经肾排泄，头孢哌酮、头孢曲松则主要经肝胆系统排泄。多数头孢菌素的 $t_{1/2}$ 较短，约为 0.5~3 小时（头孢曲松的 $t_{1/2}$ 可长达 8 小时）。

【药理作用及临床应用】

1. 头孢菌素类为杀菌药，抗菌谱广，对多种革兰阳性菌和革兰阴性菌都有效　抗菌机制与青霉素类相同，也是竞争性抑制转肽酶的活性，细菌无法合成完整的细胞壁，引起溶菌、死亡。头孢菌素类与青霉素类、氨基糖苷类之间有协同作用。可被细菌产生的β- 内酰胺酶所破坏，第一代、第二代头孢菌素对 β- 内酰胺酶不稳定，而第三代、第四代药物则有较高的稳定性。

2. 第一代头孢菌素的主要特点　①对革兰阳性菌（包括耐药金黄色葡萄球菌）的作用较第二代强，显著超过第三代，但对革兰阴性菌的作用弱（对铜绿假单胞菌无效）；②虽对 β- 内酰胺酶稳定，但对各种 β- 内酰胺酶的稳定性比第二代、第三代、第四代差，可被革兰阴性菌产生的 β- 内酰胺酶破坏；③有明显的肾毒性；④体内分布能力不如第二代、第三代、第四代，不易通过血 - 脑屏障。

第一代头孢菌素的注射剂主要用于敏感菌（如溶血性链球菌和肺炎链球菌）所致的呼吸道感染、皮肤软组织感染、尿路感染、败血症、心内膜炎等；头孢唑林常用于预防手术后切口感染。口服给药主要用于轻症感染。

3. 第二代头孢菌素的主要特点　①对革兰阳性菌的作用比第一代稍差，但对革兰阴性菌作用比第一代强（对铜绿假单胞菌仍无效），对厌氧菌有一定作用；②对多数 β- 内酰胺酶稳定；③肾毒性比第一代小；④组织穿透力比第一代强，可通过血 - 脑屏障。

第二代头孢菌素主要用于治疗敏感菌（如链球菌属、肺炎链球菌以及流感嗜血杆菌、大肠埃希菌等）所致的呼吸道感染、尿路感染、皮肤软组织感染、败血症、骨关节感染和腹腔、盆腔感染。用于腹腔感染和盆腔感染时需与抗厌氧菌药物合用。头孢呋辛可用于对磺胺药、青霉素或氨苄西林耐药的脑膜炎球菌、流感嗜血杆菌所致脑膜炎的治疗，也用于手术前预防用药。头孢克洛、头孢呋辛酯、头孢丙烯等口服给药，主要用于轻症感染。头孢呋辛酯口服尚可用于淋病奈瑟球菌（包括产青霉素酶及非产青霉素酶菌株）所致单纯性淋菌性尿道炎、宫颈炎、直肠肛门感染。

4. 第三代头孢菌素的主要特点　①对革兰阳性菌作用不及第一、二代，但对革兰阴性菌包括肠杆菌类、铜绿假单胞菌及厌氧菌有较强的作用；②对β- 内酰胺酶高度稳定；③无肾毒性；

④体内分布广，组织穿透力强，可通过血 - 脑屏障，也可到达骨关节。

第三代头孢菌素主要用于敏感菌所致的严重感染，如呼吸道感染、败血症、腹腔感染、肾盂肾炎和尿路感染、盆腔炎性疾病、骨关节感染、皮肤软组织感染、中枢神经系统感染等。治疗腹腔、盆腔感染时需与抗厌氧菌药物合用。头孢他啶、头孢哌酮可用于铜绿假单胞菌所致的各种感染。口服给药主要用于治疗敏感菌所致的轻、中度感染。

5. 第四代头孢菌素的主要特点　①抗菌谱广，对革兰阳性菌、革兰阴性菌、厌氧菌均有高效，抗菌活性比第三代头孢菌素强；②对各种 β- 内酰胺酶高度稳定；③无肾毒性，$t_{1/2}$ 延长；④体内分布能力更强。第四代头孢菌素可作为第三代头孢菌素的替代药，目前主要用于对第三代头孢菌素耐药但对其敏感的肠杆菌等细菌感染。目前国内应用者为头孢吡肟。该药的抗菌谱和适应证与第 3 代头孢菌素相同，尚可用于对第 3 代头孢菌素耐药而对其敏感的产气肠杆菌、阴沟肠杆菌、沙雷菌属等细菌感染，亦可用于中性粒细胞缺乏伴发热患者的经验治疗。

【不良反应及注意事项】

1. 过敏反应　头孢菌素类可致皮疹、荨麻疹、哮喘、药热、血清病样反应、血管神经性水肿、过敏性休克等。对青霉素过敏者约有 5%~10% 对头孢菌素有交叉过敏反应。对青霉素过敏及过敏体质者应慎用。发生过敏性休克可按青霉素休克方法处理。

2. 胃肠道反应和菌群失调　头孢菌素类可致恶心、呕吐、食欲减退等反应。本类药物通过抑制肠道菌群，可致菌群失调，引起维生素 B 族和 K 缺乏。也可引起二重感染，如假膜性肠炎、念珠菌感染等，以第二、三代头孢菌素为甚。

3. 肾损害　可致血尿素氮、血肌酐值升高、少尿、蛋白尿等。与近曲小管细胞损害有关，第一代头孢菌素与氨基糖苷类合用可加重肾毒性，应注意监测肾功能。

4. 凝血功能障碍及造血系统毒性　具有硫甲基四氮唑侧链的头孢菌素类药物，如头孢孟多、头孢甲肟、头孢哌酮等可在体内干扰维生素 K 循环，阻碍凝血酶原的合成，导致出血倾向。凝血功能障碍的发生与剂量大小、疗程长短有关。偶可致红细胞或白细胞减少、血小板减少等。

5. 大剂量使用应注意高钠血症以及抽搐等中枢神经系统反应。多数头孢菌素大剂量应用还可导致氨基转移酶、碱性磷酸酶、血胆红素等升高。

第三节　其他 β- 内酰胺类抗生素

包括碳青霉烯类、头霉素类、氧头孢烯类、单环 β- 内酰胺类。

一、碳青霉烯类

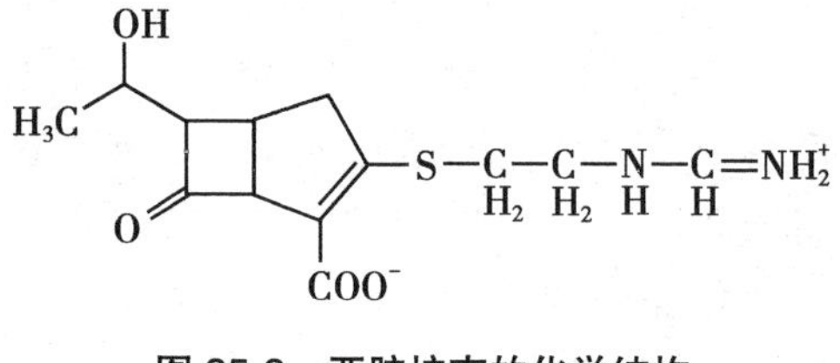

碳青霉烯类（carbopenems）抗生素有亚胺培南（imipenem）（图 35-3）、美罗培南（meropenem）、帕尼培南（panipenem）等，是一类新型的 β- 内酰胺化合物，目前发展很快，化学结构与青霉素类相似，与青霉素类结构的主要区别是噻唑环上以碳原子取代了硫原子，并在 2 位和 3 位之间有一不饱和键。本

图 35-3　亚胺培南的化学结构

类抗生素与PBPs亲和力强，对大多数革兰阳性菌、革兰阴性杆菌（包括铜绿假单胞菌）和多数厌氧菌均有强大的抗菌活性，且对β-内酰胺酶高度稳定。

亚胺培南易透过细菌的细胞膜，对PBPs的亲和力大。细菌对本品与青霉素类和头孢菌素类间一般无交叉耐药性，可作为后两类药物耐药的替代品。亚胺培南在体内被肾小管上皮细胞的脱氢肽酶灭活，与肾脱氢肽酶抑制剂西拉司丁（cilastatin）等量配伍的复方制剂称为泰能/西司他丁（tienam），一可防止亚胺培南在肾中的破坏，保护其活性；二可避免亚胺培南及其代谢物对肾产生毒性。

美罗培南对肾脱氢肽酶稳定，不需与脱氢肽酶抑制剂西拉司丁合用。帕尼培南需与倍他米隆（betamipron）配伍使用，后者可抑制帕尼培南在肾皮质的积蓄，减轻其肾毒性。

本类抗生素大剂量可引起癫痫、肌阵挛、意识障碍等严重中枢神经系统不良反应，肾功能不良、老年人或有癫痫史者更易产生，有癫痫等中枢神经系统疾病患者避免应用本类药物。可能与阻碍GABA与其受体结合有关。亚胺培南的中枢神经系统兴奋等不良反应发生率为0.3%~1.0%，故不适用于治疗中枢神经系统感染。美罗培南和帕尼培南的中枢神经系统不良反应发生率比亚胺培南低，适用于老年人、小儿患者的严重感染，但中枢神经系统感染的患者有指征应用美罗培南或帕尼培南时，仍需注意观察抽搐等反应。

为了延缓细菌耐药性的产生，本类抗生素主要用于多重耐药但对本类药物敏感的革兰阴性杆菌所致的严重感染、败血症、下呼吸道感染、肾盂肾炎和复杂性尿路感染、腹腔感染、盆腔感染、院内感染和免疫缺陷者感染等，一般不用于革兰阳性菌、厌氧菌等引起的感染。

【药物相互作用】 美罗培南、帕尼培南可促进丙戊酸钠的代谢，降低后者的血药浓度而导致癫痫发作。丙磺舒可提高美罗培南、帕尼培南的血药浓度。

二、头霉素类

本类药物有头孢西丁（cefoxitin）、头孢美唑（cefmetazole）、头孢替坦（cefotetan）等。头霉素类（cephamycins）与头孢菌素类相似，但引入了甲氧基基团，由于甲氧基的空间位阻作用，阻止了β-内酰胺酶分子与β-内酰胺环接近，对β-内酰胺酶的稳定性比头孢菌素类高。头霉素类抗菌谱广，对革兰阳性菌、革兰阴性菌有较强的杀菌作用，并对厌氧菌有高度活性。由于本类药物对厌氧菌和需氧菌均有作用，临床上主要用于治疗厌氧菌与需氧菌的混合感染（如腹腔感染、盆腔感染、口腔感染等）。不良反应少，常见有皮疹、静脉炎、蛋白尿等。头孢西丁抗菌活性与第二代头孢菌素相同，体内分布广，可透过血-脑屏障。头孢美唑血药浓度高，但不易透过血-脑屏障。

三、氧头孢烯类

氧头孢烯类（oxacephems）抗生素有拉氧头孢（latamoxef）、氟氧头孢（flomoxef）。抗菌谱、抗菌活性与第三代头孢菌素相似，作用机制也是抑制细菌细胞壁的合成。对多种革兰阴性菌有良好的抗菌作用，对厌氧菌作用强，对β-内酰胺酶高度稳定。体内分布广，易透过血-脑屏障，痰液、腹腔和盆腔渗出液中浓度高。$t_{1/2}$较长。主要用于治疗厌氧菌与需氧菌的混合感染。不良反应以皮疹、荨麻疹、瘙痒、药物热等过敏反应多见，偶见呕吐、恶心、食欲减退、腹泻、腹痛等胃肠道反应。可见低凝血酶原血症、血小板功能不良而致的出血，应用维生素 K 可预防出血。长期大剂量使用本品可出现二重感染。孕妇及哺乳期妇女、早产儿、新生儿慎用。

四、单环 β- 内酰胺类抗生素

单环 β- 内酰胺类抗生素有氨曲南（aztreonam）、卡芦莫南（carumonam）。对需氧革兰阴性菌具有强大杀菌作用，对革兰阴性菌的 PBPs 具有高度亲和力，能迅速通过革兰阴性需氧菌的外膜壁，抑制细菌细胞壁的合成，导致细胞溶解和死亡。对需氧革兰阳性菌与厌氧菌作用弱。本类药物具有对 β- 内酰胺酶稳定、低毒、与青霉素类无交叉过敏、体内分布广的优点。用于治疗大肠埃希菌、沙雷菌属、克雷伯菌和铜绿假单胞菌等所致的下呼吸道感染、复杂性泌尿道感染、骨髓炎、脑膜炎、软组织感染、败血症等。不良反应以皮疹、荨麻疹、药物热等过敏反应较多见，偶见过敏性休克。可见腹痛、腹泻、恶心、呕吐、味觉改变等胃肠道症状。也有血小板减少、凝血时间延长和出血、血细胞减少等表现。大剂量应用会引起肾功能障碍。孕妇、哺乳期妇女、婴幼儿慎用。

第四节　β- 内酰胺酶抑制剂及其复方制剂

目前应用于临床的 β- 内酰胺酶抑制剂（β-lactamase inhibitors）有克拉维酸（clavulanic acid）、舒巴坦（sulbactam）、三唑巴坦（tazobactam）。它们也属于 β- 内酰胺类抗生素，均含有 β- 内酰胺环，但抗菌活性较低，突出的特点是能与细菌所产生的 β- 内酰胺酶的活性部位牢固结合，生成不可逆的结合物，使酶失活，属于自杀性酶抑制剂。对多种革兰阳性菌和革兰阴性菌产生的 β- 内酰胺酶均有明显的抑制作用。主要应用是与其他 β- 内酰胺类抗生素合用，保护后者免受酶的水解破坏，扩大后者的抗菌谱和增强后者的抗菌活性。但在与其他 β- 内酰胺类抗生素配伍时，两药的药物代谢动力学特性应相似，才能充分发挥协同作用。

克拉维酸为链霉菌所产生的一种 β- 内酰胺酶抑制剂，结构中有 β- 内酰胺环。克拉维酸口服吸收好，体内分布较广，可渗入许多体液中，但在胆汁、脑脊液中浓度低。血浆蛋白结合率较低，部分以原形经肾随尿液排泄。$t_{1/2}$ 约为 1 小时。本品抗菌作用很弱，但与其他 β- 内酰胺类抗生素合用时可提高该抗生素对产酶耐药菌如金黄色葡萄球菌、流感嗜血杆菌、卡他球菌、大肠埃希菌、淋病奈瑟菌、嗜肺军团菌等的抗菌作用。目前，克拉维酸与青霉素类组成的复方制剂有：①阿莫西林 - 克拉维酸；②替卡西林 - 克拉维酸。阿莫西林 - 克拉维酸适用于产 β- 内酰胺酶的流感嗜血杆菌、卡他莫拉菌、大肠埃希菌等肠杆菌科细菌、甲氧西林敏感金黄色葡萄球菌所致的下列感染：鼻窦炎，中耳炎，下呼吸道感染，泌尿生殖系统感染，皮肤、软组织感染，骨、关节感染，腹腔感染，以及败血症等。重症感染者或不能口服者应用该药的注射剂，轻症感染或经静脉给药后病情好转的患者可口服给药。

舒巴坦口服吸收差，注射给药后体内分布广泛，可渗入女性生殖器官、腹腔液、骨关节、组织间液等中，并可透过胎盘屏障和血 - 脑屏障。主要经尿排出，也可从乳汁分泌。$t_{1/2}$ 约为 1 小时。对金黄色葡萄球菌等革兰阳性菌及革兰阴性菌（除铜绿假单胞菌）所产生的 β- 内酰胺酶均有很强的不可逆性的竞争性抑制作用。目前，舒巴坦与 β- 内酰胺类抗生素组成的复合制剂有：①氨苄西林-舒巴坦；②头孢哌酮-舒巴坦；③哌拉西林-舒巴坦；④阿莫西林-舒巴坦；⑤头孢噻肟-舒巴坦。氨苄西林-舒巴坦静脉给药及其口服制剂舒他西林的适应证与阿莫西林-克拉维酸同。头孢哌酮-舒巴坦、替卡西林-克拉维酸和哌拉西林-三唑巴坦仅供静脉途径使用，适用于产β-内酰胺酶的大肠埃希菌、肺炎克雷伯菌等肠杆菌科细菌、铜绿假单胞菌和拟杆菌属等厌氧菌所致的各种严重感染。

三唑巴坦为舒巴坦的衍生物，它的结构是在舒巴坦的基础上增加一个三氮唑环，从而提高了对β-内酰胺酶的抑制作用，是目前最强的β-内酰胺酶抑制剂。三唑巴坦体内分布广，可通过血-脑屏障，具有稳定性高、毒性低等特点。复方制剂有：①哌拉西林-三唑巴坦；②头孢曲松-三唑巴坦。

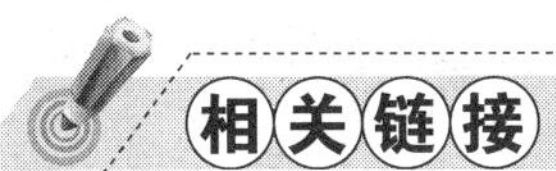

相关链接

β-内酰胺酶抑制剂复方制剂的应用

对于一般的革兰阴性杆菌感染，可根据菌种及药敏试验、感染部位选用氨基青霉素类、广谱青霉素类、各代头孢菌素、氨基糖苷类等，而对耐药菌、产酶菌株所致的严重感染、院内感染、免疫缺陷者感染，则可选择β-内酰胺酶抑制剂复方制剂；腹腔感染、盆腔感染、口腔感染多为需氧菌与厌氧菌的混合感染，如针对性采用抗需氧菌药物(头孢菌素类、氨基糖苷类、氟喹诺酮类)联合抗厌氧菌药物(甲硝唑、林可霉素类)，不良反应较明显，且不宜用于小儿、孕妇、老年等患者，此时选择β-内酰胺酶抑制剂复方制剂则较为安全；对于敏感菌引起的中枢神经系统感染，可选择透过血-脑屏障的品种，如哌拉西林-三唑巴坦或氨苄西林-舒巴坦的复方制剂。

学习小结

(一) 青霉素G

1. 抗菌机制　通过与PBPs结合抑制转肽酶活性从而导致细胞壁缺损，发挥杀菌作用。

2. 抗菌谱　对大多数革兰阳性球菌、革兰阳性杆菌、革兰阴性球菌和螺旋体、放线菌等均有很强的抗菌活性。但对大多数革兰阴性杆菌作用弱，对肠球菌不敏感。金黄色葡萄球菌、淋病奈瑟球菌、肺炎球菌、脑膜炎奈瑟球菌以及革兰阴性杆菌等可通过产生β-内酰胺酶对本品产生耐药性。

青霉素G为治疗敏感的各种球菌、革兰阳性杆菌及螺旋体所致感染的首选药。

3. 不良反应　过敏反应、大剂量或静脉滴注速度过快导致的中枢神经系统反应(青霉素脑病)和电解质紊乱，还有赫氏反应(Herxheimer reaction)以及二重感染等。

(二) 头孢菌素类

头孢菌素有与青霉素类相似的理化性质、生物活性和作用机制，但具有抗菌谱广、杀菌力强、对β-内酰胺酶较稳定以及过敏反应少等特点。头孢菌素体内分布广，能透入多种组织中，包括关节腔液及心包积液中。头孢菌素类可分为四代。

药物	抗菌谱	对β-内酰胺酶稳定性	肾毒性	体内分布
第一代	对革兰阳性菌的作用较第二代强，显著超过第三代，但对革兰阴性菌的作用弱	较差	明显肾毒性	体内分布能力较弱，不易透过血-脑屏障
第二代	对革兰阳性菌的作用比第一代稍差，但对革兰阴性菌作用比第一代强，对厌氧菌有一定作用	较强	较第一代弱	较第一代强，可透过血-脑屏障
第三代	对革兰阳性菌作用不及第一、二代，但对革兰阴性菌包括肠杆菌类、铜绿假单胞菌及厌氧菌有较强的作用	高度稳定	无肾毒性	分布广，组织穿透能力强，可透过血-脑屏障
第四代	抗菌谱广，对革兰阳性菌、革兰阴性菌、厌氧菌均有高效，抗菌活性比第三代头孢菌素强	高度稳定	无肾毒性	体内分布能力强于第三代

头孢菌素类的不良反应有：过敏反应、胃肠道反应和菌群失调、肾损害、凝血功能障碍、造血系统毒性等，大剂量应用可出现抽搐等中枢神经系统反应。

（三）其他

β-内酰胺类抗生素包括碳青霉烯类、头霉素类、氧头孢烯类、单环β-内酰胺类。

1. 碳青霉烯类有亚胺培南、美罗培南、帕尼培南等。对β-内酰胺酶高度稳定，与PBPs亲和力强，对大多数革兰阳性菌、革兰阴性杆菌（包括铜绿假单胞菌）和多数厌氧菌均有强大的抗菌活性。

2. 头霉素类有头孢西丁、头孢美唑、头孢替坦等。抗菌谱广，对革兰阳性菌、革兰阴性菌均有较强的杀菌作用，对β-内酰胺酶的稳定性比头孢菌素类高，但突出特点是对厌氧菌有高效。临床主要用于治疗厌氧菌与需氧菌的混合感染。

3. 氧头孢烯类有拉氧头孢、氟氧头孢。抗菌谱和抗菌活性与第三代头孢菌素相似，但对厌氧菌作用强，对β-内酰胺酶高度稳定。主要用于治疗厌氧菌与需氧菌的混合感染。

4. 单环β-内酰胺类抗生素有氨曲南、卡芦莫南。对需氧革兰阴性菌具有强大杀菌作用，对需氧革兰阳性菌与厌氧菌作用弱。具有对β-内酰胺酶稳定、低毒、与青霉素类无交叉过敏、体内分布广的优点。

（四）β-内酰胺酶抑制剂及其复方制剂

β-内酰胺酶抑制剂有克拉维酸、舒巴坦、他唑巴坦，它们也属于β-内酰胺类抗生素，均含有β-内酰胺环，但抗菌活性较低，突出的特点是能与细菌所产生的β-内酰胺酶的活性部位牢固结合，生成不可逆的结合物，使酶的活性失活，属于自杀性酶抑制剂。对多种革兰阳性菌和革兰阴性菌产生的β-内酰胺酶均有明显的抑制作用。主要应用是与其他β-内酰胺类抗生素合用，保护其他β-内酰胺类抗生素免受酶的水解破坏，扩大抗菌谱，增强抗菌活性。β-内酰胺酶抑制剂与β-内酰胺类抗生素组成的复方制剂有阿莫西林-克拉维酸、替卡西林-克拉维酸、氨苄西林-舒巴坦、头孢哌酮-舒巴坦、阿莫西林-舒巴坦、哌拉西林-他唑巴坦等。

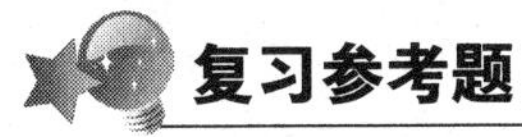

复习参考题

1. 头孢菌素类抗生素有哪些不良反应?
2. 青霉素 G 过敏反应的防治措施有哪些?
3. 比较各代头孢菌素类的代表药物、抗菌谱、体内分布、肾毒性及主要临床应用。

（林　军）

第三十六章

大环内酯类、林可霉素类及其他抗生素

学习目标

掌握 大环内酯类、林可霉素类抗生素的抗菌作用、药理学特点、临床应用、不良反应及用药注意事项。

熟悉 万古霉素类抗生素的药理学特点、临床应用、不良反应及用药注意事项。

了解 磷霉素的特点及主要临床应用。

第一节 大环内酯类抗生素

大环内酯类抗生素(macrolides)是由链霉菌产生的一类弱碱性抗生素,因分子中含有大环内酯环的共同结构而得名,根据所含原子数的不同,大环内酯环分为14元环、15元环、16元环。14元大环内酯类药物有红霉素(erythromycin)、竹桃霉素(oleandomycin)、克拉霉素(clarithromycin)、罗红霉素(roxithromycin)、地红霉素(dirithromycin)等;15元大环内酯药物有阿奇霉素(azithromycin);16元大环内酯类有麦迪霉素(midecamycin)、吉他霉素(kitasamycin)、乙酰螺旋霉素(acetylspiramycin)、交沙霉素(josamycin)等。

第一代大环内酯类抗生素代表药为红霉素(图36-1),是第一个广泛应用于临床的大环内酯类抗生素,但在酸性条件下,红霉素分子发生环合及水解反应而失去抗菌活性。通过对红霉素结构进行相关的化学修饰,得到了罗红霉素、克拉霉素、阿奇霉素等第二代大环内酯类抗生素。与第一代相比,第二代大环内酯类抗生素在药效学、药动学特性以及不良反应等方面较红霉素均有所改进,具有抗菌活性强、PAE明显、口服生物利用度高及不良反应少等特点。但与红霉素仍有交叉耐药性,通过对大环内酯结构进一步进行修饰,得到对其他大环内酯类抗生素耐药菌具有很强抗菌作用的第三代大环内酯类抗生素(酮环内酯类),如14元环的泰利霉素(telithromycin)。泰

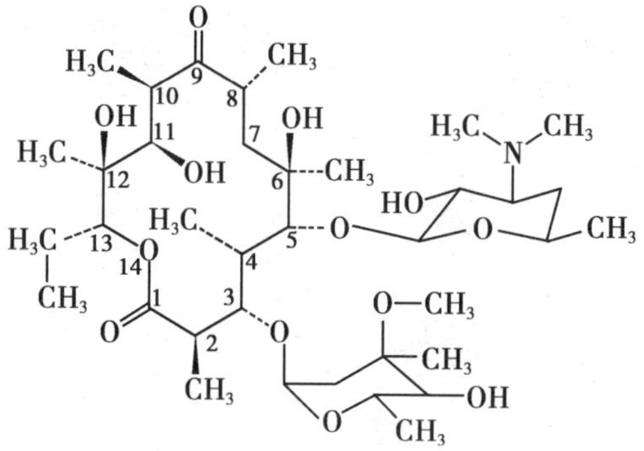

图36-1 红霉素的化学结构

利霉素的酮环内酯结构使得它对细菌核糖体的结合力高于其他的大环内酯类抗生素，抗菌作用强于阿奇霉素，对耐药革兰阳性球菌的作用显著增加，对酸稳定，组织渗透力增强。

一、大环内酯类抗生素的共性

【体内过程】

1. 吸收　大环内酯类抗生素均可经消化道吸收，但红霉素对胃酸不稳定，其口服制剂可用其肠溶片或红霉素酯化物。第二代大环内酯类不易被胃酸破坏，口服给药生物利用度提高，血药浓度和组织细胞内药物浓度均增加。

2. 分布　除了不能透过血 - 脑屏障外，大环内酯类抗生素体内分布广泛，可到达各种组织和体液中，且在肝、肾、肺、胆汁及支气管分泌物中的浓度均高出同期的血药浓度。

3. 代谢和排泄　主要在肝脏代谢，经胆汁排泄。阿奇霉素不在肝脏代谢，主要以原形经胆汁排泄并存在肝肠循环。克拉霉素及其代谢产物经肾排泄，肾功能不全者应调整剂量。大环内酯类抗生素可部分进入乳汁。

【抗菌作用】

1. 抗菌谱　对革兰阳性菌（如溶血性链球菌、金黄色葡萄球菌、肺炎球菌、白喉棒状杆菌、破伤风梭菌、炭疽芽胞杆菌等）、某些革兰阴性菌（如脑膜炎奈瑟菌、淋病奈瑟菌、流感嗜血杆菌等）、厌氧菌等有效，对嗜肺军团菌、衣原体、支原体和弯曲菌等均有良好作用。

2. 抗菌机制　大环内酯类抗生素不可逆地结合到细菌核糖体 50S 亚基上，阻断肽酰基 t-RNA 的位移，或促使肽酰基 t-RNA 从核糖体上解离，导致核糖体结构破坏，从而抑制细菌的蛋白质合成。林可霉素、克林霉素和氯霉素在细菌核糖体 50S 亚基上的结合位点与大环内酯类抗生素相同或接近，故合用时可能发生拮抗作用，也易导致细菌产生耐药性。

3. 耐药性　大环内酯类抗生素间存在交叉耐药性。细菌对大环内酯类抗生素产生耐药的机制有：①产生灭活酶，通过水解使内酯环打开；②细菌通过染色体基因突变，合成了甲基化酶，使核糖体 50S 亚基上的药物结合位点甲基化，导致药物不能与 50S 亚基的靶位结合；③细菌膜通透性降低和主动外排增加。

【临床应用】

1. 作为青霉素过敏患者的替代药物，用于：①溶血性链球菌、肺炎球菌中的敏感菌株所致的上、下呼吸道感染；②敏感溶血性链球菌引起的猩红热及蜂窝织炎；③白喉及白喉带菌者。

2. 军团菌病。

3. 衣原体、支原体等所致的呼吸道及泌尿生殖系统感染。

4. 厌氧菌所致的口腔感染、空肠弯曲菌肠炎、百日咳等。

5. 阿奇霉素、克拉霉素尚可用于流感嗜血杆菌、卡他莫拉菌所致的社区获得性呼吸道感染，与其他抗菌药物联合用于分枝杆菌感染的预防及治疗。

【不良反应】

1. 胃肠道反应　口服红霉素可出现畏食、恶心、呕吐和腹泻等反应。第二代大环内酯类胃肠道反应发生率虽较红霉素明显降低，但仍为最常见的不良反应。可能与内酯环的双甲基胺结构诱发胃肠蠕动素释放，刺激胃肠蠕动有关。

2. 肝损伤 可引起肝损伤，表现有转氨酶升高、肝大、黄疸等，红霉素的酯化物依托红霉素（erythromycin estolate）更易引起。肝病患者和妊娠期患者不宜应用红霉素酯化物。其他大环内酯类药物的肝损伤作用发生率较低。

3. 过敏反应 药热、皮疹、荨麻疹等，过敏性休克和血管神经性水肿少见。不同的大环内酯类抗生素之间存在着交叉过敏反应。

4. 耳毒性 大剂量给药或肝肾功能不全、老年患者可引起耳毒性，表现为听力下降、耳鸣、暂时性耳聋。与耳毒性药物合用可增加耳毒性。

5. 二重感染 可出现口腔或阴道念珠菌感染，偶见假膜性肠炎。

二、常用大环内酯类抗生素的特点及应用

红 霉 素

红霉素是由链霉菌培养液中提取获得，在中性溶液中稳定，在酸性（pH<5）溶液中易发生水解，打开内酯环而失去活性。红霉素是第一个用于临床的大环内酯类抗生素。口服生物利用度约为 30%~65%，$t_{1/2}$ 为 1.4~2 小时。血液和腹膜透析后极少被清除。

由于耐药性及不良反应，红霉素已逐渐被第二代大环内酯类抗生素所取代，但红霉素目前仍作为治疗军团菌病、百日咳、空肠弯曲菌肠炎、支原体肺炎的首选药，也用于治疗厌氧菌引起的口腔感染和肺炎支原体、肺炎衣原体等所致的呼吸道及泌尿生殖系统感染。红霉素还可作为青霉素过敏患者的替代药物。

红霉素不耐酸，口服易被胃酸破坏，为了提高其稳定性，将其制成各种酯化物，如依托红霉素、琥乙红霉素（erythromycin ethylsuccinate）、红霉素硬脂酸酯（erythromycin stearate）等，可口服给药。在体内水解释放出红霉素而起作用。依托红霉素为红霉素丙酸酯十二烷基硫酸盐，无味，又称无味红霉素，肝损伤作用较红霉素强，妊娠期患者或哺乳期妇女不宜应用。琥乙红霉素能透过胎盘屏障，也能进入乳汁，肝损伤较依托红霉素轻，妊娠期患者或哺乳期妇女不宜应用。

红霉素水溶性低，为了增加其水溶性，可与乳糖醛酸成盐，得到乳糖酸红霉素（erythromycin lactobionate），主要供静脉滴注。由于乳糖酸红霉素在酸性强的液体中抗菌活性消失及高浓度滴注可引起静脉炎，使用时，粉针剂须先以注射用水完全溶解，加入氯化钠注射液或 5% 葡萄糖溶液中，药物浓度不宜超过 0.1%~0.5%，缓慢静脉滴注。如用葡萄糖溶液，须在 100ml 溶液中加入 4% 碳酸氢钠 1ml。

【药物相互作用】

1. 红霉素可抑制卡马西平、苯妥英钠、丙戊酸钠的代谢，使后者的血药浓度增高而发生毒性反应。

2. 长期使用华法林的患者应用红霉素可导致凝血酶原时间延长，增加出血的危险性。

3. 红霉素与茶碱类药物合用可使茶碱的肝清除减少，导致茶碱血药浓度升高和毒性增加。与地高辛合用可使地高辛的血药浓度升高。

4. 红霉素与三唑仑合用可减少后者的清除而增强其作用。

5. 与阿司咪唑合用，可出现 Q-T 间期延长及严重心律失常。

罗红霉素

本品为半合成的14元环大环内酯类抗生素。抗菌谱与抗菌作用与红霉素相仿,对革兰阳性菌的作用比红霉素略差,对肺炎衣原体、肺炎支原体的作用与红霉素相仿,对嗜肺军团菌、流感嗜血杆菌、卡他莫拉菌的作用比红霉素强。口服血药浓度高,体内分布广,扁桃体、鼻窦、中耳、肺、痰、前列腺及泌尿生殖组织中的药物浓度均可达到有效治疗水平。$t_{1/2}$为8.4~15小时。

克拉霉素

克拉霉素也称甲基红霉素,是以甲氧基取代红霉素内酯环6位羟基得到的一14元大环内酯类抗生素。对酸的稳定性高,口服吸收迅速。口服生物利用度为55%,单次给药$t_{1/2}$为4.4小时。在体内分布广泛且在多种组织中的浓度高于血中浓度。抗菌活性也强于红霉素,对革兰阳性菌的抗菌活性为大环内酯类抗生素中最强,对金黄色葡萄球菌和化脓性链球菌的PAE比红霉素长3倍,对厌氧菌、嗜肺军团菌、衣原体、流感嗜血杆菌、厌氧菌等作用也强于红霉素。可与阿莫西林等其他药物联合用于幽门螺杆菌感染。

【药物相互作用】 可影响卡马西平的体内代谢,两者合用时需注意后者的血药浓度。

阿奇霉素

阿奇霉素也称为阿奇红霉素,是在红霉素内酯环中加入了一个甲基化的氮原子而得到的15元大环内酯类抗生素。对酸的稳定性高,口服吸收迅速。口服生物利用度为37%,$t_{1/2}$长达35~48小时。组织渗透力强、体内分布广,组织细胞内浓度较同期血药浓度高10~100倍。对革兰阳性菌的作用比红霉素略差,但对革兰阴性菌的作用增强,对流感嗜血杆菌、淋病奈瑟菌、卡他莫拉菌、弯曲菌属的作用强于红霉素。对肺炎支原体的抗菌作用为大环内酯类抗生素中最强。阿奇霉素也具有明显的PAE。每日可仅给药一次。

【药物相互作用】 与氨茶碱合用应注意监测氨茶碱的血药浓度。与华法林合用应注意检查凝血酶原时间。本品与含铝或镁的抗酸药同时服用可降低本品的血药浓度。

第二节 林可霉素类抗生素

林可霉素类抗生素包括林可霉素(lincomycin)和克林霉素(clindamycin)。林可霉素自链丝菌中获得,克林霉素是以氯离子取代林可霉素分子中第7位的羟基半合成得到的衍生物。两药均具有相同的抗菌谱和抗菌机制,但克林霉素口服的生物利用度、抗菌活性及临床疗效均优于林可霉素,且毒性也低于林可霉素。

【体内过程】

1. 吸收 口服给药均可吸收,但林可霉素生物利用度低,为20%~35%,克林霉素口服吸收迅速完全,不受食物的影响,生物利用度高达90%,血药浓度较高,为口服相同剂量林可霉素的2倍。

2. 分布 林可霉素和克林霉素吸收后分布广,可在全身组织和体液中迅速达到有效治疗浓度。骨组织中的浓度比血中浓度高，骨髓中药物浓度与血浓度相等。能通过胎盘屏障并可从乳汁分泌。但两者均不能透过血-脑屏障。克林霉素的血浆蛋白结合率高达90%以上，而林可霉素的结合率为77%~82%。

3. 代谢与排泄　主要在肝中代谢，经胆汁和粪便排泄。克林霉素停药后在粪便中的抗菌活性可持续5天。林可霉素和克林霉素不被血液透析或腹膜透析所清除。

【抗菌作用】

1. 抗菌谱　林可霉素和克林霉素对革兰阳性球菌和革兰阳性杆菌均具有较高的抗菌活性，如金黄色葡萄球菌(包括耐青霉素的菌株)、链球菌和白喉棒状杆菌等。最主要的特点是对各种厌氧菌包括脆弱类杆菌均有强大作用。克林霉素的抗菌活性较林可霉素强4~8倍。肺炎支原体、肠球菌、革兰阴性杆菌对本类药物不敏感。

2. 抗菌机制　作用机制与大环内酯类抗生素相同，能不可逆地与细菌核糖体50S亚基结合，抑制细菌蛋白质的合成。本类药物易与革兰阳性菌的核糖体50S亚基结合，而难与革兰阴性杆菌的核糖体结合，故对革兰阴性杆菌无效。大环内酯类抗生素、氯霉素与林可霉素类的结合部位能相互竞争，故不宜合用。

3. 耐药性　细菌对林可霉素类耐药的机制与细菌对大环内酯类抗生素产生耐药的机制相同，与大环内酯类抗生素存在交叉耐药性，与β-内酰胺类和四环素类抗生素之间无交叉耐药性。

【临床应用】 主要用于敏感的肺炎球菌、溶血性链球菌、金黄色葡萄球菌及厌氧菌等所致的各种感染，如口腔感染、下呼吸道感染、皮肤软组织感染、腹腔感染及盆腔感染等。对金黄色葡萄球菌所致的骨髓炎作为首选。克林霉素的临床疗效优于林可霉素。

【不良反应及注意事项】

1. 胃肠道反应　表现为食欲减退、恶心、呕吐、上腹部不适和腹泻，口服给药比注射给药多见，林可霉素的发生率比克林霉素高。严重者可发生假膜性肠炎，这是由大量繁殖的艰难梭菌产生的毒素所引起，可在用药期间，甚至在停药数周后出现。胃肠道疾病或有既往史者，特别是溃疡性结肠炎、局限性肠炎或抗生素相关肠炎的患者应慎用。用药期间需密切注意大便次数，如出现排便次数增多，应注意假膜性肠炎的可能，需及时停药并作适当处理。轻症患者停药即可，中度以上患者需补充水、电解质和蛋白质，并口服甲硝唑，无效者可改用万古霉素口服。

2. 过敏反应　可出现药热、皮疹、荨麻疹、多形性红斑、剥落性皮炎，也可出现一过性中性粒细胞减少、血小板减少等。对本类药物过敏者禁用。

3. 本类药物有神经肌肉阻滞作用，偶在前列腺增生的老年男性患者可见尿潴留。应避免与其他神经肌肉阻滞剂合用。

4. 林可霉素静脉快速给药可引起血压下降、心电图异常等，可引起呼吸停止。宜稀释后缓慢滴注。

5. 其他　偶见血清转氨酶增高等肝功能异常。本类药物因能通过胎盘屏障并可从乳汁分泌，妊娠及哺乳期患者应慎用。偶见二重感染。

【药物相互作用】

1. 可增强吸入麻醉药、骨骼肌松弛药、氨基糖苷类抗生素等药物的神经肌肉阻滞作用。

2. 与阿片类镇痛药合用可导致呼吸延长或引起呼吸麻痹。

第三节　其他抗生素

一、万古霉素类

万古霉素类属糖肽类抗生素，在临床应用的有万古霉素（vancomycin）、去甲万古霉素（norvancomycin）和替考拉宁（teicoplanin）。

【体内过程】 本类药物口服均不易吸收，肌内注射引起剧痛和组织坏死，宜静脉给药。体内分布广泛，可进入各组织、体液和胎盘，炎症时可透过血 - 脑屏障并达到有效浓度。在体内代谢少，90% 以上由肾脏排泄，尿中浓度较高，$t_{1/2}$ 约为 6 小时，替考拉宁的 $t_{1/2}$ 长达 47~100 小时。肾功能损害者血浆半衰期明显延长，应调整用量。本类药物可从乳汁排泄。血液或腹膜透析不能有效地清除本类药物。

【抗菌作用】

1. 抗菌谱　万古霉素类抗生素主要对革兰阳性菌，特别是革兰阳性球菌有强大的杀菌作用，包括对青霉素类耐药的金黄色葡萄球菌、表皮葡萄球菌、链球菌、肺炎球菌等均具有强大抗菌作用。

2. 抗菌机制　万古霉素类在胞质内与肽聚糖前体物质 D- 丙氨酰 -D- 丙氨酸结合而抑制肽聚糖的合成，造成细菌细胞壁缺陷而死亡。对正在分裂增殖的细菌呈现快速杀菌作用。

细菌对万古霉素类不易产生耐药性，与其他抗生素间亦无交叉耐药性。

【临床应用】 因毒性较大，万古霉素及去甲万古霉素主要用于对青霉素类耐药的革兰阳性菌所致的严重感染。去甲万古霉素或万古霉素口服，可用于经甲硝唑治疗无效的艰难梭菌所致的假膜性肠炎。对肾功能不全、老年人、新生儿或毒性反应明显时可改用替考拉宁。

【不良反应及注意事项】

1. 耳毒性　早期出现耳鸣、听力损害，如及早停药可恢复，继续用药可出现耳聋。剂量过大、老年患者或已有肾功能损害者容易发生。注意听力改变，必要时监测听力。由于本类药物可通过胎盘，引起胎儿第Ⅷ对脑神经损害，还可从乳汁排泄，故妊娠患者及哺乳期患者应慎用。

2. 肾毒性　损伤肾小管，出现蛋白尿、少尿、血尿、氮质血症等，甚至肾衰竭。万古霉素的肾毒性发生率为 14.3%，而替考拉宁为 2.7%。用药期间应定期检查肾功能，避免将本类药物与有肾毒性作用的药物合用。

3. 过敏反应　可出现斑块皮疹、寒战、药热和过敏性休克。对本类药物过敏者禁用。快速静脉滴注万古霉素可出现极度皮肤潮红、红斑、荨麻疹、心动过速和低血压等特征性症状，称为“红人综合征”，可能与万古霉素引起组胺释放有关。去甲万古霉素和替考拉宁很少出现。应控制万古霉素给药速度，每次剂量应至少用 200ml 5% 葡萄糖注射液或氯化钠注射液溶解后缓慢静脉滴注，每次滴注时间至少在 1 小时以上。

4. 其他　偶有恶心、呕吐等，静脉给药可引起静脉炎。

【药物相互作用】

1. 氨基糖苷类、两性霉素 B 注射液、阿司匹林及呋塞米等药物与万古霉素合用或先后应用，可增加肾毒性和耳毒性。

2. 万古霉素与 H_1 受体阻断药、吩噻嗪类抗精神病药合用，耳毒性症状可能被掩盖。

二、磷 霉 素

磷霉素(fosfomycin)是由链霉菌培养液中分离得到的一种抗生素，现已化学合成，是一个具有独特化学结构的游离酸(图 36-2)，性质稳定，在 pH4~11 水溶液中短时间内不分解。本品不同于任何其他抗菌药物，其具有渗透性强、分布广、耐药性低并与其他抗生素间不存在交叉耐药性等优点。有供口服的磷霉素钙和供注射用的磷霉素钠。

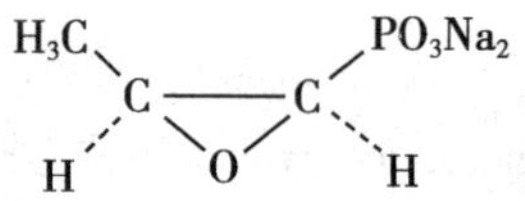

H_3C ... PO_3Na_2 ... C — C ... H ... O ... H

图 36-2 磷霉素的化学结构

【体内过程】 磷霉素血浆蛋白结合率很低(<5%)。在组织、体液中分布广泛，以肾脏中浓度为最高，其次为心、肺、肝等器官，在胎儿循环、胆汁、乳汁、骨髓及脓液中也有相当浓度，并可进入胸腔积液、腹水、淋巴液、支气管分泌物和眼房水中，亦可透过血 - 脑屏障。在体内不降解，以原形由尿及粪便中排出。$t_{1/2}$ 为 3~5 小时。血液透析可清除约 70%~80% 的药物。

【抗菌作用】 抗菌谱广，磷霉素能作用于细菌细胞壁肽聚糖合成的早期阶段，抑制细菌细胞壁的合成，属繁殖期杀菌剂。对大多数革兰阳性菌及革兰阴性菌均有抗菌活性，如对金黄色葡萄球菌、大肠埃希菌、志贺菌属及沙雷菌属等均有较高的抗菌活性，对铜绿假单胞菌、变形杆菌以及链球菌属、肺炎球菌和部分厌氧菌等也具有一定活性。

磷霉素的化学结构稳定，灭活酶对其影响小，又因其分子小，渗透性强，其他的耐药机制如增加外排的机制对其影响小，因此细菌对其不易产生耐药性。与其他抗菌药物也无交叉耐药性。

【临床应用】 磷霉素口服给药可用于治疗敏感大肠埃希菌等肠杆菌科细菌和粪肠球菌所致急性单纯性膀胱炎和肠道感染。磷霉素钠静脉给药可用于治疗敏感金黄色葡萄球菌、链球菌属、流感嗜血杆菌、肠杆菌科细菌和铜绿假单胞菌等所致的呼吸道感染、尿路感染、皮肤软组织感染、脑膜炎及肺部感染等。对严重感染可与其他抗菌药物(如 β- 内酰胺类抗生素、氨基糖苷类、万古霉素等)联合应用。由于磷霉素作用于细菌细胞壁合成的早期阶段，使细菌细胞壁完整性破坏，有利于其他抗菌药物随之进入菌体内，联合用药时可先给磷霉素，1 小时后再给其他抗菌药物，此时杀菌效果好，PAE 也最长。

【不良反应及注意事项】 磷霉素不良反应较少。

1. 胃肠道反应　主要为轻度胃肠道反应，如恶心、腹部不适、稀便或轻度腹泻等，一般不影响继续用药。

2. 过敏反应　偶可见皮疹、嗜酸性粒细胞增多，个别患者出现过敏性休克。

3. 其他　可出现转氨酶升高，较大剂量或长疗程时应注意肝功能变化。对组织有一定刺激性，注射时应防止药液漏出静脉外。应将每 4g 磷霉素溶于至少 250ml 液体中(可用 5% 葡萄糖溶液稀释)，静脉滴注速度不宜过快，以减少静脉炎的发生。因 1g 注射用磷霉素钠含钠离子 0.32g，心衰、水肿、肾功能损害、高血压、高血钠及电解质失衡的危重患者应慎用或禁用。

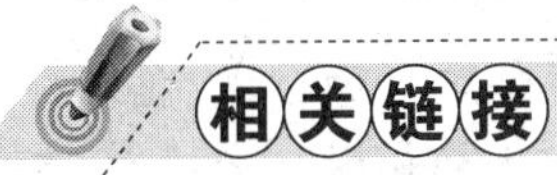

肾功能与抗菌药物的应用

某些药理学特点突出的抗菌药物(如万古霉素类)具有明显的肾毒性,而大多数抗菌药物又主要经肾排泄。因此,在使用抗菌药物时如何减轻肾毒性或在肾功能不全患者如何合理使用抗菌药物,显得十分重要。应遵循以下原则:①先明确药物是否主要经肾排泄、对肾是否存在毒性、是否可经血液透析或腹膜透析清除等,然后根据感染程度、药敏结果及患者的肾功能情况,综合决定抗菌药物的品种和剂量;②注意避免使用有明显肾毒性的药物,如必须使用时应控制剂量、疗程或根据肾功能调整剂量。可考虑减量法(将每次剂量减少,用药间期不变)或延长间期法(每次剂量不变,用药间期延长)或两者结合的方法进行剂量的调整;③可通过进行血药浓度监测,实行个体化给药。

新型大环内酯类抗菌药物是在传统大环内酯结构上进行改造后得到的一类抗生素,如阿奇霉素、罗红霉素、克拉霉素等,其增加了对酸的稳定性,吸收更好,半衰期更长,可减少服药次数。另外,对于敏感菌其提高了抗菌活性,不良反应也明显减少,在临床得到了广泛应用。近年来发现新大环内酯类具有抗幽门螺杆菌(Hp)和非特异性抗炎、抗肿瘤、促进胃肠动力以及防治心血管疾病等作用,在许多非感染性疾病中亦发挥治疗作用,其用途日趋拓宽。

学习小结

1. 大环内酯类抗生素对革兰阳性菌、某些革兰阴性菌、厌氧菌等有效,对嗜肺军团菌、衣原体和支原体、弯曲菌等均有良好作用。抗菌机制为不可逆地结合到细菌核糖体50S亚基上,抑制细菌的蛋白质合成,与林可霉素、克林霉素和氯霉素在细菌核糖体50S亚基上的结合位点相同,故合用时可能发生拮抗作用。大环内酯类抗生素不良反应有:胃肠道反应、肝损伤、过敏反应、耳毒性、二重感染等。

2. 林可霉素和克林霉素与大环内酯类抗生素相同,能不可逆地与细菌核糖体50S亚基结合,抑制细菌蛋白质的合成。对革兰阳性球菌及革兰阳性杆菌均具有较高的抗菌活性,主要特点是两者对各种厌氧菌包括脆弱类杆菌均有强大作用。主要用于敏感的肺炎球菌、溶血性链球菌、金黄色葡萄球菌等及厌氧菌所致的各种感染,对金黄色葡萄球菌所致的骨髓炎作为首选。克林霉素的临床疗效优于林可霉素。林可霉素和克林霉素的不良反应有:胃肠道反应、过敏反应、神经肌肉阻滞作用。宜稀释后缓慢滴注。

3. 万古霉素类属糖肽类抗生素,有万古霉素、去甲万古霉素和替考拉宁。万古霉素类可抑制肽聚糖的合成,造成细菌胞壁缺陷而死亡。对正在分裂增殖的细菌呈现快速杀菌作用。主要对革兰阳性菌,特别是革兰阳性球菌有强大的杀菌作用。细菌对万古霉素类不易产生耐药性,与其他抗生素间亦无交叉耐药性。不良反应有:耳毒性、肾毒性、过敏反应。快速静脉滴注万古霉素可出现“红人综合征”;偶有恶心、呕吐等,静脉给药可引起静脉炎。

4. 磷霉素作用于细菌细胞壁肽聚糖合成的早期阶段，抑制细菌细胞壁的合成，属繁殖期杀菌剂。对大多数革兰阳性菌及革兰阴性菌均有抗菌活性。磷霉素的化学结构稳定，灭活酶对其影响小，又因其分子小，渗透性强，其他的耐药机制如增加外排的机制对其影响小，因此细菌对其不易产生耐药性。与其他抗菌药物也无交叉耐药性。对严重感染可与其他抗菌药物（如β-内酰胺类抗生素、氨基糖苷类、万古霉素等）联合应用，如治疗耐药金黄色葡萄球菌重症感染可与万古霉素或去甲万古霉素联合。磷霉素不良反应较少，有胃肠道反应、过敏反应等。

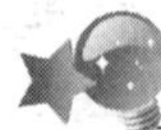

复习参考题

1. 简述林可霉素类抗生素的特点及不良反应。

2. 叙述万古霉素类抗生素的抗菌作用、临床应用及不良反应。

3. 比较大环内酯类、林可霉素类、万古霉素类抗生素在抗菌谱、体内分布、肝肾毒性和主要临床应用方面的区别。

（林　军）

第三十七章

氨基糖苷类抗生素

学习目标

掌握 氨基糖苷类抗生素的共性；庆大霉素的抗菌特点、作用机制、临床应用及不良反应。

熟悉 链霉素、妥布霉素、阿米卡星及奈替米星的抗菌特点及应用。

了解 卡那霉素的抗菌特点。

氨基糖苷类抗生素(aminoglycosides)是由氨基环醇和氨基糖分子通过配糖键连接而成的苷类。包括有由链霉菌和小单胞菌产生的链霉素、卡那霉素、新霉素、庆大霉素、妥布霉素、小诺米星、西索米星、阿司米星及人工半合成的奈替米星、依替米星、异帕米星、卡那霉素B、阿米卡星等。

一、氨基糖苷类抗生素共性

氨基糖苷类抗生素虽来源不同，但化学结构、体内过程、抗菌范围、不良反应相似，作用机制相同。

【体内过程】 氨基糖苷类均为有机碱，临床常用其硫酸盐，除链霉素水溶液性质不稳定外，其他药物水溶液性质均稳定。

1. 吸收　氨基糖苷类抗生素的极性和解离度均较大，口服吸收极少。肌内注射吸收迅速而完全，给药后30~90分钟达到峰浓度。为避免血药浓度过高而导致的不良反应，通常不采用静脉注射给药。

2. 分布　除链霉素外，其他的氨基糖苷类与血浆蛋白结合率均小于10%。药物主要分布于细胞外液，在肾皮质及内耳的内、外淋巴液中浓度高，且在内耳外淋巴液中浓度下降很慢，与其肾毒性和耳毒性有关。组织与细胞内药物含量较低。药物能通过胎盘进入胎儿体内，但不易透过血-脑屏障，脑膜炎时也很难在脑脊液中达到有效浓度。

3. 代谢与排泄　氨基糖苷类在体内不被代谢，约90%以原形经肾小球滤过排出，故尿液中药物浓度极高而有利于尿路感染的治疗。肾功能不良时 $t_{1/2}$ 明显延长。

【抗菌作用】

1. 抗菌谱　氨基糖苷类抗生素对各种需氧革兰阴性杆菌，如铜绿假单胞菌、大肠埃希菌、克雷伯菌属、肠杆菌属、变形杆菌属、志贺菌属和枸橼酸杆菌属等有强大的抗菌作用;对沙雷菌属、产碱杆菌属、沙门菌属、嗜血杆菌属和不动杆菌属等也有一定抗菌作用;对革兰阴性球菌如淋病奈瑟菌、脑膜炎奈瑟菌的作用较差;对多数革兰阳性菌作用较差,但对产青霉素酶和不产酶的金黄色葡萄球菌及耐甲氧西林金黄色葡萄球菌均敏感。对肠球菌和厌氧菌无效。链霉素、卡那霉素对结核分枝杆菌敏感。

氨基糖苷类为快速杀菌剂,对静止期细菌有较强作用。杀菌作用特点是:①杀菌速率和杀菌持续时间具有浓度依赖性,即浓度越高,杀菌速率越快,杀菌持续时间越长;②仅对需氧菌有效,对需氧革兰阴性杆菌的抗菌活性显著强于其他类药物,对厌氧菌无效;③具有较长的 PAE,且持续时间有浓度依赖性;④具有初次接触效应(first exposure effect,FEE),即细菌首次接触氨基糖苷类时,能被迅速杀死;⑤在碱性环境中抗菌活性增强。

2. 抗菌机制　氨基糖苷类抗生素与细菌核糖体结合,影响蛋白质合成过程的多个环节,使细菌蛋白质合成受阻,还可影响细菌细胞膜的完整性,导致细菌细胞死亡。对蛋白质合成的影响包括以下几个方面:

(1) 起始阶段:与细菌核糖体 30S 亚基结合,使其不能形成 30S 始动复合物,也可抑制 70S 始动复合物的形成,从而抑制了蛋白质合成的始动。

(2) 肽链延伸阶段:与 30S 亚基上的靶蛋白结合,造成 A 位歪曲,从而使 mRNA 上的密码被错译,导致异常无功能的蛋白质合成。

(3) 终止阶段:阻碍释放因子进入A位,使已合成的肽链不能释放,并阻止70S核糖体解离,最终造成菌体内核糖体的耗竭,使核糖体循环受阻。

氨基糖苷类抗生素还通过吸附作用与菌体细胞膜结合,使细胞膜通透性增加,胞质内大量重要物质外漏。

3. 耐药性　细菌对氨基糖苷类易产生耐药性。本类药物之间可产生完全或部分交叉耐药性。细菌产生耐药的机制有:①产生修饰氨基糖苷类的钝化酶,如乙酰化酶、腺苷化酶和磷酸化酶,可以将乙酰基、腺苷酰基、磷酰基连接到氨基糖苷类的氨基或羟基上,使氨基糖苷类结构改变而使其失去抗菌活性,是细菌产生耐药性的主要机制;②膜通透性的改变:由于外膜孔蛋白在表达或结构上改变,降低了对氨基糖苷类的通透性,使菌体内药物浓度降低;③抗生素靶位的修饰:由于细菌核糖体 30S 亚基上 S_{12} 蛋白质中一个氨基酸被替代,形成一个不能结合氨基糖苷类的靶蛋白,影响药物的结合。

【不良反应】

1. 耳毒性　包括前庭和耳蜗功能损害。前庭功能损害表现为眩晕、恶心、呕吐、眼球震颤、视力减退和共济失调;耳蜗功能受损表现为耳鸣、听力减退甚至永久性耳聋。各种氨基糖苷类均有耳毒性,前庭功能损害的发生率依次为:新霉素 > 卡那霉素 > 链霉素 > 西索米星 > 阿米卡星 ≥ 庆大霉素 ≥ 妥布霉素 > 奈替米星;耳蜗功能损害的发生率依次为:新霉素 > 卡那霉素 > 阿米卡星 > 西索米星 > 庆大霉素 > 妥布霉素 > 奈替米星 > 链霉素。

目前多数认为耳毒性产生的机制与内耳淋巴液中药物浓度较高,损害内耳柯蒂器内、外毛细胞的糖代谢和能量利用,引起细胞膜上 Na^+-K^+-ATP 酶功能障碍,最终导致毛细胞受损有关。早期变化为可逆的,但超越一定程度时即为不可逆的。为了防止和减少耳毒性的发生,用药过程中应密切观察患者是否有耳鸣、眩晕等早期症状,进行听力监测,并根据肾功能调整给药方案。

2. 肾毒性 氨基糖苷类是诱发药源性肾衰竭的最常见因素。由于该类药物虽经肾小球滤过，但对肾组织有极高亲和力，在肾皮质高浓度蓄积，可损害近曲小管上皮细胞，引起肾小管肿胀，甚至坏死。临床出现蛋白尿、管型尿、血尿，严重者可出现氮质血症、肾功能减退等。一般是可逆的，肾毒性的程度与各药在肾皮质中的聚积量和对肾小管的损伤能力有关。新霉素肾毒性最大，其次是卡那霉素、庆大霉素、妥布霉素、阿米卡星，链霉素最轻。临床用药时应定期进行肾功能检查，如出现管型尿、蛋白尿、血尿素氮和肌酐升高，尿量每 8 小时少于 240ml 等现象应立即停药。

3. 神经肌肉麻痹 常见于大剂量腹膜内或胸膜内应用后或静脉滴注速度过快，偶见于肌内注射后。可发生心肌抑制、血压下降、肢体瘫痪，甚至可发生呼吸肌麻痹而窒息死亡。可能是由于药物与突触前膜钙结合部位结合，抑制神经末梢 ACh 释放，造成神经肌肉接头处传递功能障碍所致。一旦发生可用钙剂和新斯的明解救。血钙过低、重症肌无力患者禁用。

4. 过敏反应 氨基糖苷类可引起皮疹、发热、嗜酸性粒细胞增多等过敏反应，也可引起严重的过敏性休克，尤其是链霉素，其发生率仅次于青霉素。一旦发生，应静脉注射葡萄糖酸钙及肾上腺素等抢救。

【药物相互作用】

1. 与 β- 内酰胺类合用可扩大抗菌范围，提高抗菌疗效，但不能在同一容器中混合给药，会使氨基糖苷类抗菌活性降低。

2. 与强效利尿药、顺铂、第一代头孢菌素类、万古霉素、两性霉素 B 等合用会增加肾毒性；与万古霉素、强效利尿药、镇吐药、甘露醇等合用可增加耳毒性；抗组胺药会掩盖耳毒性，应避免合用。

3. 与肌肉松弛药、全麻药或具有此种作用的药物（如地西泮等）联合应用，可增强神经肌肉麻痹作用。

二、常用的氨基糖苷类抗生素

链 霉 素

链霉素（streptomycin）是 1944 年从链霉菌培养液中分离得到的第一个氨基糖苷类抗生素，也是广泛应用的最早的抗结核病药物。

链霉素口服吸收极少，肌内注射吸收快，血浆蛋白结合率为 35%。容易渗入胸腔、腹腔、结核性脓腔和干酪化脓腔，并达有效浓度。90% 可经肾小球滤过而排出体外。

链霉素是氨基糖苷类中对铜绿假单胞菌和其他革兰阴性杆菌的抗菌活性最低的抗生素。对土拉菌病和鼠疫有特效，常为首选，特别是与四环素联合用药已成为目前治疗鼠疫的最有效手段。对结核分枝杆菌作用最强，作为结核病联合化疗的药物。与青霉素合用可治疗溶血性链球菌、草绿色链球菌及肠球菌等引起的心内膜炎。

链霉素最易引起过敏反应，以皮疹、发热、血管神经性水肿较为多见。也可引起过敏性休克，通常于注射后 10 分钟内出现，死亡率较青霉素高。毒性反应以耳毒性最常见，其次为神经肌肉麻痹，肾毒性少见。

庆大霉素

庆大霉素(gentamicin)是目前临床最常用的广谱氨基糖苷类抗生素。口服吸收很少,肌内注射吸收迅速而完全,主要分布在细胞外液,极少在体内代谢,24 小时内约有 40%~65% 以原形由肾脏排出,可在肾脏大量积聚。

是治疗各种革兰阴性杆菌感染的主要抗菌药,尤其对沙雷菌属作用更强,为氨基糖苷类中的首选药。可与青霉素或其他抗生素合用,协同治疗严重的肺炎球菌、铜绿假单胞菌、肠球菌、葡萄球菌或草绿色链球菌感染。亦可用于术前预防和术后感染,以及皮肤、黏膜表面和眼、耳、鼻部感染的局部治疗。

庆大霉素较多引起肾毒性,表现为蛋白尿、管型尿、血尿等,少数人甚至发生肾衰竭。耳毒性以前庭功能损害为主,对耳蜗损害较小,偶可发生过敏反应。

妥布霉素

妥布霉素(tobramycin)是从链霉菌培养液中分离获得,也可由卡那霉素 B 脱氧获得。口服难吸收,肌内注射吸收迅速,主要分布在细胞外液,可渗入胸腔、腹腔、滑膜腔并达有效治疗浓度。24 小时内约有 80%~85% 以原形由肾脏排出。可在肾脏中大量积聚。对肺炎克雷伯菌、肠杆菌属、变形杆菌属的抑菌或杀菌作用分别较庆大霉素强 4 倍和 2 倍;对铜绿假单胞菌的作用是庆大霉素的 2~5 倍,且对耐庆大霉素菌株仍有效。用于治疗铜绿假单胞菌及其他敏感菌所致的各种感染,包括神经系统、呼吸系统及泌尿系统感染。与能抗铜绿假单胞菌的青霉素类或头孢菌素类药物合用治疗铜绿假单胞菌感染。对其他革兰阴性杆菌的抗菌活性不如庆大霉素。在革兰阳性菌中仅对葡萄球菌有效。不良反应主要表现为耳毒性和肾毒性,但均较庆大霉素轻。

卡那霉素

卡那霉素(kanamycin)是从链霉菌培养液中分离获得的抗生素,有 A、B、C 三种成分,以 A 组成分常用。口服吸收极差,肌内注射易吸收。在胸腔积液和腹水中分布浓度较高。主要经肾脏排泄。对多数常见革兰阴性菌和结核分枝杆菌有效,曾被广泛用于各种肠道革兰阴性杆菌感染,由于细菌耐药性的增长,现已被庆大霉素、妥布霉素等取代。目前仅与其他抗结核病药物合用,以治疗对第一线药物有耐药性的结核分枝杆菌患者。也可口服用于肝性脑病或腹部术前准备的患者。本药的耳、肾毒性较大,应进行血药浓度的监测,肾功能不良者禁用。

阿米卡星

阿米卡星(amikacin,丁胺卡那霉素)是卡那霉素的半合成衍生物。肌内注射后吸收迅速,血浆蛋白结合率低于 3.5%,主要分布于细胞外液,不易透过血 - 脑屏障。在给药后 24 小时内有 98% 的药物以原形经尿排出。阿米卡星是抗菌谱最广的氨基糖苷类抗生素,对革兰阴性杆菌和金黄色葡萄球菌均有较强的抗菌活性,但作用较庆大霉素弱。本品突出的特点是具有较好的耐酶性能,对细菌所产生的钝化酶稳定,因此对耐药菌株仍有较强的抗菌作用。对铜绿假单胞菌有效,临床主要用于治疗对其他氨基糖苷类产生耐药性的菌株所致的严重感染,常作为首选药。不良反应以耳蜗听神经损害为主，少数患者也可引起前庭功能的损害，治疗中应注意监测听力与血药浓度。肾毒性较轻，偶见皮疹，药热等。

奈替米星

奈替米星（netilmicin）是新的氨基糖苷类抗生素，对肠杆菌科大多数细菌均具强大的抗菌活性，对葡萄球菌和其他革兰阳性球菌的作用也强于其他的氨基糖苷类抗生素。对灭活氨基糖苷类的钝化酶稳定，因而对耐其他氨基糖苷类抗生素的耐药菌有较好抗菌活性；与β-内酰胺类抗生素联合用药对金黄色葡萄球菌、铜绿假单胞菌、肺炎克雷伯菌和肠球菌属有协同作用。临床主要用于治疗各种敏感菌引起的严重感染。耳、肾毒性较庆大霉素、妥布霉素、卡那霉素、阿米卡星等低。

新霉素

新霉素（neomycin）是氨基糖苷类抗生素中耳毒性、肾毒性最强的一种，不能注射给药，口服很少吸收，故可口服用于肠道感染、肠道消毒或肝性脑病患者，还可局部外用治疗敏感菌引起的皮肤、黏膜和眼部感染。

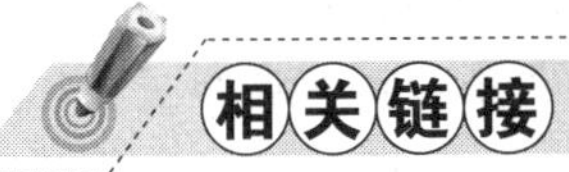

氨基糖苷类抗生素一日量1次给药方案的理论依据

1. PAE长　氨基糖苷类对革兰阳性菌和革兰阴性菌都有一定程度的PAE，可持续1~3小时或更长时间，为我们确定给药间隔提供了可靠的依据，因而可适当延长给药间期，减少给药次数。临床资料证实，氨基糖苷类一次给药对细菌的抑制作用可持续24小时以上。

2. 高浓度效应　氨基糖苷类属于浓度依赖性抗生素，其杀菌速率和杀菌持续时间与浓度呈正相关，1天1次给药可产生较高的血药峰浓度，可增强组织穿透力及感染组织中抗生素的浓度和药效。研究还表明，氨基糖苷类的PAE具有浓度依赖性，持续时间的长短与初始剂量呈正相关，剂量越大，PAE越长。

3. 初次接触效应　细菌初次接触氨基糖苷类时，能被迅速杀死，再度接触或连续接触时，并不明显地增强或再次出现这种明显的效应，需要间隔数小时以后。这是由于氨基糖苷类的杀菌作用具有双相性，在作用的初期呈快速杀菌作用，杀菌速率与药物浓度呈线性关系；之后是一段缓慢的杀菌过程，其速率与药物浓度无关，这一现象称为“适应性耐药”，但这一作用是可逆的，经首次暴露与氨基糖苷类接触后的菌株再次接触药物时，其杀菌作用减弱甚至消失，当菌株脱离与药物接触后，对于药物的敏感性又可恢复。因此，1天1次给药有足够长的时间允许初次接触效应消失。

学习小结

1. 氨基糖苷类抗生素包括两大类　一类为天然来源，包括链霉素、卡那霉素、新霉素、庆大霉素、妥布霉素、小诺米星、西索米星、阿司米星等；另一类为半合成品，如奈替米星、依替米星、异帕米星、卡那霉素B、阿米卡星等。

2. 氨基糖苷类抗生素的共性

(1) 化学结构相似：都含有氨基环醇和氨基糖分子，并由配糖键连接成苷。

(2) 体内过程相似：口服很难吸收，肌内注射吸收迅速而完全；药物主要分布于细胞外液，在肾皮质及内耳的内、外淋巴液中浓度高；药物主要以原形经肾小球滤过排出体外。

(3) 抗菌作用相似：对各种需氧革兰阴性杆菌有强大的抗菌作用；对革兰阴性球菌如淋病奈瑟菌、脑膜炎奈瑟菌的作用较差；对肠球菌和厌氧菌无效。氨基糖苷类为快速杀菌剂，对静止期细菌有较强作用。

通过作用于蛋白质合成的各个阶段，即起始阶段、延长阶段和终止阶段，使细菌蛋白质合成受阻，还可影响细菌细胞膜的完整性，导致细菌死亡。

(4) 不良反应相似：①耳毒性：包括前庭和耳蜗功能损害；②肾毒性：损害近曲小管上皮细胞，引起肾小管肿胀，甚至坏死。氨基糖苷类抗生素是诱发药源性肾衰竭的最常见因素；③神经肌肉麻痹：可发生心肌抑制、血压下降、肢体瘫痪，甚至可发生呼吸肌麻痹而窒息死亡。一旦发生可用钙剂和新斯的明解救；④过敏反应：可引起皮疹、发热、嗜酸性粒细胞增多等，也可引起严重的过敏性休克，尤其是链霉素，其发生率仅次于青霉素。一旦发生，应静脉注射葡萄糖酸钙及肾上腺素等抢救。

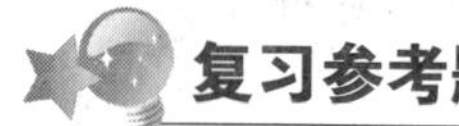

复习参考题

1. 试述氨基糖苷类抗生素的共性。
2. 试述氨基糖苷类和青霉素类抗生素合用的优点、注意事项及药理依据。
3. 简述庆大霉素的抗菌特点及临床应用。

（孙宏丽）

第三十八章

四环素类及氯霉素类抗生素

学习目标

掌握 四环素类药物的抗菌谱、抗菌作用机制、临床应用及不良反应；氯霉素的抗菌谱、抗菌作用机制、临床应用及不良反应。

熟悉 多西环素和米诺环素的抗菌特点。

了解 广谱抗生素的概念，四环素类药物的分类及体内过程。

四环素类(tetracyclines)及氯霉素类(chloramphenicols)抗生素的抗菌范围广，属广谱抗生素，对革兰阳性菌、革兰阴性菌、立克次体、支原体、衣原体均具有较强的抑制作用。其中四环素类还对某些螺旋体和原虫有作用。

第一节 四环素类

四环素类的化学结构中均具有菲烷的基本骨架，为酸、碱两性物质，在酸性溶液中较稳定，在碱性溶液中易降解，故临床一般用其盐酸盐。根据药物来源的不同，四环素类抗生素可分为天然品和人工半合成品。天然品有四环素(tetracycline)、土霉素(oxytetracycline，氧四环素)、金霉素(chlortetracycline，氯四环素)和地美环素(demeclocycline，去甲金霉素)等；半合成品有多西环素(doxycycline，强力霉素，脱氧土霉素)、美他环素(metacycline，甲烯土霉素)和米诺环素(minocycline，二甲胺四环素)(图 38-1)。

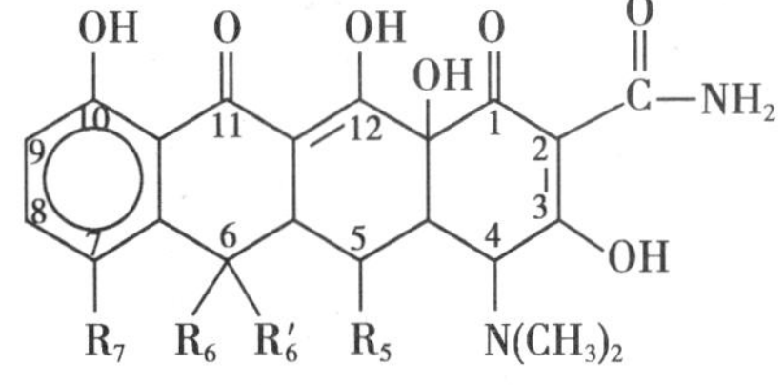

图 38-1 四环素类化学结构

【抗菌作用】 本类药物属快速抑菌药。药物的抗菌活性的强度依次为：米诺环素 > 多西环素 > 美他环素 > 地美环素 > 四环素 > 土霉素。

1. 抗菌机制 本类药物必须进入菌体内才能发挥抑菌作用。在胞质内，药物特异性地与细菌核糖体 30S 亚基的 A 位结合，阻止氨基酰 tRNA(亦称氨酰 tRNA)进入 A 位，从而阻碍肽链延长和蛋白质的合成。药物还可引起细菌细胞膜通透性的改变，导致胞内核苷酸和其他重要成分外漏，从而抑制细菌 DNA 的复制。高浓度时也具有杀菌作用。

2. 耐药性 近年来细菌对四环素类药物耐药菌株日渐增多，如金黄色葡萄球菌、A 群链球菌、肺炎球菌、大肠埃希菌、志贺菌属等。天然四环素类药物之间呈完全交叉耐药性，但是对天然四环素耐药的细菌对半合成四环素可能仍敏感。

耐药性产生的机制可能是：①细菌核糖体保护蛋白基因表达增强，大量生成的核糖体保护蛋白保护细菌的蛋白质合成过程不受药物影响；②细菌细胞膜对四环素类的通透性降低，使其不能进入细胞内；③肠杆菌属细菌的耐药性是通过耐药质粒介导的，带有耐药质粒细菌的细胞膜对四环素类药物泵出增加，使菌体内药物浓度降低；④细菌产生灭活酶，使药物失活。

一、天然四环素类

四 环 素

【体内过程】 口服可吸收，但不完全，由于其能与 Fe^{2+}、Ca^{2+}、Mg^{2+}、Al^{3+} 等多价金属离子络合，减少药物的吸收。酸性环境中药物溶解度高，碱性环境溶解度低，故不应与碱性药、H_2 受体阻断药或抗酸药同时服用，与铁剂或抗酸药并用时，应间隔 2~3 小时。酸性药物如维生素 C 可促进四环素吸收。与食物同服显著减少四环素吸收，空腹服用四环素的吸收率较高(60%~80%)，但刺激胃肠道。此外，口服吸收具有饱和现象，一次口服剂量大于 0.5g 时，血药浓度并不随剂量增加而增高，只增加其排泄量。

四环素体内分布广泛，可进入胎儿血液循环及乳汁中，胆汁中的浓度为血药浓度的 10~20 倍，与其存在肝肠循环有关，可沉淀在新形成的牙齿和骨骼中。口服药物时，20%~55% 由肾脏排泄，可用于泌尿系统感染，碱化尿液增加药物排泄。

【抗菌作用】 抗菌谱广，除对革兰阳性菌、革兰阴性菌和某些厌氧菌有较强抑制作用之外，对肺炎支原体、立克次体、衣原体、螺旋体和放线菌也有强大的抑制作用，对阿米巴原虫有间接抑制作用。但对伤寒沙门菌、副伤寒沙门菌、铜绿假单胞菌、结核分枝杆菌、真菌和病毒无效。

对革兰阳性菌的抑制作用强于阴性菌，但是对革兰阳性菌的作用不如青霉素类和头孢菌素类，对革兰阴性菌的作用不如氨基糖苷类及氯霉素类。极高浓度时具有杀菌作用。

【临床应用】 四环素曾广泛用于各种感染性疾病的治疗。目前，由于其他高效抗菌药的不断出现，以及四环素耐药菌株的日益增加和其特殊的不良反应，四环素不再作为治疗细菌性感染的首选药。目前主要用于立克次体感染如斑疹伤寒、Q 热和恙虫病等，四环素类作为首选药。对支原体感染所引起的支原体肺炎和非特异性尿道炎等，首选四环素类或大环内酯类。对衣原体感染（鹦鹉热、沙眼和性病性淋巴肉芽肿等）以及某些螺旋体感染（回归热等），首选四环素类或青霉素类。四环素还可首选用于鼠疫、布鲁菌病、霍乱、幽门螺杆菌感染引起的消化性溃疡、肉芽肿鞘杆菌感染引起的腹股沟肉芽肿；对于其他革兰阳性菌、革兰阴性菌引起的感染性疾患，可选用半合成四环素类，但作为次选药。

【不良反应】

1. 胃肠道反应　口服后可引起恶心、呕吐、上腹不适、腹胀、腹泻等症状；与口服后药物直接刺激胃肠道有关，饭后服用可减轻症状，但影响药物吸收。

2. 二重感染　正常人的口腔、咽喉部、胃肠道等处有微生物生长，这些正常微生物群与宿主之间、各菌群之间维持平衡的共生状态。长期应用抗生素，特别是广谱抗生素时，敏感菌被抑制，不敏感菌趁机在体内大量繁殖，由原来的劣势菌群变为优势菌群，造成新的感染，称作二重感染或菌群交替症。多见于婴儿、老年人、体弱者、合用糖皮质激素或抗肿瘤药、免疫抑制药的患者。

常见的二重感染有：①真菌感染，多由白假丝酵母菌引起，临床表现为鹅口疮、肠炎，发现后应立即停药，同时进行抗真菌治疗；②对四环素耐药的艰难梭菌感染所致的假膜性肠炎，表现为剧烈腹泻、发热、肠壁坏死、体液渗出甚至休克死亡，此种情况必须停药，口服万古霉素或甲硝唑治疗。

3. 对骨骼和牙齿生长的影响　四环素类药物可与新形成的骨骼和牙齿中沉积的钙相结合，出现牙釉质发育不全，造成恒齿永久性棕色色素沉着（俗称牙齿黄染），还可抑制婴儿骨骼发育。孕妇、哺乳期妇女及8岁以下儿童禁用四环素和其他四环素类药物。

4. 其他　大剂量长期口服或静脉给药，可引起严重肝损伤或加重原有肾功能不良，多见于孕妇特别是伴有肾功能异常者。偶见过敏反应如皮疹、药热、血管神经性水肿等，并有交叉过敏。也可引起光敏反应。

【药物相互作用】

1. 能与二价、三价阳离子形成难溶性络合物，当与含钙、镁、铝等离子的抗酸药、牛奶或含铁的药物同服会减少其吸收，血药浓度降低。

2. 与H_2受体阻断药合用使四环素吸收减少。

3. 与利尿药合用可使血尿素氮升高。

二、半合成四环素类

多西环素

多西环素（doxycycline）又称强力霉素、脱氧土霉素，是半合成的长效四环素类药物，易溶于水，遇光不稳定。

【体内过程】 口服吸收迅速完全，不易受食物影响，但仍受牛奶、奶制品及多价金属离子的干扰而影响吸收。与血浆蛋白结合率达80%~95%，大部分药物随胆汁进入肠腔排泄，肠道中的药物多以无活性的结合型或络合型存在，故对肠道菌群影响很小，很少引起二重感染。少量药物经肾脏排泄，肾功能减退时粪便中药物的排泄增多，故肾衰竭患者也可使用。由于存在肝肠循环，$t_{1/2}$长达14~22小时，一般细菌感染每日用药一次即可。

【抗菌作用】 抗菌谱与四环素相同，抗菌活性比四环素强2~10倍；抗菌作用具有强效、速效、长效的特点。对土霉素或四环素耐药的金黄色葡萄球菌仍有效，但与其他同类药物有交叉耐药。

【临床应用】 与四环素相同，是四环素类药物中的首选药。可用于呼吸道感染如老年性支气管炎、肺炎等，也用于尿道、胆道系统感染。特别适合肾外感染伴肾衰竭者（其他多数四环素类药物可能加重肾衰竭）。由于药物分布广泛，也用于酒渣鼻、痤疮、前列腺炎。

【不良反应】 胃肠道反应常见，如恶心、呕吐、腹泻、舌炎、口腔炎和肛门炎，应饭后服用。口服药物时，应以大量水送服，并保持直立体位30分钟以上，以避免引起食管炎。静脉注射可出现舌麻木及口腔异味感。易致光敏反应。其他不良反应少于四环素。长期使用苯妥英钠或巴比妥类药物的患者,多西环素的 $t_{1/2}$ 可缩短至 7 小时。

米诺环素

米诺环素(minocycline,二甲胺四环素)是四环素类药物中抗菌活性最强的。口服吸收完全,不受牛奶和食物的影响。但抗酸药或重金属离子仍可影响其吸收。脂溶性高于多西环素,组织穿透力强,分布广泛,在脑脊液中的浓度高于其他四环素类。尿中及粪便中的排泄量显著低于其他四环素类。

抗菌谱与四环素相似,但对四环素或青霉素类耐药的 A 群链球菌、B 群链球菌、金黄色葡萄球菌和大肠埃希菌仍敏感。主要用于治疗酒渣鼻、痤疮和沙眼衣原体所致的性传播疾病,以及上述耐药菌感染。

不良反应与四环素相似。此外,米诺环素还产生独特的前庭反应,表现为恶心、呕吐、眩晕、运动失调等症状,停药 24~48 小时后症状可消失。用药期间不宜从事高空作业、驾驶和机器操作。一般不作为首选药。

第二节 氯霉素类

氯霉素

氯霉素(chloramphenicol)是 1947 年从委内瑞拉链丝菌的培养液中提取的广谱抗生素,分子中含有氯原子,故名氯霉素。1950 年发现其可诱发致命性不良反应(抑制骨髓造血功能),临床应用受到极大限制。

【体内过程】 氯霉素口服吸收迅速而完全,生物利用度高。血浆 $t_{1/2}$ 约 2.5 小时,有效血药浓度可维持 6~8 小时。血浆蛋白结合率约为 60%,肌内注射吸收较慢。广泛分布于各组织与体液中,脑脊液中的浓度较其他部位高。体内药物的 90% 在肝脏与葡萄糖醛酸结合而失活。代谢产物和原形药物由尿中排泄,尿中原形物仅占 5%~15%,但已达到有效抗菌浓度。

【抗菌作用】

1. 抗菌谱　属广谱抗生素类,对革兰阳性菌和革兰阴性菌均有抑制作用,对革兰阴性菌的抑制作用强于革兰阳性菌,一般为抑菌药;但是对流感嗜血杆菌、脑膜炎奈瑟菌、肺炎球菌为杀菌药。对革兰阳性菌的抗菌活性不如青霉素类和四环素类。对伤寒沙门菌及其他沙门菌属敏感。对立克次体、衣原体、支原体也有抑制作用。但是对结核分枝杆菌、真菌、原虫和病毒无效。

2. 抗菌机制　氯霉素通过抑制细菌蛋白质的合成而产生抑菌作用。主要作用于细菌核糖体的 50S 亚基上,抑制肽酰转移酶,阻止 P 位上肽链的末端羧基与 A 位上氨基酰 tRNA 的氨基发生反应,从而阻止肽链延伸,使蛋白质合成受阻。大环内酯类和克林霉素的作用位点与氯霉素的结合位点十分接近,这些药物同时应用可能相互竞争相近的靶点,产生拮抗作用。

3. 耐药性　细菌主要是通过基因的逐渐突变和耐药因子的转移而获得耐药性,获得耐药因子的细菌产生乙酰转移酶,使氯霉素钝化而失活。某些革兰阴性菌如流感嗜血杆菌或伤寒沙门菌等，通过染色体突变使外膜特异性蛋白质缺失，造成外膜对氯霉素的通透性降低，药物无法进入胞内发挥抗菌作用。

【临床应用】 由于氯霉素可能对造血系统产生严重的毒性作用，且细菌对药物的耐药性增高，故对其临床应用作出了严格控制。目前主要用于治疗伤寒、副伤寒，一般也不作为首选药物使用，而多选用喹诺酮类或第三代头孢菌素，后两者具有速效、低毒、复发少和愈后不带菌等特点。严重立克次体感染（斑疹伤寒、Q 热和恙虫病等）的 8 岁以下儿童、孕妇或对四环素类药物过敏者可选用。可用于无法使用青霉素类药物的脑膜炎患者、多药耐药的流感嗜血杆菌感染患者。与其他抗菌药联合使用，治疗腹腔或盆腔的厌氧菌感染。也可作为眼科的局部用药，安全有效地治疗敏感菌引起的眼内感染、全眼球感染、沙眼和结膜炎。

【不良反应】

1. 抑制骨髓的造血功能　有两种表现：①可逆性血细胞减少：较为常见，发生率和严重程度与剂量或疗程呈正相关，表现为贫血、粒细胞减少症或血小板减少症。如能及早发现，及时停药可以恢复。其中部分患者可能发展成致死性再生障碍性贫血或急性髓细胞性白血病；②再生障碍性贫血：不可逆性地损害骨髓造血功能，虽发生率低（1/30 000），但死亡率很高，发病率与用药量、疗程无关，有报道一次用药即可发生。发病机制不清，女性发生率较男性高 2~3 倍，多在停药数周或数月后发生。表现有瘀点、瘀斑、鼻出血、苍白、高热和咽痛，一旦发现，较难逆转，少数幸存者日后发展为白血病的几率很高。为避免氯霉素引起的骨髓抑制，应严格掌握适应证。避免长期大剂量用药，用药过程中定期复查血象，发现异常，立即停药并给予治疗。

2. 灰婴综合征　早产儿和新生儿肝脏的葡萄糖醛酸转移酶缺乏，对氯霉素的代谢、解毒功能受到限制，排泄能力差。大剂量使用氯霉素可致早产儿和新生儿药物中毒，表现为循环衰竭、呼吸困难、进行性血压下降、皮肤苍白和发绀，故称灰婴综合征。一般发生于治疗的第 2 天至第 9 天，症状出现 2 天内的死亡率可高达 40%，有时大龄儿童甚至成人也可发生类似的症状。

3. 其他　可引起胃肠反应（恶心、呕吐、腹泻等）和二重感染，少数患者有过敏反应（皮疹、药热、血管神经性水肿）、视神经炎、视力障碍、中毒性精神病等。

【药物相互作用】

1. 氯霉素抑制肝药酶活性，从而减少华法林、甲苯磺丁脲、苯妥英钠和氯磺丙脲等药物的代谢，使它们的血药浓度增高，甚至造成中毒。合用时应监测凝血酶原时间及血糖。

2. 使用利福平或长期使用苯巴比妥则促进氯霉素代谢，降低氯霉素的疗效。

3. 与抗肿瘤药合用可增加骨髓抑制作用。

甲砜霉素

甲砜霉素（thiamphenicol，甲砜氯霉素，硫霉素），是以甲砜基取代氯霉素的苯对硝基而形成的。抗菌谱、抗菌活性、抗菌机制、主要适应证及主要不良反应与氯霉素相似。与氯霉素不同的是，细菌对甲砜霉素的耐药性发展较慢，但与氯霉素之间存在完全交叉耐药性。甲砜霉素的 70%~90% 以原形由肾脏排泄，肾功能不良者应减少药量。甲砜霉素对血液系统毒性主要为可逆性血细胞减少，发生率高于氯霉素，未见致死性再生障碍性贫血和灰婴综合征的报道。

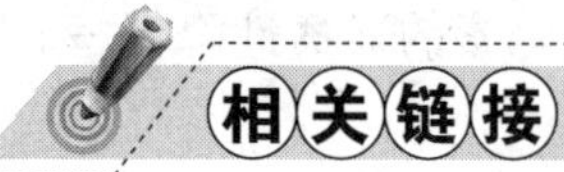

四环素类抗生素的耐药性问题

目前四环素类药物已不再作为临床抗感染治疗的主要抗生素，主要原因是由于耐药菌株日益增多，四环素类药物的不良反应比较严重，加之新型抗生素不断问世，使临床应用明显减少。为了减少四环素类的耐药性问题，科研人员作了一些探索。

1. 天然物筛选 从 dactylosporangium 发酵液中分离出 4 种 dactylocycline，都是在 6 位连有糖的四环素，对耐四环素的革兰阳性菌有很强的抗菌作用。

2. 结构修饰寻找半合成四环素 在四环素的 9 位上连有二甲基甘氨酰氨基的甘氨酰四环素（glycylcycline），对起源于核糖体保护和外排机制的耐药菌有作用；叔丁基甘氨酰米诺环素（tigilcycline）（TBG-MINO 和 GRA-936）对临床重要致病菌（包括耐四环素、糖肽与氟喹诺酮的革兰阳性菌）有广泛的抗菌活性，抗耐甲氧西林金黄色葡萄球菌、耐青霉素的肺炎球菌、耐万古霉素肠球菌作用优于万古霉素。

学习小结

1. 四环素类药物的分类 可分为天然品和人工半合成品。天然品有四环素、土霉素、金霉素和地美环素；半合成品有多西环素、美他环素和米诺环素。

2. 四环素的特点 口服吸收率受食物、某些金属离子和酸碱环境的影响；胆汁中的浓度高于血药浓度；可沉淀在新形成的牙齿和骨骼中；碱化尿液增加其排泄。对革兰阳性菌、革兰阴性菌、某些厌氧菌、肺炎支原体、立克次体、衣原体、螺旋体和放线菌有强大的抑制作用，对阿米巴原虫有间接抑制作用。药物在胞质内特异性地与细菌核糖体 30S 亚基的 A 位结合，阻止氨基酰 tRNA 进入 A 位，从而阻碍肽链延长和蛋白质的合成；药物还可引起细菌细胞膜通透性的改变，导致胞内核苷酸和其他重要成分外漏，从而抑制细菌 DNA 的复制；高浓度时也具有杀菌作用。临床上不作为治疗细菌性感染的首选药；但仍可首选用于治疗立克次体、支原体、衣原体、某些螺旋体和幽门螺杆菌感染以及鼠疫、布鲁菌病、霍乱等。不良反应主要有胃肠道反应、二重感染、影响骨骼和牙齿的生长以及过敏反应和光敏反应等。

3. 氯霉素的特点 对革兰阴性菌的抑制作用强于革兰阳性菌；对流感嗜血杆菌、脑膜炎奈瑟菌和肺炎球菌为杀菌药；对伤寒沙门菌及其他沙门菌属敏感；对立克次体、衣原体和支原体亦有抑制作用。与细菌核糖体 50S 亚基上的肽酰基转移酶的作用位点可逆性结合，阻止 P 位上肽链的末端羧基与 A 位上氨酰 tRNA 的氨基发生反应，使蛋白质合成受阻；与大环内酯类或克林霉素之间有竞争性拮抗作用。临床上一般不作为首选药；主要用于伤寒、副伤寒、多药耐药的流感嗜血杆菌感染、无法使用青霉素类药物的脑膜炎、无法使用四环素类药物或对其过敏的严重立克次体感染、眼科的局部用药等。不良反应主要有抑制骨髓的造血功能、灰婴综合征以及胃肠反应、二重感染、过敏反应和视神经炎等。

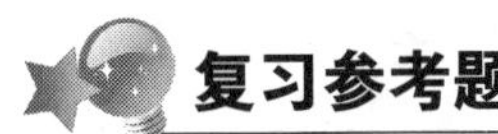

复习参考题

1. 氯霉素对血液系统的毒性有哪些？与剂量和疗程的关系如何？
2. 试述广谱抗生素引起二重感染的原因及表现。
3. 试述四环素类药物的抗菌作用和作用机制。
4. 试述氯霉素的抗菌作用和作用机制。

（孙宏丽）

第三十九章

人工合成抗菌药

学习目标

掌握 第三代、第四代喹诺酮类的临床应用、主要不良反应。复方新诺明的组方依据、临床应用。甲硝唑的作用、临床应用、不良反应。

熟悉 喹诺酮类药物的分类、抗菌谱特点。磺胺类代表药物的名称、抗菌作用、临床应用、主要不良反应及防治措施。

了解 氟喹诺酮类的体内过程、构效关系。磺胺药的分类及依据。

第一节 喹诺酮类抗菌药

一、概　　述

喹诺酮类是一类分子中含4-喹诺酮基本结构的人工合成抗菌药。自1962年合成首个喹诺酮类药物萘啶酸以来，该类药物发展迅猛，根据其临床应用先后及抗菌性能分为四代。各代药物在药动学特点、抗菌作用及不良反应等方面均有不同。

第一代喹诺酮类代表药物为萘啶酸，其抗菌谱窄，仅对大肠埃希菌等少数革兰阴性杆菌有抑制作用，口服吸收差，毒副作用较大，仅用于泌尿道感染，目前临床已淘汰。

第二代喹诺酮类代表药物为吡哌酸(pipemidic acid)，抗菌谱较第一代有所扩大，对多数革兰阴性杆菌包括部分铜绿假单胞菌有效，口服易吸收，但因血中游离药物浓度低，而尿中药物浓度高，故仅用于敏感菌所致的尿路感染和肠道感染，不能用于治疗全身感染。

第三代喹诺酮类代表药物为诺氟沙星(norfloxacin)，该类药是在喹诺酮基本结构上引入了氟原子，也称氟喹诺酮类药物，具有抗菌谱广、抗菌力强、口服吸收好、不良反应少等特点，临床用于治疗尿道和肠道感染及呼吸道、皮肤软组织感染等。目前常用的药物还有：环丙沙星、氧氟沙星、培氟沙星、洛美沙星、氟罗沙星等。

第四代为20世纪90年代以来新研制的氟喹诺酮类药物，抗菌谱进一步扩大到抗革兰阳性菌、衣原体、支原体及部分厌氧菌，抗菌活性也大大提高，同时药代动力学及安全性也有了很大的改善，此类药物包括莫昔沙星、吉米沙星、加替沙星等。

【构效关系】 喹诺酮类药物的基本化学结构是4-喹诺酮，在其母核的N_1、C_3、C_6、C_7、C_8引入不同的基团即可形成各具特点的药物。它们的抗菌效果与结构间存在明显的关系（图39-1）。

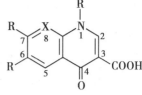

图39-1　喹诺酮类药物的基本化学结构

1. 增强抗菌活性　C_6位引入氟原子（全部的氟喹诺酮类）后，药物与DNA回旋酶的亲和性提高，抗菌活性增强，对金黄色葡萄球菌有抗菌活性；C_7位引入哌嗪环可提高抗铜绿假单胞菌和金黄色葡萄球菌活性。

2. 扩大抗菌谱　N_1位引入环丙基，药物在增强抗菌活性的同时，也增强对衣原体、支原体的作用；引入二苯氟基，则进一步增强体内抗革兰阳性菌、厌氧菌、衣原体、支原体的活性。

3. 增加脂溶性　C_7位引入甲基哌嗪环可增加药物的脂溶性，提高口服生物利用度和对细菌的穿透力。C_8位引入氯或氟，进一步提高药物的口服生物利用度，延长药物的半衰期。

4. 光敏反应　喹诺酮类药物对光不稳定，在光照下易分解，使抗菌活性降低。C_8位引入氯或氟，在提高疗效的同时，也增强了药物的光敏反应。C_8位取代基为甲氧基时，可明显增强其光稳定性。

5. 中枢神经系统毒性　C_7位引入3-甲基哌嗪基，可降低中枢毒性。

【体内过程】

1. 吸收　氟喹诺酮类口服吸收良好，血药浓度相对较高，食物一般不影响药物的吸收，但与富含Fe^{2+}、Ca^{2+}、Mg^{2+}的食物同服可降低药物的生物利用度。

2. 分布　氟喹诺酮类血浆蛋白结合率均较低，体内分布广，肺脏、肾脏、前列腺组织、尿液、胆汁、粪便、巨噬细胞和中性粒细胞中的药物浓度均高于血药浓度。但是，脑脊液、骨组织和前列腺液中的药物浓度低于血药浓度。氟喹诺酮类尚可分布到泪腺、唾液腺、泌尿生殖系统和呼吸道黏膜。

3. 代谢与排泄　培氟沙星由肝脏代谢并通过胆汁排泄；氧氟沙星、左氧氟沙星和洛美沙星主要（80%以上）以原形经肾脏排出，尿中浓度高。其他多数药物经肝和肾两种途径消除。

【抗菌作用】 氟喹诺酮类属于广谱杀菌药，尤其对革兰阴性菌包括铜绿假单胞菌在内具有强大的杀菌作用，对金黄色葡萄球菌及产酶金黄色葡萄球菌也有良好的抗菌活性，某些药物对结核分枝杆菌、嗜肺军团菌、支原体及衣原体也有效。前三代喹诺酮类对厌氧菌作用不明显，而第四代喹诺酮类提高了对厌氧菌如脆弱类杆菌、梭杆菌属、消化链球菌属、厌氧芽胞梭菌属等的抗菌活性。

【抗菌机制】

1. DNA回旋酶　是喹诺酮类抗革兰阴性菌的重要靶点。DNA回旋酶的A亚基是喹诺酮类的作用靶点，通过形成DNA回旋酶-DNA-喹诺酮三元复合物，抑制酶的开口活性和封口活性，阻碍细菌DNA复制而导致细菌死亡。

2. 拓扑异构酶Ⅳ　是喹诺酮类抗革兰阳性菌的重要靶点。喹诺酮类通过对拓扑异构酶Ⅳ的抑制作用，干扰细菌DNA复制。

有关喹诺酮类的抗菌作用还存在其他机制，如造成DNA错误复制，导致细菌死亡；抑制细菌RNA及蛋白质合成。此外，抗菌后效应也被认为是喹诺酮类的抗菌作用机制之一。

【耐药性】 随着喹诺酮类的广泛应用，细菌的耐药性逐渐引起人们的重视。临床常见的耐药菌有金黄色葡萄球菌、肠球菌、大肠埃希菌和铜绿假单胞菌等。本类药与其他类抗菌药之间无明显交叉耐药性，但同类药物之间有交叉耐药。

耐药性产生的机制：①gyrA 基因突变导致 DNA 回旋酶活性改变，使药物失去靶位；②细菌外膜孔蛋白基因失活，导致膜通道关闭，喹诺酮类无法通过膜通道进入菌体；③金黄色葡萄球菌含有 norA 蛋白，在胞浆膜上形成特殊的转运通道，具有将喹诺酮类自菌体内泵出的功能。norA 蛋白基因过量表达时，使菌体内喹诺酮类药物浓度降低，形成耐药菌。

【临床应用】 此类药物具有抗菌谱广、抗菌活性强、口服方便、与其他抗菌药无明显交叉耐药性以及价格低廉等特点。因此在目前临床抗感染治疗中，占有极为重要的地位。

1. 泌尿生殖系统感染　可用于治疗铜绿假单胞菌性尿道炎，急、慢性前列腺炎以及复杂性前列腺炎，单纯性淋病，奈瑟菌性尿道炎或宫颈炎等。

2. 呼吸系统感染　常用于革兰阴性菌感染所致的肺炎和支气管炎。

3. 肠道感染与伤寒　首选用于治疗志贺菌引起的急、慢性菌痢和中毒性菌痢，以及鼠伤寒沙门菌、猪霍乱沙门菌、肠炎沙门菌引起的胃肠炎（食物中毒）。对沙门菌引起的伤寒或副伤寒，应首选氟喹诺酮类或头孢曲松。也可用于旅行性腹泻。

4. 其他　包括革兰阴性杆菌感染所致的骨髓炎、关节炎、菌血症，以及革兰阴性菌引起的皮肤和软组织感染。氟喹诺酮类对脑膜炎奈瑟菌具有强大的杀菌作用，且在鼻咽分泌物中浓度高，可用于鼻咽部带菌者。

【不良反应和注意事项】

1. 胃肠道反应　较常见，如胃部不适、消化不良、恶心、呕吐、腹泻等，与剂量密切相关。

2. 中枢神经系统反应　轻症者表现为失眠、头昏、头痛，重症者出现精神异常、抽搐甚至惊厥等。常在用药剂量过大、有精神病或癫痫病史、与茶碱类或非甾体抗炎药合用时出现。

3. 皮肤反应及光敏反应　可出现皮疹、血管神经性水肿、皮肤瘙痒等。少数患者出现光敏反应，表现为光照部位皮肤出现瘙痒性红斑，严重者出现皮肤糜烂、脱落，停药后可恢复。用药期间应避免阳光和紫外线的照射。

4. 软骨损害　动物实验证明，喹诺酮类对幼龄动物的软骨有损伤作用。因此，不宜常规用于儿童、孕妇和哺乳期妇女。

5. 其他　可见肝肾功能损伤、跟腱炎、心脏毒性与眼毒性等，停药后可恢复。

【药物相互作用】 喹诺酮类药物可抑制茶碱类、咖啡因和口服抗凝血药在肝中代谢，使这些药物的血药浓度升高而引起不良反应。

二、常用氟喹诺酮类药物

鉴于临床上使用的喹诺酮类药物主要局限于氟喹诺酮类，本节重点介绍氟喹诺酮类。

诺氟沙星

诺氟沙星（norfloxacin）是第一个用于临床的氟喹诺酮类药物。抗菌谱广，对革兰阳性菌和革兰阴性菌包括铜绿假单胞菌在内，均有良好抗菌活性。口服生物利用度仅 35%~45%，主要以原形由尿液和粪便排泄，少量药物在肝脏代谢。临床主要用于敏感菌所致肠道、泌尿道感染和淋病，也可外用治疗皮肤和眼部的感染。

环丙沙星

环丙沙星（ciprofloxacin）为广谱、高效抗菌药。口服吸收不完全，生物利用度为38%~60%，血药浓度较低，必要时可静脉滴注以提高血药浓度。组织穿透力强，分布广泛。主要以原形由肾脏排泄。体外抗菌实验中，环丙沙星对铜绿假单胞菌、流感嗜血杆菌、肠球菌、肺炎球菌、金黄色葡萄球菌、嗜肺军团菌、淋病奈瑟菌的抗菌活性高于多数氟喹诺酮类药物。与其他种类的抗菌药无交叉耐药，对氨基糖苷类或第三代头孢菌素耐药的菌株仍具有抗菌活性。但同类药物之间有交叉耐药现象。对多数厌氧菌不敏感。主要用于治疗对其他抗菌药产生耐药的革兰阴性杆菌所致的呼吸道、泌尿生殖道、消化道、骨与关节和皮肤软组织感染。不良反应少，静脉滴注时，局部有血管刺激反应。

氧氟沙星

氧氟沙星（ofloxacin）抗菌活性强，除保留了环丙沙星的抗菌特点和其良好的抗耐药菌特性外，还对结核分枝杆菌、肺炎支原体、沙眼衣原体和部分厌氧菌有效。口服吸收完全，血药浓度较高，体内分布广，胆汁中药物浓度为血药浓度的7倍，体内代谢少，80%以上的药物以原形由尿液排泄，尿液中药物浓度居各种氟喹诺酮类药物之首。临床主要用于治疗敏感菌所致的上、下呼吸道感染、泌尿生殖道感染、胆道感染、皮肤软组织感染及盆腔感染等。与其他抗结核药无交叉耐药，可作为治疗结核病的二线药物，与其他抗结核药合用。主要不良反应有胃肠道反应及转氨酶升高，偶见轻度中枢神经系统毒性反应。静脉滴注部位有血管刺激反应，肾功能不良或老年患者应减量。

左氧氟沙星

左氧氟沙星（levofloxacin）是氧氟沙星的左旋体，抗菌活性是氧氟沙星的2倍，抗菌谱及临床应用与氧氟沙星相似，对敏感菌引起的各种急慢性感染、难治性感染均有良好效果。不良反应发生率低，主要不良反应为胃肠道反应。

洛美沙星

洛美沙星（lomefloxacin）含有2个氟原子，口服吸收好，生物利用度高，体内分布广，70%以上的药物以原形由尿液排泄。对革兰阴性菌的抗菌活性与诺氟沙星和氧氟沙星相近；对耐甲氧西林金黄色葡萄球菌、表皮葡萄球菌、链球菌和肠球菌的抗菌活性与氧氟沙星几乎相同；对多数厌氧菌的抗菌活性低于氧氟沙星。光敏反应常见。

氟罗沙星

氟罗沙星（fleroxacin）含有3个氟元素，抗菌谱广，口服生物利用度接近100%，大部分药物以原形由尿液排泄，少量药物在肝脏代谢，肝肾功能不良或老年患者应减量。体外抗菌活性与诺氟沙星、环丙沙星和氧氟沙星相近或稍弱，但其体内抗菌活性强于现有的各种喹诺酮类药物。临床主要用于治疗敏感菌所致的呼吸系统、泌尿生殖系统、妇科、外科的感染性疾病或二次感染。

司氟沙星

司氟沙星(sparfloxacin，司帕沙星)为长效类药，口服吸收良好，存在明显的肝肠循环，$t_{1/2}$超过16小时。抗菌活性强，对革兰阳性菌、厌氧菌、结核分枝杆菌、衣原体、支原体的抗菌活性显著优于环丙沙星；对嗜肺军团菌和革兰阴性菌与环丙沙星相同；对上述菌的抗菌活性优于诺氟沙星和氧氟沙星。体内抗菌活性也优于环丙沙星和氧氟沙星。临床可用于上述菌所致的呼吸系统、泌尿生殖系统、皮肤软组织感染、骨髓炎和关节炎等。应注意光敏反应。

加替沙星

加替沙星(gatifloxacin)口服吸收良好，食物对其吸收无显著影响。体内分布广泛，唾液、痰液、精液、前列腺液、肺、肾、皮肤、鼻窦黏膜扁桃体、中耳黏膜、女性生殖器官均有药物分布。79%~88%以原形药物经肾随尿排泄。

抗菌谱较环丙沙星和氧氟沙星广，且活性更强，不仅对革兰阳性菌和革兰阴性茵有高度的抗菌活性，而且对厌氧菌也有很强的抗菌活性。但对MRSA、表皮葡萄球菌、粪肠球菌的作用较差。临床主要用于敏感病原菌引起的各种感染性疾病的治疗，如急性鼻窦炎、慢性支气管炎急性发作、社区获得性肺炎、急性肾盂肾炎、单纯性及复杂性尿路感染、直肠感染及淋球菌性宫颈炎等。

严重毒副作用少见，主要是恶心、胃部不适、腹泻等消化道反应，以及头痛、眩晕、嗜睡等神经系统症状。也可能发生皮肤过敏症状。

莫西沙星

莫西沙星(moxifloxacin)口服吸收迅速，吸收后可迅速分布至体液及组织中，在支气管黏膜、肺泡巨噬细胞中药物均可达有效浓度。约有22%的原形药和50%的结合型代谢物经肾随尿排泄。多次反复给药体内可形成蓄积。$t_{1/2}$为11~15小时。

属广谱的氟喹诺酮类，对大多数革兰阳性菌和革兰阴性菌、厌氧菌、结核分枝杆菌、衣原体、支原体具有较强的抗菌活性。临床可用于上述菌所致的急、慢性支气管炎和上呼吸道感染，也可用于泌尿生殖系统和皮肤软组织感染等。不良反应发生率低，几乎没有光敏反应。

妥舒沙星

妥舒沙星(tosufloxacin)口服吸收迅速。分布广泛，肾、小肠和肝中的药物浓度最高，皮肤、鼻黏膜、前列腺、男性和女性生殖器官等组织都有较高的药物浓度，但不易通过血-脑屏障，故脑组织中药物含量极低。$t_{1/2}$为3.1~3.9小时。

亦属广谱的氟喹诺酮类，抗菌活性强，对革兰阳性菌的抗菌活性是氧氟沙星、诺氟沙星的2~16倍，对革兰阴性菌的抗菌活性也高于氧氟沙星和诺氟沙星而与环丙沙星相似，对大多数厌氧菌的作用强于氧氟沙星。

主要用于呼吸系统、泌尿道、肠道、皮肤软组织以及外科、妇产科、耳鼻喉科、口腔科、眼科等由敏感致病菌引起的感染的治疗。

不良反应轻微，主要有恶心、呕吐、胃部不适、食欲减退等胃肠道反应，也可出现头晕、头痛、头胀、失眠或嗜睡、手指颤抖等神经系统症状。

第二节 磺胺类抗菌药

一、概 述

磺胺类药物是20世纪30年代德国化学家Domagk发现的能有效防治全身性细菌感染的第一类化疗药物，属广谱抑菌药，曾一度广泛用于临床。近年来，由于抗生素和喹诺酮类的快速发展、细菌对磺胺类出现耐受，以及药物本身的毒副反应等原因，磺胺类的临床应用受到明显限制。

【构效关系】 磺胺类是一类人工合成的对氨基苯磺酰胺衍生物，药物的分子中含有苯环、对位氨基和磺酰胺基(图39-2)。

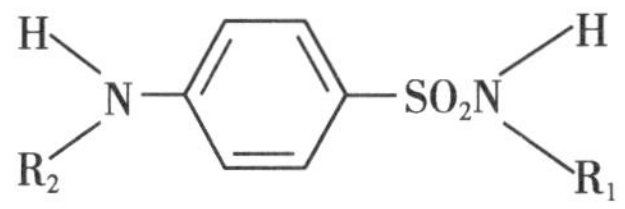

1. 磺酰胺基上的氢(R_1)被杂环取代，得到口服易吸收、治疗全身感染的药物，如磺胺甲噁唑、磺胺异噁唑等。

2. 将对位氨基上的氢(R_2)被取代，得到口服难吸收、主要用于治疗肠道感染的药，如柳氮磺吡啶等。

图39-2 磺胺类药物的基本化学结构

3. 某些制成有机盐类，其钠盐水溶性增加，可制成水针剂如磺胺嘧啶钠；其银盐水溶性很低，作外用药如磺胺嘧啶银等。

【体内过程】 治疗全身感染的药物口服吸收迅速，体内分布广，血浆蛋白结合率为25%~95%，血浆蛋白结合率低的药物易于通过血-脑屏障，进入脑脊液。主要在肝脏代谢，主要从肾脏以原形药、乙酰化物、葡萄糖醛酸结合物三种形式排泄。磺胺类及其乙酰化物在碱性尿中溶解度高，在酸性尿液中易结晶析出，结晶物可造成肾损害。

【抗菌作用】

1. 抗菌谱 对大多数革兰阳性菌和阴性菌都有较强的抑制作用，通常对该类药物敏感的革兰阳性菌有溶血性和化脓性链球菌、脑膜炎奈瑟菌、淋病奈瑟菌、鼠疫耶尔森菌、诺卡菌属；其次是大肠埃希菌、志贺菌属、布鲁菌属、变形杆菌属、伤寒沙门菌；此外，也对沙眼衣原体、疟原虫、卡氏肺孢子虫、弓形虫滋养体有抑制作用。但是对支原体、立克次体、螺旋体无效。

2. 抗菌机制 通过抑制二氢蝶酸合酶而抑制细菌的生长繁殖。对磺胺类敏感的细菌不能直接利用周围环境中的叶酸，必须以蝶啶、对氨基苯甲酸(PABA)为原料，在二氢蝶酸合酶作用下生成二氢蝶酸，二氢蝶酸与谷氨酸生成二氢叶酸，再进一步在二氢叶酸还原酶的作用下形成四氢叶酸，四氢叶酸活化后，可作为一碳基团载体的辅酶参与嘌呤核苷酸和嘧啶核苷酸的合成。磺胺类与PABA的结构相似，与PABA竞争二氢蝶酸合酶，阻止细菌二氢叶酸合成，从而发挥抑菌作用。由于人或哺乳动物能直接利用食物中的叶酸，故磺胺类对哺乳动物细胞无作用。

3. 耐药性 对磺胺类敏感的细菌，无论在体内或体外，反复接触磺胺类后，均可产生耐药性。各磺胺类之间有交叉耐药。其机制是通过或产生对磺胺药低亲和力的二氢蝶酸合酶，或降低细菌对磺胺药的通透性，或改变代谢途径而直接利用外源性叶酸，或基因突变或质粒介导，合成过量的PABA对抗磺胺药的作用，此点可能是最主要的，如某些耐药性葡萄球菌可以合成比原有敏感菌株高70倍的PABA。

【不良反应】

1. 泌尿系统损害 尿液中的磺胺药一旦结晶析出,可产生结晶尿,对肾脏造成损伤出现血尿、疼痛和尿闭等症状。服药期间应适当增加饮水量并同服等量碳酸氢钠以碱化尿液。

2. 过敏反应 局部用药易发生,药热和皮疹分别多发生于药后5~10天和7~9天。偶见多形性红斑、剥脱性皮炎,严重者可死亡。磺胺类药物之间有交叉过敏反应,用药前应询问过敏史。

3. 血液系统反应 可有粒细胞减少症、血小板减少症甚至再生障碍性贫血,虽然发生率极低但可致死。对葡萄糖-6-磷酸脱氢酶缺陷者,易引起溶血性贫血。用药期间应定期检查血常规。

4. 消化系统反应 口服可引起恶心、呕吐、食欲减退,餐后服或同服碳酸氢钠可减轻反应。可有高胆红素血症和新生儿核黄疸,亦可发生肝损害,严重者出现急性肝坏死。肝功能受损者应避免使用。

5. 神经系统反应 少数患者出现头晕、头痛、乏力、失眠等症状,用药期间不应从事高空作业和驾驶。

二、常用磺胺类药物

(一) 肠道易吸收类

磺胺嘧啶

磺胺嘧啶(sulfadiazine,SD,磺胺哒嗪)属中效磺胺类,口服易吸收,$t_{1/2}$为10~13小时。血浆蛋白结合率是本类药物中最低者,约为45%,易透过血-脑屏障,在脑脊液中的药物浓度可达血药浓度的40%~80%。是治疗流行性脑脊髓膜炎的首选药,首选用于治疗诺卡菌属引起的肺部感染、脑膜炎、脑脓肿。与乙胺嘧啶联合用药治疗弓形虫病。还可用于敏感菌引起的泌尿道感染和上呼吸道感染。使用时,应增加饮水量,必要时同服等量碳酸氢钠碱化尿液。与甲氧苄啶合用产生协同抗菌作用。

磺胺甲噁唑

磺胺甲噁唑(sulfamethoxazole,SMZ,新诺明)属中效磺胺类,$t_{1/2}$为10~12小时。血浆蛋白结合率较高(60%~80%),脑脊液中的药物浓度虽低于磺胺嘧啶,仍可用于流行性脑脊髓膜炎的预防。尿中浓度虽不及磺胺异噁唑,也可适用于治疗大肠埃希菌等敏感菌诱发的泌尿道感染,如肾盂肾炎、膀胱炎、单纯性尿道炎等。与甲氧苄啶合用产生协同抗菌作用。

(二) 肠道难吸收类

柳氮磺吡啶

柳氮磺吡啶(sulfasalazine,SASP)口服很少吸收,大部分进入小肠远端和结肠。本身无抗菌活性,在肠道局部微生物作用下分解成磺胺吡啶和5-氨基水杨酸,磺胺吡啶有微弱的抗菌活性,5-氨基水杨酸具有抗炎和免疫抑制作用,因此,柳氮磺吡啶口服或灌肠用于治疗急性或慢性溃疡性结肠炎、节段性回肠炎；口服用于治疗类风湿关节炎；栓剂用于溃疡性直肠炎。长期服药可产生恶心、呕吐、皮疹、药热、粒细胞减少等不良反应。

（三）外用类

磺胺米隆

磺胺米隆（mafenide，SML，甲磺灭脓）是对位氨甲基磺胺药物，抗菌活性不受脓液、坏死组织以及 PABA 的影响。抗菌谱广，对铜绿假单胞菌、金黄色葡萄球菌、破伤风梭菌有效，能迅速渗入创面和焦痂中，适用于烧伤或大面积创伤后的创面感染，并能提高植皮的成功率。不良反应有用药局部疼痛及烧灼感，大面积使用其盐酸盐可能导致酸中毒，应选用其醋酸盐。

磺胺嘧啶银

磺胺嘧啶银（sulfadiazine silver，SD-Ag，烧伤宁）兼有磺胺嘧啶的抗菌作用和银盐的收敛作用。抗菌谱广，对多数革兰阳性菌和阴性菌有良好的抗菌活性，对铜绿假单胞菌的抗菌作用显著强于磺胺米隆，并能促进创面的干燥、结痂及愈合。临床用于预防和治疗Ⅱ度或Ⅲ度烧伤、烫伤创面的感染。

磺胺醋酰

磺胺醋酰（sulfacetamide，SA）对引起眼部感染的细菌及沙眼衣原体有较强的抗菌活性，其钠盐溶液呈中性，几乎无刺激性，且穿透力强，故适用于眼科的感染性疾患，如沙眼、角膜炎、结膜炎。

第三节 其他合成类抗菌药

一、抗菌增效剂

甲氧苄啶

甲氧苄啶（trimethoprim，TMP）可与多种抗菌药合用，增强后者抗菌效应，故又称抗菌增效剂。抗菌谱与磺胺甲噁唑相似，属抑菌药，抗菌活性比磺胺甲噁唑强数十倍，对大多数革兰阳性菌和阴性菌均有效，但是甲氧苄啶单独应用易引起细菌耐药，常与磺胺类药物（磺胺嘧啶和磺胺甲噁唑）合用。

口服吸收迅速完全，血浆蛋白结合率为 40%，广泛分布于组织和体液中，脑脊液中的药物浓度较高，炎症时接近血药浓度。大部分以原形从肾脏排出。

其抗菌作用机制是抑制细菌二氢叶酸还原酶，使二氢叶酸不能还原为四氢叶酸，阻止细菌核酸的合成。毒性较小，对某些敏感的患者可引起叶酸缺乏症，导致巨幼红细胞性贫血、粒细胞减少及血小板减少等，上述反应一般较轻，停药后可恢复。

复方磺胺甲噁唑

复方磺胺甲噁唑(cotrimoxazole,SMZco,复方新诺明)是磺胺甲噁唑(SMZ)和甲氧苄啶(TMP)按5∶1的比例制成的复方制剂,按此比例给药时,最终的血药峰浓度比与体外实验的最佳抗菌浓度比(20∶1)相似,两者的主要药代动力学参数相近,合用后可使细菌的叶酸代谢受到双重阻断(SMZ抑制二氢蝶酸合酶,而TMP抑制二氢叶酸还原酶),抑制四氢叶酸的合成,发挥抗菌作用,甚至呈现杀菌作用,并可减少耐药菌株的产生。其抗菌活性是两药单独等量应用时的数倍至数十倍,使抗菌谱扩大,对磺胺类已产生耐药的细菌如大肠埃希菌、伤寒沙门菌和志贺菌属等仍有效。

临床广泛用于大肠埃希菌、变形杆菌、克雷伯菌引起的泌尿道感染;肺炎球菌、流感嗜血杆菌及大肠埃希菌引起的慢性支气管炎反复发作;霍乱弧菌引起的霍乱;伤寒沙门菌引起的伤寒;志贺菌属引起的肠道感染;卡氏肺孢子虫引起的肺炎;诺卡菌属引起的诺卡菌病;以及用于预防脑膜炎奈瑟菌引起的流行性脑脊髓膜炎等。不良反应与磺胺类药及甲氧苄啶相似。

二、硝基呋喃类药物

呋喃妥因

呋喃妥因(nitrofurantoin,呋喃坦啶)尿中药物浓度高,特别是尿液呈酸性时,抗菌作用最佳。对金黄色葡萄球菌、表皮葡萄球菌、腐生葡萄球菌、肠球菌、大肠埃希菌、淋球菌、枯草杆菌等革兰阳性菌和革兰阴性菌均有良好的抗菌活性。临床主要用于敏感菌引起的泌尿道感染。毒性较低,最常见的不良反应为恶心、呕吐和腹泻,偶见寒战、发热、白细胞减少、粒细胞减少、溶血性贫血。对葡萄糖-6-磷酸脱氢酶缺陷者,尚可引起溶血性贫血,故禁用。

呋喃唑酮

呋喃唑酮(furazolidone,痢特灵)口服不易吸收,肠内浓度高,对沙门菌属、志贺菌属、肠杆菌属、弯曲菌属、金黄色葡萄球菌、粪肠球菌、霍乱弧菌、大肠埃希菌、肺炎杆菌等均具有抗菌活性。主要用于治疗肠炎、痢疾、霍乱等肠道感染性疾病;栓剂可用于治疗阴道滴虫病。此外,还可用于治疗胃、十二指肠溃疡,对幽门螺杆菌的根除率为50%。不良反应同呋喃妥因。

呋喃西林

呋喃西林(furacilin)因口服毒性大而仅作局部或创面用药,主要作为表面消毒药。外用于化脓性中耳炎、结膜炎、泪囊炎、压疮、伤口感染的治疗,也可作膀胱冲洗治疗,若出现皮肤过敏反应则应立即停药。

三、硝咪唑类药物

甲硝唑

甲硝唑(metronidazole,灭滴灵)口服吸收良好,体内分布广,可进入感染病灶、脑脊液中。

除具抗滴虫和抗阿米巴原虫作用外，因在细胞内无氧环境中硝基被还原为氨基，生成细胞毒作用的还原物质而抑制DNA的合成，显示抗厌氧菌的作用。对脆弱类杆菌、破伤风杆菌、部分真杆菌、消化球菌等均具有较好的抗菌活性。较少引起耐药性。另外，对贾第鞭毛虫亦有作用。

临床主要用于治疗贾第鞭毛虫病、阴道滴虫病的首选药，也主要用于厌氧菌引起的口腔、腹腔、消化道、女性生殖系统、下呼吸道、皮肤软组织、骨和关节等部位的厌氧菌感染治疗，还可用于败血症、破伤风、心内膜炎、脑膜感染、阿米巴病等的治疗。

用药期间和停药1周内，禁用含乙醇的饮料，并减少钠盐摄入量。不良反应一般较轻微，包括胃肠道反应、过敏反应、外周神经炎等。

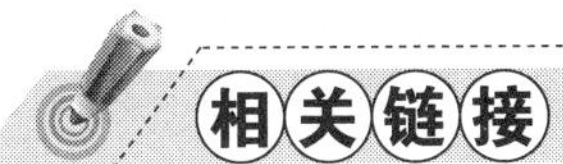

易引起过敏反应的药物

目前常见的易引起过敏反应的药物主要有以下几类：

1. 抗生素类　如青霉素类、链霉素、氯霉素、土霉素等。其中青霉素在药物过敏反应中占有重要地位，居各种药物之首，发生率约为1%~10%，其他抗生素均比青霉素类的发生率低。

2. 磺胺类　此类药物有着共同的化学结构(对氨基苯磺酰胺)，故磺胺过敏有明显的交叉抗原性，如果患者已发生过对某种磺胺药过敏，其他的磺胺类药物也不能使用。此外，磺酰脲类口服降血糖药因为也含有对氨基苯磺酰胺基团，可能会使对磺胺过敏的人出现交叉过敏，对磺胺过敏者也要慎用。

3. 解热镇痛药　如阿司匹林、氨基比林和非那西丁等，可引起荨麻疹或血管神经性水肿等。

4. 麻醉剂　如普鲁卡因和丁卡因在用于局部麻醉时可引起过敏反应。

5. 生物制品　包括各种疫苗、血清和血浆制品、酶制剂等，这些均为蛋白质，可引起变态反应，如破伤风抗毒素、蛇毒免疫血清、狂犬病疫苗等。

学习小结

1. 氟喹诺酮类属于广谱杀菌药，具有抗菌谱广、抗菌活性强、口服吸收良好、与其他类别的抗菌药之间无交叉耐药等特点。抗菌谱包括革兰阴性菌(包括铜绿假单胞菌)、金葡菌、产酶金葡菌。某些药物对结核分枝杆菌、军团菌、支原体及衣原体也有效。第四代喹诺酮类对厌氧菌具有抗菌活性。氟喹诺酮类是通过抑制DNA回旋酶或拓扑异构酶Ⅳ，干扰细菌DNA复制而发挥杀菌作用。本类药物临床广泛应用于敏感菌所致泌尿生殖系统、呼吸系统、肠道感染，以及骨髓炎、关节炎等。

2. 磺胺类抗菌药属广谱抑菌剂，抗菌谱包括大多数革兰阳性菌和阴性菌，也包括沙眼衣原体、疟原虫、卡氏肺孢子虫、弓形虫滋养体。其作用机制是与PABA竞争二氢蝶酸合酶,阻止细菌二氢叶酸合成,抑制细菌生长。本类药不良反应有泌尿系统损害、过敏反应、白细胞减少症、血小板减少症等。磺胺甲噁唑和甲氧苄啶制成复方制剂。二者合用后可使细菌的叶酸代谢遭到双重阻断,发挥抗菌作用,并可减少耐药菌株的产生。

3. 呋喃唑酮 口服不易吸收,肠内浓度高。主要用于治疗肠炎、痢疾、霍乱等肠道感染性疾病。

4. 甲硝唑 主要用于治疗厌氧菌感染、幽门螺杆菌感染导致的消化性溃疡、还用于阿米巴病、贾第鞭毛虫病以及阴道滴虫病的治疗。

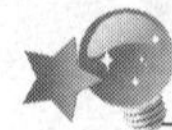

复习参考题

1. 简述氟喹诺酮类药物的临床应用。
2. 简述SMZ与TMP配伍的药理学依据。
3. 简述甲硝唑的主要临床用途。

（陈晓红）

第四十章

抗病毒药及抗真菌药

学习目标

掌握 两性霉素B、酮康唑、氟康唑抗菌作用特点、临床应用；阿昔洛韦的药理作用、作用机制、临床应用；伐昔洛韦、泛昔洛韦、更昔洛韦、磷甲酸钠、碘苷、阿糖腺苷的作用特点、临床应用；利巴韦林、金刚烷胺的临床应用。

熟悉 特比萘芬、灰黄霉素的抗真菌作用、临床应用、主要不良反应；克霉唑、咪康唑的作用特点。

了解 抗艾滋病病毒的鸡尾酒治疗法；奈韦拉平、地拉韦定的临床用药；抗艾滋病病毒药齐多夫定、拉米夫定的作用特点。

第一节 抗病毒药

多数流行性传染病是由病毒感染所引起的，严重危害人类的健康和生命。20世纪80年代初发现的人类免疫缺陷病毒（human immunodeficiency virus，HIV）所致的艾滋病（获得性免疫缺陷综合征，acquired immuno deficiency syndrome，AIDS），是危害性最大、死亡率极高的传染病。

由于病毒严格的胞内寄生特性及病毒复制时依赖宿主细胞的许多功能，且在不断的复制中产生错误而形成变异，使理想抗病毒药物的研发相对缓慢。

抗病毒药的作用机制主要包括：①阻断病毒与宿主细胞受体的结合，即与病毒竞争细胞膜表面的受体，阻止病毒的吸附，如肝素或带阴电荷的多糖；②阻止病毒穿入细胞或脱壳如盐酸金刚烷胺、金刚乙胺等能改变细胞膜电荷，抑制A型流感病毒的脱壳和病毒核酸到宿主胞质的转移而抑制甲型流感病毒的复制；③阻碍病毒生物合成，如碘苷抑制胸腺嘧啶核苷合成酶而影响DNA的合成，阿糖腺苷干扰DNA聚合酶而阻碍DNA的合成；④增强宿主抗病毒能力，如干扰素能激活宿主细胞的某些酶，降解病毒的mRNA，抑制蛋白的合成、翻译和装配。

利巴韦林

利巴韦林（ribavirin，virazole，三氮唑核苷，病毒唑）是核苷、次黄嘌呤核苷类似物。

【体内过程】 口服吸收迅速，1~1.5小时血药浓度达峰值，生物利用度约45%，$t_{1/2}$为27~36

小时，体内少量被代谢，大部分以原形从尿中排出。

【药理作用和作用机制】 利巴韦林（ribavirin）又名三氮唑核苷、病毒唑，为核苷、次黄嘌呤核苷类似物，能抑制病毒核酸的合成，利巴韦林具有广谱抗病毒活性，对多种DNA和RNA病毒都有抑制作用。抗RNA病毒作用较强。对甲型、乙型流感病毒最敏感，对呼吸道合胞病毒、副流感病毒、麻疹病毒、拉萨热病毒、甲型和丙型肝炎病毒等均有抑制作用。

作用机制可能是：其在病毒感染的细胞内被腺苷激酶磷酸化，生成单磷酸利巴韦林（RMP）和三磷酸利巴韦林（RTP），RMP是单磷酸肌苷脱氢酶的抑制剂，使单磷酸肌苷不能转变为单磷酸鸟苷，使细胞和病毒复制所必需的鸟嘌呤核苷在细胞中减少，从而抑制病毒DNA和RNA的合成。

【临床应用】 可用于婴幼儿合胞病毒性肺炎；甲、乙型流感；副流感病毒、小儿腺病毒性肺炎；流行性出血热；甲型及丙型肝炎；皮肤单纯疱疹病毒感染、麻疹及上呼吸道病毒感染；流行性结膜炎；呼吸道病毒引起的鼻炎、咽峡炎；带状疱疹和生殖器疱疹。其中治疗呼吸道合胞病毒肺炎和支气管炎效果最佳，通常以小颗粒气雾剂给药，流感也用气雾剂给药，而其他大多数病毒感染则通过静脉注射进行治疗。

【不良反应】 口服或静脉给药时可出现食欲减退、胃部不适、轻度腹泻和便秘等胃肠道反应；偶见皮疹、眩晕、头痛和血清胆红素增加等，停药后可恢复正常。大剂量或长期用药可引起贫血、网织红细胞增多和粒细胞减少。动物实验有致畸作用，孕妇禁用。

阿昔洛韦

阿昔洛韦（aciclovir，ACV）又名无环鸟苷，为人工合成的嘌呤核苷类衍生物。

【体内过程】 口服吸收差，生物利用度仅15%~30%，血浆蛋白结合率为9%~23%，易透过生物膜分布至全身组织，包括皮肤、脑、胎盘和乳汁等。部分在肝代谢，主要经肾排泄，还有部分随粪便排出。$t_{1/2}$为2~4小时。

【药理作用和作用机制】 具有广谱抗疱疹病毒活性，其作用比碘苷强10倍，比阿糖腺苷强160倍。对Ⅰ型和Ⅱ型单纯疱疹病毒（HSV）有效，并为其首选治疗药物，其次对水痘-带状疱疹病毒（VZV）和EB病毒也有很强的抑制作用。对乙肝病毒有一定作用，对巨细胞病毒作用较差。

阿昔洛韦进入感染细胞内，在病毒胸苷激酶和细胞激酶的催化下，转化为三磷酸无环鸟苷，抑制病毒DNA多聚酶，使病毒DNA的合成受阻。

【临床应用】 是治疗单纯疱疹病毒感染的首选药。广泛用于治疗疱疹性角膜炎、疱疹性口炎、生殖器疱疹、全身带状疱疹及疱疹性脑炎，与免疫调节剂（α-干扰素）联合应用治疗乙型肝炎有效，与齐多夫定合用治疗AIDS可使患者症状有明显改善。

【不良反应】 较少，常见胃肠道反应及头痛、头晕、关节痛；偶见皮疹、发热等。滴眼及外用可有局部轻微疼痛，静脉滴注偶有血尿素氮及肌酐水平升高，大量饮水、减少剂量或停药能很快恢复，肾功能减退者慎用。静脉滴注可引起静脉炎。与青霉素类、头孢菌素类和丙磺舒合用可致其血药浓度升高。动物实验显示有致畸作用，孕妇禁用。

伐昔洛韦

伐昔洛韦（famciclovir，FCV）是PCV的前药，口服吸收迅速，在肠壁和肝经脱脂酶和黄嘌呤氧化酶作用转化PCV。其抗病毒作用和机制与ACV相似，效能略高于ACV，生物利用度为

70%。不良反应略轻于 ACV，常见头痛，恶心，偶见便秘、腹泻、头晕、食欲减退、胃痛、疲倦或呕吐。极少数患者出现中性粒细胞减少、嗜睡等。主要用于带状疱疹、皮肤及黏膜 HSV 感染、原发或复发性生殖器疱疹等。

更昔洛韦

更昔洛韦（ganciclovir）对单纯疱疹病毒和水痘 - 带状疱疹病毒抑制作用与阿昔洛韦相似，但对巨细胞病毒抑制作用较强，约为阿昔洛韦的 100 倍。口服生物利用度低，多采用静脉滴注给药。骨髓抑制等不良反应发生率较高，只用于艾滋病、器官移植、恶性肿瘤时严重巨细胞病毒感染性肺炎、肠炎及视网膜炎等。

喷昔洛韦

喷昔洛韦（penciclovir，PCV）的抗病毒作用和作用机制同阿昔洛韦相似。体内外实验对单纯疱疹病毒、水痘 - 带状疱疹病毒、EB 病毒和鸭肝炎病毒都有抑制作用，对巨细胞病毒的抑制作用较弱。主要用于治疗复发性唇疱疹。常见不良反应有局部灼热、刺痛、麻木，停药后消失。全身用药有致突变作用和生殖毒性。

扎那米韦

扎那米韦（zanamivir）通过抑制流感病毒的神经氨酸酶，从而改变了流感病毒在感染细胞内的聚集和释放。临床用于成年患者和 12 岁以上的青少年患者，治疗由 A 型和 B 型流感病毒引起的流感。不良反应包括对哮喘或慢性阻塞性肺疾病患者治疗无效，甚至可能引起危险。

膦甲酸钠

膦甲酸钠（foscarnet sodium）能特异性抑制人类疱疹病毒和巨细胞病毒 DNA 聚合酶，也能抑制 HIV 反转录酶。口服生物利用度低，静脉注射给药用于治疗巨细胞病毒性视网膜炎，也用于艾滋病或 HIV 感染患者办法的鼻炎、肺炎、结膜炎等。

常见不良反应有剂量依赖性肾功能损害，不可与两性霉素 B 或环孢素合用。低钙血症、高钙血症、血膦过高或过低，及低钾血症都可发生，少数病例出现低血糖或癫痫发作。

碘　苷

碘苷（idoxuridine）又称疱疹净，是一种脱氧碘化尿嘧啶核苷。能竞争性抑制胸苷酸合成酶，使 DNA 合成受阻，故能抑制 DNA 病毒，如单纯疱疹病毒、水痘 - 带状疱疹病毒，对 RNA 病毒无效。

本品全身应用毒性大，临床仅限于局部用药，主要用于单纯疱疹病毒引起的急性疱疹性角膜炎、结膜炎。对不同类型的病毒感染疗效不同，对浅层上皮角膜炎效果较好，对更深层的基质感染无效。长期应用可出现角膜混浊或染色小点。局部有瘙痒、疼痛、水肿，甚至睫毛脱落。孕妇、肝病或造血功能不良者禁用或慎用。

阿糖腺苷

阿糖腺苷（vidarabine，Ara-A）为人工合成的嘌呤核苷类衍生物，具有广谱抗病毒作用。在体内转变为具有活性的阿糖腺苷三磷酸，抑制病毒的DNA多聚酶和DNA合成。对单纯疱疹病毒、水痘-带状疱疹病毒和乙型肝炎病毒等有明显的抑制作用。静脉滴注阿糖腺苷，30分钟血药浓度达峰值，停药后血药浓度迅速下降，$t_{1/2}$为0.17小时，脑脊液中药物浓度约为血浆的1/3，主要经肾排出。本药可用于治疗单纯疱疹病毒性脑炎、新生儿单纯疱疹病毒感染和免疫缺陷者的带状疱疹病毒感染、单纯疱疹病毒性角膜炎、急性单纯疱疹病毒性角膜-结膜炎，对乙型肝炎也有一定的疗效。但由于它疗效低毒性大，临床现已较少应用，已被毒性较低的阿昔洛韦所取代。不良反应有恶心、呕吐、畏食、腹泻等消化道反应。偶见震颤、眩晕、幻觉、共济失调等反应。剂量较大时对造血系统可能出现轻度抑制，有致畸和致突变作用，孕妇及婴儿禁用。

金刚烷胺

金刚烷胺（amantadine）是人工合成的饱和三环癸烷的氨基衍生物，对甲型流感病毒有较强的抑制作用。主要是通过阻止病毒脱壳而抑制甲型流感病毒在早期的复制与增殖。口服易吸收，体内分布广，血浆$t_{1/2}$ 12~17小时，在体内不被代谢，几乎全部以原形由肾脏排泄。肾功能减退者应适当减少剂量。主要用于预防和治疗甲型流感，对乙型流感则无效，亦可用于帕金森病的治疗。不良反应常见轻度和短暂的神经症状和胃肠道反应；偶有皮疹、直立性低血压，肾功能不良者剂量稍大可出现中枢神经系统症状，并有致畸作用，故孕妇、1岁以下婴儿、哺乳妇女、严重的心血管、肝、肾疾病者、癫痫史、精神病患者应禁用本药。

干扰素

干扰素（interferon，IFN）是机体细胞在病毒感染或受其他诱导剂刺激后，体内产生的一类具有多种生物活性的糖蛋白物质，具有抗病毒、抗肿瘤和双向调节免疫功能。IFN分IFN-α（粒细胞干扰素）、IFN-β（成纤维细胞干扰素）、IFN-γ（免疫干扰素）三种，其中以α干扰素抗病毒能力最强。临床应用的是人IFN。

【体内过程】 干扰素为广谱抗病毒药，口服无效，可皮下、肌内或静脉注射，也可局部滴鼻、滴眼应用，在某些体液（如唾液、血清和尿）和肌肉组织中容易失活。不易进入脑脊液。主要从尿中排出。

【药理作用和作用机制】 干扰素能激活宿主细胞的某些酶，降解病毒的mRNA，抑制蛋白的合成、翻译和装配，从而抑制病毒的复制与繁殖。对肿瘤细胞蛋白质合成也有抑制作用。此外，干扰素能增强杀伤细胞（NK）、T细胞的抗病毒活性，激活与增强巨噬细胞的吞噬活力而调节免疫功能。

【临床应用】 主要用于急性病毒感染性疾病如流感及其他上呼吸道感染性疾病、病毒性心肌炎、流行性腮腺炎、乙型脑炎等和慢性病毒性感染如慢性活动性肝炎、巨细胞病毒性感染等。还可用于尖锐湿疣、慢性宫颈炎的治疗。

【不良反应】 少数患者可出现发热、寒战、乏力、肌痛、畏食、注射部位出现红斑。还可致粒细胞和血小板减少，停药后可恢复；大量长期使用可引起中枢神经系统的毒性。禁用于过敏体质、严重心脏病、肾功能不良、中枢神经系统功能紊乱者，在实验动物中有致畸作用，故孕妇禁用。

聚肌胞

聚肌胞（polyinosinic polycytidylic acid，聚肌胞苷酸）为多聚肌苷酸和多聚胞苷酸的共聚物，是一种高效内源性干扰素诱导剂，能诱导机体产生干扰素，具有广谱抗病毒、抗肿瘤、调整机体免疫功能、抗细菌、抗原虫等多种作用。用于带状疱疹、单纯疱疹、疱疹性角膜炎、扁平苔藓、扁平疣、银屑病、肝炎、乙型脑炎、疱疹性脑炎、鼻咽癌、宫颈癌等的治疗。对流行性腮腺炎和类风湿关节炎也有一定的疗效。少数人可出现头晕、头痛、发热、恶心、乏力等，一般停药后 4~8 小时内消失，因其为大分子物质应注意过敏反应的发生。

抗 HIV 药

随着对艾滋病的研究，陆续发现了一些新的对艾滋病病毒有抑制作用的药物，它们分为 HIV 反转录酶抑制药(包括核苷类和非核苷类)和 HIV 蛋白酶抑制药两大类。这些药物的应用，能改善 HIV 感染患者的生活质量，推迟疾病进展和延长患者生存期，但尚无法根治。

1. 核苷反转录酶抑制剂（NRTIs）

齐 多 夫 定

齐多夫定（zidovudine，AZT）为胸腺嘧啶核苷衍生物。1987 年被美国 FDA 第一个批准为抗人类免疫缺陷病毒（HIV）感染药，对 HIV 感染有效，既有抗 HIV-1 活性，也有抗 HIV-2 活性。通过竞争性地抑制病毒 RNA 反转录酶而干扰病毒 DNA 的合成。口服吸收迅速，易通过血 - 脑屏障，肝中代谢，大部分从肾排出。用于艾滋病（AIDS）和艾滋病相关复合症，为治疗 AIDS 的首选药。对人 T 细胞Ⅰ型病毒、EB 病毒和乙型肝炎病毒也有效，但对其他病毒无效。不良反应最常见为骨髓抑制、贫血或中性粒细胞减少症；也可引起胃肠道不适、头痛；剂量过大可出现焦虑、精神错乱和震颤。肝功能不全患者服用后更易发生毒性反应。用药期间应定期查血象。

扎 西 他 滨

扎西他滨（zalcitabine）为脱氧胞苷衍生物，与多种其他抗 HIV 感染药物有协同抗 HIV-1 作用。可有效治疗 HIV 感染，单用时疗效不如齐多夫定，更低于与其他药物联合使用。常被推荐与齐多夫定和一种蛋白酶抑制剂三药合用。适用于 AIDS 和 AIDS 相关综合征，也可与齐多夫定合用治疗临床状态恶化的 HIV 感染患者。生物利用度大于 80%，但与食物或抗酸药同服时可降低到 25%~39%，血浆蛋白结合率低于 4%，脑脊液浓度约为血清浓度的 20%，主要经肾脏排泄，血浆 $t_{1/2}$ 仅 2 小时，但细胞内 $t_{1/2}$ 可长达 10 小时。肾功能不全患者应减少服药剂量。主要不良反应是剂量依赖性外周神经炎，发生率为 10%~20%，但停药后能逐渐恢复。应避免与其他能引起神经炎的药物同服，如司他夫定、去羟肌苷、氨基苷类和异烟肼。也可引起胰腺炎，但发生率低于去羟肌苷。

司 他 夫 定

司他夫定（stavudine）为脱氧胸苷衍生物，对 HIV-1 和 HIV-2 均有抗病毒活性，常用于不能耐受齐多夫定或齐多夫定治疗无效的患者。但不能与齐多夫定合用，因为齐多夫定能减少本品的磷酸化。与去羟肌苷或拉米夫定合用可产生协同效应。口服生物利用度为 80%，且不受食物影响。血浆蛋白结合率极小，脑脊液浓度约为血清浓度的 55%。主要经肾脏消除，$t_{1/2}$ 为 1.2 小时，细胞内 $t_{1/2}$ 为 3.5 小时。主要不良反应为外周神经炎，当与扎西他滨和去羟肌苷等其他易引起外周神经炎的药物合用时，此不良反应发生率明显增加。也可见胰腺炎、关节痛和血清转氨酶升高。

去羟肌苷

去羟肌苷（didanosine）为脱氧腺苷衍生物，可作为严重 HIV 感染的首选药物，特别适合于不能耐受齐多夫定或齐多夫定治疗无效者。与齐多夫定或米多夫定合用，再加上一种蛋白酶抑制剂或一种 NNRTs 效果最好。生物利用度为 30%~40%，食品干扰其吸收，与更昔洛韦同服可增加去羟肌苷吸收，却降低更昔洛韦吸收。血浆蛋白结合率低于 5%，脑脊液浓度约为血清浓度的 20%。主要经肾脏消除，血浆 $t_{1/2}$ 0.6~1.5 小时，但细胞内 $t_{1/2}$ 可长达 12~24 小时。不良反应发生率也较高，儿童发生率高于成人，包括外周神经炎、胰腺炎、腹泻、肝炎、心肌炎及消化道和中枢神经反应。

2. 非核苷反转录酶抑制剂　非核苷反转录酶抑制剂（NNKTI）类包括地拉韦定（delavirdine）、奈韦拉平（nevirapine）和依法韦伦（efavirenz）。NNIKTIs 不需细胞内磷酸化代谢激活，可直接结合到反转录酶而抑制反转录酶；也可抑制 RNA 或 DNA 依赖性 DNA 多聚酶活性，但不插入到病毒 RNA。由于作用机制不同，故与 NRTIs 和蛋白酶抑制剂（PIs）合用可协同抑制 HIV 复制。NNRTI 类可有效预防 HIV 从感染孕妇到胎儿的子宫转移发生率，也可治疗分娩后 3 天内的新生儿 HIV 感染。但从不单独应用于 HIV 感染，因单独应用时 HIV 可迅速产生耐药性。

NNKTI 类均口服给药，且有较好口服生物利用度。皮疹为最常见不良反应。其他不良反应包括药热、恶心、腹泻、头痛、疲劳和嗜睡。也需注意监视患者肝功能。

3. 蛋白酶抑制剂（PIs）　HIV-1 型病毒能编码蛋白酶，HIV 蛋白前体在蛋白酶的催化下裂解为有感染性的成熟蛋白，HIV 蛋白酶抑制药阻止前体蛋白的裂解，因而导致无感染性蛋白前体的堆积，产生抗病毒作用。蛋白酶抑制药的生物利用度低(其中沙奎那韦最低)，不良反应多，易产生耐药，较少单用。若与反转录酶抑制药合用可增强其抗病毒效力。

蛋白酶抑制剂主要经肝细胞色素 P_{450} 代谢，可与许多其他药物通过抑制细胞色素 P_{450} 酶发生相互作用，甚至一种蛋白酶抑制剂可以抑制另一种蛋白酶抑制剂的代谢。

第二节　抗真菌药

真菌感染一般分为浅部真菌感染和深部真菌感染。浅部真菌感染很常见，多由表皮癣菌、小孢子菌、毛癣菌、孢子真菌引起。主要侵犯皮肤、毛发、指（趾）甲等，发病率高，危险性小，治疗药物多、疗效较好。深部真菌感染常由白念珠菌和新形隐球菌等引起，主要侵犯内脏器官和深部组织，发病率虽低，但诊断较难，危险性大，常可危及生命。近年来，深部真菌感染的发病率呈持续上升趋势，这与长期不合理应用广谱抗生素、免疫抑制剂、肾上腺皮质激素和抗恶性肿瘤药物等有关。

根据药物化学结构的不同，可将常用抗真菌药分为：抗生素类抗真菌药如两性霉素 B；唑类抗真菌药如酮康唑；嘧啶类抗真菌药如氟胞嘧啶和丙烯胺类抗真菌药如特比萘芬等。目前，临床上仍缺乏高效且使用安全的抗真菌药，尤其是深部真菌感染的治疗仍较困难。

一、抗生素类抗真菌药

灰黄霉素

灰黄霉素(griseofulvin)是从灰黄青霉菌培养液中提取的抗浅部真菌感染的抗生素。

【体内过程】 口服易吸收,吸收的量与颗粒大小有关,油脂食物和超微粒型制剂可使吸收量增加,吸收后广泛分布于全身,以皮肤、毛发、指甲、脂肪及肝脏等组织含量较高。大部分在肝脏代谢,并以无活性代谢产物从尿中排泄,$t_{1/2}$ 约 24 小时。本药不易透过表皮角质层,外用无效。

【药理作用和作用机制】 对各种浅表皮肤癣菌如表皮癣菌属、小孢子菌属和毛癣菌属等有较强抑制作用,对念珠菌属以及其他引起深部感染的真菌没有作用。

灰黄霉素可通过干扰敏感真菌的有丝分裂,抑制其生长;因其化学结构类似鸟嘌呤,故还能竞争性抑制鸟嘌呤进入 DNA 分子中,从而干扰真菌 DNA 合成。

【临床应用】 主要用于治疗敏感真菌所致的头癣、体癣、股癣、甲癣等。对头癣疗效最好,治愈率可达 90% 以上。

【不良反应】 常见恶心、呕吐、腹泻等消化道反应,偶见皮疹、头痛、粒细胞减少、转氨酶升高等。用药期间应定期检查血常规和肝功能。动物实验中有致畸胎作用。

【药物相互作用】 灰黄霉素是从灰黄青霉菌培养液中提取的,与青霉素可能有交叉耐药。可诱导肝药酶,与香豆素类合用时可抑制其抗凝作用。巴比妥类可降低灰黄霉素的吸收率。

两性霉素 B

两性霉素 B(amphotericin B;庐山霉素,fungilin)属多烯类抗深部真菌抗生素。因毒性较大,限制其广泛应用。两性霉素 B 的新剂型如脂质体剂型、脂质体复合物、胶样分散剂型等可提高其疗效,并降低其毒性。

【体内过程】 口服生物利用度仅 5%,肌内注射也难吸收且局部刺激性较大,临床主要采用静脉滴注给药。血浆蛋白结合率为 90% 以上,不易透过血 - 脑屏障,体内消除缓慢,$t_{1/2}$ 约 24 小时。主要在肝脏代谢,代谢产物及约 5% 的原形药缓慢由尿中排出,停药数周后,仍可在尿中检出。

【药理作用和作用机制】 两性霉素 B 对多种深部真菌如新型隐球菌、皮炎芽生菌、荚膜组织胞浆菌属、球孢子菌属、孢子丝菌属、白念珠菌属等有较强的抑制作用,高浓度时有杀菌作用。

两性霉素 B 可选择性与真菌细胞膜中的麦角固醇结合,在细胞膜上形成微孔,使细胞膜通透性增加,导致细胞内钾离子、核苷酸和氨基酸等重要物质外漏,使真菌细胞死亡。由于细菌细胞膜不含固醇类物质,故本品对细菌无效。

【临床应用】 目前仍是治疗深部真菌感染的首选药。主要用于各种真菌性肺炎、心内膜炎、脑膜炎及尿路感染等。治疗真菌性脑膜炎时,除静脉滴注外,还需加用小剂量鞘内注射。口服仅用于治疗肠道念珠菌感染。局部应用治疗眼科、皮肤科和妇科的真菌病。

【不良反应】 较多,常见寒战、发热、头痛、呕吐、畏食、贫血、粒细胞减少、低血压、低钾血症、低镁血症、血栓性静脉炎、肝功能损害、肾功能损害、心律失常等。如事先给予解热镇痛抗炎药、抗组胺药及糖皮质激素，可减少治疗初期寒战、发热反应的发生。应定期进行血尿常规、肝肾功能和心电图等检查以便及时调整剂量。

【药物相互作用】

1. 与氟胞嘧啶合用，可增强对隐球菌和念珠菌的抑制作用。
2. 与利福平合用可抑制真菌细胞的 RNA 合成，增强抗皮炎芽生菌、白念珠菌等的作用。

制霉菌素

制霉菌素（nystatin，制霉素）属多烯类抗真菌药，其体内过程和抗真菌作用与两性霉素 B 基本相同，注射给药时毒性大，故不宜注射用。对念珠菌属的抗菌活性较高，且不易产生耐药性。口服不易吸收，故口服仅用于防治消化道念珠菌病，局部用药对口腔、皮肤、阴道念珠菌病和阴道滴虫有效，较大剂量口服可致恶心、呕吐、腹泻等。局部用药刺激性小，个别阴道用药呈现白带增多。

二、唑类抗真菌药

唑类抗真菌药包括咪唑类和三唑类。咪唑类包括酮康唑、咪康唑、克霉唑等，可作为治疗浅部真菌感染的首选药。三唑类包括伊曲康唑、氟康唑等，可作为治疗深部真菌感染的首选药。

两类药物都能选择性地抑制真菌细胞膜上依赖细胞色素 P_{450} 的 14-α- 去甲基酶，导致 14-α- 甲基固醇蓄积，干扰真菌细胞膜中麦角固醇的生物合成，使真菌细胞膜缺损，增加膜通透性，进而抑制真菌生长或使真菌死亡。与咪唑类相比，三唑类对人体细胞色素 P_{450} 的亲和力要比对真菌细胞色素 P_{450} 的亲和力低，因此毒性较小，且抗菌活性更高，是目前抗真菌药中最有发展前途的一类。

酮 康 唑

酮康唑（ketoconazole）是第一个广谱口服抗真菌药。口服易吸收，血浆蛋白结合率高，不易透过血 - 脑屏障，脑脊液中药物浓度低，大部分经肝代谢而失活。由于酮康唑是二碱化合物，溶解和吸收都需要足够的胃酸，因此不能与抗酸药或减少胃酸分泌药（如抗胆碱药、H_2 受体阻断药）同服，必要时至少相隔 2 小时。

对各种浅部和深部真菌均有抗菌活性。对白念珠菌和表浅癣菌作用较强。口服可有效地治疗深部、皮下及浅表真菌感染，亦可局部用药治疗表浅部真菌感染。不良反应主要有恶心、呕吐等胃肠道反应，以及皮疹、头晕、嗜睡、畏光等，偶尔有短暂的肝功能异常及暴发性肝坏死，故用药期间应定期检查肝功，原有肝病患者禁用；极少数人发生内分泌异常，故可能引起男性乳房发育、阳痿及女性月经不规则等内分泌紊乱；对动物有致畸作用，孕妇禁用；本药可从乳汁分泌，所以哺乳期妇女慎用。

克 霉 唑

克霉唑（clotrimazole；三苯甲咪唑，canesten）为广谱抗真菌药。口服不易吸收，代谢产物大部分由胆汁排出。口服胃肠道反应较重，并可出现肝损害和抑郁、幻觉、定向障碍等中枢神经系统不良反应，仅作局部用药，用于治疗各种浅部真菌感染，对深部真菌感染的疗效差。

咪 康 唑

咪康唑（miconazole，双氯苯咪唑）为广谱抗真菌药。抗菌谱和抗菌强度与克霉唑相似。

口服吸收差，生物利用度低，不易透过血 - 脑屏障，故中枢神经系统的真菌感染须鞘内给药。静脉给药治疗多种深部真菌病，局部用药治疗阴道、皮肤或指甲的真菌感染。本药毒性较大，静脉给药可致血栓性静脉炎，滴注速度过快可致心律失常。此外，还有恶心、呕吐等胃肠道反应，也可见血液及中枢神经系统方面的毒性。

氟 康 唑

氟康唑（fluconazole）为广谱抗真菌药。口服吸收迅速完全，且不受食物和胃酸的影响，与静脉给药效价相同，体内分布广，可通过血 - 脑屏障进入脑脊液，脑脊液中浓度为血药浓度的60%，极少在肝脏代谢，尿中原形排泄量可达给药量的 80% 以上，肾功能不良时应减小剂量。主要用于各种念珠菌、隐球病及各种真菌引起的脑膜炎及艾滋病患者口腔、消化道念珠菌病等。

不良反应发生率低，有轻度消化系统反应、过敏反应、头痛、头晕、失眠等，可出现一过性尿素氮、肌酐及转氨酶升高。可能导致胎儿缺陷，禁用于孕妇。

伊 曲 康 唑

伊曲康唑（itraconazole）属三唑类抗真菌药，抗真菌作用比酮康唑强，抗菌谱较酮康唑广。脂溶性高，口服易吸收，与食物同服可增加其吸收。血浆蛋白结合率在 90% 以上，体内分布广，但在脑脊液中浓度低，能聚集在皮肤、指甲、肺、女性生殖器官等部位，主要在肝内代谢。

可用于许多浅部的真菌感染，包括念珠菌阴道炎，口腔、皮肤真菌感染，如体癣、股癣、花斑癣等。对深部真菌病如芽生菌病、球孢子菌病、荚膜组织胞浆菌病、副球孢子菌病和黄色酵母菌病等疗效较好。

不良反应较轻，主要有胃肠反应、头痛、头晕、红斑、皮肤瘙痒、血管神经性水肿等。偶见一过性血清转氨酶升高，停药后上述症状可消退。

三、嘧啶类抗真菌药

氟 胞 嘧 啶

氟胞嘧啶（flucytosine；5- 氟胞嘧啶，5-fluorocytosine）是人工合成的广谱抗真菌药。口服吸收快而完全，分布广，脑脊液中浓度高，炎症脑脊液中药物浓度可达血药浓度的 65%~90%，90% 通过肾小球滤过由尿中排出，$t_{1/2}$ 为 3.5 小时，肾衰竭时明显延长。

氟胞嘧啶能进入真菌细胞内，转变为氟尿嘧啶，抑制胸腺嘧啶核苷合成酶，从而影响 DNA 合成。主要用于白念珠菌和隐球菌病，单用效果不如两性霉素 B，且易产生耐药性，与两性霉素 B 合用可发挥协同作用。

不良反应有恶心、呕吐、畏食、腹泻、腹痛、皮疹、发热、转氨酶升高、碱性磷酸酶升高、贫血、粒细胞减少、血小板减少等。用药期间应注意定期检查肝功能及血象。也有少数患者发生过敏反应及精神、运动障碍。

四、丙烯胺类抗真菌药

特比萘芬

特比萘芬(terbinafine)是丙烯胺类广谱抗真菌药。对各种浅部真菌和曲霉菌有明显的抗菌活性。口服吸收良好,亲脂性强,在皮肤角质层、毛发、指(趾)甲内浓度较高。主要在肝脏代谢,经肾脏排泄。它抑制真菌细胞膜麦角固醇形成所需要的鲨烯环氧酶,使鲨烯在细胞内大量聚集,阻止了麦角固醇的合成,使真菌胞壁合成受到影响,而发挥了抑菌或杀菌作用。主要用于治疗由皮肤癣菌引起的甲癣、体癣、股癣、手癣、足癣等。不良反应轻微,常见胃肠道反应,其次是皮肤过敏反应,偶可发生肝功能损害和中性粒细胞减少,严重肝功减退者宜减量。

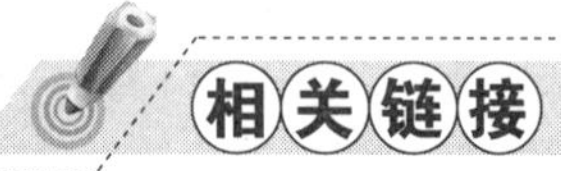

慢性乙型肝炎抗病毒治疗

目前我国对于慢性乙型肝炎(CHB)治疗的总体目标:“最大限度地长期抑制 HBV,减轻肝细胞炎症坏死及肝纤维化,延缓或减少肝脏失代偿、肝硬化、肝细胞癌及其并发症的发生,从而改善生活质量和延长存活的时间。

抗病毒治疗的药物

1. 干扰素:干扰素治疗 CHB 的根据就是基于恢复机体的免疫功能,同时又具有直接抑制病毒的作用。干扰素为有限期治疗药物,患者接受 PEG-IFNα(包括普通干扰素)治疗应答较持久,有望在相对确定的疗程内达到 HBV DNA 明显下降或抑制病毒的“基本”目标,有望争取实现 HBeAg/ 抗 -HBe 血清转换(“满意”目标),并有一定比例患者可达到 HBsAg 消失或血清转换(“理想”目标)。

2. 核苷(酸)类药物(NAs):NAs 可分三类:L- 核苷类(LAM 和 LDT)、无环核苷磷酸盐化合物(ADV 和 TDF)和脱氧鸟苷类似物(ETV)。NAs 抑制病毒作用强,安全性好,耐受性良好。LAM 最主要缺点是发生耐药,且随着治疗时间延长其耐药累积率逐年升高,普遍不赞同 LAM 长期单药治疗。应用 LDT 治疗期间应定期检测 CK,防范肌病发生。

CHB 抗病毒治疗最大的问题是治疗应持续多长时间。临床上评价抗病毒治疗的疗效指标包括血清 ALT 恢复正常、血清 HBV DNA 低于最低检测限、HBeAg 血清学转换、HBsAg 消除 /HBsAg 血清学转换以及组织学改善。持续 NAs 治疗,可达到持续血清 HBV DNA 抑制,血清转氨酶恢复正常,肝脏炎症活动度改善,并有望达到满意治疗终点(HBeAg 血清学转换),若能实现 HBsAg 消失者(理想终点),复发很少,但仅少数病例能达到此终点。

学习小结

1. 抗病毒药的作用机制包括：阻断病毒与宿主细胞受体的结合；阻止病毒穿入细胞或脱壳；阻碍病毒生物合成；增强宿主抗病毒能力。HIV 反转录酶抑制药(包括核苷类和非核苷类)和 HIV 蛋白酶抑制药能推迟疾病进展和延长患者生存期，但尚无法根治。

2. 常用抗病毒药

利巴韦林　广谱抗病毒药，用于婴幼儿合胞病毒性肺炎、甲、乙型流感、副流感病毒、小儿腺病毒性肺炎、流行性出血热、甲型及丙型肝炎等。

阿昔洛韦　单纯疱疹病毒感染治疗首选药物，也可与免疫调节剂(α-干扰素)联合应用治疗乙型肝炎；与齐多夫定合用治疗 AIDS 可使患者症状有明显改善。

金刚烷胺　通过阻止病毒脱壳而抑制甲型流感病毒的复制与增殖，主要用于预防和治疗甲型流感。

干扰素　广谱抗病毒药，主要用于急性病毒感染性疾病如流感及其他上呼吸道感染性疾病、病毒性心肌炎、流行性腮腺炎、乙型脑炎等和慢性病毒性感染如慢性活动性肝炎，巨细胞病毒性感染等。

齐多夫定　用于治疗 AIDS 和 AIDS 相关复合症，为治疗 AIDS 的首选药。

3. 常用抗真菌药

灰黄霉素　对各种浅表皮肤癣菌如表皮癣菌属、小孢子菌属和毛癣菌属等有较强抑制作用。主要用于治疗敏感真菌所致的头癣、体癣、股癣、甲癣等。对头癣疗效最好，治愈率可达 90% 以上。不良反应包括消化道反应等。

两性霉素 B　对多种深部真菌如新型隐球菌、皮炎芽生菌、荚膜组织胞浆菌属、球孢子菌属、孢子丝菌属、白念珠菌属等有较强的抑制作用，高浓度时有杀菌作用。是治疗深部真菌感染的首选药。治疗真菌性脑膜炎时，除静脉滴注外，还需加用小剂量鞘内注射。局部应用治疗眼科、皮肤科和妇科的真菌病。不良反应较多。

氟康唑　用于各种念珠菌、隐球病及各种真菌引起的脑膜炎及艾滋病患者口腔、消化道念珠菌病等。

特比萘芬　对各种浅部真菌和曲霉菌有明显的抗菌活性。

复习参考题

1. 简述两性霉素 B 的药理作用及临床应用。
2. 简述阿昔洛韦的药理作用及临床应用。

(陈晓红)

第四十一章

抗结核病药与抗麻风病药

学习目标

掌握 抗结核病药物的分类依据及各类的常用药物；异烟肼、利福平的抗菌谱、抗结核作用特点、抗菌机制、体内过程、临床应用及不良反应。

熟悉 吡嗪酰胺、乙胺丁醇、链霉素以及对氨基水杨酸抗结核作用的特点；结核病化学治疗的原则。

了解 抗麻风病药物。

第一节　抗结核病药

在世界范围内，结核病的致死率占感染性疾病致死率的首位。结核病是指由结核分枝杆菌感染引起的传染性疾病，以肺结核最常见，还可见肠结核、肾结核、骨结核以及结核性脑膜炎等。由于分枝杆菌的细胞壁富含脂质，使多种药物不易穿透进入细菌体内，且结核分枝杆菌生长缓慢，可处于休眠状态，对抗结核药物反应不敏感，同时，药物也不易透入巨噬细胞内，或结核纤维化、干酪样及厚壁空洞等病灶内来发挥其抗结核作用，使得结核病常需要长期治疗才能达到较好的效果。

目前临床上根据抗结核药的疗效高低、不良反应多少和患者能否耐受等情况把抗结核病药分为第一线和第二线抗结核病药。第一线抗结核病药疗效好，不良反应少，患者耐受性良好，包括异烟肼(isoniazid)、利福平(rifampicin)及其类似药物、链霉素(streptomycin)、乙胺丁醇(ethambutol)和吡嗪酰胺(pyrazinamide)。第二线抗结核病药或疗效较差，或不良反应较多、较重，包括对氨基水杨酸(aminosalicylate)、环丙沙星(ciprofloxacin)、氧氟沙星(ofloxacin)、环丝氨酸(cycloserine)、卷曲霉素(capreomycin)、阿米卡星(amikacin)、卡那霉素(kanamycin)和乙硫异烟胺(ethionamide)等。

一、常用抗结核药

异　烟　肼

异烟肼(isoniazid)，又名雷米封(rimifon)，是临床治疗各种结核病的首选药，具有口服方便、高效低毒、价格低廉等优点。

【体内过程】 异烟肼穿透力强，①口服吸收率高（可达 90% 以上），用药后 1~2 小时血药浓度达峰值；②该药吸收后广泛分布于全身各组织、器官，在关节腔、肾脏、脑脊液、胸腔积液、腹水中均有较高含量，脑膜炎时脑脊液中异烟肼浓度与血浆中药物浓度相当；③异烟肼能穿透细胞膜而进入巨噬细胞内，作用于细胞内的结核分枝杆菌；④还能渗入纤维化或干酪样的结核病灶内，发挥强大的抗结核作用。

异烟肼主要在肝脏经乙酰化而代谢失活，其代谢物随尿液排出体外。异烟肼在肝脏的乙酰化速度有种族遗传的差别，可分为快、慢两种代谢型。快代谢型者 $t_{1/2}$ 为 70 分钟左右，慢代谢型者肝中缺少乙酰化酶，服用异烟肼后血药浓度较高，显效较快，$t_{1/2}$ 较长，为 2~5 小时。黄种人中以快代谢型为主，慢代谢型者仅占 10%~20%，黑人和白人中慢代谢型者多，约占 50%。由于代谢快慢的不同，临床使用异烟肼应注意调整给药方案。

【药理作用和作用机制】 异烟肼选择性作用于结核分枝杆菌，具有强大的抗结核分枝杆菌的作用，对细胞内、外的结核分枝杆菌均有效。异烟肼在体内的抗结核分枝杆菌强度与结核分枝杆菌所接触的药物浓度呈正相关，增殖期结核分枝杆菌较静止期对异烟肼敏感。

异烟肼抗菌机制较复杂，目前还未完全明了，可能是抑制分枝杆菌细胞壁的专有成分——分枝菌酸的合成，削弱其细胞壁的屏障保护作用，故而异烟肼仅对结核分枝杆菌有抗菌作用，对其他微生物几无作用。此外，还与药物抑制结核分枝杆菌脱氧核糖核酸（DNA）的合成及与分枝杆菌菌株中的一种酶结合，引起结核分枝杆菌代谢紊乱有关。

结核分枝杆菌对单用异烟肼易产生耐药性，故应与其他抗结核病药联合使用，以防止或延缓耐药性的产生，并增强抗结核病疗效，缩短疗程。

【临床应用】 异烟肼首选用于治疗各种类型的结核病。临床治疗中常与其他抗结核病药合用，单用时可预防结核病。

【不良反应】 异烟肼在治疗量时不良反应较少，使用大剂量时或慢代谢型患者较易出现不良反应。

1. 神经系统毒性　异烟肼可引起周围神经炎，表现为手、脚麻木、震颤等及中枢神经系统症状如眩晕、失眠等。这是因为异烟肼的化学结构与维生素 B_6 相似，维生素 B_6 在体内参与神经递质的合成，异烟肼竞争性抑制维生素 B_6 的生物作用，并促进维生素 B_6 的排泄，从而产生神经毒性。这种神经毒性更易出现在儿童、营养不良及嗜酒者。癫痫、精神病患者及嗜酒者慎用异烟肼。

2. 肝损伤　异烟肼的肝毒性以 35 岁以上及快代谢型患者较多见，用药期间可出现转氨酶升高、黄疸、多发性肝小叶坏死等表现，应在用药期间定期检查肝功能。肝功能不良者慎用。

3. 其他　服用异烟肼还可出现皮疹、发热、嗜酸性粒细胞增加、血小板减少、粒细胞减少以及口干、上消化道不适等不良反应。

【药物相互作用】 ①含铝的抗酸药可干扰异烟肼的吸收；②异烟肼具有肝药酶抑制作用，可减慢香豆素类抗凝药、苯妥英钠、茶碱、卡马西平、丙戊酸钠等药物的代谢；③利福平和乙醇可增强异烟肼对肝脏的毒性。

利福平及其类似物

利福平（rifampin），又名甲哌利福（力复）霉素，为人工半合成衍生物，是常用的第一线抗结核病药。利福霉素的衍生物利福喷汀(rifapentine)和利福定(rifandin)的抗菌谱、抗菌机制等均与利福平相同,抗结核分枝杆菌作用分别比利福平强8倍和3倍,与异烟肼、乙胺丁醇等抗结核病药物合用可使疗效增强。两者的 $t_{1/2}$ 均较利福平长。细菌对这两种药物及利福平之间存在有交叉耐药。

【体内过程】 利福平穿透力强。①口服吸收良好,吸收率可达90%以上,2~4小时血药浓度达峰值,但有较大的个体差异性,食物能减少其吸收;②吸收后利福平广泛分布于各种组织和体液中,在体内大部分组织和体液中均能达到有效的抗菌浓度;③能进入细胞内、结核空洞内和痰液中,杀灭细胞内、外的结核分枝杆菌。

利福平主要在肝脏代谢,去乙酰基代谢物有一定的抗菌活性,原药及其代谢物可经多种途径排出。经胆汁排泄时,使胆汁中药物浓度较高,可形成肝肠循环。药物中约60%从粪便排出,约30%随尿排出体外。利福平的 $t_{1/2}$ 约为1.5~5小时。利福平有肝药酶诱导作用,可促进自身代谢,缩短 $t_{1/2}$,服药2周时利福平的 $t_{1/2}$ 可缩短40%左右。

【药理作用】 利福平①抗菌作用强,对结核分枝杆菌的抗菌强度与异烟肼相当;②抗菌谱较广,对结核分枝杆菌、麻风杆菌、革兰阳性菌尤其是耐药金黄色葡萄球菌有强大的抗菌作用,对革兰阴性菌、某些病毒如呼吸道合胞病毒,以及沙眼衣原体也有抑制作用;③对繁殖期和静止期的细菌均有效;④对细胞内、外的结核分枝杆菌均有效,可进入吞噬细胞内而杀灭细胞内的结核分枝杆菌。

【作用机制】 目前认为,利福平的抗菌机制是由于特异性地结合于敏感微生物的DNA依赖性RNA多聚酶的活性,阻碍其mRNA的合成而产生的。但利福平对人体细胞的此种酶无影响。微生物通过作用靶点的基因突变,对单用利福平可迅速产生耐药性,但利福平与其他抗结核病药之间无交叉耐药性。

【临床应用】

1. 结核病　利福平是目前治疗各类结核病最有效的药物之一,常与其他抗结核病药联合应用,以增强疗效,延缓耐药性的产生。

2. 利福平还是目前治疗麻风病的最重要的药物之一。

3. 可用于耐药金黄色葡萄球菌及其他敏感菌的感染以及严重的胆道感染。

【不良反应】

1. 常见不良反应　利福平用药期间常出现恶心、呕吐等胃肠反应,多不严重。

2. 过敏反应　少数人可出现皮疹、药热等过敏反应。

3. 肝损伤　可出现黄疸等,肝功能正常者较少见,慢性肝病、酒精中毒或合用异烟肼时较易出现肝损伤,用药期间应定期检查肝功能。

4. 致畸　利福平在动物实验时表现有致畸作用,故禁用于妊娠早期。

5. 其他　因药物及其代谢物为橘红色,用药者的排泄物、分泌物如粪、尿、泪、汗、痰、唾液、乳汁等可被染成橘红色,似血液,应预先告知患者。

【药物相互作用】 ①对氨基水杨酸可使利福平的吸收减慢,故合用时两者服用时间应间隔8~12小时;②利福平具有肝药酶诱导作用,能加速口服避孕药、口服降糖药、口服抗凝血药、糖皮质激素、地高辛、奎尼丁、酮康唑、普萘洛尔、氯贝丁酯、人免疫缺陷病毒(HIV)蛋白酶抑制药、非核苷类反转录酶抑制药等药物的代谢,使这些药物 $t_{1/2}$ 缩短。

链霉素

链霉素(streptomycin)是第一个被发现并应用到临床的抗结核病药物。该药极性大,因此①不易透过细胞膜,主要对细胞外结核分枝杆菌有效;②也不易透入结核的纤维化、干酪样化及厚壁空洞等病灶内,因而不易对这些病灶中的结核分枝杆菌发挥抗菌作用;③不易透过血-脑屏障,故对结核性脑膜炎效果差。结核分枝杆菌容易对链霉素产生耐药性,且长期应用使耳毒性加重,使得该药在抗结核病治疗中的地位日趋下降。目前多联合用药治疗如播散性结核、结核性脑膜炎等一些重症结核病。

乙胺丁醇

乙胺丁醇(ethambutol)抗结核分枝杆菌作用比异烟肼、利福平和链霉素较弱,仅对结核分枝杆菌有效,对其他微生物几无作用。单用时可产生耐药性,但较缓慢,且与其他抗结核病药无交叉耐药现象,对异烟肼和链霉素耐药的结核分枝杆菌仍有效。乙胺丁醇的抗菌机制可能是其与二价阳离子如 Mg^{2+} 相结合,干扰细菌 RNA 合成。临床常与其他抗结核病药联合应用治疗各型结核病,尤适用于对异烟肼和链霉素治疗效果不好的结核病患者。较为严重的毒性反应为球后视神经炎。少数患者可出现皮疹、药热等过敏反应。约半数患者用药后血尿酸盐水平增高。

吡嗪酰胺

吡嗪酰胺(pyrazinamide)抗结核分枝杆菌作用较异烟肼、利福平和链霉素为弱,酸性环境中抗菌作用增强。如与异烟肼、利福平合用能显著增强疗效。单用时结核分枝杆菌迅速对该药产生耐药性,但与其他抗结核病药之间无交叉耐药性。目前临床应用时常在抗结核病联合用药(三联或四联)时加用吡嗪酰胺,对其他抗结核病药疗效不佳的结核病患者进行治疗,多采用低剂量 15~30mg/(kg·d)、短疗程的治疗方法。吡嗪酰胺剂量大时可发生肝损伤,禁用于肝功能异常者。尚可诱发痛风,有痛风病史者慎用。

对氨基水杨酸

对氨基水杨酸(para-aminosalicylic acid,PAS)是第二线抗结核病药,对结核分枝杆菌仅有抑制作用,抗菌作用远较异烟肼、利福平和链霉素为弱,单用时对结核病治疗效果差。其抗菌机制可能是由于对氨基水杨酸与细菌叶酸合成的底物对氨基苯甲酸结构相似,能竞争性抑制二氢蝶酸合酶,干扰细菌叶酸代谢而产生的。结核分枝杆菌对该药的耐药性产生缓慢。较常见的不良反应为胃肠刺激症状。对氨基水杨酸在体内代谢产生的乙酰化物溶解度低,少数患者可在肾脏析出结晶,损害肾功能,同服碳酸氢钠可减轻肾脏损害。对氨基水杨酸可干扰甲状腺摄碘功能,使腺体肿大,停药后可逐渐恢复正常。

二、结核病化学治疗的原则

1. 早期用药　抗结核病药在感染结核后的早期应用疗效较好。这是因为:①结核早期多为浸润性病灶,病灶局部血流量较丰富,药物容易进入病灶内发挥作用,而到晚期则常有纤维化、干酪样化及厚壁空洞等结核病灶形成，使药物不易接近结核分枝杆菌而发挥抗菌作用；②在疾病早期，结核分枝杆菌大多处于繁殖期，对抗结核病药物敏感性较高；③在疾病早期，患者自身的抵抗力也较好，有助于抗结核病药发挥较好的疗效。

2. 联合用药　大部分结核分枝杆菌在首次接触异烟肼、利福平、乙胺丁醇及链霉素等抗结核病药治疗时均很敏感，但结核病的药物治疗疗效产生缓慢，且结核分枝杆菌对单用某种抗结核病药易产生耐药性，在长期大剂量用药过程中，各类抗结核病药又容易产生毒性反应。因此，为增强疗效、降低药物毒性反应、缩短疗程、预防或延缓细菌耐药性的产生，在结核病治疗中特别强调采用两种以上的抗结核病药二联、三联甚至四联等联合用药原则。常以异烟肼为基础，联合使用 1~2 个其他的抗结核病药。在联合用药中，必须保证结核分枝杆菌至少对两种药物具有敏感性。对于重症结核病如结核空洞、结核性脑膜炎、肾结核，应在治疗一开始就采用四个或更多的抗结核病药联合治疗才能达到较好的疗效。

3. 长期、全疗程、规律用药　结核分枝杆菌在繁殖期对药物反应性好，但当其处于静止状态时则对药物不敏感。结核的纤维化、干酪样化及厚壁空洞等病灶也使药物不易接近结核分枝杆菌，因此，为彻底治愈结核病，必须要长期、全疗程、规律用药。

在结核治疗的开始阶段大多采用强化治疗，选用作用较强的药物作充分的、无间断的联合治疗，当病情得到控制后可采用维持治疗，以达到巩固疗效、防止复发的目的。临床推荐的药物治疗方案有：如结核分枝杆菌对抗结核病药未产生耐药性，首先每日给予异烟肼、利福平和吡嗪酰胺治疗 2 个月，接着用异烟肼和利福平治疗 4 个月，也可采用异烟肼和利福平联合治疗 9 个月。对异烟肼产生耐药性的地区可在上述三联与二联用药的基础上分别增加链霉素与乙胺丁醇。

第二节　抗麻风病药

麻风杆菌属于分枝杆菌属，由麻风杆菌引起的慢性传染病称为麻风病，临床表现有麻木性皮肤损害、神经粗大，严重者甚至可致肢端残疾。目前多采用联合疗法治疗麻风病，除利福平可用于麻风病的治疗外，抗麻风病药物还有砜类（sulfones）抗麻风病药，如氨苯砜（dapsone）、苯丙砜（solasulfone）、醋氨苯砜（acedapsone）以及氯法齐明（clofazimine）等。

氨　苯　砜

氨苯砜（dapsone）是目前治疗麻风病最重要的药物。苯丙砜（solasulfone）、醋氨苯砜（acedapsone）必须在体内转化为氨苯砜或乙酰氨苯砜才能发挥抗麻风病作用。

【体内过程】 氨苯砜口服吸收迅速，吸收率约为 93%，血药浓度在给药后 2~8 小时达峰值，常用量时其血药浓度一般为 10~15μg/ml。吸收后广泛分布于全身组织和体液中，在皮肤、肌肉、肝脏和肾脏等部位均有较高浓度的药物。药物可选择性浓集于有病变的皮肤部位，该部位的药物浓度远高于正常皮肤部位。氨苯砜主要在肝脏经乙酰化被代谢，随胆汁排泄入肠腔后可形成肝肠循环。大部分药物以代谢物形式随尿排出体外。氨苯砜的血浆 $t_{1/2}$ 约为 20~30 小时。

【药理作用和作用机制】 氨苯砜选择性地作用于麻风杆菌，对麻风杆菌有较强的抗菌作用，对其他微生物几无作用。其抗菌机制类似于磺胺类药物，通过抑制细菌的二氢蝶酸合酶，干扰四氢叶酸的合成，从而发挥抑制细菌生长繁殖的作用。这一抗菌作用可被二氢蝶酸的底物——对氨基苯甲酸对抗。

【临床应用】 氨苯砜是治疗麻风病的首选药。患者在用药3~6个月后自觉症状好转，鼻、口、咽喉和皮肤病变逐渐减轻，但要使麻风杆菌消失需连续用药治疗1~3年。麻风病神经病变的恢复以及瘤型麻风病患者的麻风杆菌消失需要用药治疗更长的时间，甚至需服药5年。在长期用药治疗麻风病的过程中，为防止产生耐药性，氨苯砜常需与利福平或氯法齐明联合应用。

【不良反应】

1. 常见不良反应 氨苯砜较易造成溶血和发绀等不良反应，偶可引起急性溶血性贫血。

2. 其他不良反应 有时可产生胃肠刺激症状以及头痛、失眠、过敏反应等。剂量过大可引起肝损害和剥脱性皮炎。

3. “砜综合征” 是麻风病症状加重的反应，出现在治疗早期或用药增量过快时，临床表现有发热、全身不适、剥脱性皮炎、肝坏死和贫血等。一般认为该反应是机体对菌体裂解生成的磷脂类颗粒所产生的过敏反应，是预后良好的一种表现。预防措施为减量、停药或改用其他抗麻风病药治疗，治疗时可采用沙利度胺（thalidomide，反应停）或肾上腺皮质激素类药物。

氯法齐明

氯法齐明（clofazimine），又名氯苯吩嗪，对麻风分枝杆菌有较弱的杀菌作用，作用产生较氨苯砜慢，用药后50天才见效。与其他抗分枝杆菌药合用还能抑制结核分枝杆菌和溃疡分枝杆菌。该药还具有抗炎作用，能抑制麻风反应产生的结节性和多形性红斑。常与氨苯砜或利福平合用于治疗各型麻风病，也可作为抗麻风反应的治疗药物。主要不良反应为皮肤及角膜色素沉着，使沉着部位呈红色，还可使用药者的痰、汗液、尿液等显红色。

其他抗麻风病药

巯苯咪唑（mercaptopheny limidazole，麻风宁）是新型的抗麻风病药，疗效较砜类好。优点是疗程短、毒性小、不易发生蓄积中毒，患者易于接受。适于治疗各型麻风病和对砜类药物过敏者。不良反应主要有局限性皮肤瘙痒，并可诱发“砜综合征”。

长效磺胺（sulfonamides）抗麻风病作用机制与砜类抗麻风病药相似，可改善麻风病临床症状和细菌学检查，适用于治疗不能耐受其他抗麻风病药物、出现结节性红斑的麻风病患者。

第二代大环内酯类抗生素以及人工合成抗菌药氟喹诺酮类可试用于麻风病的治疗。

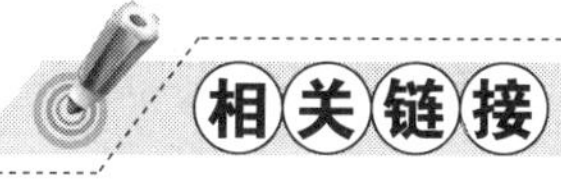

结核菌的耐药性已成为世界范围内广泛关注的重大公共卫生问题。

判断结核病患者是否耐药，需要通过实验室药物敏感试验证实。耐药结核病是指结核病患者感染的结核分枝杆菌（MTB）被体外试验证实对1种或多种抗结核药物耐药的现象。耐药结核病一般分为4类。

1. 单耐药(monoresistance):结核病患者感染的MTB经体外证实对1种抗结核药物耐药。

2. 多耐药(polyresistance):结核病患者感染的MTB经体外证实对1种以上的抗结核药物耐药,但不包括同时耐异烟肼、利福平。

3. 耐多药(multidrug resistance,MDR):结核病患者感染的MTB经体外证实至少同时对异烟肼、利福平耐药。

4. 广泛耐药(extensively drug resistance,XDR):结核病患者感染的MTB经体外证实除至少同时对异烟肼、利福平耐药外,还对任何氟喹诺酮类药物产生耐药,以及3种二线抗结核注射药物(卷曲霉素、卡那霉素和阿米卡星)中的至少1种耐药。

人群中抗结核药物的耐药性现象主要是由于对结核病治疗不当产生的,原因包括医生不正确的开药物处方行为、药物质量低劣或药品供应无保障以及患者在抗结核治疗中缺乏良好的依从性等。为此,世界卫生组织建议:①加强基本的结核治疗,预防出现耐药性;②确保及时诊断和治疗耐药病例,以便治愈现有病例,预防进一步传播;③加强对艾滋病毒与结核控制之间的合作,以便向合并感染患者提供必要的预防和治疗;④增加对实验室基础设施的投资,以便能更好地发现和管理耐药病例。

学习小结

1. 抗结核药分为第一线和第二线抗结核病药。第一线抗结核病药疗效好,不良反应少,包括异烟肼、利福平、链霉素、乙胺丁醇和吡嗪酰胺等。第二线抗结核病药疗效低,毒性较大,仅在结核菌对第一线药耐药时用,如对氨基水杨酸、卡那霉素、环丙沙星、乙硫异烟胺等。

2. 异烟肼通过抑制结核分枝杆菌细胞壁的特有成分——分枝菌酸的合成,使细胞壁的屏障作用受损发挥抗结核作用。其选择性高,仅对结核分枝杆菌有效。穿透能力强,易通过细胞膜。口服易吸收,体内分布广泛,在胸腔、腹腔、关节腔、脑脊液等部位浓度较高,可作用于细胞内的结核分枝杆菌,能渗入纤维化或干酪样的结核病灶内。异烟肼具有抗结核分枝杆菌选择性高、杀菌力强、疗效好、口服方便、毒性小、价格低廉等优点,是目前首选抗结核病药。单用易产生耐药性,常与其他抗结核药联合应用。大剂量长期用药可引起神经毒性。

3. 利福平是常用的一线抗结核病药,能特异性地抑制敏感微生物的依赖DNA的RNA多聚酶,而阻碍其mRNA的合成。其抗菌谱广,对结核分枝杆菌、麻风杆菌、革兰阳性菌尤其耐药性金黄色葡萄球菌有强大的抗菌作用;较高浓度时对革兰阴性菌、某些病毒和沙眼衣原体也有抑制作用。该药口服吸收好,分布广泛,可达多种体腔、体液、纤维化或干酪样的结核病灶内、痰液和汗液中,能作用于细胞内的结核分枝杆菌。异烟肼和利福平联合用药是治疗结核病最主要方案之一。

4. 链霉素跨膜穿透力差,主要对细胞外结核分枝杆菌有强大的抗结核作用。乙胺丁醇只对结核分枝杆菌有效,耐药性产生较慢、少。吡嗪酰胺抗菌活性较弱,单用易产生耐药性。这三类药多用于联合用药治疗结核病。

5. 治疗结核病的原则为早期用药、联合用药以及长期、全疗程、规律用药。

复习参考题

1. 抗结核病药如何分类？每类包括哪些药物？
2. 异烟肼的体内过程有何特点？其临床意义如何？
3. 治疗结核病时为什么常常联合用药？
4. 利福平的临床用途有哪些？

（张轩萍）

第四十二章

抗寄生虫病药

学习目标

掌握 抗疟药氯喹、伯氨喹、乙胺嘧啶的药理作用、临床应用及不良反应；抗阿米巴病药甲硝唑的药理作用、临床应用及不良反应；抗血吸虫病药吡喹酮的药理作用、临床应用及不良反应；抗肠道蠕虫病药阿苯达唑的药理作用、临床应用及不良反应。

熟悉 奎宁、青蒿素等抗疟药的作用特点；抗丝虫病药乙胺嗪的药理作用、临床应用及不良反应；甲苯达唑、左旋咪唑的抗虫作用及临床应用。

了解 疟原虫生活史；三类抗疟药的作用环节；喹碘方、巴龙霉素等抗阿米巴病药的作用特点；乙酰胂胺、曲古霉素的作用特点及应用注意事项；哌嗪、噻嘧啶、氯硝柳胺等的抗虫作用及临床应用。

寄生虫病可分为原虫病和蠕虫病，原虫病包括疟疾、阿米巴病、利什曼病等，蠕虫病包括吸虫病、丝虫病和线虫病等。寄生虫病不仅给患者及其家庭带来经济负担，而且给全社会带来巨大损失。我国曾是寄生虫病流行严重的国家之一。新中国成立后，经过半个多世纪的努力，我国在控制寄生虫病流行方面取得了举世瞩目的成绩，丝虫病、黑热病已基本消灭，疟疾和血吸虫病得到了有效控制。其中，抗寄生虫病药发挥了重要的作用。但寄生虫病在我国仍然是一个较为严重的问题，尤其是肠道寄生虫感染，控制寄生虫病仍是一项长期而艰巨的任务。

抗寄生虫病药物可分为抗原虫药和抗蠕虫药。抗原虫药包括抗疟药、抗阿米巴病药、抗滴虫病药等，抗蠕虫药包括抗血吸虫病药、抗丝虫病药、抗肠道蠕虫病药等。

第一节 抗 疟 药

抗疟药（antimalarial drugs）是用于预防或治疗疟疾的药物。疟疾是由疟原虫引起的一种寄生虫传染病，临床上以间歇性寒战、高热、出汗、脾大和贫血等为特征。致病疟原虫主要有间日疟原虫、恶性疟原虫、三日疟原虫和卵形疟原虫，分别引起间日疟、恶性疟、三日疟和卵形疟。在我国主要是间日疟和恶性疟，三日疟少见，卵形疟罕见。抗疟药是防治疟疾的重要手段。不同生长阶段的疟原虫对抗疟药敏感性不同，因此了解疟原虫的生活史以及抗疟药作用环节，将能更好地发挥抗疟药的作用。

一、疟原虫生活史及抗疟药的作用环节

人体疟原虫的宿主是人和按蚊。疟原虫的生活史可分为在雌性按蚊体内进行的有性生殖阶段和在人体内进行的无性生殖阶段(图 42-1)。抗疟药可作用于疟原虫生活史不同环节,用以治疗或预防疟疾。

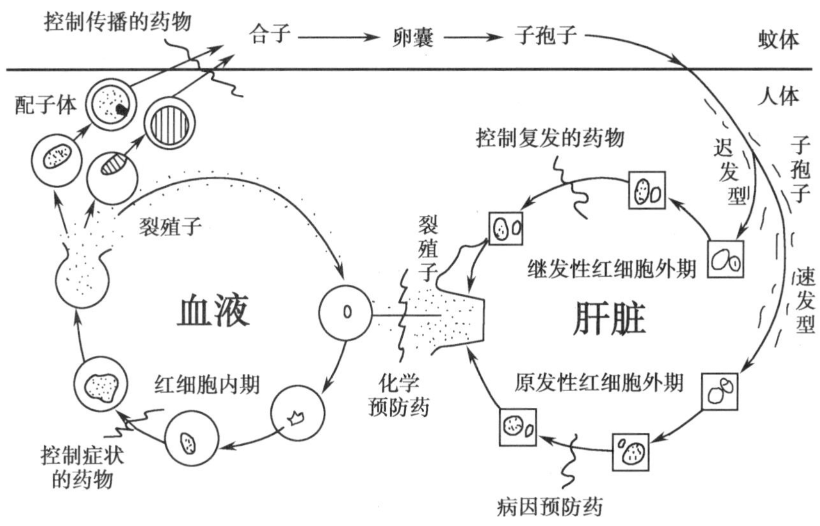

图 42-1　疟原虫生活史及抗疟药的作用环节

(一) 人体内的无性生殖阶段

1. 原发性红细胞外期(原发性红外期)　受感染的按蚊叮咬人时,将唾液中的子孢子输入人体,约 30 分钟后子孢子随血流侵入肝细胞进行发育和裂体增殖。经 6~14 天肝细胞破裂,释放出大量的裂殖子。此期不发生症状,为疟疾的潜伏期。乙胺嘧啶能杀灭此期疟原虫,可作为病因性预防药。

2. 红细胞内期(红内期)　红细胞外期内形成的大量裂殖子破坏肝细胞而进入血液,侵入红细胞,先发育成滋养体,再形成裂殖体。最后红细胞破裂,释放大量裂殖子及其代谢物,以及红细胞破坏所产生的大量变性蛋白,刺激机体导致临床寒战、高热等症状,此即疟疾发作。从红细胞释放的裂殖子又可侵入新的红细胞进行裂体增殖,如此反复循环,可引起临床症状反复发作。各种疟原虫的裂体增殖周期时间不同,恶性疟不规则,为 36~48 小时,间日疟为 48 小时,三日疟为 72 小时。氯喹、奎宁、青蒿素等对此期疟原虫有杀灭作用,可控制临床症状。

3. 继发性红细胞外期(继发性红外期)　间日疟在进行红细胞内期无性生殖的同时,在肝细胞内仍有疟原虫的发育、增殖。间日疟原虫的子孢子具有遗传学上不同的两种类型,即速发型子孢子和迟发型子孢子。在原发性红外期,速发型子孢子很快完成裂体增殖,从肝细胞释放入血。而迟发性子孢子则在相当长的时间内处于休眠状态(称休眠子),然后才完成红外期的裂体增殖,侵入红细胞,引起间日疟的复发。迟发型子孢子产生的继发性红细胞外期是引起疟疾复发的根源。伯氨喹对此期疟原虫有较强的杀灭作用,有根治间日疟的作用。恶性疟及三日疟无此期,不需根治。

（二）按蚊体内有性生殖阶段

人体红细胞内疟原虫经裂体增殖3~4代后，部分裂殖子发育成雌、雄配子体。雌按蚊吸取带有配子体的疟疾患者血液后，雌雄配子体可在蚊体胃内进行有性生殖，受精形成合子，进一步发育成子孢子，移行至唾液腺内，通过吸血再次传染人，成为疟疾流行传播的根源。伯氨喹能杀灭配子体，乙胺嘧啶能抑制配子体在蚊体中的发育，均可起到控制疟疾传播的作用。

二、常用抗疟药

（一）主要用于控制症状的抗疟药

氯　喹

氯喹（chloroquine）是人工合成的4-氨基喹啉类衍生物（图42-2）。

【体内过程】 口服吸收快而完全。在红细胞中的浓度为血浆浓度的10~20倍，受感染的红细胞中浓度又比正常红细胞高约25倍。广泛分布于全身组织，在肝、脾、肾、肺等组织内的浓度是血浆浓度的200~700倍，在脑组织及脊髓的浓度约为血浆浓度的10~30倍。体内的氯喹大部分在肝内代谢，代谢产物去乙基氯喹仍有抗疟作用，原形及其代谢产物主要经肾排泄，酸化尿液可加快排泄。因氯喹在组织内贮存、代谢和排泄都很缓慢，故作用持久，血浆 $t_{1/2}$ 长达2.5~10天。

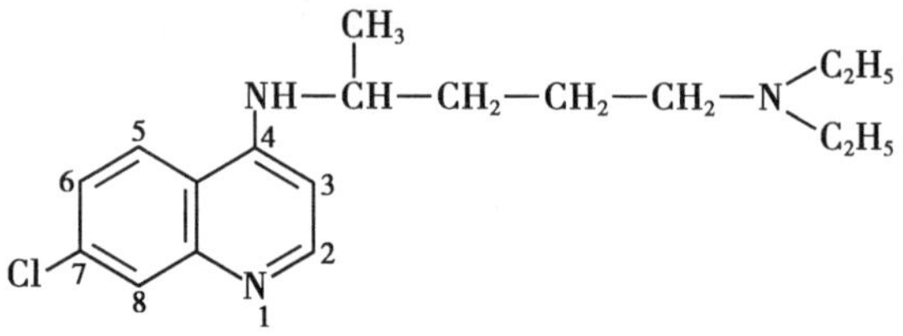

图42-2　氯喹的化学结构式

【药理作用和临床应用】

1. 抗疟作用　氯喹对间日疟、三日疟以及敏感的恶性疟原虫的红细胞内期裂殖体有杀灭作用，能迅速有效地控制疟疾的临床发作，是控制疟疾症状的首选药物，并可根治恶性疟。其特点是疗效高、起效快、作用持久。一般服药24~48小时后体温降至正常，症状迅速消退。48~72小时后血中疟原虫裂殖体消失。本药具有在红细胞内尤其是被疟原虫入侵的红细胞内浓集的特点，有利于杀灭疟原虫。药物大量分布于内脏组织，停药后缓慢释放入血，加之在体内代谢与排泄缓慢，因而作用持久。氯喹对红细胞外期疟原虫无效，对配子体无直接作用，故不能用于病因性预防，也不能根治间日疟。

抗疟作用机制：氯喹的抗疟作用机制复杂，与其在疟原虫溶酶体内的高度浓集有关。氯喹能与疟原虫裂殖体DNA中的鸟嘌呤、胞嘧啶相结合，插入到DNA双螺旋链之间形成复合物，影响DNA复制与RNA转录，并使RNA断裂，从而抑制了疟原虫的繁殖。此外，氯喹为弱碱性药物，易浓集于疟原虫体内，使虫体细胞内的pH值升高，形成对蛋白质分解酶不利的环境，使疟原虫分解和利用血红蛋白的能力降低，导致氨基酸缺乏而抑制疟原虫的生长繁殖。

氯喹易产生耐药性，耐药机制可能与疟原虫从体内排出药物增多及代谢加速有关。

氯喹临床主要用于控制疟疾的急性发作和根治恶性疟。

2. 抗肠外阿米巴作用　氯喹由于能杀灭阿米巴滋养体，口服后肝中浓度非常高，适用于治疗甲硝唑无效或禁忌的阿米巴肝脓肿,需合用抗肠内阿米巴药,可彻底清除肠内阿米巴原虫,防止复发(见本章第二节)。

3. 免疫抑制作用 大剂量氯喹能抑制免疫反应,可治疗自身免疫性疾病,如类风湿关节炎、系统性红斑狼疮等。但由于用量大,易引起毒性反应。

【不良反应】 氯喹治疗疟疾时不良反应较少。常见的不良反应有头痛、头晕、胃肠道反应、皮肤瘙痒、耳鸣、烦躁等,停药后可自行消失。长期大剂量用药可见角膜浸润,少数可致视网膜病变,可引起视力障碍,应定期进行眼科检查。妊娠妇女大量服用可造成小儿先天性耳聋、智力迟钝等。并有致畸作用,故孕妇禁用。少数患者可致精神失常、阿斯综合征、肝肾损伤等。

奎 宁

奎宁(quinine)是从金鸡纳树皮中提取的一种生物碱(图42-3),为奎尼丁的左旋体。

【体内过程】 口服后在肠道迅速吸收,广泛分布于全身组织,以肝中浓度最高,在肝内被氧化分解后迅速失效,其代谢产物和少量原形药物经肾排泄,24小时后几乎全部排出。

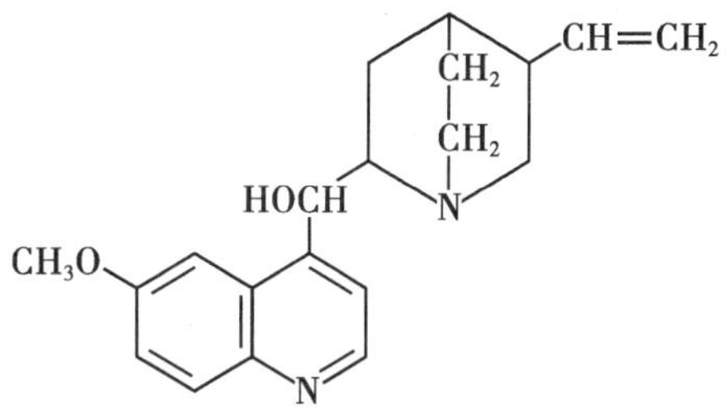

图42-3 奎宁的化学结构式

【药理作用和临床应用】

1. 抗疟作用 奎宁对各种疟原虫的红细胞内期裂殖体有杀灭作用,能控制临床症状,但疗效较氯喹弱,毒性大,作用时间短,不作首选药。奎宁极少产生耐药性,与氯喹之间无交叉耐药性,故主要用于耐氯喹的恶性疟,尤其是严重的脑型疟。

抗疟作用机制 与氯喹相似。奎宁结构中的喹啉环能插入疟原虫DNA双螺旋链,从而干扰DNA的复制和RNA的转录;也可阻止疟原虫对宿主血红蛋白的降解,从而抑制虫体对氨基酸的利用。

2. 其他作用 奎宁对心脏有抑制作用,可减弱心肌收缩力、减慢传导、延长不应期,剂量过大或静滴过快可引起心脏抑制。另有轻微的解热镇痛作用和兴奋子宫平滑肌作用。

【不良反应】

1. 金鸡纳反应 每日用量超过1g或长期用药,常出现金鸡纳反应,主要表现为恶心、呕吐、头痛、耳鸣、视力减退及听力减退等症状,重者可产生暂时性耳聋,一般停药后可恢复。

2. 视网膜病变 日用量超过4g,则可发生明显的视觉损害,常为可逆性。主要与奎宁直接损害神经组织及收缩视网膜血管有关。

3. 心血管反应 用药过量或静脉滴注速度过快时可降低心肌收缩力,延长不应期,减慢传导,故心脏病患者慎用。静脉滴注时应慢速,并密切观察患者心脏和血压变化。

4. 其他反应 极少数人可发生特异质反应如急性溶血、肾衰竭;对子宫有微弱的兴奋作用,孕妇禁用。

甲 氟 喹

甲氟喹(mefloquine)是由奎宁经结构改造而获得的4-喹啉-甲醇衍生物。作用与奎宁类似,主要杀灭红细胞内期疟原虫裂殖体,可控制症状,起效较慢。主要用于耐氯喹或耐多药恶性疟原虫株的感染。半衰期长,约30天,用于症状抑制性预防可每两周给药一次。常见不良反应有恶心、呕吐、腹痛、腹泻、眩晕、烦躁不安、失眠等,与剂量有关,孕妇禁用。

咯萘啶

咯萘啶(malaridine)为苯并萘啶的衍生物,是我国研制的抗疟药。能杀灭红细胞内期的裂殖体,对耐氯喹的恶性疟原虫有较强的作用。可用于治疗各种类型的疟疾,包括脑型疟。毒副作用小,部分患者服用后有胃肠不适。严重心、肝、肾病患者慎用。

青蒿素

青蒿素(artemisinine)是我国学者从菊科植物黄花蒿中提取的一种新型的倍半萜内酯过氧化物(图42-4)。

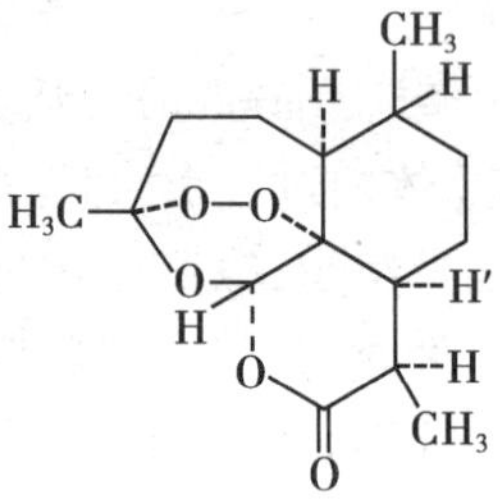

【体内过程】 口服吸收迅速完全,血药浓度达峰值时间为1小时。药物可全身分布,尤以肝、肾组织居多,易透过血-脑屏障进入脑组织,故对脑型疟有效。体内代谢快,代谢产物可迅速从肾和肠道排出,有效血药浓度维持时间短,不利于彻底杀灭疟原虫,故复发率较高,应反复给药。

图42-4 青蒿素的化学结构式

【药理作用和临床应用】 青蒿素能快速、有效杀灭各种红细胞内期疟原虫,对红细胞外期疟原虫无效。其作用机制尚未完全阐明,可能是血红素或Fe^{2+}催化青蒿素形成自由基破坏疟原虫表膜和线粒体结构,导致虫体死亡。主要用于控制间日疟和恶性疟的症状,特别对耐氯喹虫株感染及抢救脑型疟疗效较好。疟原虫对青蒿素也会产生耐药性,与磺胺多辛或乙胺嘧啶合用可延缓耐药性的产生。该药应用后复发率较高,与伯氨喹合用可降低复发率。

【不良反应】 较少见,少数患者可出现轻度恶心、呕吐、腹泻等胃肠道反应。偶见四肢麻木、心动过速等。大剂量可使动物致畸,故孕妇慎用。

蒿甲醚

蒿甲醚(artemether)是青蒿素的脂溶性衍生物,其溶解度较大,性质稳定,可制成澄明的油针剂注射给药。抗疟活性比青蒿素强,对红细胞内期裂殖体有杀灭作用,对恶性疟、耐氯喹恶性疟及凶险型疟的疗效较好,能迅速控制症状。近期复发率比青蒿素低,与伯氨喹合用可进一步降低复发率。不良反应较轻。

青蒿琥酯

青蒿琥酯(artesunate)是青蒿素的水溶性衍生物,可经口、静脉、肌肉、直肠等多种途径给药。分布广泛,肝、肾、肠中含量高,能杀灭红细胞内期的裂殖体,能迅速控制疟疾发作。主要用于耐氯喹恶性疟疾及各种危重疟疾的抢救。

(二)主要用于控制复发和传播的抗疟药

伯氨喹

伯氨喹(primaquine)是人工合成的8-氨基喹啉类衍生物(图42-5)。

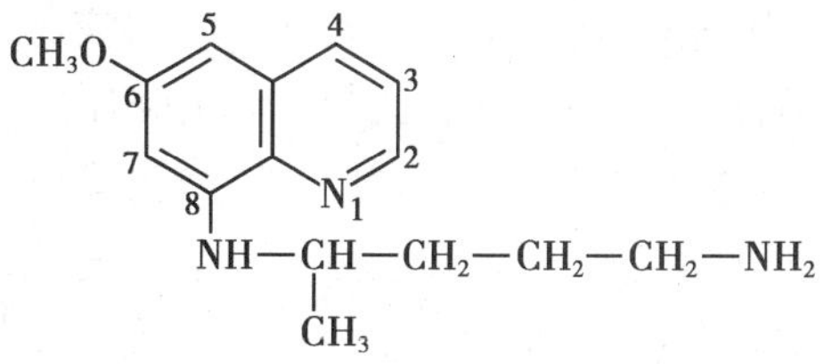

【体内过程】 口服吸收快而完全，1~2 小时内血药浓度达高峰，主要分布在肝脏，其次为肺、脑和心脏等组织。体内代谢迅速，肾排泄快。

【药理作用和临床应用】 伯氨喹主要对良性疟的继发性红细胞外期裂殖体及各型疟原虫的配子体有较强的杀灭作用，是控制复发及传播的首选药。对红细胞内期作用弱，对恶性疟红细胞内期疟原虫无效，因此不能控制症状发作。通常与红细胞内期抗疟药氯喹等合用，能根治良性疟，减少耐药性的产生。伯氨喹抗疟原虫作用的机制可能是其损伤线粒体以及代谢产物 6- 羟衍生物促进氧自由基生成或阻碍疟原虫电子传递而发挥作用。

图 42-5　伯氨喹的化学结构式

疟原虫对此药很少产生耐药性。

【不良反应】 毒性较大，使用时应加警惕。

1. 毒性反应　治疗量可引起头晕、恶心、呕吐、腹痛等，停药后可恢复。偶见轻度贫血、发绀、粒细胞增多等。

2. 特异质反应　少数特异质患者可出现高铁血红蛋白血症或急性溶血性贫血。其原因与患者红细胞先天性葡萄糖 -6- 磷酸脱氢酶（G-6-PD）缺乏有关。G-6-PD 缺乏是一种染色体遗传性生化缺陷，正常时，G-6-PD 能催化辅酶Ⅱ（NADP）转化成还原型辅酶Ⅱ（NADPH），后者使氧化型谷胱甘肽（GSSG）还原成还原型谷胱甘肽（GSH），足量的 GSH 对红细胞膜、血红蛋白及红细胞内其他含巯基的酶具有保护作用，使红细胞免受氧化物的氧化破坏。先天缺乏 G-6-PD 的患者不能迅速补充 NADPH，红细胞内缺乏 GSH，不能保护红细胞免受伯氨喹氧化代谢产物所致的氧化性伤害，使红细胞膜破坏，发生急性溶血性贫血。同时由于 NADPH 缺乏，也不能将高铁血红蛋白还原为血红蛋白，形成高铁血红蛋白血症。有蚕豆病史及其家族史者禁用。

（三）主要用于病因性预防的抗疟药

乙胺嘧啶

乙胺嘧啶（pyrimethamine）是人工合成的非喹啉类抗疟药（图 42-6）。

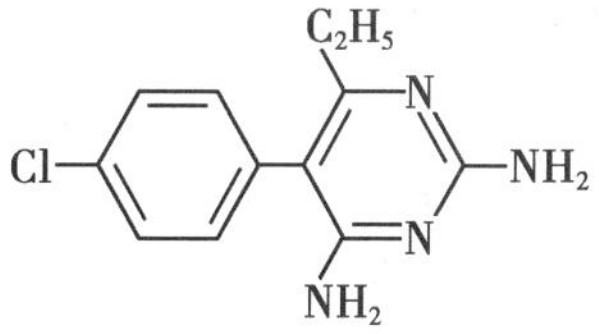

【体内过程】 口服吸收慢但较完全，4~6 小时血药浓度达峰值，主要分布于肺、肝、肾、脾等组织。肾排泄缓慢，半衰期长，约为 4~6 天。

【药理作用和临床应用】 乙胺嘧啶对恶性疟及良性疟的原发性红细胞外期有抑制作用，是目前用于病因性预防的首选药。因排泄缓慢，作用持久，服药 1 次可维持 1 周以上。对红细胞内期的未成熟裂殖体也有抑制作用，对已成熟的裂殖体则无效，因此不能迅速控制症状，必须到下一代红内期出现时才能发挥作用。乙胺嘧啶不能直接杀灭配子体，但含药血液随配子体被按蚊吸入后，能阻止疟原虫在蚊体内的有性增殖，起控制传播的作用。

图 42-6　乙胺嘧啶的化学结构式

【抗疟作用机制】 疟原虫不能直接利用环境中的叶酸，必须自身合成叶酸并转变为四氢叶酸，这个过程需二氢叶酸还原酶参与。乙胺嘧啶能抑制疟原虫的二氢叶酸还原酶，使二氢叶酸不能还原为四氢叶酸,从而阻碍疟原虫的核酸合成,抑制疟原虫的生长繁殖。与磺胺类或砜类合用,可对叶酸合成起双重阻断作用,增强疗效,减少耐药性的产生。

【不良反应】 毒性很低,较为安全。长期大剂量服用可能干扰人体叶酸代谢,引起巨幼红细胞性贫血或粒细胞减少,应及时停药,可用甲酰四氢叶酸治疗。此药略带甜味,易被儿童误服而中毒,表现为恶心、呕吐、发热、发绀、惊厥,甚至死亡。中毒时应立即洗胃、输液、静脉注射巴比妥类对抗惊厥等。

磺胺类和砜类

此两类药物均为二氢蝶酸合酶抑制剂,能竞争性抑制疟原虫利用PABA合成二氢叶酸,使核酸合成减少,从而抑制疟原虫的生长繁殖。能抑制红细胞内期疟原虫,但单用时效果较差,常与乙胺嘧啶或TMP等二氢叶酸还原酶抑制剂合用,可增强疗效。主要用于抗氯喹恶性疟的治疗和预防。

第二节 抗阿米巴病药与抗滴虫病药

一、抗阿米巴病药

阿米巴病是由溶组织内阿米巴原虫所引起,包括肠内阿米巴病和肠外阿米巴病。阿米巴原虫生活史包括滋养体(分为小滋养、大滋养)和包囊两个时期。滋养体为致病因子,包囊为传播因子。包囊随污染的饮食经口进入小肠下段,在肠腔内虫体脱囊而出并迅速分裂成小滋养体,寄生于肠道,与肠道细菌共生。部分小滋养体移向结肠,逐渐转变成为新的包囊,此时,被感染者无症状,称为排包囊者,是阿米巴病的传染源。在机体抵抗力低下时,小滋养体侵入肠壁组织,发育成大滋养体,破坏肠壁黏膜和黏膜下组织,引起阿米巴痢疾,表现为腹痛、腹泻、便血以及呈暗红色酱样粪便。如治疗不彻底可转为慢性阿米巴痢疾。同时大滋养体可随血流侵入肠外组织如肝、肺、脑等组织,大量繁殖产生阿米巴炎症或脓肿,称为肠外阿米巴病,如阿米巴肝、肺或脑脓肿。

根据药物的作用部位,可将抗阿米巴病药物分为抗肠内阿米巴病药、抗肠外阿米巴病药及兼有抗肠内、肠外阿米巴病药三类。

(一) 抗肠内、肠外阿米巴病药

甲 硝 唑

甲硝唑(metronidazole,灭滴灵)为人工合成的5-硝基咪唑类化合物。

【体内过程】 口服吸收迅速而完全,生物利用度95%,血药浓度达峰时间1~3小时。$t_{1/2}$约8~12小时。能迅速分布于全身,并可渗入全身组织和体液,包括脑脊液。主要在肝脏代谢,代谢产物及原形药主要由肾脏排泄,小部分经阴道、乳汁、唾液及粪便排泄。

【药理作用和临床应用】

1. 抗阿米巴原虫作用 甲硝唑对肠内及肠外阿米巴大、小滋养体均有强大的杀灭作用,是治疗肠内外阿米巴病的首选药。治疗急性阿米巴痢疾和肠外阿米巴病效果最好。但该药在肠道吸收完全,在结肠内浓度低,因而治疗阿米巴痢疾时需与在肠道浓度高的抗肠内阿米巴药合用,可提高疗效,降低复发率。

2. 抗滴虫作用 甲硝唑能直接杀灭阴道毛滴虫,是治疗滴虫病的特效药。口服后,药物可分布在阴道分泌物、精液及尿液中,故对男、女性泌尿生殖道滴虫感染都具有良好疗效,夫妻同服可提高疗效。

3. 抗厌氧菌作用 甲硝唑对革兰阴性厌氧杆菌、革兰阳性厌氧芽胞梭菌及所有厌氧球菌均有较强的抗菌作用,对脆弱类杆菌感染尤为敏感。主要用于厌氧菌引起的产后盆腔感染、口腔急性感染、阑尾及其他肠外科手术后感染,较少引起耐药性。

4. 抗贾第鞭毛虫作用 甲硝唑为目前治疗贾第鞭毛虫感染的最有效药物,治愈率达90%。

【不良反应】 一般较轻微。最常见的不良反应是恶心、呕吐、食欲减退等胃肠道反应。极少数患者出现头昏、眩晕、惊厥、共济失调和肢体感觉异常等神经系统症状,一旦出现,应立即停药,急性中枢神经系统疾病者禁用。甲硝唑干扰乙醛代谢,如服药期间饮酒可致乙醛中毒,出现腹痛、恶心、呕吐、头痛等症状,因此服药期间应禁酒。此外,还可能引起过敏、粒细胞减少、口腔金属味、致畸、致癌等,孕妇、哺乳期妇女禁用。

替 硝 唑

替硝唑(tinidazole)是甲硝唑的衍生物。与甲硝唑相比,血浆半衰期较长($t_{1/2}$ 约 12~14 小时)。口服 1 次,有效血药浓度可维持 72 小时。对阿米巴痢疾和肠外阿米巴病的疗效与甲硝唑相当,而毒性略低。亦可用于阴道滴虫病和厌氧菌感染的治疗。

(二)抗肠内阿米巴病药

二 氯 尼 特

二氯尼特(diloxanide)是二氯乙酰胺类衍生物。

【体内过程】 口服后大部分在肠腔或肠黏膜内水解,1 小时后血药浓度达峰值,药物迅速经肾脏排泄。

【药理作用和临床应用】 二氯尼特是目前最有效的杀阿米巴包囊药,口服后肠道未吸收部分产生杀灭包囊作用,对无症状或仅有轻微症状的排包囊者有良好疗效。单用对慢性阿米巴痢疾有效,但对急性阿米巴痢疾疗效差,可先用甲硝唑控制症状后再用本品,可肃清肠腔内包囊,有效防止复发。对肠外阿米巴病无效。

【不良反应】 较轻,偶有恶心、呕吐、腹泻以及瘙痒、荨麻疹等症状发生。

卤化喹啉类

卤化喹啉类包括喹碘方(chiniofon)、氯碘羟喹(clioquinol)、双碘喹啉(diiodohydroxyquinoline)等。

本类药物口服吸收较少,在肠腔中浓度较高,能有效地杀灭肠腔内的阿米巴滋养体。可用于治疗轻型、慢性阿米巴痢疾和无症状排包囊者。对急性阿米巴痢疾患者可与甲硝唑、依米丁合用,以提高根治率。本类药物毒性较小,主要不良反应是腹泻,其次是恶心、呕吐和甲状腺轻度肿大,个别患者会产生碘过敏反应。大剂量长期应用可引起严重的视觉障碍。

巴 龙 霉 素

巴龙霉素(paromomycin)属于氨基糖苷类抗生素。

口服后不易吸收,肠腔浓度高,有直接杀灭阿米巴滋养体的作用,还能抑制阿米巴滋养体生长繁殖所必需的共生菌,间接抑制肠道阿米巴原虫的生存。临床用于治疗急性阿米巴痢疾,对肠外阿米巴病无效。不良反应轻,仅有胃肠不适和腹泻。

(三) 抗肠外阿米巴病药

依米丁和去氢依米丁

依米丁(emetine,吐根碱)为茜草科吐根属植物根中提取的一种生物碱,又称为吐根碱,属异喹啉类生物碱。其衍生物去氢依米丁(dehydroemetine)与依米丁的作用相似,毒性较低。依米丁局部刺激性很强,一般采用深部肌内注射,吸收良好。分布到肝内的浓度较高,其次为肺、肾、脾,在肠壁中浓度较低。

两药对组织中的阿米巴滋养体有直接杀灭作用,但对肠腔内阿米巴滋养体无效。临床上主要用于治疗肠外阿米巴病和急性阿米巴痢疾,能迅速控制临床症状。毒性大,除严重的胃肠道反应外,还对心肌有较强的抑制作用,能引起心脏损害,故仅适用于甲硝唑治疗无效或禁用甲硝唑的患者,并应在医师的严密监护下使用。

氯　　喹

氯喹为抗疟药(见本章第一节),亦有杀阿米巴滋养体的作用。口服后吸收迅速完全,分布到肝、肾、脾等的浓度比血浆浓度高数百倍,而很少分布在肠壁组织。因而氯喹对阿米巴肝脓肿和肺脓肿有效,而对阿米巴痢疾无效。可用于甲硝唑治疗无效或禁忌的阿米巴肝脓肿或阿米巴肝炎,应同时与抗肠内阿米巴病的药物合用,以防复发。

二、抗滴虫病药

滴虫病主要是由阴道毛滴虫所致滴虫性阴道炎和尿道炎,阴道毛滴虫亦可寄生于男性泌尿道和生殖系统,多数通过性接触而传染。甲硝唑是目前治疗阴道滴虫病最有效的药物,如遇耐药虫株可考虑选用乙酰胂胺、曲古霉素等。

乙 酰 胂 胺

乙酰胂胺(acetarsol)是五价胂剂,毒性较大,其复方制剂称滴维净。外用有杀灭阴道滴虫作用。治疗时先用低浓度 1∶5000 的高锰酸钾溶液冲洗阴道,然后将乙酰胂胺片剂放入阴道穹隆部,直接杀灭滴虫。该药有轻度局部刺激作用,使阴道分泌物增多或产生皮疹。由于阴道毛滴虫也可寄生于男性泌尿道,应夫妇同时治疗,以保证疗效。治疗过程中也必须注意个人卫生,每日洗换内裤,消毒洗具。

曲 古 霉 素

曲古霉素(trichomycin)又名抗滴虫霉素,对阴道滴虫、肠道滴虫、白念珠菌、毛发癣菌以及阿米巴滋养体等有抑制作用。对阴道滴虫病合并阴道念珠菌感染疗效较好,与甲硝唑合用可提高疗效,防止复发。口服吸收少,不良反应轻,阴道给药可引起轻度烧灼感等局部刺激,少数患者可引起白带增多。

第三节 抗血吸虫病药

血吸虫病是一类严重危害人类健康的寄生虫病,主要由日本血吸虫、埃及血吸虫和曼氏血吸虫引起。在我国流行的主要是日本血吸虫,其生活史包括卵、毛蚴、尾蚴、童虫和成虫等阶段,终宿主为人或其他哺乳动物,中间宿主为钉螺。我国血吸虫病疫区主要分布于长江流域和长江以南 13 个省(市、自治区)。解放初估计感染血吸虫病患者约为 1000 万,经过 40 多年的血吸虫病防治工作,患患者数降至数十万,血吸虫病的流行已得到基本控制。但目前仍有散在流行和蔓延,因此对血吸虫病的防治仍然是非常重要的工作,药物治疗是消灭该病的重要措施之一。

长期以来酒石酸锑钾是治疗血吸虫病的主要特效药,但它有毒性大、疗程长、必须静脉注射等缺点,现已少用。20 世纪 70 年代发现的吡喹酮具有高效、低毒、疗程短等优点,现已完全取代酒石酸锑钾。

吡 喹 酮

吡喹酮(praziquantel)是人工合成的吡嗪异喹啉衍生物。

【体内过程】 口服吸收快而完全,1~2 小时达血药浓度高峰,门静脉中血药浓度较其他部位高数倍至十几倍。经肝脏迅速代谢,原药及代谢物主要由肾排泄,体内无蓄积作用。血吸虫病患者的肝脏因有不同程度的病变,所以降解吡喹酮的能力降低,血药浓度明显升高,半衰期延长,用药时应注意。

【药理作用和临床应用】 吡喹酮是一广谱的抗蠕虫药物,尤其对血吸虫具有很强的杀灭作用。

1. 治疗血吸虫病 吡喹酮对多种血吸虫有明显杀虫作用,对成虫作用强,对童虫作用弱。是一种高效、低毒、疗程短、口服方便的广谱抗血吸虫病药。吡喹酮作用机制主要是吡喹酮能增强生物膜通透性,激活慢钙通道,钙离子内流增加,使细胞内 Ca^{2+} 明显增多,导致虫体产生痉挛性麻痹,失去吸附能力,从血管壁上脱落,促进血吸虫全部虫体移行至肝脏,在肝内被单核-吞噬细胞所吞噬消灭。

临床上可应用于急性和慢性血吸虫病的治疗,对急性血吸虫病可迅速退热和改善全身症状,对有心、肝等并发症的晚期血吸虫病,也能顺利完成其疗程。

2. 治疗其他吸虫病 使用不同剂量的吡喹酮还可治疗华支睾吸虫病、卫氏并殖吸虫病、姜片吸虫病、肺吸虫病等。

3. 治疗绦虫病 对人和家畜体内各种绦虫感染均有很好疗效。

4. 治疗囊虫病 对绦虫幼虫引起的囊虫病、棘球蚴病也有较好疗效。

【不良反应】 轻微而短暂,一般不影响治疗。主要有胃肠道反应(如腹痛、恶心等)和神经肌肉反应(如头昏、头痛、乏力、肌肉酸痛、肌束颤动)。个别患者可出现步态不稳、共济失调,驾驶、高空作业者禁用。少数患者有心电图异常，引起T波降低，心律失常等。偶见发热、瘙痒、荨麻疹、关节痛等，与虫体死后释放的异体蛋白有关。

第四节　抗丝虫病药

丝虫病是由丝状线虫所引起的一种流行性寄生虫病。寄生于人体的丝虫有八种，在我国流行的有班氏丝虫和马来丝虫两种，主要流行于我国南方各省。丝虫的生活史包括幼虫在中间宿主蚊体内发育和成虫在终末宿主人体内发育增殖两个阶段。目前，丝虫病在我国已基本消灭，但传染源仍未完全控制，传播媒介仍广泛存在，要彻底消灭还需要相当长时间。

我国治疗丝虫病的主要药物是乙胺嗪和呋喃嘧酮等。

乙　胺　嗪

乙胺嗪（diethylcarbamazine，海群生）。

【体内过程】 口服后迅速从小肠吸收，1~2小时血药浓度达峰值，能广泛分布于全身组织与体液，体内代谢迅速，$t_{1/2}$约为8.5小时。碱化尿液可使药物排泄量降低，血药浓度增高，半衰期延长，因此在肾功能不全或碱化尿液时需要减少用量。

【药理作用和临床应用】 乙胺嗪对班氏丝虫、马来丝虫的微丝蚴均有杀灭作用，但需宿主体液与细胞免疫的参与。对丝虫成虫也有毒杀作用，但需要较大剂量或较长疗程。其作用机制为：①使微丝蚴的肌肉组织发生超极化，产生弛缓性麻痹而从寄生部位脱离，不能停宿于周围血液中，迅速“肝移”被单核-吞噬细胞系统拘捕；②改变微丝蚴表面膜的特性，暴露抗原，使其易遭宿主防御机制的攻击和破坏。

乙胺嗪是临床上抗丝虫病的首选药。杀灭淋巴系统中的成虫需较大剂量或较长疗程。

【不良反应】 毒性较低。较常见的不良反应有恶心、呕吐、食欲减退、头昏、头痛等。在治疗过程中，因大量微丝蚴和成虫死亡，释放出大量异体蛋白可引起过敏反应，表现为皮疹、寒战、高热、血管神经性水肿、哮喘等，用地塞米松可缓解症状。

伊 维 菌 素

伊维菌素（ivermectin）是来自放线菌的半合成大环内酯化合物。对微丝蚴有很强的杀灭作用，较乙胺嗪缓慢而持久，可替代乙胺嗪治疗丝虫病。但对成虫无效，不能根治丝虫病。此外，伊维菌素还可治疗蛔虫病、鞭虫病、蛲虫病、钩虫病等。

呋 喃 嘧 酮

呋喃嘧酮（furapyrimidone）是硝基呋喃类化合物。对马来丝虫及班氏丝虫的成虫及微丝蚴均有杀灭作用，疗效优于乙胺嗪。呋喃嘧酮的不良反应与乙胺嗪相似，主要是药物杀死微丝蚴所引起的发热、头痛、头昏等反应，停药后反应消失。服药时宜忌酒，有精神病史、孕妇和伴有严重心、肝、肾疾病者不宜用呋喃嘧酮治疗。

第五节　抗肠道蠕虫病药

在人类肠道寄生的蠕虫主要分为三大类：肠道线虫、肠道绦虫和肠道吸虫。在我国，肠道寄生虫感染仍然十分严重，并以肠道线虫感染最为普遍。肠道线虫包括蛔虫、钩虫、蛲虫、鞭虫和姜片虫等。

抗肠道蠕虫病药是驱除或杀灭肠道蠕虫的药物。近年来，高效、低毒、广谱的抗肠蠕虫病药不断问世，使多数肠蠕虫病得到有效治疗和控制。

甲苯达唑

甲苯达唑（mebendazole）是苯并咪唑的衍生物。

【体内过程】 口服难吸收，仅 5%~10% 的药物从肠道吸收。主要在肝内分布与代谢，肝功能不良时半衰期延长。肠道内药物浓度高，可直接作用于虫体，发挥药理作用。

【药理作用和临床应用】 甲苯达唑抗虫谱广，对蛔虫、钩虫、蛲虫、鞭虫、绦虫和粪类圆线虫等肠道蠕虫均有效。甲苯达唑影响虫体多种生化代谢途径，能结合到蠕虫细胞内的微管，抑制微管装配，干扰了依赖微管的葡萄糖摄取和利用，导致糖原耗竭。此外，还可抑制虫体线粒体延胡索酸还原酶系统，减少 ATP 生成，干扰虫体生长繁殖而死亡。

主要用于蛔虫、蛲虫、钩虫、鞭虫、绦虫等感染，有效率在 90% 以上，尤其适用于上述蠕虫的混合感染。

【不良反应】 较少。少数患者可见腹泻、腹痛等胃肠道反应。大剂量偶见转氨酶升高、粒细胞减少、脱发等。有致畸作用，孕妇、哺乳期妇女禁用。肝、肾功能不全者禁用。2 岁以下儿童和对本品过敏者不宜使用。

阿苯达唑

阿苯达唑（albendazole，丙硫咪唑）是甲苯达唑的同类物。

【体内过程】 口服后迅速吸收，血药浓度比甲苯达唑高 100 倍，2.5~3 小时血浆浓度达峰值，$t_{1/2}$ 约为 8 小时，在体内迅速代谢为亚砜和砜类。原形药及代谢物在体内排泄快，无蓄积。

【药理作用和临床应用】 阿苯达唑是一高效、广谱、低毒的驱肠虫药。对蛔虫、蛲虫、钩虫、鞭虫、绦虫和粪类圆线虫感染均有驱虫作用。其作用机制与甲苯达唑相似，抑制蠕虫对葡萄糖的吸收，导致虫体糖原耗竭。由于血药浓度高、体内分布广，在肝、肾和肺等组织中均能达到高浓度，并能进入棘球蚴囊内。因此，对肠道外寄生病如棘球蚴病（包虫病）、囊虫病、旋毛虫病以及华支睾吸虫病、肺吸虫病、脑囊虫病等也有较好疗效。

阿苯达唑是抗肠道线虫病的首选药。临床主要用于治疗蛔虫、钩虫、蛲虫、鞭虫的单独感染和混合感染，疗效优于甲苯达唑。也可用于治疗各种类型的囊虫病、包虫病。

【不良反应】 较少。常见恶心、头昏、失眠、食欲缺乏等一般反应，数小时后可自行缓解，不必停药。有致畸和胚胎毒作用，孕妇及 2 岁以下儿童禁用。

左旋咪唑

左旋咪唑(levamisole)是咪唑类衍生物四咪唑的左旋异构体。

【药理作用和临床应用】

1. 抗虫作用 左旋咪唑对多种线虫有杀灭作用,对蛔虫的作用较强。其作用机制为抑制虫体肌肉内的琥珀酸脱氢酶活性,阻止延胡索酸还原为琥珀酸,减少ATP生成,使虫体肌肉麻痹,失去附着能力而排出体外。可用于治疗蛔虫、钩虫、蛲虫感染及混合感染,对丝虫病和囊虫病也有一定疗效。

2. 增强免疫作用 左旋咪唑还具增强免疫能力的作用,可提高机体抗感染能力。临床试用于类风湿关节炎、红斑性狼疮及肿瘤辅助治疗等。

【不良反应】 一般较轻,而且短暂。有恶心、呕吐、腹痛等胃肠道反应,偶见粒细胞减少、肝功能减退等。肝、肾功能不全者禁用。

哌嗪

哌嗪(piperazine)是一种常用驱蛔虫药,对蛔虫和蛲虫有较强的驱虫作用。其作用机制是阻断虫体神经-肌肉接头处的胆碱受体,阻断神经冲动的传递,导致虫体弛缓性麻痹,随粪便排出体外。也可通过抑制琥珀酸的合成,干扰虫体糖代谢,使肌肉收缩的能量供应受阻。主要用于驱除肠道蛔虫,可治疗蛔虫所致的不完全性肠梗阻和早期胆道蛔虫。治疗蛲虫病因疗程长而应用受限。

不良反应轻,偶见胃肠道反应,如恶心、呕吐、腹痛、腹泻等,过量可致短暂性震颤、共济失调等神经系统反应。肝肾功能不全和神经系统疾病者禁用。

噻嘧啶

噻嘧啶(pyrantel)为人工合成四氢嘧啶衍生物。对蛔虫、钩虫、蛲虫感染均有较好疗效,具有高效、广谱、副作用小的特点。其作用机制是抑制虫体胆碱酯酶的活性,使神经肌肉接头处乙酰胆碱堆积,能使虫体神经肌肉去极化,引起虫体痉挛,然后麻痹,通过粪便排出体外。主要用于治疗蛔虫、钩虫、蛲虫感染及混合感染。

不良反应较轻,可有恶心、呕吐等消化道反应,少数患者可见头痛、眩晕等。孕妇及婴儿禁用。心、肝、肾严重病变者慎用。因与哌嗪有拮抗作用,不宜合用。

氯硝柳胺

氯硝柳胺(niclosamide,灭绦灵)为水杨酰胺类衍生物。口服几乎不吸收,在肠道中保持较高浓度,对绦虫感染具有良好的治疗效果,对大多数绦虫如猪肉绦虫、牛肉绦虫、短膜壳绦虫和阔节裂头绦虫都有作用,尤其对牛肉绦虫的疗效更佳。其作用机制是抑制虫体细胞内线粒体氧化磷酸化过程,使ATP生成减少,妨碍虫体生长发育。在体内能杀灭绦虫的头节和体节前段,但对虫卵无效。因猪肉绦虫死亡节片被肠腔内蛋白酶消化后,释放的虫卵可逆流入胃和十二指肠,侵入胃壁,有引起囊虫病的可能,因此不宜用于猪肉绦虫病。主要用于治疗牛肉绦虫和短膜壳绦虫感染。此外,氯硝柳胺对钉螺和日本血吸虫尾蚴也有杀灭作用,可防止血吸虫传播。

不良反应较轻,偶见恶心、呕吐等消化道反应和头晕、乏力、胸闷等症状。

抗肠蠕虫药的合理选用

抗肠蠕虫药的合理选用除根据药物的主要作用、疗效、安全性、患者的病情特点等因素外，还要考虑药品的价格、来源。常用抗肠蠕虫病药的选用可参考表42-1。

表42-1　抗肠蠕虫病药的合理选用

适应证	首选药物	次选药物
蛔虫感染	甲苯达唑、阿苯达唑	噻嘧啶、哌嗪、左旋咪唑
蛲虫感染	甲苯达唑、阿苯达唑	噻嘧啶、哌嗪、恩波吡维铵
钩虫感染	甲苯达唑、阿苯达唑	噻嘧啶
鞭虫感染	甲苯达唑	
绦虫感染	吡喹酮	氯硝柳胺
姜片虫感染	吡喹酮	
华支睾吸虫感染	吡喹酮	阿苯达唑
囊虫感染	吡喹酮、阿苯达唑	
包虫感染	阿苯达唑	吡喹酮、甲苯达唑

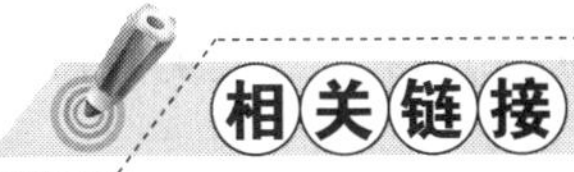

抗寄生虫病药的耐药性

各类寄生虫均有可能对治疗药物产生耐药性，程度有所不同，但都会给我们的治疗工作带来新的问题。

由于疟疾流行地区长期应用抗疟药，近年来发现疟原虫对所有常用的抗疟药几乎均产生了耐药疟原虫株，其中耐氯喹恶性疟原虫株的增多尤其令人关注。20世纪60年代，初次发现了耐氯喹恶性疟患者。目前，耐氯喹恶性疟已遍及我国海南省和云南省、东南亚地区，以及大部分非洲和拉丁美洲地区。研究表明，耐氯喹恶性疟原虫释放氯喹的速度要比敏感株恶性疟原虫的速度快40~50倍，这是由于恶性疟原虫的基因发生突变而造成的。我国首先用从中草药青蒿中提取的青蒿素来治疗耐氯喹恶性疟，并已取得良好的疗效，目前常用的青蒿素衍生物有双氢青蒿素、青蒿琥酯及蒿甲醚。为防止耐药性的产生，临床上提倡联合用药，即联合应用不同作用环节的抗疟药，使疟原虫的不同代谢环节受到药物的干扰，以避免耐药性的产生。双氢青蒿素和咯萘啶合用、蒿甲醚和本芴醇合用、磺胺药或砜类和乙胺嘧啶合用等，均可获得较好的疗效。

此外，在非洲已发现在应用吡喹酮治疗血吸虫病时出现了耐药性，在欧洲发现在应用三氯苯唑治疗家畜及人的肝片吸虫病时出现了耐药性等。面对日益纷繁复杂的抗寄生虫病药的耐药性问题，我们在治疗时必须注意药物的剂量，疗程要充足，对较易产生耐药性的寄生虫病感染时应考虑联合用药，以尽可能避免耐药性的产生。

学习小结

1. 抗疟药 抗疟药分为三类:①主要用于控制症状的抗疟药,如氯喹、奎宁等;②主要用于控制复发和传播的抗疟药,如伯氨喹等;③主要用于病因性预防的抗疟药,如乙胺嘧啶等。

氯喹对间日疟、三日疟以及敏感的恶性疟原虫的红细胞内期裂殖体有杀灭作用,是控制疟疾症状的首选药物,临床主要用于控制疟疾的急性发作和根治恶性疟。也可用于治疗甲硝唑无效或禁忌的阿米巴肝脓肿,及自身免疫性疾病。

伯氨喹主要对良性疟的继发性红细胞外期裂殖体及各型疟原虫的配子体有较强的杀灭作用,是控制复发及传播的首选药。

乙胺嘧啶对恶性疟及良性疟的原发性红细胞外期有抑制作用,是病因性预防的首选药。

2. 抗阿米巴病药与抗滴虫病药 抗阿米巴病药分为三类:①抗肠内、肠外阿米巴病药,如甲硝唑等;②抗肠内阿米巴病药,如卤化喹啉类等;③抗肠外阿米巴病药,如氯喹等。甲硝唑是治疗肠内外阿米巴病的首选药;治疗滴虫病的特效药;可用于厌氧菌引起的产后盆腔感染、口腔急性感染、阑尾及其他肠外科手术后感染;治疗贾第鞭毛虫感染的最有效药物。

抗滴虫病药有甲硝唑、乙酰胂胺、曲古霉素等。

3. 抗血吸虫病药 吡喹酮是一种高效、低毒、疗程短、口服方便的广谱抗血吸虫病药,临床上用于急性和慢性血吸虫病的治疗。

4. 抗丝虫病药 乙胺嗪对班氏丝虫、马来丝虫的微丝蚴均有杀灭作用,是临床上抗丝虫病的首选药。

5. 抗肠道蠕虫病药 抗肠道蠕虫病药有甲苯达唑、阿苯达唑、左旋咪唑、哌嗪、噻嘧啶等。阿苯达唑是抗肠道线虫病的首选药,主要用于治疗蛔虫、钩虫、蛲虫、鞭虫的单独感染和混合感染,也可治疗各种类型的囊虫病、棘球蚴病。

复习参考题

1. 简述抗疟药的分类并写出各类的代表药物。
2. 控制疟疾症状发作首选何药?为什么?
3. 根据药物的作用部位,可将抗阿米巴病药物分为哪几类?写出各类的代表药物。

(张 琦)

第四十三章

抗恶性肿瘤药

学习目标

掌握 抗恶性肿瘤药基本作用；抗恶性肿瘤药的作用机制和分类；抗恶性肿瘤药的主要不良反应；抗恶性肿瘤药应用原则。

熟悉 常用抗恶性肿瘤药物：环磷酰胺、塞替派、白消安、甲氨蝶呤、氟尿嘧啶、巯嘌呤、阿糖胞苷、丝裂霉素、博来霉素、多柔比星、长春碱类、糖皮质激素等的药理作用、作用机制、临床应用及主要不良反应。

了解 细胞增殖动力学；其他常用抗恶性肿瘤药的作用特点和临床应用。

恶性肿瘤常称癌症，是当前严重危害人类健康的重要疾病之一。由于其病因、发病机制等尚未完全了解，防治效果不甚理想。我国每年死于肿瘤者100多万人，并逐渐增加。肿瘤化学治疗与外科治疗、放射治疗构成肿瘤治疗中的三大重要组成部分，免疫治疗、内分泌治疗、中西医结合治疗、基因治疗等方法也不断发展，不同治疗手段的治疗效果取决于肿瘤的类型和发展的阶段。总体来说，化疗作为主要治疗方法适用于不多的十几种肿瘤，作为外科手术或放射治疗的辅助治疗适用于许多类型的肿瘤。随着抗肿瘤新药的不断发现、研制和应用，肿瘤化疗逐步显示从姑息性治疗向根治性治疗水平发展。抗恶性肿瘤药在肿瘤治疗中发挥着日益重要的作用。

第一节 概　　述

一、细胞增殖周期与抗恶性肿瘤药基本作用

正常组织细胞是以分裂方式进行增殖的。细胞从一次分裂结束到下次细胞分裂完成，这段时间称为细胞增殖周期。细胞增殖动力学是研究细胞群体的生长、繁殖和死亡的动态规律。深入研究细胞增殖动力学有助于了解肿瘤细胞和正常细胞群的生物学特性，对理解药物如何控制肿瘤细胞增殖及治疗恶性肿瘤有重要意义。

（一）细胞增殖动力学

根据细胞生长繁殖特点将肿瘤细胞群分为增殖细胞群和非增殖细胞群两类（图43-1）。

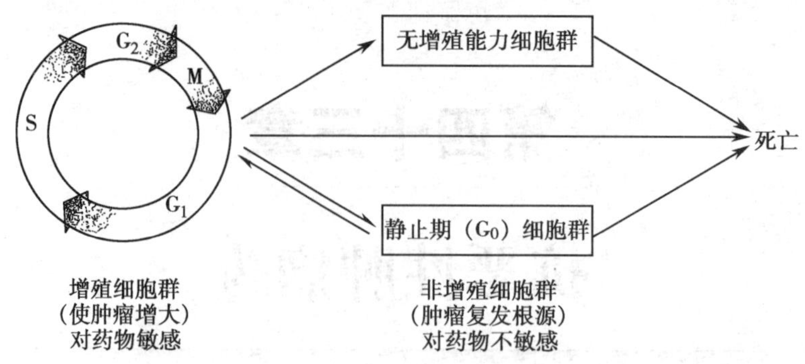

图 43-1 细胞增殖周期示意图

1. 增殖细胞群 按细胞内 DNA 含量变化，可分 4 期：DNA 合成前期（G_1 期）、DNA 合成期（S 期）、DNA 合成后期（G_2 期）、有丝分裂期（M 期）。增殖期细胞呈指数方式生长，生化代谢活跃，对药物敏感。

2. 非增殖细胞群 主要是静止期（G_0）细胞，有增殖能力，但暂不分裂。当增殖周期中对药物敏感的细胞被杀灭后，G_0 期细胞可进入增殖期，是肿瘤复发的根源，对药物不敏感，应设法消灭。此外，尚有一部分无增殖能力的细胞群，在化疗中无意义。

（二）抗恶性肿瘤药基本作用

1. 细胞周期特异性药物 仅对细胞增殖周期的某一期敏感，有较强的抑制作用，而对 G_0 期细胞不敏感的药物。如作用于 S 期的抗代谢药物：甲氨蝶呤、氟尿嘧啶等；作用于 M 期细胞的药物：长春碱、长春新碱等。

2. 细胞周期非特异性药物 能杀灭处于增殖周期各时相的细胞甚至包括 G_0 期细胞的药物。如直接破坏 DNA 结构以及影响其复制或转录功能的药物：烷化剂、抗肿瘤抗生素等。此类药物对恶性肿瘤细胞的作用往往较强，能迅速杀死肿瘤细胞。

二、抗恶性肿瘤药的分类

（一）按作用机制分类

1. 抑制核酸合成药 通过不同环节阻止核酸合成，影响细胞分裂增殖。根据影响生化步骤的不同，又可分五类：

（1）二氢叶酸还原酶抑制药：如甲氨蝶呤等。

（2）胸苷酸合成酶抑制药：如氟尿嘧啶等。

（3）嘌呤核苷酸抑制药：如巯嘌呤等。

（4）核苷酸还原酶抑制药：如羟基脲等。

（5）DNA 多聚酶抑制药：如阿糖胞苷等。

2. 直接破坏 DNA 结构与功能药 如烷化剂、丝裂霉素、博来霉素、顺铂等。

3. 嵌入 DNA 干扰 RNA 转录的药物 如放线菌素 D 和多柔比星等蒽环类抗生素。

4. 干扰蛋白质合成与功能药 又可分为：①影响纺锤丝形成药，如长春新碱等；②干扰核糖体功能药，如三尖杉碱等；③影响氨基酸供应药，如门冬酰胺酶等。

5. 影响体内激素平衡的药物 主要通过影响激素平衡从而抑制某些激素依赖性肿瘤。如糖皮质激素、雌激素、雄激素等激素类药物或其拮抗药。

图 43-2 为抗恶性肿瘤药的主要作用机制示意图。

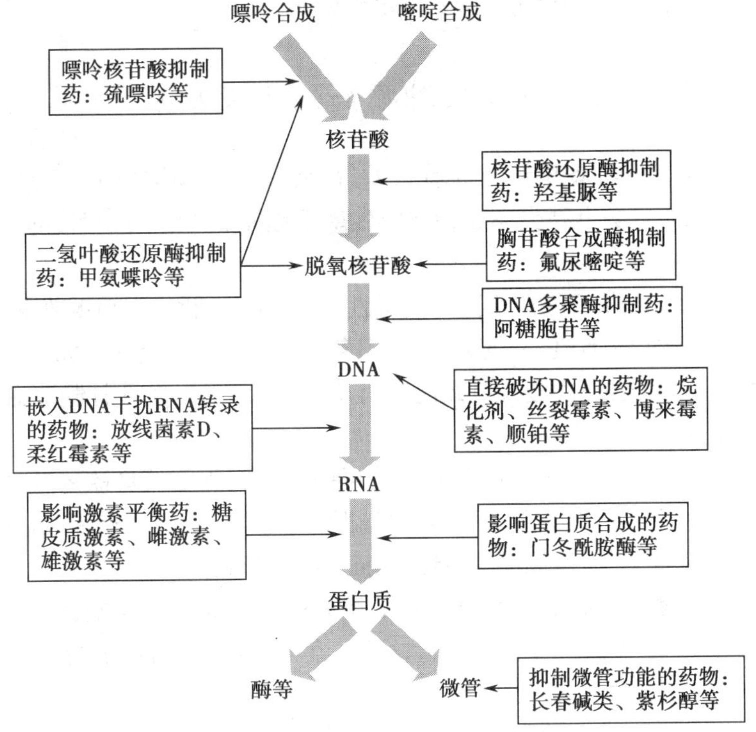

图 43-2　抗恶性肿瘤药主要作用机制示意图

（二）按药物来源和化学性质分类

1. 烷化剂　如环磷酰胺、塞替派等。
2. 抗代谢药　如甲氨蝶呤、氟尿嘧啶等。
3. 抗肿瘤抗生素　如柔红霉素、丝裂霉素等。
4. 抗肿瘤植物成分药　如长春碱、高三尖杉酯碱等。
5. 调节体内激素平衡的药物　如雌激素、雄激素等。
6. 其他药物　如顺铂、门冬酰胺酶等。

三、肿瘤细胞的耐药性

在肿瘤的化学治疗过程中，常可见肿瘤细胞对抗肿瘤药物的敏感性降低，产生了耐药性，在低剂量、单一药物治疗情况下尤其容易出现。有时肿瘤细胞对一种药物产生耐药后，对其他药物也发生耐药（多药耐药），从而使药物的疗效降低，这是肿瘤化疗失败的重要原因，也是肿瘤化疗急需解决的难题。

肿瘤细胞对药物产生耐药性的原因十分复杂，可能的机制有：肿瘤细胞改变跨膜转运机制，使抗肿瘤药物不通过正常的转运方式到达肿瘤细胞的作用部位；肿瘤细胞膜产生特殊的膜蛋白（P- 糖蛋白），加速抗肿瘤药物从细胞内泵出细胞外；肿瘤细胞改变代谢途径，使抗肿瘤药物的作用靶点发生变化，失去抗代谢作用等。

根据药物特性和肿瘤类型设计联合化疗方案，尽可能用到最大剂量和尽可能缩短用药间隔，如此不但可以提高疗效、降低毒性，而且可以延缓耐药性的产生。某些肿瘤耐药性逆转剂如维拉帕米、环孢素对减缓耐药性可能起到一定作用。

四、抗恶性肿瘤药的不良反应

大多数抗恶性肿瘤药安全范围小，选择性差，在杀伤肿瘤细胞的同时，对机体增殖旺盛的正常组织细胞，如骨髓、胃肠道黏膜、淋巴组织、毛囊等也同样引起不同程度的损害。主要不良反应有：

1. 骨髓抑制　大多数抗恶性肿瘤药有此毒性，最常见粒细胞、血小板减少，甚至发生再生障碍性贫血。长春新碱骨髓毒性小，博来霉素、门冬酰胺酶及固醇类激素无骨髓毒性。抗肿瘤药物对骨髓的抑制程度、出现快慢及持续时间有所不同，对于迟发性骨髓造血功能损害的药物，使用时应特别注意。

2. 胃肠道反应　几乎所有的抗肿瘤药物均可引起不同程度的食欲减退、恶心、呕吐等胃肠道反应，一般认为这些反应是药物直接刺激延髓催吐化学感受区的结果；抗肿瘤药对胃肠黏膜的直接损伤，则可引起胃炎、胃肠溃疡，导致腹痛、腹泻、便血等。

3. 毛囊毒性　大多数抗肿瘤药都损伤毛囊上皮细胞，特别是环磷酰胺、氟尿嘧啶、长春新碱、紫杉醇、甲氨蝶呤、多柔比星、博来霉素、丝裂霉素等；脱发常出现于给药后 1~2 周，1~2 个月后脱发最明显，停药后毛发可再生。

4. 肾毒性及膀胱毒性　顺铂及大剂量甲氨蝶呤可直接损伤肾小管上皮细胞，表现为急性或慢性的血尿素氮升高，血清肌酐及肌酐酸升高。环磷酰胺可引起急性出血性膀胱炎，尤其在大剂量静脉注射时易出现。

5. 肺毒性　博来霉素、甲氨蝶呤和亚硝基脲类等可引起肺纤维化，表现为干咳、呼吸困难，严重时可致死。

6. 心肌毒性　多柔比星、丝裂霉素、顺铂及环磷酰胺有心肌毒性，表现为心肌损伤、心肌炎、心肌缺血、心电图改变或充血性心功能不全等，与累积剂量、患者年龄及心脏疾病有关。

7. 肝毒性　肝是抗肿瘤药物代谢的重要器官，环磷酰胺、长春新碱、氟尿嘧啶、阿糖胞苷、甲氨蝶呤、多柔比星等对肝有毒性，表现为天门冬氨酸氨基转移酶（AST）升高、脂肪变性及肝炎等。

8. 神经毒性及耳毒性　长春新碱、紫杉醇及顺铂有周围神经毒性，可引起手足麻木、腱反射消失及末梢神经感觉障碍；长春新碱有自主神经毒性，可引起便秘、直立性低血压或肠梗阻等；甲氨蝶呤鞘内注射可引起头痛及延迟性脑膜脑炎。顺铂有耳毒性，可致耳聋。

9. 免疫抑制　抗肿瘤药物对机体的免疫功能都有不同程度的抑制，主要因为参与免疫功能的细胞增殖、分化较快，易受抗肿瘤药物的攻击，这也是接受抗肿瘤药患者易于继发感染的重要原因之一。

10. 致突变、致畸及致癌　多数抗肿瘤药可损伤 DNA，干扰 DNA 复制，导致基因突变。发生于胚胎生长细胞可致畸，以抗代谢药物最强；发生于一般组织细胞可致癌，以烷化剂最显著。

第二节 常用抗肿瘤药物

一、烷 化 剂

烷化剂化学性质活泼，其烷化基团与细胞DNA或蛋白质中的亲核基团（氨基、羟基、羧基和磷酸基等）起烷化作用，形成交叉联结或引起脱嘌呤作用，使DNA链断裂；当DNA再次复制核酸时，碱基错配，导致DNA结构和功能的损害，甚至细胞死亡。属于细胞周期非特异性药物，能杀灭各期的瘤细胞，分裂增殖快的肿瘤细胞首先受抑制。骨髓细胞和肠道上皮细胞增殖快，受影响也较大。

本类药物最早用于临床的是氮芥，因选择性低，毒性反应大，对骨髓抑制持久，现已减少使用。目前常用的烷化剂有以下几种：氮芥类如氮芥、环磷酰胺等；乙烯亚胺类如塞替派；亚硝脲类如卡莫司汀；甲烷磺酸酯类如白消安。

氮 芥

氮芥（chlormethine，nitrogen mustard，HN_2）为最早用于恶性肿瘤治疗的药物。

【药理作用和作用机制】 氮芥化学性质活泼，在体内迅速转变成缺电子、具有高度活性的中间产物乙烯亚胺离子，后者能与DNA产生交叉联结，阻止DNA复制，引起DNA断裂及有丝分裂停止。氮芥对G_1期和M期杀伤作用最强，对G_2期也有杀伤作用，属细胞周期非特异性药物。对G_0期细胞亦有杀伤作用。

【临床应用】 主要治疗霍奇金病、非霍奇金淋巴瘤、蕈样肉芽肿以及小细胞肺癌；对慢性淋巴细胞白血病、卵巢癌、前列腺癌等也有效。

【不良反应】 毒性反应大。最常见的急性反应为胃肠道反应，严重的不良反应为骨髓抑制，抑制程度与剂量相关。局部刺激性大，接触皮肤和黏膜可致组织发泡、糜烂和坏死，因此不能口服、皮下注射和肌内注射，只能静脉注射或腔内注射。

环 磷 酰 胺

环磷酰胺（cyclophosphamide，CTX）为氮芥与磷酰胺基结合而成的化合物。

【药理作用和作用机制】 环磷酰胺在体外无活性，进入人体内后经肝微粒体细胞色素P_{450}氧化，裂环生成中间产物醛磷酰胺，在肿瘤细胞内分解出磷酰胺氮芥，与DNA起烷化作用而抑制肿瘤细胞的分裂增殖。属细胞周期非特异性药物。抗瘤谱较广，其作用机制与氮芥类似，但作用强、缓慢而持久，毒性较低，化疗指数比其他烷化剂高。此外，本药对淋巴细胞有明显的抑制作用，还被用作免疫抑制剂。

【临床应用】 为目前临床应用最广泛的烷化剂。对恶性淋巴瘤疗效显著，对多发性骨髓瘤、急性淋巴细胞白血病、肺癌、乳腺癌、卵巢癌、神经母细胞瘤和睾丸肿瘤等均有一定疗效。

【不良反应】 较轻。剂量限制的主要不良反应为骨髓抑制。出血性膀胱炎是本品较特殊的不良反应，系其代谢产物丙烯醛经泌尿道排泄，刺激膀胱所致。大量补充液体和使用美司钠可使发生率降低，症状减轻。脱发发生率较高，胃肠道反应较轻，偶见肝功能损害、皮肤色素沉着、月经不调、精子无活力及肺纤维化等。

塞 替 派

塞替派（thiotepa）是乙烯亚胺类烷化剂的代表。

【药理作用和作用机制】 塞替派化学结构中含三个乙烯亚胺基团，性质非常活泼，能与细胞内 DNA 的核碱基（如鸟嘌呤）结合，抑制瘤细胞分裂，作用机制与氮芥相似，属细胞周期非特异性药物。

【临床应用】 对乳腺癌及卵巢癌有较好的疗效，对膀胱癌、胃肠道癌、恶性淋巴瘤、黑色素瘤等也有一定疗效。

【不良反应】 较轻，主要是骨髓抑制。局部刺激小，可作静脉注射、肌内注射及动脉内注射和腔内给药。

白 消 安

白消安（busulfan，马利兰）属甲烷磺酸酯类。

【药理作用和作用机制】 白消安在体内解离后起烷化作用。主要抑制粒细胞生成，其次抑制血小板和红细胞，对淋巴细胞的抑制作用很弱。

【临床应用】 临床用于治疗慢性粒细胞白血病效果显著，首次疗程治疗后缓解率可达 85%~90%，但对该病的急变期或急性粒细胞性白血病无效。对其他骨髓增殖性疾病也有效。

【不良反应】 主要为骨髓抑制，剂量过大或时间过久，可致再生障碍性贫血。偶见恶心、呕吐、腹泻，长期服用可使肺纤维化、闭经、睾丸萎缩等。

卡 莫 司 汀

卡莫司汀（carmustine，卡氮芥，BCNU）属亚硝脲类烷化剂。除了烷化 DNA 外，对蛋白质和 RNA 也有烷化作用。抗瘤谱较广，与其他本类药物有不完全的交叉耐药性。具有高度脂溶性，较易通过血 - 脑屏障，适用于治疗原发或颅内转移脑瘤。对恶性淋巴瘤、骨髓瘤、黑色素瘤等有一定疗效。最常见也最严重的不良反应是骨髓抑制，用药期间应检查血象。其他不良反应有肺纤维化、肝肾损害、视神经炎、皮肤色素沉着及恶心、呕吐等胃肠道症状。

二、抗 代 谢 药

本类药物的化学结构大多与细胞生长繁殖所必需的代谢物质如叶酸、嘌呤碱、嘧啶碱等相似，它们能竞争与酶的结合，从而以伪代谢物的形式干扰核酸中嘌呤、嘧啶及其前体物的代谢。它们也可以与核酸结合，取代相应的正常核苷酸，从而干扰 DNA 的正常生物合成，阻止瘤细胞的分裂繁殖。因此称为抗代谢药。属细胞周期特异性药物，主要作用于 S 期细胞。

甲 氨 蝶 呤

【药理作用和作用机制】 甲氨蝶呤（methotrexate，MTX）的化学结构与叶酸相似，属于二氢叶酸还原酶抑制药。叶酸并无活性，只有在细胞内转化为四氢叶酸，才能成为核酸及某些氨基酸(甲硫氨酸、丝氨酸等)生物合成过程中一碳单位的载体。叶酸转化为四氢叶酸,需要细胞内叶酸还原酶的参与。口服或肌内注射甲氨蝶呤,在几分钟内二氢叶酸还原酶即可受到不可逆的抑制,1~24 天后胸腺嘧啶核苷合成酶也受到抑制,肿瘤细胞的分裂增殖阻断在 S 期,从而抑制 DNA、RNA 及蛋白质的合成。

【临床应用】 是治疗白血病最常用药物之一。主要治疗急性白血病,儿童疗效尤佳。对绒毛膜癌、骨肉瘤、乳腺癌、肺癌有一定的疗效。为联合化疗方案中常用的周期特异性药物。

【不良反应】 主要为骨髓抑制和胃肠道反应。骨髓抑制主要表现为粒细胞和血小板减少,严重时全血象下降,患者可有自发出血和危及生命的感染危险。为了减轻 MTX 的骨髓毒性,可先用大剂量 MTX,经过一定时间后,再肌内注射亚叶酸钙作为救援剂,以保护骨髓正常细胞。胃肠道反应主要为口腔炎、胃炎、腹泻和便血。其他有脱发、皮炎、间质性肺炎、肾毒性、流产、畸胎等。

氟尿嘧啶

氟尿嘧啶(fluorouracil,5-FU)化学结构与尿嘧啶相似,是常用的胸苷酸合成酶抑制药。

【药理作用和作用机制】 氟尿嘧啶在细胞内转变为 5- 氟尿嘧啶脱氧核苷酸(5F-dUMP),而抑制胸苷酸合成酶,阻止脱氧尿苷酸(dUMP)甲基化转变为脱氧胸苷酸(dTMP),从而影响 DNA 的合成,导致细胞死亡。此外,氟尿嘧啶在体内可转化为 5- 氟尿嘧啶核苷,以伪代谢产物形式掺入 RNA 中干扰蛋白质的合成,故主要杀灭 S 期细胞,对其他各期细胞也有一定作用。

【临床应用】 对消化系统癌(食管癌、胃癌、肠癌、胰腺癌、肝癌)和乳腺癌疗效好,对宫颈癌、卵巢癌、绒毛膜癌、膀胱癌、头颈部鳞癌、皮肤鳞癌等也有效。

【不良反应】 主要为骨髓抑制和胃肠道反应。胃肠道反应最早症状为畏食和恶心,继之胃炎、腹泻,严重者出现血性腹泻,应立即停药。骨髓抑制可在停药 2~3 周后即消失。其他还有脱发、皮肤色素沉着等,偶见肝、肾损害。

替加氟

替加氟(tegafur,FT-207)。

【药理作用和作用机制】 为氟尿嘧啶的四氢呋喃衍生物,在体外无抗肿瘤作用,在体内经肝微粒体酶 P_{450} 催化,转变为氟尿嘧啶而起抗肿瘤作用。因而有与氟尿嘧啶相同的作用和机制,化疗指数为氟尿嘧啶的 2 倍。

【临床应用】 抗癌谱与氟尿嘧啶相同,主要用于治疗消化系统癌,如胃癌、大肠癌、肝癌、食管癌等,也用于治疗乳腺癌、头颈部鳞癌等。

【不良反应】 毒性仅为氟尿嘧啶的 1/7~1/4,神经毒性反应较大,有头痛、眩晕、共济失调等。骨髓抑制反应轻,有粒细胞、血小板下降。少数患者可出现恶心、呕吐、腹泻、肝肾功能改变等。

巯嘌呤

巯嘌呤(mercaptopurine,6-MP)是常用的嘌呤核苷酸抑制药。

【药理作用和作用机制】 在体内经过酶的催化转变成 6- 巯基嘌呤核苷酸,能抑制嘌呤合成及 DNA 合成，属细胞周期特异性药物，主要作用于 S 期细胞。亦可掺入到瘤细胞的 DNA、RNA 中，发挥抗肿瘤作用。肿瘤细胞在缺乏巯嘌呤代谢酶时，易产生耐药性。此外，巯嘌呤有较强的免疫抑制作用。

【临床应用】 主要用于急性淋巴细胞白血病和绒毛膜癌。亦可用于自身免疫性疾病。

【不良反应】 主要为骨髓抑制和胃肠道反应，少数患者可出现脱发、黄疸和肝功能损害等。

羟 基 脲

羟基脲（hydroxycarbamide，HU）。

【药理作用和作用机制】 属于核苷酸还原酶抑制药，使核糖核酸还原为脱氧核糖核酸明显减少，如阻止胞苷酸转变为脱氧胞苷酸，从而抑制 DNA 的合成。属细胞周期特异性药物，主要作用于 S 期细胞。

【临床应用】 对治疗慢性粒细胞白血病有显著疗效，对黑色素瘤有暂时缓解作用。

【不良反应】 主要毒性为骨髓抑制，并有轻度胃肠道反应。肾功能不良者慎用。可致畸，孕妇禁用。

阿 糖 胞 苷

阿糖胞苷（cytarabine，Ara-C）。

【药理作用和作用机制】 属于 DNA 多聚酶抑制药，在细胞内经脱氧胞嘧啶核苷激酶作用下，磷酸化为三磷酸阿糖胞苷，通过与三磷酸脱氧胞苷竞争，而抑制 DNA 多聚酶的活性，影响 DNA 合成；也能掺入 DNA 和 RNA 中，干扰 DNA 的复制和 RNA 的功能。为细胞周期特异性药物，对处于 S 增殖期细胞的作用最为敏感，抑制 RNA 及蛋白质合成的作用较弱。阿糖胞苷还有强大的免疫抑制作用，对多种病毒也有抑制作用。

【临床应用】 主要用于成人急性粒细胞白血病或单核细胞白血病，对恶性淋巴瘤有一定疗效。

【不良反应】 主要是骨髓抑制和胃肠道反应，偶致肝功能异常、血栓静脉炎等。

三、抗肿瘤抗生素

系由微生物培养液中提取得到的具有抗癌作用的代谢物，通过直接破坏 DNA 或嵌入 DNA 干扰转录而抑制细胞分裂增殖，属细胞周期非特异性药物。

丝 裂 霉 素

丝裂霉素（mitomycin，MMC）。

【药理作用和作用机制】 其化学结构中有乙烯亚胺及氨甲酰酯基团，具有烷化作用，属于直接破坏 DNA 的抗生素。能与 DNA 的双链交叉联结，可抑制 DNA 复制，也能使部分 DNA 链断裂。属细胞周期非特异性药物。

【临床应用】 抗癌谱广，对消化道癌如胃癌、结肠癌、肝癌、胰腺癌等疗效好，为治疗消化道癌常用药之一。对肺癌、乳腺癌等也有效。

【不良反应】 主要是明显而持久的骨髓抑制，其次为胃肠道反应，应避免长期应用。偶见心、肝、肾和肺损害，静脉给药避免外漏，以免引起组织坏死。

博来霉素

博来霉素（bleomycin，BLM）。

【药理作用和作用机制】 为含多种糖肽的复合抗生素，属于能直接破坏 DNA 的抗生素。博来霉素能与铜或铁离子络合，使氧分子转化为氧自由基，导致 DNA 单链及双链断裂，阻止 DNA 复制，干扰细胞分裂繁殖。属细胞周期非特异性药物，但对 G_2 期和 M 期细胞作用较强。

【临床应用】 主要用于鳞状上皮癌，如头颈部肿瘤、口腔癌、食管癌、肺鳞癌、阴茎癌、子宫颈癌等。也可用于睾丸癌和恶性淋巴瘤的治疗。

【不良反应】 肺毒性最为严重，可引起肺炎样症状和肺纤维化，发生率不高，但可致死。对骨髓抑制轻，与其他抗癌药联合应用不加重骨髓抑制为其优点。此外，还可引起胃肠道反应和皮肤反应等。

平阳霉素（bleomycin A5，PYM）是从我国浙江平阳地区土壤中的平阳链霉菌的培养物中分离到的单一组分 A_5，其作用机制和用途与博来霉素相同。

放线菌素 D

放线菌素 D（dactinomycin）。

【药理作用和作用机制】 为放线菌中提取到的抗癌抗生素，主要作用于 RNA。嵌合于 DNA 双链，抑制 DNA 依赖的 RNA 聚合酶功能，干扰细胞的转录过程，抑制 mRNA 合成，从而妨碍蛋白质合成，抑制肿瘤细胞生长。属细胞周期非特异性药物，但对 G_1 期细胞作用较强。

【临床应用】 对霍奇金病、神经母细胞瘤、绒毛膜癌和肾母细胞瘤有较好疗效，对睾丸肿瘤、横纹肌肉瘤等也有缓解作用。

【不良反应】 主要不良反应为骨髓抑制和胃肠道反应。少数患者使用后有脱发、皮炎、发热和肝功能损害等。静脉注射可引起静脉炎，外漏可致局部组织坏死。

柔红霉素

柔红霉素（daunorubicin，DNR）由 Streptomyces peucetins 培养液中提得的蒽环类抗生素，我国河北省正定县土壤中获得的同类放线菌菌株培养液提得的物质，曾名为正定霉素。

【药理作用和作用机制】 柔红霉素能嵌入 DNA 碱基对中，破坏 DNA 模板功能，阻止转录过程，从而抑制 DNA 及 RNA 的合成，从而抑制肿瘤细胞的分裂繁殖。属细胞周期非特异性药物，对增殖细胞各期均有杀伤作用。兼有抗菌和抑制免疫的作用。

【临床应用】 主要用于治疗急性粒细胞性白血病，尤其是儿童为佳，缓解率高但维持时间较短。对急性淋巴细胞性白血病有效。

【不良反应】 本品毒性较大，主要毒性反应为骨髓抑制、胃肠道反应和心脏毒性等。心脏毒性较大，是此类药物独特的不良反应，可表现为进行性、隐伏性、致死性心肌损害。

多柔比星

多柔比星(doxorubicin，阿霉素，ADM)由 streptomyces peucetium var.caesius 的发酵液中提取，

化学结构与柔红霉素相似,为蒽环类抗生素。

【药理作用和作用机制】 作用机制与柔红霉素相同,能嵌入DNA碱基对之间,抑制DNA复制和RNA合成。属细胞周期非特异性药物,对S期作用最强。此外,对免疫功能有较强的抑制作用。

【临床应用】 为广谱抗恶性肿瘤药,主要用于对常用抗恶性肿瘤药耐药的急性淋巴细胞白血病或粒细胞白血病,是治疗恶性淋巴瘤、乳腺癌最为有效的药物之一,还可用于软组织肉瘤、卵巢癌、小细胞肺癌、胃癌、肝癌及膀胱癌等。

【不良反应】 主要是骨髓抑制和心脏毒性。此外,还有胃肠道反应、皮肤色素沉着及脱发等不良反应。

四、抗肿瘤植物成分药

这是一类从植物中提取的,主要干扰肿瘤细胞的蛋白质合成的抗肿瘤药,属于细胞周期特异性药物。

长春碱类

长春碱(vinblastine,长春花碱,VLB)和长春新碱(vincristine,VCR)为夹竹桃科植物长春花所含的生物碱,后者作用更强。长春地辛(vindesine,VDS)和长春瑞滨(vinorelbine,NVB)均为长春碱的半合成衍生物。

【药理作用和作用机制】 长春碱类作用机制主要为与微管蛋白结合,抑制微管蛋白的聚合,从而使纺锤丝不能形成,细胞有丝分裂停止于中期。属细胞周期特异性药物,主要作用于M期细胞。

【临床应用】 长春碱主要用于治疗恶性淋巴瘤、急性单核细胞白血病、绒毛膜癌等。长春新碱主要用于急性白血病、恶性淋巴瘤、小细胞肺癌、乳腺癌等,尤其对儿童急性淋巴细胞白血病疗效显著。长春地辛主要用于治疗肺癌、恶性淋巴瘤、乳腺癌、食管癌、黑色素瘤等。长春瑞滨主要用于治疗乳腺癌、肺癌、卵巢癌和恶性淋巴瘤等。

【不良反应】 长春碱类毒性反应主要包括骨髓抑制、神经毒性、胃肠道反应、脱发以及注射局部刺激等。其中长春碱骨髓抑制明显,周围神经毒性不明显。长春新碱神经系统毒性明显,主要引起外周神经症状,表现为指、趾麻木、肌无力等,但骨髓抑制不明显。

三尖杉生物碱类

从三尖杉属植物中提取的酯碱有四种,其中三尖杉碱(harringtonine)和高三尖杉酯碱(homoharringtonine)抗肿瘤疗效较好。三尖杉碱和高三尖杉酯碱可抑制蛋白质合成的起始阶段,使核糖体分解,释放出新生肽链,还能抑制细胞的有丝分裂。属细胞周期非特异性药物,对S期细胞作用明显。主要用于急性粒细胞白血病,也可用于急性单核细胞白血病及慢性粒细胞白血病等的治疗。不良反应主要为骨髓抑制,还可引起胃肠道反应、心脏毒性等。

紫杉醇

紫杉醇(paclitaxel,PTX)是由短叶紫杉或我国红豆杉的树皮中提取的有效成分,为备受关注的一种新型植物药。紫杉醇具有独特的作用机制，能促进微管聚合，同时抑制微管的解聚，从而使纺锤体失去正常功能，细胞有丝分裂停止于 G_2 晚期和 M 期。对卵巢癌和乳腺癌有显著疗效，对肺癌、食管癌、黑色素瘤、头颈部癌、淋巴瘤也有一定疗效。不良反应有骨髓抑制、神经毒性、心脏毒性、胃肠道反应和过敏反应等。

喜树碱类

喜树碱（camptothecine，CPT）是从我国特有的植物喜树中提取的一种生物碱。羟喜树碱（hydroxycamptothecine，HCPT）为喜树碱羟基衍生物。拓扑替康（topotecan，TPT）和伊立替康（irinotecan，CPT-11）为喜树碱的新型人工半合成衍生物。

喜树碱类主要通过特异性抑制 DNA 拓朴异构酶Ⅰ，产生 DNA 断裂，使肿瘤细胞死亡。为细胞周期特异性药物，主要作用于 S 期。喜树碱类主要用于胃癌、肠癌、直肠癌、肝癌、头颈部癌、膀胱癌、卵巢癌、肺癌以及急、慢性粒细胞白血病的治疗。不良反应主要有胃肠道反应、骨髓抑制、泌尿道刺激症状、脱发等。其中以喜树碱的毒副作用较严重。

鬼臼毒素衍生物

鬼臼毒素（podophyllotoxin）是从小檗科植物鬼臼中提取的有效成分，其半合成衍生物有依托泊苷（etoposide，鬼臼乙叉苷）和替尼泊苷（teniposide，鬼臼噻吩苷）。

鬼臼毒素影响微管蛋白聚合成微管，使细胞分裂停止在中期，抑制肿瘤生长。而依托泊苷及替尼泊苷主要作用于 DNA 拓扑异构酶Ⅱ，使 DNA 链断裂，染色体畸变，甚至细胞死亡。属细胞周期非特异性药物，主要作用于 S 期和 G_2 期细胞。主要用于肺癌、恶性淋巴瘤、急性白血病、神经母细胞瘤等的治疗。主要的不良反应是骨髓抑制、胃肠道反应和脱发，偶致过敏反应及中毒性肝炎。

五、调节体内激素平衡的药物

起源于激素依赖性组织的肿瘤，仍部分地保留了对激素的依赖性和激素受体，它们的生长能被具有相反作用的激素、激素拮抗剂或抑制激素合成的药物所抑制。这些药物通过直接或间接的垂体反馈作用，改变原来机体的激素平衡和肿瘤生长的内环境，或通过竞争肿瘤表面的受体，减少激素刺激而抑制肿瘤生长。本类药物无骨髓抑制作用，但作用广泛，不良反应较多，应用时需特别注意。

糖皮质激素类

临床上用于恶性肿瘤治疗的糖皮质激素主要为泼尼松（prednisone）、泼尼松龙（prednisolone）、地塞米松（dexamethasone）等。

糖皮质激素能抑制淋巴组织，使淋巴细胞溶解。对急性淋巴细胞白血病及恶性淋巴瘤的疗效较好，作用快，但不持久，易产生耐药性；对慢性淋巴细胞白血病，除减低淋巴细胞数目外，还可降低血液系统并发症（自身免疫性溶血性贫血和血小板减少症）的发生率或使其缓解。对乳腺癌、多发性骨髓瘤等有一定疗效。还可短期应用于缓解癌瘤引起的发热等症。但因其有免疫抑制作用，可因抑制机体免疫功能而引起感染和肿瘤扩散，应合用有效的抗菌药和抗癌药。

雄激素

临床上常用于恶性肿瘤治疗的雄激素有甲睾酮(methyltestosterone)、丙酸睾酮(testosterone propionate)和氟羟甲酮(fluoxymesterone),可抑制脑腺垂体分泌促卵泡激素,使卵巢分泌雌激素减少,并可对抗雌激素对肿瘤细胞的促进作用,引起肿瘤退化。雄激素对晚期乳腺癌,尤其是骨转移者疗效较佳。

雌激素

临床上常用于恶性肿瘤治疗的雌激素是己烯雌酚(diethylstilbestrol),可通过抑制下丘脑及脑垂体,减少脑垂体间质细胞刺激激素的分泌,从而使来源于睾丸间质细胞与肾上腺皮质的雄激素分泌减少,也可直接对抗雄激素促进前列腺癌组织生长发育的作用,故对前列腺癌有效。主要用于治疗前列腺癌。还可用于治疗乳腺癌,对绝经5年以上者效果较好,对绝经前妇女常无效,具体机制有待进一步研究。

孕激素

临床上常用于恶性肿瘤治疗的孕激素有甲羟孕酮(medroxyprogesterone)和甲地孕酮(megestrol),可通过负反馈作用,抑制腺垂体,使促黄体激素、促肾上腺皮质激素及其他生长因子的产生受到抑制。主要用于治疗乳腺癌、子宫内膜癌、前列腺癌和肾癌。主要不良反应为孕酮类反应,可引起乳房疼痛、溢乳、阴道出血、闭经、宫颈分泌异常等。长期应用时也可出现肾上腺皮质功能亢进。

他莫昔芬

他莫昔芬(tamoxifen,TAM)为人工合成的抗雌激素药物。是雌激素受体的部分激动药,但能与雌二醇竞争雌激素受体,药物受体复合物可转入细胞核内,阻止染色体基因活化,从而抑制肿瘤细胞生长。适用于治疗晚期乳腺癌和卵巢癌,对雌激素受体阳性患者疗效较好。大多数患者可以耐受,少数患者可出现胃肠道反应;阴道出血、闭经等月经失调症状;头痛、眩晕等神经精神症状;长期大量应用可出现视力障碍等。

氟他胺

氟他胺(flutamide)是一种非类固醇的雄激素拮抗剂。与雄激素竞争肿瘤部位的雄激素受体,阻滞细胞对雄激素的摄取,抑制雄激素与靶器官的结合。氟他胺与雄激素受体结合后形成受体复合物,进入细胞核内,与核蛋白结合,从而抑制肿瘤细胞生长。主要用于治疗前列腺癌,对初治或复发的患者均有效。不良反应有男性乳房女性化,乳房触痛,有时伴有溢乳。恶心、腹泻等胃肠道反应少见。

氨鲁米特

氨鲁米特(aminoglutethimide,AG)为镇静催眠药格鲁米特的衍生物,能特异性地抑制雄激素转化为雌激素的芳香化酶,从而阻止雄激素转变为雌激素。这样就使绝经后妇女的雌激素主要来源被切断,从而对乳腺癌产生治疗作用。用于绝经后晚期乳腺癌。不良反应小,可有中枢神经抑制作用和胃肠道反应等。

六、其他药物

顺铂和卡铂

顺铂(cisplatin,顺氯氨铂,DDP)和卡铂(carboplatin,碳铂,CBP)均为金属铂的络合物。

顺铂为二价铂同两个氯原子和两个氨基结合成的金属配合物。进入体内后,先将所含氯解离,然后与DNA链上的碱基形成交叉联结,从而破坏DNA的结构和功能,阻止细胞分裂增殖,属细胞周期非特异性药。抗瘤谱较广,对睾丸癌最有效,对头颈部鳞状细胞癌、卵巢癌、膀胱癌、前列腺癌、恶性淋巴瘤及肺癌有较好疗效。主要不良反应为胃肠道反应,此外还有骨髓抑制、耳及肾毒性等。

卡铂为第二代铂类化合物,其作用机制、适应证与顺铂相同,但抗恶性肿瘤活性较强。卡铂毒性较低,但骨髓抑制较顺铂重。

门冬酰胺酶

L-门冬酰胺是细胞蛋白质合成不可缺少的氨基酸。某些肿瘤细胞(如淋巴细胞性白血病细胞)因缺乏门冬酰胺合成酶而不能自己合成L-门冬酰胺,需从细胞外摄取。门冬酰胺酶(asparaginase,L-asparaginase,ASP)可将血清中的门冬酰胺水解,使肿瘤细胞缺乏门冬酰胺供应,生长受到抑制。而正常细胞能自己合成门冬酰胺,受影响较少。属细胞周期非特异性药物,对增殖细胞的杀伤作用更为强大。主要用于急性淋巴细胞白血病的治疗。常见不良反应为胃肠道反应、出血和精神症状。偶见过敏反应,应做皮试。

第三节　临床用药原则

抗恶性肿瘤药选择性差,对机体毒性较大,并且容易产生耐药性。为了解决上述矛盾,可根据抗癌药的作用机制和细胞增殖动力学知识,设计合理的用药方案,以提高疗效,减少不良反应,延缓耐药性的产生。临床用药基本原则如下:

1. 依据细胞增殖动力学规律　设计细胞周期非特异性药物和细胞周期特异性药物的序贯疗法,可驱动更多G_0期细胞进入增殖周期,以增加肿瘤细胞杀灭数量。其具体应用:对增长缓慢的实体瘤,其G_0期细胞较多,可先用细胞周期非特异性药物,杀灭增殖期及部分G_0期细胞,使癌体缩小而驱动G_0期细胞进入增殖周期;继而再用细胞周期特异性药物杀灭之。相反,对于增长快速的肿瘤如急性白血病等,则先用细胞周期特异性药物来杀灭S期和M期细胞,再用细胞周期非特异性药物杀灭其他各期细胞。

2. 依据抗肿瘤药的作用机制　不同作用机制的抗恶性肿瘤药物联合应用,可增强疗效。例如:将抑制核酸合成的药物与直接损伤生物大分子的药物配合,阻止DNA的修复,如多柔比星与环磷酰胺的合用。又如:用两种以上药物作用于同一代谢途径的不同环节或阶段,可提高疗效,如羟基脲与阿糖胞苷合用,前者抑制核苷酸还原酶,后者抑制DNA多聚酶,从而阻止

DNA 的生物合成。

3. 依据抗肿瘤药的抗瘤谱　不同抗肿瘤药物有不同的抗瘤谱，经验证明胃肠道腺癌宜用氟尿嘧啶、环磷酰胺、丝裂霉素等，鳞癌可用博来霉素、甲氨蝶呤等，肉瘤宜选用环磷酰胺等较好。

4. 依据抗肿瘤药的毒性　多数抗肿瘤药可抑制骨髓，而长春新碱、博来霉素、激素类药物等则无明显抑制骨髓作用，将它们与其他药物合用，可以提高疗效并减少骨髓的毒性发生。也可用药防治某些毒性反应，如用美司钠可预防环磷酰胺引起的出血性膀胱炎；用亚叶酸钙可减轻甲氨蝶呤的骨髓毒性。

5. 恢复和提高机体免疫力　停用抗肿瘤药物治疗的间期，应用免疫功能调节剂，既可提高机体的免疫力，又可恢复骨髓的造血功能。此外，还可用干扰素等一些能增强机体抗病能力的药物。

6. 给药方法的设计　由于大剂量一次用药所杀灭的癌细胞数远超过将该剂量分为数次小剂量用药所能杀灭瘤细胞数之和，并且大剂量一次比小剂量数次用药更有利于造血系统和消化道等正常组织修复。因此，无论是联合用药还是单药治疗，一般采用大剂量间歇疗法，它比小剂量连续法的效果好。大剂量间歇疗法可大量杀灭瘤细胞，减少耐药性产生，且间歇用药可诱导 G_0 期细胞进入增殖期，可减少肿瘤复发机会，还有利于机体造血系统及免疫功能的恢复。

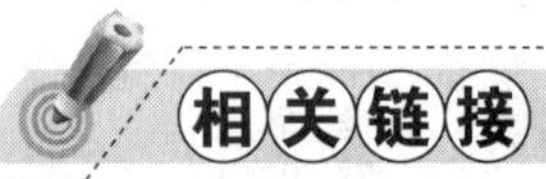

化学治疗效果评价

在抗肿瘤药物的临床研究和试验中，正确评价药物的有效性并制定相应的疗效判定指标是十分关键的问题。疗效评价的指标包括近期疗效、缓解期和生存期等。

(一) 近期疗效评价

根据 WTO 化疗效果评价标准，按肿瘤大小的变化将疗效分为四个等级：

1. 完全反应或显效（CR）　肿瘤完全消失，持续 4 周以上。

2. 部分反应或有效（PR）　肿瘤缩小 50% 以上，持续 4 周以上，无新病变。

3. 不反应或无效（NC）　肿瘤缩小 50% 以下，或增大 25% 以内，持续 4 周以上，无新病变。

4. 恶化（PD）　肿瘤增大 25% 以上，有新病变出现。

在此基础上，可以计算出疗效的直接表达方式，有完全缓解率（CR 率），即完全反应的例数占可评价例数的百分比；部分缓解率（PR 率），即部分反应的例数占可评价例数的百分比；有效率（CR+PR 率），完全反应和部分反应的例数总和占可评价例数的百分比。

(二) 远期疗效指标

1. 缓解期　自出现达 PR 疗效之日起至肿瘤复发不足 PR 标准之日为止的时间为缓解期，一般以月计算，也可以周或日计算。将各个缓解病例的缓解时间列出，由小到大排列，取其中间数值即为中位缓解期，或按统计学计算出中位数。

2. 生存期 从化疗开始之日起至死亡或末次随诊之日为止的时间为生存期或生存时间，一般以月或年计算。中位生存期的计算方法与中位缓解期的计算方法相同。

3. 生存率 在治疗后某一时间生存例数占观察例数的百分比，以观察时间不同可分为半年生存率、1年生存率、5年生存率。

学习小结

1. 抗恶性肿瘤药基本作用

(1) 细胞周期特异性药物：仅对细胞增殖周期的某一期敏感，而对 G_0 期细胞不敏感的药物。如抗代谢药物、长春碱类等。

(2) 细胞周期非特异性药物：能杀灭处于增殖周期各时相的细胞甚至包括 G_0 期细胞的药物。如烷化剂、抗肿瘤抗生素等。

2. 抗恶性肿瘤药的作用机制和分类

(1) 按作用机制分类：抑制核酸合成药、直接破坏DNA结构与功能药、嵌入DNA干扰RNA转录的药物、干扰蛋白质合成与功能药、影响体内激素平衡的药物。

(2) 按药物来源和化学性质分类：烷化剂，如环磷酰胺、塞替派等；抗代谢药，如甲氨蝶呤、氟尿嘧啶等；抗肿瘤抗生素，如柔红霉素、丝裂霉素等；抗肿瘤植物成分药，如长春碱、高三尖杉酯碱等；调节体内激素平衡的药物，如雌激素、雄激素等；其他药物，如顺铂、门冬酰胺酶等。

3. 抗恶性肿瘤药的主要不良反应 主要不良反应有：骨髓抑制；胃肠道反应；毛囊毒性；肾毒性及膀胱毒性；肺毒性；心肌毒性；肝毒性；神经毒性及耳毒性；免疫抑制；致突变、致畸及致癌。

4. 抗恶性肿瘤药临床用药原则 基本原则包括：依据细胞增殖动力学规律；依据抗肿瘤药的作用机制；依据抗肿瘤药的抗瘤谱；依据抗肿瘤药的毒性；恢复和提高机体免疫力；给药方法的设计。

复习参考题

1. 简述抗肿瘤药根据药物的来源和化学性质的分类及其代表药物。
2. 简述抗恶性肿瘤药的主要不良反应。
3. 根据细胞增殖动力学规律，试述对实体瘤的序贯疗法。

（张 琦）

第四十四章

影响免疫功能的药物

学习目标

掌握 免疫功能抑制剂及免疫增强剂的分类。

熟悉 常用的免疫抑制剂及免疫增强剂各类代表药物的作用机制及特点。

了解 免疫功能抑制剂及免疫增强剂的常见不良反应。

影响免疫功能的药物是一类通过影响免疫应答和免疫病理反应而调节机体免疫功能、治疗疾病的药物,主要包括免疫抑制剂(immunosuppressive drugs)和免疫促进剂(immunopotentiating drugs)。

免疫系统是机体识别异己、排除异己物质的系统,是在机体发育过程中建立起来的保护性生理反应。免疫系统对机体有免疫保护、监督和自我稳定作用。免疫功能失调可导致免疫疾病。

免疫反应分为非特异性和特异性免疫反应。非特异性免疫是机体固有的特性,主要效应物是补体、粒细胞、单核/巨噬细胞、天然杀伤细胞、肥大细胞和嗜碱性粒细胞。特异性免疫是抗原特异性的,需要抗原暴露和启动过程,可分为细胞免疫反应和体液免疫反应。淋巴样组织和免疫效应细胞是特异性免疫反应的基础。免疫效应细胞主要由T、B细胞、杀伤(K)细胞、淋巴因子激活的杀伤(LAK)细胞等。

免疫反应是通过免疫应答完成的,可分为三期:①感应期(inductive stage),为处理和识别抗原阶段。巨噬细胞吞噬进入机体的抗原,在胞质内将抗原降解、消化,暴露出活性部位,与巨噬细胞mRNA结合形成复合体,递呈给抗原特异性T细胞。②增生分化期(proliferative and differentiation stage),成熟的T辅助细胞(Th)接受辅助细胞递呈的抗原和分泌的IL-2和IL-2受体结合,Th被完全活化,开始大量增殖、分化,并形成效应细胞,部分分化成记忆细胞。Th细胞还能分泌B细胞生长因子(BCGF)和B细胞分化因子(BCDF)。Th细胞与这两种因子共同作用于B细胞,使之成熟并分化为浆母细胞和浆细胞,后者合成并分泌多种抗体。③效应期(effective stage),致敏小淋巴细胞再受抗原刺激时,可释放多种淋巴因子或直接杀伤抗原所在细胞或发生异体器官移植排斥反应,称为细胞免疫。抗原和抗体结合可直接或在补体协同下破坏抗原,称为体液免疫。

第一节 免疫抑制剂

免疫抑制剂是一类具有免疫抑制作用的药物,在临床上主要用于抑制各种对机体不利的免疫反应。例如，自身免疫性疾病，机体免疫功能太强，使机体正常功能和形态受到影响时；器官移植排斥反应，需要应用免疫抑制药物进行治疗。前者用其抑制机体对自身组织的异常免疫反应；后者抑制受者免疫系统产生的对外来组织的正常免疫反应——排斥反应。目前应用的药物主要分为三类：糖皮质激素、钙调磷酸酶抑制剂、抗代谢 / 抗增殖药物。

免疫抑制剂的作用具有以下特点：①对初次免疫应答反应抑制作用较强，对再次免疫应答反应的抑制作用较弱。这是由于免疫反应在感应阶段是最敏感的，一旦免疫记忆细胞形成，其作用就减弱。自身免疫性疾病都已处于再次免疫应答阶段，所以，免疫抑制剂对其效果不如抗排斥反应。②免疫抑制剂对不同免疫反应产生的作用是不同的，体液免疫和细胞免疫反应的受抑制程度不同，抑制对某种抗原产生的免疫反应与抑制其他抗原产生同一免疫反应需要的剂量也是不同的。③如果机体接受免疫抑制剂治疗始于接触免疫原前，则免疫抑制作用多数要比接触免疫原后容易产生。④给药和抗原刺激时间间隔和先后顺序可明显影响药物的免疫抑制作用。糖皮质激素在抗原刺激前 24~48 小时给药，免疫抑制作用最强；硫唑嘌呤、巯嘌呤等在抗原刺激前 72 小时至刺激后 48 小时内均有效，并在 48 小时内达到最强。⑤多数免疫抑制药物可产生抗炎反应，但其抗炎强度不一定与其免疫抑制活性有相关性。

长期应用该类药物，可能降低机体的免疫功能而引起感染、增加肿瘤的发病率，并影响生殖功能。本书前面章节的氯喹、环磷酰胺、白消安、塞替派、硫嘌呤等药物都有免疫抑制作用，为细胞毒性药物，对骨髓、性腺和胃肠道上皮细胞等快速增殖的细胞毒性大，可引起骨髓抑制、严重感染、不育、胎儿畸形等。因此，应用这类药物时要慎重。

一、肾上腺皮质激素

肾上腺皮质激素是使用最广泛的免疫抑制剂，可单独或与其他药物联合应用于器官免疫移植抗排斥反应。临床常用的有地塞米松、泼尼松和泼尼松龙等。此类药物对免疫反应的多个环节有抑制作用，主要作用环节包括抑制巨噬细胞对抗原的递呈过程；抑制化学信使，例如花生四烯酸代谢产物的产生；抑制 T 淋巴细胞增殖；抑制 T 淋巴细胞依赖的免疫活性；抑制编码 IL-1、IL-2、IL-6、干扰素 -α 和 TNF-α 等细胞因子的表达。许多编码细胞因子的基因在其 5’末端序列具有一种糖皮质激素反应成分，皮质激素与细胞内受体蛋白结合形成的复合物作用于此部位，使细胞因子的表达受到抑制。皮质激素还损伤浆细胞，能够使抗体的生成减少，对细胞免疫反应和体液免疫反应都有抑制作用。另外，皮质激素也产生非特异性的抗炎作用及抗黏附效应。临床上用于变态反应性疾病、自身免疫性疾病和器官移植后的排斥反应。由于大剂量使用糖皮质激素不当引起的骨髓抑制作用，所以，临床上发生排异危象时特别有用。

二、钙调磷酸酶抑制剂

钙调磷酸酶抑制剂是目前临床上使用最有效的免疫抑制药物。代表性化合物有环孢素等。

环　孢　素

环孢素（ciclosporin，环孢菌素 A）是从多孢真菌 beauveria nivea 的代谢物中提取的一种由 11 个氨基酸组成的环化多肽，其中含有一个由 9 个碳组成含乙烯双键的新氨基酸。对多种细胞类型有潜在的免疫抑制活性，但对急性炎症反应无作用。

【体内过程】 环孢素口服吸收较快，但因受首过消除影响而吸收不完全，生物利用度为23%，口服后3~4小时血浆浓度达峰值。血浆蛋白结合率为93%。分布于红细胞(50%)、白细胞(10%)、血浆(40%)，大部分经肝脏代谢，通过胆汁和粪便排出，约1%经尿排泄。血浆半衰期5.6小时。

【作用机制】 环孢素与胞质受体蛋白——亲环蛋白结合，形成复合物。该复合物可与钙调磷酸酶(calcineurin)结合，抑制 Ca^{2+} 兴奋的丝/苏氨酸磷酸酶活性，从而抑制T细胞核因子向核内转移及T细胞基因编码的特异性细胞因子的转录，最终抑制了IL-2和一些原癌基因及细胞因子受体的转录。环孢素还可抑制淋巴细胞生成干扰素。环孢素对B细胞的抑制作用较弱；对天然杀伤细胞的抑制作用短暂，停药后很快恢复；不影响单核-吞噬细胞功能。

【临床应用与不良反应】 环孢素主要用于防止多种器官移植时的排斥反应。可单独应用，与糖皮质激素合用有协同作用，目前倾向与低剂量泼尼松合用。对自身免疫性疾病的疗效尚无定论。可有肝、肾毒性，应用时宜进行血药浓度监测及肝、肾功能监测；此外还有食欲减退、嗜睡、多毛症、震颤、感觉异常、牙龈增生、胃肠道反应、过敏反应等。

他克莫司

他克莫司(tacrolimus；FK-506)是从放线菌 streptomyces tsukubaensis 的代谢产物中提取的新型大环内酯类物质。其作用机制同环孢素，但作用比环孢素强。

他克莫司口服给药后0.5~6小时达血液峰浓度，生物利用度25%，与血浆蛋白(清蛋白和 α_1-酸性蛋白)结合率75%~99%。在肝脏由CYP3A代谢，抑制肝药酶的药物能够提高该药的血浆浓度。他克莫司的半衰期为12小时。

他克莫司可有肾毒性，剂量>0.06mg/kg时，发生率更高。另外，可有神经毒性，例如颤抖、头疼、惊厥、运动紊乱、胃肠道不适、高血压、高血钾、高血糖或糖尿病等。

三、抗代谢和抗增殖药

麦考酚吗乙酯

麦考酚吗乙酯(mycophenolate mofetil，MMF)是从青霉菌属分离的具有免疫抑制作用的抗生素。

口服或静脉注射后被迅速代谢成为霉酚酸，进而被代谢为无活性的葡萄糖醛酸酚(phenolic glucuronide，MPAG)。母体药物进入体内数分钟内被代谢，霉酚酸的半衰期为16小时。不到1%以霉酚酸形式从尿中排泄，87%以MPAG形式从尿中排出。

麦考酚吗乙酯是一个前药，进入体内后迅速水解为霉酚酸。霉酚酸是次黄嘌呤核苷酸脱氢酶的选择性、非竞争性和可逆性抑制剂。该酶在鸟苷酸从头合成通路中起主要作用。T和B细胞的增殖高度依赖这个通路，表现为抑制淋巴细胞增殖和功能，包括抗体形成、细胞黏附、移行等，这些作用能被加入鸟苷或脱氧鸟苷所逆转。

麦考酚吗乙酯与环孢素合用可以增强免疫抑制效果，临床用于预防器官移植后的排斥反应。不良反应主要为粒细胞减少、腹泻、呕吐、感染等。

硫唑嘌呤

硫唑嘌呤(azathioprine)在体内转化为巯嘌呤,干扰嘌呤生物合成,产生细胞毒作用。硫唑嘌呤是S期细胞毒性药物,抑制淋巴细胞增殖,阻止抗原敏感的淋巴细胞转化为淋巴母细胞。对T淋巴细胞抑制作用较强,对B淋巴细胞则较弱。与皮质激素合用,可促进淋巴细胞裂解,增强免疫抑制作用,临床用于预防器官移植后的排斥反应和类风湿关节炎。

西罗莫司

西罗莫司(sirolimus或rapamycin,Rapa)是潮链霉菌属产生的31元大环内酯类抗生素,结构与他克莫司相似,但作用机制不同。西罗莫司是疏水分子,易进入细胞。P70 S6是一种丝/苏氨酸蛋白激酶,能催化40S核糖体蛋白S6高度磷酸化,促进蛋白质合成。T细胞中含丰富的FKBP,西罗莫司进入细胞与FKBP结合,从而抑制P70 S6激酶活性,进而抑制T细胞和B细胞活性。另外,西罗莫司能抑制IL-2和IFN-γ的产生和膜抗原表达,抑制IL-2和IL-4及生长因子诱导的成纤维细胞、内皮细胞、肝细胞和平滑肌细胞等的增殖,阻断IL-2和受体结合后的信号转导。

西罗莫司能治疗多种器官与皮肤移植物的急性排斥反应,尤其对慢性排斥反应疗效更为明显,与环孢素有协同作用,能延长移植物存活时间,减轻环孢素的肾毒性,扩大两种药物的治疗指数。

西罗莫司有一定的毒副作用,可引起畏食、呕吐、腹泻,严重者可出现消化性溃疡、间质性肺炎和脉管炎等。

烷化剂

常用烷化剂包括氮芥(mechlorethamine hydrochloride)、苯丁酸氮芥(Chlorambucil)、环磷酰胺(Cyclophosphamide,CTX)、塞替派(Thiotepa,TEPA)等,主要通过烷基化DNA,抑制淋巴细胞的生成和功能,产生免疫抑制作用。免疫抑制作用强而持久,对B细胞的作用比对T细胞作用强,不同亚群的T细胞对其敏感性不同,对NK细胞也有抑制作用。临床主要用于治疗Wegener肉芽肿、类风湿关节炎、系统性红斑狼疮和肾小球肾炎等自身免疫性疾病及预防慢性排斥反应。

第二节　免疫促进剂

免疫促进剂是一类具有促进机体免疫功能的药物,大多数具有双向调节免疫作用(免疫调节剂),临床主要用于免疫缺陷性疾病的治疗,以及肿瘤和慢性感染的辅助性治疗。

左旋咪唑

左旋咪唑(levamisole,LMS)为四咪唑左旋体,口服对免疫功能正常者几乎无影响,但可使受抑制的细胞免疫功能恢复正常,使T淋巴细胞的增殖、淋巴因子的产生、抑制性细胞的功能及抗体形成能力等都恢复到正常水平,还可提高单核-吞噬细胞和中性粒细胞的趋化运动和吞噬功能。这可能与其激活环核苷酸磷酸二酯酶,降低巨噬细胞和淋巴细胞内 cAMP 含量有关。左旋咪唑双向调节抗体产生,使之恢复正常水平。左旋咪唑用于免疫功能低下所致的复发性和慢性感染性疾病,可减轻感染和复发。左旋咪唑虽无直接抗肿瘤作用,但可用作肿瘤的辅助治疗,延长肺癌、乳腺癌等手术、放疗、化疗后缓解期,减轻骨髓抑制及减少肿瘤复发率、死亡率。左旋咪唑对类风湿关节炎等自身免疫性疾病也有一定疗效,可能与提高 T 细胞功能、恢复其调节 B 细胞功能有关。不良反应较少,可有胃肠道反应、过敏反应、头疼、失眠、偶有粒细胞及血小板减少等。

卡 介 苗

卡介苗(bacillus Calmette-Guerin vaccine,BCG)是减毒的牛型结核分枝杆菌活菌苗,它能增强各类抗原的免疫原性,增强细胞和体液免疫功能,刺激 T 细胞,增强巨噬细胞吞噬能力,促进 IL-1 的产生,增强辅助性 T 细胞和 NK 细胞功能,为非特异性免疫增强药。

预先或早期给予卡介苗可增强抗病毒或细菌感染的抵抗力。对实体瘤可用作辅助治疗,还可增强抗感染能力,用于防治慢性支气管炎、感冒、支气管哮喘等有一定疗效。

卡介苗不良反应较多,并与剂量、给药途径和以往免疫治疗次数有关。注射局部可有红斑、硬结或溃疡。全身反应有寒战、发热和不适等。免疫功能低下的患者,可致淋巴结炎,甚至粟粒性结核,少数患者可出现全血细胞减少等。

胸 腺 素

胸腺素(thymosin)是胸腺上皮细胞合成的小分子多肽激素,能诱导前 T 细胞转化,并使之分化成熟为具有特殊功能的各种 T 细胞亚群,增强细胞免疫功能。它还能增强成熟的 T 细胞对抗原刺激的反应。主要用于治疗细胞免疫缺陷性疾病、自身免疫性疾病及肿瘤。小儿胸腺发育不全者需用此作为替代治疗。不良反应少,偶见过敏性反应。

转 移 因 子

转移因子(transfer factor,TF)是从正常人淋巴细胞或淋巴组织制备的一种核酸肽,它是细胞免疫应答过程中的信息传递者,将供者细胞免疫信息转移给受者的淋巴细胞,使受者获得供者样的免疫力,时间可达 6 个月。作用机制可能是转移因子的 RNA 在反转录酶作用下,掺入到受者的淋巴细胞中,使后者含有转录因子密码的特异 DNA。转移因子亦具有免疫佐剂作用,但不能转移体液免疫。可治疗免疫缺陷性疾病,也适用于难治性病毒和真菌感染及肿瘤。不良反应表现为注射部位有酸胀感,个别患者出现皮疹或发热。

干 扰 素

干扰素(interferon,IFN)是宿主细胞对病毒感染和其他刺激产生的一类有高度种属特异性的糖蛋白,约含 150 个氨基酸,分子量 15~20kDa。现已可用 DNA 重组技术生产干扰素。

干扰素刺激细胞产生一种“抗病毒蛋白”而抑制病毒繁殖,具有广谱抗病毒作用。干扰素可增强 NK 细胞以及单核 - 吞噬细胞功能。小剂量增强细胞免疫和体液免疫,大剂量则有抑制作用。干扰素通过对致癌病毒和肿瘤细胞的抑制而发挥抗肿瘤作用。

干扰素对感冒、乙型肝炎、带状疱疹、疱疹性角膜炎等病毒感染有防治作用。干扰素对肾细胞癌、黑色素瘤、成骨肉瘤有较好疗效，对其他肿瘤如多发性骨髓瘤、乳腺癌、肝癌、恶性淋巴瘤和各种白血病的疗效较差，对肺癌和胃肠道肿瘤无效。干扰素不良反应主要有发热、流感样症状及神经系统症状（嗜睡、精神紊乱）、皮疹、肝功能损害等；大剂量可致可逆性白细胞和血小板减少等，少数患者用后产生抗 IFN 抗体，原因不明。

白细胞介素

白细胞介素 -2（interleukin-2，IL-2）由 Th 细胞产生，为 Ts 和 Tc 细胞分化、增殖所必需的调控因子，也可促进 B 细胞、NK 细胞、LAK 细胞的分化增生，可刺激多种细胞因子如 TNF、INF、IL 等的产生。具有广谱性免疫增强作用，对免疫性疾病和恶性肿瘤有诊断和治疗意义。

由激活的 T 细胞产生的 IL-3 可刺激 T 细胞的分化增生，也可促进骨髓造血干细胞，各系祖细胞分化增生，并增进自然杀伤细胞的杀瘤活性。不良反应以肾功能损害最为严重。

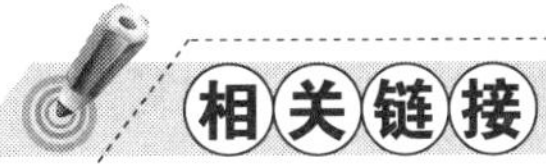

免疫调节剂一般可以分为两类：一类为具有抑制机体免疫功能者，称之为免疫抑制剂；另一类为增强机体免疫功能者，称之为生物反应调节剂。

因细胞增殖、分裂时都需要 DNA、RNA 和蛋白质，而免疫抑制剂能干扰核酸的代谢，使 DNA 的复制、RNA 和蛋白质的合成障碍，免疫抑制剂对机体免疫系统的作用缺乏特异性和选择性，既可抑制免疫病理反应，也可抑制正常应答反应，又可抑制体液免疫和细胞免疫。生物反应调节剂包括免疫兴奋剂和免疫增强剂，具有修饰机体免疫反应系统，促进 T 淋巴细胞和 B 淋巴细胞、杀伤细胞、自然杀伤细胞、巨噬细胞、单核细胞的功能的作用，通过以抗体为代表的体液免疫（补体参与）及以细胞杀伤、吞噬为代表的细胞免疫达到消除侵入的异体抗原、微生物及内源性自身抗原、畸变细胞等的作用，从而达到维持机体的内环境稳定之目的。

学习小结

影响免疫功能的药物是一类通过影响免疫应答反应和免疫病理反应而调节机体免疫功能治疗疾病的药物，主要包括免疫抑制剂和免疫促进剂两大类。

免疫抑制剂是一类具有免疫抑制作用的药物，临床主要用以抑制各种对机体不利的免疫反应，包括糖皮质激素、钙调磷酸酶抑制剂、抗代谢 / 抗增殖药物三大类。其中，肾上腺皮质激素类最常用的有泼尼松、泼尼松龙和地塞米松等。此类药物对免疫反应的多个环节有抑制作用，可抑制细胞免疫反应及体液免疫反应并可产生非特异性的抗炎作用及抗黏附效应，临床上用于变态反应性疾病、自身免疫性疾病和器官移植后的排斥反应。钙调磷酸酶抑制剂是目前临床上使用最有效的免疫抑制药物，代表性化合物有环孢素、他克莫司等，主要阻断免疫活性细胞 IL-2 的产生及效应环节，干扰细胞活化，具有相对特异性。而抗代谢 / 抗增殖类抑制剂则主要通过干扰机体某些代谢过程，影响生物大分子生物合成，从而达到免疫抑制的效果，代表药物包括麦考酚吗乙酯、硫唑嘌呤等。

免疫促进剂是一类具有促进机体免疫功能的药物，大多数具有双向调节免疫作用（免疫调节剂），临床主要用于免疫缺陷性疾病的治疗，以及肿瘤和慢性感染的辅助性治疗。免疫增强剂根据其作用特点分为两类：一类可非特异性地增强机体免疫功能，主要用于治疗免疫功能低下所致的疾病，如免疫缺陷病、肿瘤或病毒及真菌感染等，这类药有胸腺肽、干扰素、左旋咪唑等，应用后可立即引起机体发生短暂而又广泛的免疫增强作用。另一类是免疫佐剂，制备疫苗时，能辅佐抗原，增强疫苗对机体的免疫力，即一种物质先于抗原，或与抗原同时，或与抗原混合后，注射动物，能非特异地增强抗原对机体的特异性免疫应答，发挥其辅佐作用，如卡介苗等。

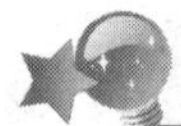

复习参考题

1. 何谓免疫抑制剂？有何用途及不良反应？
2. 简述环孢素的作用和用途。

（曲显俊）

第四十五章

解　毒　药

学习目标

熟悉　金属与类金属中毒解毒药和氰化物中毒解毒药分类和药理作用特点。

了解　常用灭鼠药中毒解毒药的作用特点。

解毒药(detoxication drugs)是指能够清除毒物对机体毒害作用的一类药物。可分为一般性解毒药和特异性解毒药两大类。一般性解毒药,例如活性炭、鞣酸、高锰酸钾、黏附保护剂等,适用范围较广,但专一性不强,疗效差。特异性解毒药作用有高度专一性,针对性强,疗效高,在中毒的解救中具有重要意义。

第一节　有机磷酸酯类中毒的解毒药

有机磷酸酯类(organophosphates)属难逆性抗胆碱酯酶药,与乙酰胆碱酯酶(AchE)结合后不易水解,因而产生毒性作用。主要作为农业或环境卫生杀虫剂和杀菌剂使用。主要包括甲拌磷(thimet)、内吸磷(systox)、对硫磷(parathion)、敌敌畏(DDVP)、美曲磷酯(dipterex)、乐果(rogor)和马拉硫磷(malathion)等。有些毒性极强的有机磷酸酯类还用作战争武器中的"神经毒气",如塔朋(tabum)、索曼(soman)和沙林(sarin)等。近年来也有少数有机磷酸酯类药物如异氟磷(isoflurophate)和碘依可酯(echothiophate iodide)等局部给药用于治疗青光眼。关于有机磷酸酯类药物的中毒机制、临床表现以及中毒解救的一般措施和原则,详见第六章内容,本节内容只介绍一些主要的胆碱酯酶复活药的药理学和临床应用特点。

碘解磷定

碘解磷定(pralidoxime iodide;派姆,PAM-Ⅰ)为最早应用的乙酰胆碱酯酶(AchE)复活药。其水溶性较低且溶液不稳定,在碱性溶液中易被破坏,久置可释放出碘,故必须临用时配制。因含碘,刺激性较大,必须静脉注射。

【体内过程】　碘解磷定静脉注射后,肝、肾、脾及心脏等器官含量最多,肺、骨骼肌及血液次之。主要在肝脏代谢,代谢产物与原药均很快从肾脏排出,静脉注射时 $t_{1/2}<1$ 小时,给药 6 小时约有 80% 排出,故需反复给药。大剂量时,有小部分通过血 - 脑屏障发挥药理学作用。

【药理作用】

1. 通过分子中的季胺基和肟基两个不同的功能基团实现，其分子中带正电荷的季胺氮与磷酰化 AChE（中毒酶）的阴离子部位以静电引力相结合，促使药物靠近中毒的磷酰化 AChE，进而使其肟基与中毒酶的磷酰基形成共价结合，生成磷酰化 AChE 和碘解磷定复合物，后者进一步裂解成磷酰化的碘解磷定，同时使 AChE 游离，恢复其水解 Ach 的活性。

2. 碘解磷定还能与中毒机体内的有机磷酸酯类直接结合，形成无毒的磷酰化碘解磷定，经肾排泄，从而阻止游离的有机磷酸酯类与胆碱酯酶继续结合，故对解毒作用也有一定的意义。

大剂量的碘解磷定本身也可引起神经肌肉接头阻断和乙酰胆碱酯酶抑制效应，因此本类化合物主要用于中度和重度有机磷酸酯类中毒患者。

【临床应用】 主要用于中度和重度的有机磷酸酯类中毒的治疗，应用越早，效果越好。若中毒超过 36 小时，中毒的磷酰化 AChE 已经“老化”，则无效或效果差，故应及早用药。碘解磷定使酶复活的效果因有机磷酸酯类不同而异，对内吸磷、马拉硫磷和对硫磷中毒的疗效好，对美曲磷酯和敌敌畏疗效差，对乐果引起的中毒则无效。因乐果中毒时形成的磷酰化 AChE 比较稳定，也最易“老化”，几乎是不可逆的。

碘解磷定对有机磷酸酯类中毒引起的骨骼肌 N 样症状作用明显，尤其是在神经肌肉接头处最为显著，可迅速逆转中毒所致的肌束颤动、肌无力和肌麻痹。而对于 M 样症状的作用较弱，恢复较差。但碘解磷定可改善中毒的中枢神经系统症状，使昏迷患者迅速苏醒，停止抽搐。由于碘解磷定对中毒时体内聚集的 ACh 无直接对抗作用，故应与阿托品合用，及时控制症状，两药合用有明显的协同作用。

【不良反应】 一般治疗量时不良反应较少，但剂量超过 2g 或静注速度过快（>500mg/min）时，可产生轻度乏力、视物模糊、眩晕、恶心、呕吐、心动过速等反应。剂量过大，本品可直接与胆碱酯酶结合，抑制酶活性，加剧有机磷酸酯类的中毒程度。由于含碘，有时会引起咽痛及腮腺肿大等。

氯解磷定

氯解磷定（pralidoxime chloride）的药理作用和用途与碘解磷定相似。由于氯解磷定的肟含量为 79.5%，而碘解磷定仅为 51.9%，故其恢复 AChE 的作用较碘解磷定强。氯解磷定的特点是溶解度大，溶液稳定，无刺激性，故可制成注射剂供肌内注射或静脉给药，使用方便，肌内注射疗效与静脉注射相似，肌注后 1~2 分钟即可生效，特别适用于农村基层的使用和初步急救。静脉注射速度过快或剂量过大时，可引起轻度乏力、视物模糊、复视、头痛、眩晕、恶心、呕吐、心动过速等。

第二节 氰化物中毒的解毒药

氰化物是指各种含氰基（—CN）的化合物，例如工业上经常使用的氰化钾（KCN）、氰化钠（NaCN）、氢氰酸（HCN）等。某些植物的果实，例如苦杏仁、枇杷仁、亚麻仁等均含有氰苷，水解后可能释放出氢氰酸而引起中毒。氰化物的毒性是由于体内代谢过程中释放出的氰离子（CN^-）

所致。CN^-能抑制体内多种代谢酶，尤其是细胞色素氧化酶，阻碍氧化酶中Fe^{3+}的还原过程，从而阻断氧化过程中的电子传递，使组织细胞不能利用血液中的氧，引起胞内窒息。在中枢神经系统，尤其是呼吸中枢的细胞对缺氧高度敏感，造成先兴奋后转入抑制，最后至麻痹而死亡。

氰化物中毒的解救必须迅速给予特效解毒剂——高铁血红蛋白形成剂和供硫剂联合使用。应用该类药物解毒的机制是：

(1) 细胞色素氧化酶 +CN^- ⟶ 氰化细胞色素氧化酶
（细胞呼吸受阻，发生中毒）

(2) 血红蛋白 $\xrightarrow[\text{亚硝酸盐或美蓝}]{\text{氧化}}$ 高铁血红蛋白
（对氰化物有高度亲和力，有解毒作用）

(3) 高铁血红蛋白 + 氰化细胞色素氧化酶 ⇌ 细胞色素氧化酶 + 氰化高铁血红蛋白

(4) 硫代硫酸钠 +CN^- $\xrightarrow{\text{转氨酶}}$ 亚硫酸钠 +CNS^-
（毒性解除）

亚 硝 戊 酯

亚硝戊酯(amyl nitrite)为抗心绞痛药物，它能迅速氧化血红蛋白使之转变为高铁血红蛋白，使其中的Fe^{3+}能与氰化物迅速络合成为氰化血红蛋白，从而夺取已与细胞色素氧化酶结合的CN^-，使细胞色素氧化酶恢复活性。

亚硝戊酯作用迅速而短暂，适用于应急使用。所生成的高铁血红蛋白量较少，解毒作用有限。

亚 硝 酸 钠

亚硝酸钠（sodium nitrite）的作用机制与亚硝戊酯相似，但作用缓慢，生成的高铁血红蛋白数量多，可有效地解除氰化物对细胞色素氧化酶的损害。由于其扩血管的作用较强，可能引起血压下降，故静注速度不宜太快。

亚 甲 蓝

亚甲蓝（methylthioninium）是一种碱性噻嗪类染料，应用小剂量（1~2mg/kg）缓慢静脉注射时，氧化型亚甲蓝转化为还原型亚甲蓝，使高铁血红蛋白还原为血红蛋白，用以治疗高铁血红蛋白血症。大剂量亚甲蓝（5~10mg/kg）起到氧化作用，使血红蛋白氧化成为高铁血红蛋白，可用于急性氰化物中毒的解救。但疗效较差，仅适用于轻度中毒患者。

硫代硫酸钠

硫代硫酸钠（sodium thiosulfate），又名大苏打，分子结构中具有活泼的硫原子，它在体内转硫酶的作用下，与体内氰离子生成稳定且几乎无毒性的硫氰化物而排出体外。与亚硝酸盐配合治疗氰化物中毒疗效更好。

硫代硫酸钠也能与砷、汞、铋等生成毒性低的硫化物，与碘结合生成碘化钠而随尿液排出体外。此外，本药还有抗过敏作用，可用于治疗荨麻疹，外用可以治疗疥疮、花斑癣等。

第三节 金属与类金属中毒的解毒药

本类解毒药物为金属络合剂，它们的分子结构中均具有两个或两个以上的供电子基团（氮、氧、硫），能与多数金属离子以配位键结合成环状络合物，成为无毒或低毒的可溶性物质，随尿排出体外。

一、含巯基的解毒药

二巯丙醇

二巯丙醇（dimercaprol；巴尔、抗路易士毒，British anti-lewisite，BAL），是有强烈类似葱蒜臭味并且水溶液不稳定的液体。

【药理作用和临床应用】 二巯丙醇分子中含有两个活泼的巯基（—SH），能够与金属或类似金属离子络合成稳定的化合物，从而解除毒性。二巯丙醇还可夺取已与酶结合的离子，恢复酶活性，达到解毒的目的。与砷化合物可以络合成环状化合物，使其失去毒性，最后从尿中排出，见图45-1。

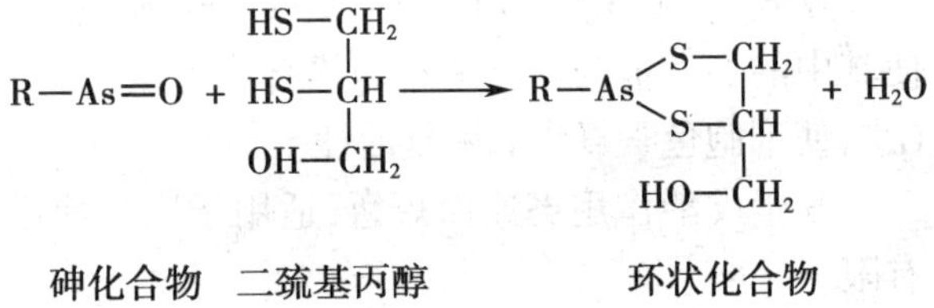

$$\mathrm{R-As{=}O} + \begin{matrix}\mathrm{HS-CH_2}\\ |\\ \mathrm{HS-CH}\\ |\\ \mathrm{OH-CH_2}\end{matrix} \longrightarrow \mathrm{R-As}\begin{matrix}\mathrm{S-CH_2}\\ |\\ \mathrm{S-CH}\\ |\\ \mathrm{HO-CH_2}\end{matrix} + \mathrm{H_2O}$$

砷化合物　二巯基丙醇　环状化合物

图45-1 二巯丙醇化学结构及与砷化合物结合作用

二巯丙醇主要用于砷化合物及其汞盐中毒的治疗。对锑中毒疗效不一，对铋、铬中毒也有效。对铅、锰、硒中毒疗效较差。

二巯丙醇为竞争性解毒剂，在体内易被氧化。另外，由于络合物在体内有一定解离度，被络合的金属离子仍可部分释放出来，故应尽早和反复使用。

【不良反应】 二巯丙醇对体内某些依赖金属离子激活的酶系统，如过氧化氢酶、碳酸酐酶等有一定的抑制作用，对氧化产物还能抑制巯基酶。常见的不良反应有恶心、呕吐、头疼、腹痛、视物模糊、四肢麻木以及注射部位疼痛等。注射过量可致高血压（小动脉收缩）、心动过速、惊厥、木僵及昏迷等。口服苯海拉明有一定的防治作用。肝、肾功能不全者慎用。

二巯丙磺钠

二巯丙磺钠（unithiol）也称二巯丙磺酸钠，为二巯丙醇的钠盐。药理学作用与二巯丙醇相似，而对急性和亚急性汞中毒疗效更好。本品的水溶性较大，不仅可供肌内注射，也可静脉注射给药。

二巯丙磺钠不良反应较少，有恶心、头疼、心悸等，个别患者有过敏性反应，例如，皮疹、寒战、发热甚至发生剥脱性皮炎等，一旦发生应即刻停药。

二巯丁二钠

二巯丁二钠（sodium dimercaptosuccinate，DMS）又名二巯琥钠，为我国研制的解毒药物。该药作用与二巯丙醇相似,但对酒石酸锑钾中毒的解毒疗效是二巯丙醇的15倍。二巯丁二钠在体内不分解,很快以原型经肾脏排泄,无蓄积毒性。

临床主要用于锑、汞、铅、砷的急性中毒。对铅中毒疗效与依地酸钙钠相似。对于肝豆状核变性有驱铜及减轻症状的效果。

二巯丁二钠的不良反应有口臭、头痛、恶心、乏力、四肢麻木等;对肾脏有刺激性,可出现蛋白尿,注射速度越快症状越严重。该药水溶液不稳定,须应用前配制。

青 霉 胺

青霉胺(penicillamine)又名二甲基半胱氨酸,为青霉素的分解产物,是含巯基的氨基酸。分子结构中的—SH和—NH_2能够络合金属离子,促使其由尿排出。青霉胺对金属离子络合作用强,驱铜效果优于依地酸钙和二巯丙磺钠,但驱铅、汞的效果不如后两者。

临床主要用于铜中毒,对肝豆状核变性疗效较好。

青霉胺的不良反应较轻,可有恶心、乏力和过敏反应(皮疹、发热、白细胞减少、血小板减少等)。长期应用可引起肾脏损伤,出现水肿、蛋白尿等。偶见神经性皮炎,用维生素B_6治疗有效。

使用前应先作青霉素过敏试验,过敏者禁用。

二、其他解毒药

依地酸钙钠

依地酸钙钠(calcium disodium edentate,$CaNa_2EDTA$),又名解铅乐、依地酸二钠钙,为乙二胺四乙酸或依地酸(EDTA)与钙的络合物,与铅、钴、铬、镉、镍等结合力强而牢固。结合后,金属离子失去作用而由尿排出。实际应用中对铅中毒疗效好,而对铜、锰、镍等疗效较差。此外,对钴、铬中毒有效,对汞中毒无效。

临床主要用于铅中毒,可使尿铅排出量增加14~30倍,亦可减轻钴、铬、镉、镍等中毒及放射性元素钹、镭、钚、铀、钍等对机体的损害。

依地酸钙钠的不良反应较少,偶见头疼、恶心、关节疼以及乏力等。大剂量可致肾损害,使近曲小管变性,出现蛋白尿等。用药期间应注意肾功能变化,有肾损害者禁用。注射浓度过高可致栓塞性脉管炎。

喷替酸钙钠

喷替酸钙钠(calcium tri-sodium pentetate),即二乙烯三胺戊乙酸钠钙,为EDTA钠钙与钙的络合物,常用其三钠钙。

喷替酸钙钠作用与依地酸钙钠相似,但与重金属络合后稳定性更好,一般较依地酸钙钠大100~1000倍。该药主要用于铅中毒的治疗,对铁、锌、钴、铬等中毒也有效。

喷替酸钙钠的不良反应较少,可引起皮炎、头晕、乏力、恶心、食欲减退等,大剂量可致腹泻、肝、肾损害等。

第四节 灭鼠药中毒的解救药

灭鼠药用于杀灭鼠类,灭鼠多用毒饵法。在人群中常有误食,也有可能有服毒自杀和投毒事件发生。灭鼠药种类很多,按照杀鼠的毒理学作用分类:

1. 抗凝血类灭鼠药

(1) 第一代抗凝血高毒杀鼠药:灭鼠灵即华法林(warfarin)、克灭鼠(coumafuryl)、敌鼠钠盐(diphacinone-Na)、氯鼠酮(chlorophacinone)等。

(2) 第二代抗凝血剧毒杀鼠药:溴鼠隆(brodifacoum)、溴敌隆(bromadiolone)等。

2. 兴奋中枢神经系统的灭鼠药　氟乙酰胺(fluoroacetamide)、氟乙酸钠和毒鼠强,又名四二四,化学名四亚甲基二砜四胺(tetramine),是近年来出现的一种更强的中枢神经兴奋剂,6~12μg 能致人死亡。中毒机制可能与阻断中枢神经系统的 γ- 氨基丁酸受体有关,能导致骨骼肌强烈兴奋、抽搐等。

灭鼠药中毒时有发生,磷灭鼠药主要影响神经系统代谢功能,抑制胆碱酯酶活性,类似有机磷农药中毒症状,治疗药物详见相关章节。

常见灭鼠药中毒解救药物及其药理作用见表 45-1。

表 45-1　常见灭鼠药中毒解救药

药名	药 理 作 用
二巯丙磺钠	通过拮抗毒物的神经肌肉阻断和呼吸抑制,使患者较快地恢复自主呼吸
乙酰胺	通过夺取酰胺酶,阻止氟乙酰胺分解成氟乙酸,同时乙酰胺还能被酰胺酶水解为醋酸,而醋酸对氟乙酸生成有干扰作用,达到解毒作用
维生素 K_1	竞争性拮抗敌鼠类药物对患者的抗凝血作用
维生素 B_1	作为“灭鼠优”等中毒所致烟酰胺缺乏的治疗剂

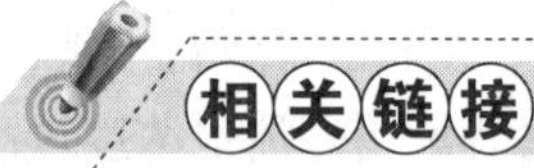

对于急性中毒的治疗,应掌握以下原则:去除药物;固定毒物;排泄毒物;对症治疗;应用特异性解毒药。主要治疗方法:一是通过催吐、洗胃、导泻等措施预防毒物继续吸收。催吐适用于口服毒物尚未或不完全吸收的中毒;洗胃在服毒后长达 3 小时仍可能有效果;导泻一般使用渗透性药物。二是加速毒物的生物转化及排泄。三是利用特殊解毒药的功能性及药理性对抗或化学灭火毒物。

学习小结

解毒药是指能够清除毒物对机体毒害作用的一类药物，可分为一般性解毒药和特异性解毒药两大类。其中，特异性解毒药作用有高度专一性，针对性强，疗效高，在中毒的解救中具有重要意义，包括金属和类金属中毒解毒药，氰化物中毒解毒药及灭鼠药中毒解毒药。金属和类金属中毒解毒药主要为一些金属络合剂，其分子结构中具有两个或两个以上的供电子基团（氮、氧、硫），可与多数金属离子以配位键结合成环状络合物，成为无毒或低毒的可溶性物质，随尿排出体外，代表药物包括二巯丙醇，二巯丙磺钠，二巯丁二钠，青霉胺等。氰化物中毒解毒药主要为高铁血红蛋白形成剂和供硫剂，二者联合使用可清除氰化物体内代谢过程中形成的氰离子（CN^-），从而解除 CN^- 毒性，代表药物包括亚硝酸异戊酯，亚硝酸钠，亚甲蓝和硫代硫酸钠等。灭鼠药中毒解毒药根据其毒理学作用机制可分为抗凝血类灭鼠药和兴奋中枢神经系统的灭鼠药。

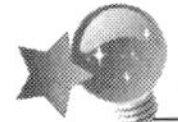

复习参考题

1. 简述氰化物中毒的解毒机制。
2. 简述金属与类金属中毒的解毒药分类及药理作用特点。

（曲显俊）

索　引

C

D

E

F

G

H

J

K

L

M

N

P

Q

R

W

X

Y

Z